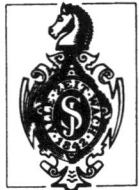

Winifred G. Nayler

AMLODIPIN

Mit 84 Abbildungen und 73 Tabellen

Springer-Verlag Berlin Heidelberg GmbH

Dr. Winifred G. Nayler
The University of Melbourne
Department of Medicine, Austin Hospital
Heidelberg, Victoria 3084
Australia

Übersetzer:

Erich Greiner
Grafenwerderstraße 16
D-85457 Wörth

Titel der englischen Originalausgabe:
Amlodipine
© Springer-Verlag Berlin Heidelberg 1993

ISBN 978-3-540-56697-7   ISBN 978-3-662-05688-2 (eBook)
DOI 10.1007/978-3-662-05688-2

Cip-Eintrag beantragt.

Dieses Werk ist urheberrechtlich geschützt. Die dadurch begründeten Rechte, insbesondere die der Übersetzung, des Nachdrucks, des Vortrags, der Entnahme von Abbildungen und Tabellen, der Funksendung, der Mikroverfilmung oder der Vervielfältigung auf anderen Wegen und der Speicherung in Datenverarbeitungsanlagen, bleiben, auch bei nur auszugsweiser Verwertung, vorbehalten. Eine Vervielfältigung dieses Werkes oder von Teilen dieses Werkes ist auch im Einzelfall nur in den Grenzen der gesetzlichen Bestimmungen des Urheberrechtsgesetzes der Bundesrepublik Deutschland vom 9. September 1965 in der jeweils geltenden Fassung zulässig. Sie ist grundsätzlich vergütungspflichtig. Zuwiderhandlungen unterliegen den Strafbestimmungen des Urheberrechtsgesetzes.

© Springer-Verlag Berlin Heidelberg 1993
Ursprünglich erschienen bei Springer-Verlag Berlin Heidelberg New York 1993

Die Wiedergabe von Gebrauchsnamen, Handelsnamen, Warenbezeichnungen usw. in diesem Werk berechtigt auch ohne besondere Kennzeichnung nicht zu der Annahme, daß solche Namen im Sinne der Warenzeichen- und Markenschutz-Gesetzgebung als frei zu betrachten wären und daher von jedermann benutzt werden dürften.

Produkthaftung: Für Angaben über Dosierungsanweisungen und Applikationsformen kann vom Verlag keine Gewähr übernommen werden. Derartige Angaben müssen vom jeweiligen Anwender im Einzelfall anhand anderer Literaturstellen auf ihre Richtigkeit überprüft werden.

Satz,
Einband: J. Schäffer OHG, Grünstadt
Herstellung: PRO EDIT GmbH, Heidelberg

27/3130-5 4 3 2 1 0 – Gedruckt auf säurefreiem Papier

Dieses Buch ist Jan und Pii gewidmet, in Anerkennung ihrer außerordentlichen Kenntnisse über den Standort und die Vorzüge wie auch über alle wissenswerten Details der besten Gaststätten in Oslo und Nyborg.

„Die Natur betrügt uns nie.
Wir sind es, die uns stets selbst betrügen."

J. J. ROUSSEAU

Vorwort

"Wer sich dazu entschließt, sein Wissen durch Lesen zu vertiefen ... entdeckt eine spannende, neue Welt."
NOEL WHITTAKER in „Making Money Made Simple", 1989

Die Entwicklung der Calciumantagonisten wurde kürzlich als „einer der größten Fortschritte auf dem Gebiete der Therapie von Herz-Kreislauf-Erkrankungen in der zweiten Hälfte des 20. Jahrhunderts" bezeichnet (Braunwald 1990). Obwohl diese Entwicklung bereits Mitte der sechziger Jahre einsetzte, wird man sich erst jetzt des tatsächlichen Potentials dieser Medikamente bewußt. Aber die Geschichte der Calciumantagonisten ist noch nicht geschrieben. Immer wieder werden neue Substanzen eingeführt und neue Indikationen entdeckt.

Aufgrund der bisherigen klinischen Erfahrungen ist man sich heute darüber einig, daß die Prototypen dieser Stoffklasse einer Verbesserung bedürfen. Die Bemühungen um solche Verbesserungen führen zur Entwicklung und Herstellung von Langzeitformen der Prototypen (Nifedipin, Verapamil und Diltiazem) sowie neuer Calciumantagonisten mit erhöhter Gewebeselektivität, größerer Wirkungsstärke und verlängerter Wirkungsdauer. Wer sich mit diesem Gebiet befaßt, verfolgt diese Entwicklung mit Spannung und Befriedigung. Für den verordnenden Arzt dürfte die zufriedenstellende Behandlung seiner Patienten infolge der langen Wirkungsdauer einiger neuer Calciumantagonisten zu einem erreichbaren Ziel werden.

Gegenstand des vorliegenden Buches ist vor allem Amlodipin, einer dieser Calciumantagonisten mit langer Wirkungsdauer. Amlodipin könnte vielleicht als Prototyp einer „dritten Generation" von Calciumantagonisten eingestuft werden. Die Zeit wird darüber entscheiden, ob dies wirklich der Fall ist. Zunächst soll hier lediglich herausgestellt werden, warum diese Substanz von so großer Bedeutung ist. Die nachfolgenden Ausführungen sind nicht als enzyklopädische Abhandlung über dieses neue Pharmakon gedacht. Sie sollen nur Interesse an Amlodipin wecken und dem Leser nahebringen, was dafür spricht, daß diese Substanz ein Calciumantagonist der „dritten Generation" ist.

Bevor nun die Eigenschaften von Amlodipin beschrieben und seine Vorzüge gegenüber anderen Calciumantagonisten erörtert werden, ist etwas vielleicht noch Wichtigeres zu erledigen. Ich habe allen zu danken, die bei der Entstehung dieses Buches geholfen haben. Dies gilt in erster Linie für Wendy Vanags, die sich beim Tippen einer leserlichen Fassung wieder einmal mit meiner Handschrift abmühen mußte, und für Sianna Panagiotopoulos, die die Abbildungen herstellte. Noch einem Mitglied aus der Gruppe meiner Helfer habe ich zu danken, allerdings aus einem ganz anderen Grund: meinem Gatten, der ausgezeichneten Tee zubereiten kann!

Erst kürzlich sagte mir Professor Ganote in einem Gespräch: „Ihre Bücher sind die einzigen Sachbücher, die ich gerne lese – oder sind das gar keine Sachbücher?" Hoffentlich ist er von diesem Buch nicht enttäuscht.

WINIFRED G. NAYLER

Inhaltsverzeichnis

Kapitel 1. **Brauchen wir überhaupt andere Calciumantagonisten?** 1

Bedarf an Gewebeselektivität 2
Wirkungsstärke 4
Wirkungsdauer 4
Biochemisches Plasmaprofil 5
Zusätzliche Eigenschaften 5
Nebenwirkungsprofil 6
Zusammenfassung 7

Kapitel 2. **Calcium und seine Bedeutung
für die biologischen Systeme** 8

Messung von freiem (ionisiertem) Ca^{2+} im Zellinnern 9
Intrazellulärer Ca^{2+}-Konzentrationsbereich 13
An der Signalübertragung Ca^{2+}-abhängiger Vorgänge
beteiligte Mechanismen 13
Calcium, Calciumantagonisten und Freisetzung
des Neurotransmitters Noradrenalin (Norepinephrin) 14
Verteilung Ca^{2+}-selektiver Kanäle mit Bindungsstellen
für Calciumantagonisten im Gewebe 15
Zusammenfassung 16

Kapitel 3. **Transport durch die Zellmembran** 17

Topographie der α- und β-Untereinheiten der Na^+/K^+-Pumpe 19
Na^+/Ca^{2+}-Austauscher 20
Ca^{2+}-ATPase des Sarkolemms 21
Ionenleitende Kanäle des Sarkolemms 21
Spannungsgesteuerte Ca^{2+}-Kanäle 22
Ca^{2+}-ATPase des sarkoplasmatischen Retikulums 23
Ca^{2+}-Freisetzungskanäle des sarkoplasmatischen Retikulums . 24
Zusammenfassung 25

Kapitel 4. **Spannungsgesteuerte, auf Calciumantagonisten ansprechende Calciumkanäle: Struktur, Zusammensetzung und Bindungsstellen für Calciumantagonisten** 26

Calciumkanäle 26
Spannungsgesteuerte Calciumkanäle 28
Calciumkanäle vom L-Typ 29
Ist die α_1-Untereinheit des Skelettmuskels
unterschiedlich ausgebildet? 33
Spannungssensor der α_1-Untereinheit 34
Lokalisation des Dihydropyridin-Bindungsbereichs
der α_1-Untereinheit 35
Lokalisation der Phenylalkylamin-Bindungsstellen
der α_1-Untereinheit 36
Zusammenhang zwischen Dichte der Dihydropyridin-
Bindungsstellen in den Myozyten und Anzahl funktioneller
Calciumkanäle vom L-Typ 37
Aktivierung der Ca^{2+}-Kanäle vom L-Typ im Herzmuskel ... 37
Inaktivierung der Ca^{2+}-Kanäle vom L-Typ durch Amlodipin . 38
Zusammenfassung 38

Kapitel 5. **Chemie der Calciumantagonisten** 40

Calciumantagonisten der ersten und zweiten Generation
aus der Gruppe der Phenylalkylamine 41
Erste und zweite Generation von Calciumantagonisten
aus der Gruppe der Benzothiazepine 44
Erste und zweite Generation von Calciumantagonisten
aus der Reihe der Dihydropyridine 45
Bedeutung der Dihydropyridintyp-Calciumantagonisten
der zweiten Generation 47
Gibt es eine dritte Generation von Calciumantagonisten? ... 48
Zusammenfassung 48

Kapitel 6. **Amlodipin, ein Calciumantagonist
mit lang anhaltender Wirkung
und mit einem ungewöhnlichen Bindungsprofil** 49

Chemie von Amlodipin 50
Nachweis einer Blockierung von Calciumkanälen
durch Amlodipin 53
Elektrophysiologische Untersuchungen zum Nachweis
der Hemmwirkung von Amlodipin auf die Aktivität
der spannungs-gesteuerten Ca^{2+}-Kanäle 53

Hat die Ionisierung von Amlodipin einen Einfluß
auf die Wirkung dieser Substanz als Calciumkanalblocker? . . . 57
Die calciumantagonistische Wirksamkeit der Substanz
beeinträchtigende Manipulationen am Amlodipin-Molekül . . . 57
Was ist nun das aktive Enantiomer von Amlodipin? 58
Lokalisation der Amlodipin-Bindungsstelle 58
Merkmale der Rezeptorbindung von Amlodipin 58
Pharmakokinetik von Amlodipin im Vergleich
zu anderen Calciumantagonisten 63
Zusammenfassung 65

Kapitel 7. **Pharmakokinetische Eigenschaften von Amlodipin** . 66

Resorptionsrate 68
Bioverfügbarkeit 69
Plasmaspiegel 76
Metabolisierung und Ausscheidung 76
Verteilungsvolumen 77
Zusammenfassung 77

Kapitel 8. **Vasoselektivität von Amlodipin** 80

Gewebeselektivität von Amlodipin 81
Vergleich zwischen der Vasoselektivität von Amlodipin
und Nifedipin 83
Vergleich zwischen der Vasoselektivität von Amlodipin
und anderer Calciumantagonisten 83
Vergleich der negativen Inotropie von Amlodipin
und Nifedipin 85
Auswertung von Daten zur Gewebeselektivität
von Calciumantagonisten 85
Zeitlicher Verlauf der Hemmwirkung von Amlodipin
auf die durch Ca^{2+} hervorgerufene Kontraktion
der glatten Gefäßmuskulatur (Vergleich mit Nifedipin) 86
Relative koronargefäßerweiternde Wirkung von Amlodipin . . 90
Zusammenhang zwischen der Vasoselektivität
von Amlodipin und seiner Wirkung auf das leitfähige Gewebe
des AV-Knotens und des Sinusknotens 91
Nachweis der langen Wirkungsdauer von Amlodipin 93
Physiologische Grundlage für die Vasoselektivität
von Amlodipin 94
Zusammenfassung 96

Kapitel 9. Bedingungen, die das pharmakokinetische Profil von Amlodipin beeinflussen 97

Einfluß des Lebensalters 97
Einfluß einer Einschränkung der Nierenfunktion 99
Einfluß von Lebererkrankungen 100
Wechselwirkung mit anderen Arzneimitteln 101
Einfluß von Nahrungsmitteln 106
Gründe für das unterschiedliche Verhalten von Amlodipin ... 107
Zusammenfassung 108

Kapitel 10. Calciumantagonisten und die Niere 109

Calciumantagonisten und ihre Wirkung auf die Niere 110
Wirkung der Calciumantagonisten auf die Durchblutung
der Niere 111
Wirkung auf die glomeruläre Filtrationsrate 113
Wirkung auf die Natriumausscheidung 114
Wirkung von Amlodipin auf die Proliferation
von Mesangiumzellen 115
Weitere Eigenschaften von Calciumantagonisten, die für ihre
nephroprotektive Wirkung von Belang sein könnten 116
Verwendung bei akuter Niereninsuffizienz nach Transplantationen 117
Akute und chronische Wirkungen von Calciumantagonisten
auf die Nierenfunktion von Hochdruckpatienten 117
Natriuretische Wirkung von Calciumantagonisten 119
Zusammenfassung 120

Kapitel 11. Calciumantagonismus und das ischämische Herz: Spielt der Calciumantagonismus hier eine Rolle? 121

Das ischämische Myokard 122
Biochemie des ischämischen Herzmuskels 123
Erschöpfung der energiereichen Phosphatreserven
(Adenosintriphosphat und Kreatinphosphat)
und ihrer Vorstufen 129
Membranrezeptoren und Ischämie 130
Arzneibehandlung des ischämischen Herzens 131
Klinische Angaben zur Wirksamkeit von Amlodipin
als kardioprotektive Substanz 138
Zusammenfassung 140

Kapitel 12. **Calciumantagonismus und das „stunned" Herz: Üben vasoselektive Calciumantagonisten eine Schutzwirkung aus?** 143

Was versteht man unter „Stunning"? 143
Merkmale des „stunned" Herzens 145
Molekulare Grundlage des myokardialen Stunning 146
Abnorme Ca^{2+}-Homöostase 148
Calciumantagonisten und das „stunned" Herz:
Erweisen sich vasoselektive Antagonisten mit langdauernder
Wirkung bei solchen Zuständen als wirksam? 150
Rolle der Calciumantagonisten bei der klinischen Behandlung
des „stunned" Myokards 152
Zusammenfassung 153

Kapitel 13. **Amlodipin und das „hibernating" Myokard: Könnte sich die Substanz hier als wirksam erweisen?** 155

Diagnose des „hibernating" Myokards 156
„Akute" und „chronische" Hibernation 156
Klinische Voraussetzungen für die Entstehung
einer myokardialen Hibernation 157
Stoffwechsellage des „hibernating" Myokards 158
Vergleich zwischen „Hibernation" und „Stunning" 158
Therapie der myokardialen Hibernation 158
Zusammenfassung 160

Kapitel 14. **Calciumantagonisten und die Behandlung der Hypertonie** 162

Ist Bluthochdruck behandlungsbedürftig? 162
Eigenschaften eines idealen Antihypertonikums 164
Ca^{2+} und die Kontraktion der glatten Muskulatur 166
Calciumantagonisten als Antihypertonika 168
Vasoselektive Calciumantagonisten als Antihypertonika 171
Antihypertensive Eigenschaften von Amlodipin 172
Wirkung auf das Herzminutenvolumen 173
Einsetzen der Wirkung 175
Wirkung von Amlodipin auf den Tag-Nacht-Rhythmus
des Blutdrucks 179
Wirkung auf das Plasmaprofil 180
Wirksamkeit bei älteren Patienten 181
Wirkung auf die Nierenfunktion 182

Wirkung von Amlodipin
auf die linksventrikuläre Hypertrophie 183
Organschutz 185
Wirkung von Amlodipin auf die Thrombozytenaggregation
des Hochdruckpatienten 186
Verabreichung von Amlodipin in Kombination mit anderen
Anithypertonika: Welche Arzneikombinationen ermöglichen
eine sichere Therapie? 187
Wirkung von Amlodipin auf die Insulinresistenz 189
Calciumantagonisten und die Behandlung diabetischer
Hochdruckpatienten 190
Wirkung von Amlodipin auf die Natriumausscheidung 191
Relative Wirksamkeit von Amlodipin als Antihypertonikum . . 191
Wirkung von Amlodipin auf die pulmonalen Widerstands-
gefäße 193
Zusammenfassung 193

Kapitel 15. **Antiatherogenes Potential
der Calciumantagonisten einschließlich Amlodipin** 196

Ätiologie der atherosklerotischen Läsion: Übersicht 197
Atherosklerotische Läsionen und der Myokardinfarkt:
Welche Läsionen sind gefährlich? 198
Lipoproteine 204
Makrophagen 204
Vorkommen und Verteilung atherosklerotischer Läsionen . . . 206
Fortschreiten und Klassifizierung der Läsionen 207
Mit dem Atherom der Koronararterien verbundene Syndrome 207
Restenosierung nach perkutaner transluminaler Koronar-
angioplastie (PTCA) 209
Rolle der LDL bei der Atherogenese 210
Strategien, welche die Entstehung atherosklerotischer Läsionen
verhindern oder bereits bestehende Läsionen zurückdrängen
sollen 211
Calciumantagonisten als antiatherogene Substanzen 211
Zusammenfassung 218

Kapitel 16. **Amlodipin und der Koronarkreislauf:
Ist Amlodipin ein wirksames Mittel gegen Angina pectoris?** . . 220

Pathophysiologie der Angina pectoris 220
Calciumantagonisten und die Behandlung von Patienten
mit Angina pectoris 221

Wirkungsweise 223
Experimentelle Untersuchungen zum Nachweis einer direkten
Erweiterung der Koronargefäße durch Amlodipin 224
Nachweis eines koronardilatatorischen Effekts von Amlodipin
am intakten Tier 227
Grundlage der koronardilatatorischen Wirkung von Amlodipin:
Sind Ca^{2+}-Kanäle beteiligt? 227
Klinischer Nachweis der Wirksamkeit von Amlodipin
bei der Behandlung von Patienten
mit insuffizienter Koronardurchblutung 227
Amlodipin, Atherosklerose, Ischämie und abnorme koronare
„Irritabilität" 230
Vergleich der antianginösen Wirkung von Amlodipin
mit anderen Pharmaka 231
Vergleich mit Diltiazem 231
Vergleich mit Nadolol, einem β-Rezeptorenblocker
mit langer Wirkungsdauer 231
Ist eine Zusatztherapie mit Amlodipin bei bereits bestehender
Behandlung mit einem β-Blocker sinnvoll? 232
Können nach Beendigung der Amlodipin-Behandlung
Schwierigkeiten auftreten? 233
Zusammenfassung 233

Kapitel 17. **Calciumantagonisten und die Herzinsuffizienz** ... 236

Definitionen 236
Pathophysiologie der Herzinsuffizienz 238
Kontraktile Proteine 241
Störungen der Calcium-Homöostase 242
Energiezufuhr 243
Überschießende Katecholaminsekretion 243
Eingeschränkte Empfindlichkeit gegen $β_1$-adrenerge
Stimulierung 243
Pharmakotherapie des insuffizienten Herzens 244
Verwendung von Digitalis 244
Rolle der Diuretika 245
ACE-Hemmstoffe 245
Prototypen der Calciumantagonisten (Verapamil, Diltiazem
und Nifedipin) und das insuffiziente Herz 245
Sind vasoselektive Calciumantagonisten der zweiten
Generation unter diesen Bedingungen von Nutzen? 246
Pharmakokinetik von Amlodipin bei Patienten
mit Herzinsuffizienz 249
Zusammenfassung 249

Kapitel 18. **Nebenwirkungen der Behandlung
mit Calciumantagonisten: Verhält sich Amlodipin anders?** ... 252

Worin besteht eine Nebenwirkung? 252
Nebenwirkungen der ersten Generation von Calcium-
antagonisten (Verapamil, Nifedipin und Diltiazem) 253
Nebenwirkungen von Calciumantagonisten
der zweiten Generation 256
Therapieabbrüche wegen Nebenwirkungen 261
Zusammenfassung 265

Kapitel 19. **Zukunftsperspektiven des Calciumantagonismus** .. 267

Ausblick 267
Derzeitige Lage 268

Literatur 269

Sachverzeichnis 301

Kapitel 1

Brauchen wir überhaupt andere Calciumantagonisten?

> *„Ein vernünftiger Mensch paßt sich an die Welt an. Der Unvernünftige versucht hartnäckig, die Welt nach seinen Wünschen zu formen. Deswegen hängt jeder Fortschritt von unvernünftigen Menschen ab."*
> GEORGE BERNARD SHAW in „Mensch und Übermensch"

Es ist gut möglich, daß George Bernard Shaw, als er „Mensch und Übermensch" schrieb, an die Leute dachte, die sich mit der Behandlung von Herz-Kreislauf-Patienten befassen. Die Feststellung, daß es keinen Stillstand gibt, ist zwar eine Binsenwahrheit. Aber die wenigsten Forscher hätten die neuesten Entwicklungen auf dem Gebiete des Calciumantagonismus für möglich gehalten. Ein Großteil dieser Fortschritte war nicht nur unvorhersehbar; auf den ersten Blick scheint er sogar unvernünftig zu sein. So wäre zum Beispiel die Verwendung dieser Pharmaka zur Behandlung von Patienten mit Problemen infolge von Arzneimittelresistenz, wie sie heute in der Transplantationsmedizin häufig vorkommen, früher als unvernünftig und illusorisch abgetan worden. In entsprechenden Versuchen stellt sich jedoch jetzt heraus, daß das Gegenteil der Fall ist (Ar'rajab et al. 1991). Andererseits greift man heute bei der Behandlung der Herzinsuffizienz wieder auf diese Substanzen zurück, obgleich solche Vorstellungen vor nicht allzu langer Zeit verworfen wurden (Packer 1990a). Auf dem Gebiete der Grundlagenforschung war man noch vor drei Jahren sicher, daß alle wichtigsten Arten von Ca^{2+}-Kanälen identifiziert und ihre biophysikalischen Eigenschaften dokumentiert seien. Als vor kurzem der P-Kanal als vierte Art von Ca^{2+}-Kanälen entdeckt wurde (viertes Kapitel), war es mit dieser Selbstgefälligkeit vorbei. Ferner stellte sich heraus, daß nicht nur die α_1-, sondern auch die β-Untereinheiten an der Modulation der kardialen Ca^{2+}-Kanäle vom L-Typ beteiligt sind, dem Angriffsort der gewöhnlich als Calciumantagonisten oder Calciumkanalblocker bezeichneten Pharmaka (viertes Kapitel). Diese Entdeckung war ein weiterer Schock, der dem Verständnis und der Beurteilung der Kompliziertheit dieser Kanäle und ihrer eventuellen Manipulation sehr wohl neue Wege weisen kann.

Zu neuen Entdeckungen kam es jedoch nicht nur bei Untersuchungen über die Verwendung dieser Medikamente oder bei den Bemühungen um Klärung der molekularen und biophysikalischen Eigenschaften der Kanäle, mit denen sie in Wechselwirkung treten. Vielmehr wurden gewebeselektive Pharmaka mit langer Wirkungsdauer entwickelt, die ebenfalls eine spezifische Unterbrechung der Funktionsfähigkeit von Ca^{2+}-Kanälen herbeiführen, insbesondere der im kardiovaskulären System in großer Zahl vorhandenen Ca^{2+}-Kanäle vom L-Typ. Zu diesen Substanzen gehört *Amlodipin*, das zur Zeit umfangreichen klinischen Prüfungen unterzogen wird und in manchen Ländern bereits verfügbar ist (Burges und Dodd 1990, Murdoch und Heel 1991, Burges 1992). Es kommt daher nicht überraschend, daß sich die vorliegende Monographie hauptsächlich mit diesem Pharmakon befaßt. Vor allem die lange Wirkungsdauer dieser Substanz ist eine neuartige Eigenschaft, die ihre Anwendungsmöglichkeit bei einer Vielzahl von Herz-Kreislauf-Störungen nicht etwa einschränkt, sondern sogar erweitert. Zu diesen Störungen zählen der Bluthochdruck und die damit verbundene kardiale Hypertrophie, die Atherosklerose sowie die ischämische Herzkrankheit und die Vielzahl der mit ihr einhergehenden pektanginösen Beschwerden, ferner die Herzinsuffizienz (Packer et al. 1991).

Was ist also das Besondere an diesem speziellen Calciumantagonisten? Unterscheidet er sich wirklich von chemisch verwandten Substanzen, zum Beispiel von Nifedipin, seinem Prototyp? Mit diesen Fragen befassen wir uns später. Zunächst geht es darum, sich noch einmal die Argumente zu vergegenwärtigen, welche die Grundlage für die Suche nach und letztendlich für die Entdeckung von neuen Calciumantagonisten bildeten, und zwar zu einem Zeitpunkt, als die Prototypen (Verapamil, Diltiazem und Nifedipin) bereits einen festen Platz bei der medikamentösen Behandlung von Herz-Kreislauf-Erkrankungen eingenommen hatten (Nayler 1988, 1991, Opie 1990).

Bedarf an Gewebeselektivität

Als mehrere Calciumantagonisten bereits für die klinische Therapie zur Verfügung standen, war der Bedarf an Substanzen mit verbesserter Gewebeselektivität einer der Ausgangspunkte für die Bemühungen um neue und andersartige Pharmaka dieser Stoffklasse. Dieser Bedarf trat bald nach dem Beginn der weitgehenden klinischen Verwendung der Prototypen in Erscheinung. So stellte sich zum Beispiel rasch heraus, daß die negative Inotropie von Verapamil bei Verabreichung dieser Substanz in den Frühstadien des Herzinfarkts problematisch ist (dänische Studiengruppe für die Verwendung von Verapamil bei der Behandlung des Myokardinfarkts 1986). Ähnliche Schwierigkeiten traten bei der Behandlung der Frühstadien der instabilen Angina pectoris mit Nifedipin auf (HINT-Arbeitsgruppe 1986), vor allem, wenn dieses Medikament bei Patienten mit eingeschränkter linksventrikulärer Funktion alleine zur Anwendung kam. Unter diesen Umständen sind die genannten Schwierigkeiten wahrscheinlich nicht nur auf die von Nifedipin ausgehende direkte negative Inotropie zurückzuführen. Auch andere Faktoren, wie die Folgen der durch diesen Calciumantagonisten verursachten, abrupten Herabsetzung des Blutdrucks und die erheblichen und rasch einsetzenden Schwankungen zwischen hohen und niedrigen Plasmakonzentrationen im Dosierungsintervall müssen hier in Rechnung gestellt werden, da der erkrankte Koronarkreislauf diesen Belastungen manchmal nicht gewachsen ist. Auch die von Melandri et al. (1991) veröffentlichten Ergebnisse sprechen möglicherweise für diese Überlegungen. Diese Autoren konnten nämlich zeigen, daß sich einige der ursprünglich unter Nifedipin bei Patienten mit Störung der linksventrikulären Funktion aufgetretenen Probleme vermeiden lassen, wenn konstante Plasmakonzentrationen erreicht werden, wie zum Beispiel bei einer Dauertropfinfusion.

Auch die Behandlung mit Diltiazem ist in dieser Hinsicht nicht ganz problemlos (Arbeitsgruppe für eine multizentrische Diltiazem-Studie bei Infarktpatienten 1988). Die von diesem Prototyp verursachten Schwierigkeiten standen mit der Verschlechterung einer bereits beeinträchtigten Pumpleistung des linken Ventrikels in Zusammenhang. Schon aus diesen Gründen kann festgestellt werden, daß bei der Entwicklung oder Auswahl neuer Calciumantagonisten für die Therapie auf Gewebeselektivität geachtet werden muß. Darunter ist natürlich eine Selektivität für Gefäßapparat, Myokard sowie Sinusknoten und anderes leitfähiges Gewebe zu verstehen.

Diese Gewebeselektivität darf selbstverständlich nicht nur auf die Vermeidung einer negativ inotropen Wirkung abzielen. Unter gewissen Umständen könnte eine kontrollierte negative Inotropie sogar insofern von Vorteil sein, als auf diese Weise das Gleichgewicht zwischen Energieverbrauch des Herzmuskels und Herzarbeit verbessert werden kann. Der Bedarf an gewebeselektiven Calciumantagonisten trat auch in Erscheinung, als das Potential dieser Medikamente bei der Behandlung von Hochdruckpatienten, die an einem Sick-Sinus-Syndrom (Sinusknoten-Syndrom) leiden, entdeckt wurde. Hier wäre es von Vorteil, wenn die betreffende Substanz keinen Einfluß auf den Sinusknoten oder auf anderes leitfähiges Gewebe hätte. Wünschenswert wäre in solchen Fällen also ein Calciumantagonist mit selektiver Wirkung auf den myokardialen Gefäßapparat, der aber kaum einen oder überhaupt keinen Einfluß auf die Reizleitung im Sinusknoten oder auf die AV-Überleitung ausübt. Nifedipin könnte diese Voraussetzung erfüllen. Das Problem liegt aber darin, daß die Vasoselektivität dieser Substanz mit einer raschen Resorption und Verteilung im Plasma verbunden ist. Gleichzeitig kommt es im Ca^{2+}-Kanal-Komplex binnen kurzer Zeit zur Bindung an den „Nifedipin-Rezeptor". Dies ist der Grund für die unter Nifedipin zu beobachtende, rasche periphere Gefäßerweiterung. Dadurch wird das vegetative Nervensystem angeregt, was umgehend zu einer signifikanten Erhöhung der Herzfrequenz führt. Aus diesem Grunde benötigt der Patient ein Retardpräparat oder einen β-Blocker als Zusatztherapie. Wenn die Wirkung des Calciumantagonisten auf den Gefäßapparat gerichtet ist, sollte sie langsam einsetzen und ein allmähliches Absinken des Blutdrucks hervorrufen, so daß das vegetative Nervensystem nicht angeregt wird, oder das betreffende Medikament sollte nur eine „leichte" Hemmwirkung auf das Reizleitungssystem ausüben. Ferner ist zur Vermeidung zu starker Schwankungen der Plasmaspiegel eine längere Wirkungsdauer wünschenswert. Eine solche Wirkung eines Calciumantagonisten wäre wahrscheinlich am besten über konstante Plasmakonzentrationen und eine langsam einsetzende, aber lang anhaltende Bindung an den Rezeptor zu erreichen. Damit wäre auch eine Verbesserung der Compliance verbunden. Zur Gewährleistung konstanter Plasmaspiegel müssen Pharmaka mit hoher Bioverfügbarkeit und niedrigen Clearance-Werten entwickelt werden. Im Gegensatz zu vielen anderen chemisch verwandten Calciumantagonisten weist Amlodipin diese Eigenschaften auf (siebtes Kapitel).

Wirkungsstärke

Möglicherweise sollten die Bemühungen um die Entwicklung neuer Substanzen auf dem Gebiete des Calciumantagonismus auf die Entstehung stärker wirksamer Präparate gerichtet sein. Dabei ist eine Abschwächung von Nebenwirkungen anzustreben, die mit der Blockierung von Calciumkanälen durch das betreffende Pharmakon nicht unbedingt in Zusammenhang stehen. Verapamil dient hier als Beispiel zur Veranschaulichung. Dieses Medikament wird heute in relativ hohen Dosen eingesetzt (oft > 300 mg/die) und verursacht als wichtigste Nebenwirkung in diesem Dosisbereich Obstipation. Neben der direkten Beeinflussung Ca^{2+}-selektiver Kanäle wirkt Verapamil auch noch auf andere Rezeptoren ein (Nayler et al. 1982), und auf diese Wechselwirkung mit anderen Bindungsstellen könnte dieser Begleiteffekt zurückzuführen sein. Solche Wirkungen lassen sich aber abschwächen, wenn die betreffende Substanz in niedrigeren Dosen verabreicht werden kann. Aus diesem Grunde besteht ein Bedarf an höher wirksamen Calciumantagonisten.

Wirkungsdauer

Die Prototypen der Calciumantagonisten haben alle eine relativ kurze Wirkungsdauer, sofern sie nicht in Form der neu entwickelten Retardpräparate verabreicht werden. Eine kurzfristige Wirkung bringt aber zahlreiche Probleme mit sich. Hier einige Beispiele:

I. Bei einem Dosierungsschema mit multipler Dosierung ist die Patienten-Compliance in Frage gestellt.
II. Eine kurze Wirkungsdauer ist zwangsläufig mit starken Fluktuationen der Plasmaspiegel und damit der therapeutischen Wirksamkeit verbunden. Die daraus resultierenden Schwierigkeiten lassen sich leicht am Beispiel von Patienten erklären, deren Blutdruck täglich 24 Stunden lang im Normbereich gehalten werden muß, vor allem in den frühen Morgenstunden, in denen eine Tendenz zu einem raschen Blutdruckanstieg besteht. Die Tatsache, daß es gerade in dieser Zeit zu einer erhöhten Häufigkeit von Todesfällen kommt (Sekundentod und Myokardinfarkt), ist ausreichend belegt (Raftery 1991, Selwyn et al. 1991, Tofler et al. 1987).

Biochemisches Plasmaprofil

Die Prototypen der Calciumantagonisten haben ein günstiges biochemisches Plasmaprofil und unterscheiden sich dadurch von den Diuretika und den nicht selektiven β-Rezeptorenblockern. Sie verursachen *keine* Wasser- oder Natriumretention, *keine* Erhöhung der Plasmalipide und weder eine signifikante Anhebung des Blutzuckerspiegels noch eine Hypokaliämie (Nayler 1988). Diese Eigenschaften der Prototypen müssen also bei neu entwickelten Calciumantagonisten erhalten bleiben. Andere Eigenschaften müssen hingegen zum Verschwinden gebracht werden. So ist zum Beispiel heute bekannt, daß Nifedipin das Renin-Angiotensin-System anregt (Romero et al. 1987). Hier haben wir es mit einem unerwünschten Merkmal zu tun.

Zusätzliche Eigenschaften

Klinische Erfahrungen und Laborversuche mit den Prototypen haben so manche interessante und vielleicht unerwartete Eigenschaft an den Tag gebracht, die aber klinisch durchaus von Nutzen ist. So greifen Calciumantagonisten zum Beispiel in Vorgänge ein, die zur Entstehung atherogener Läsionen führen (Lichtlen et al. 1990, Waters et al. 1990, Henry und Bentley 1981, Parmley 1990, Nayler 1991) und wirken einer durch Bluthochdruck verursachten Hypertrophie des linken Ventrikels entgegen (Kazda et al. 1987, Phillips et al. 1992, Pica et al. 1992). Manche Calciumantagonisten fördern die Verbesserung des Gedächtnisses (Hawxhurst et al. 1992), wirken gegen Arzneimittelresistenz (Hu et al. 1990), hemmen das Wachstum von Krebszellen (Taylor und Simpson 1992), verbessern die Lebensfähig-

Tabelle 1.1. Zusätzliche Eigenschaften von Calciumantagonisten

Eigenschaft	Literatur
1. Antiatherogener Effekt	Lichtlen et al. 1990
2. Veränderungen des Cholesterinstoffwechsels	Bernini et al. 1991
3. Abschwächung der linksventrikulären Hypertrophie	Waters et al. 1990
	Pica et al. 1992
4. Verlangsamte Thrombozytenaggregation	Hernandez et al. 1991
5. Potenzierung von Malariapräparaten	Deloron et al. 1991
6. Verlangsamtes Wachstum von Krebszellen	Taylor und Simpson 1992
7. Behandlung der Arzneimittelresistenz	Hu et al. 1990
8. Aufbewahrung von Spenderorganen	Ar'rajab et al. 1991
9. Schutz gegen Lipidperoxidation	Mak et al. 1992
	Mak und Weglicki 1990
10. Verbesserung des Gedächtnisses	Hawxhurst et al. 1992
11. Antiepileptischer Effekt	Moron et al. 1990
	O'Neill und Bolger 1990

keit von Transplantaten (Cheng et al. 1991), schützen gegen die zerstörenden Wirkungen freier Radikale (Mak et al. 1992), haben einen antiepileptischen Effekt (Moron et al. 1990, O'Neill und Bolger 1990) und potenzieren die Chloroquin-Wirkung gegen Malaria (Deloron et al. 1991). Diese Eigenschaften oder wenigstens einige von ihnen (Tabelle 1.1) sollten bei der jüngeren Generation von Calciumantagonisten erhalten bleiben. Dies ist auch tatsächlich der Fall. Die Schutzwirkung gegen Arzneimitteltoxizität und gegen die giftige Wirkung von Gentamicin (Lee und Michael 1985), Amphotericin B (Tolins und Raij 1988) und Ciclosporin A (Dawidson et al. 1989) ist ohne Zweifel erhaltenswert. Das gleiche gilt für die Hemmung des Wachstums von Krebszellen (Taylor und Simpson 1992).

Nebenwirkungsprofil

Schließlich stellt sich noch die Frage nach einem akzeptablen Nebenwirkungsprofil. Bei den hier zur Debatte stehenden Prototypen traten als Nebenwirkungen unter anderem Kopfschmerzen, Schwindel, Herzklopfen, Gesichtsrötung, Knöchelödem, Obstipation (bei Verapamil und hochdosiertem Diltiazem) und gelegentlich Hautausschläge auf. In manchen Fällen waren diese Begleiteffekte so stark, daß die Medikation abgesetzt werden mußte (achtzehntes Kapitel). Für alle neu entwickelten Calciumantagonisten mit potentieller klinischer Wirkung gilt natürlich, daß ihre Nebenwirkungen nicht stärker ausgeprägt und auch nicht häufiger sein dürfen als bei den Prototypen, sondern vielmehr seltener in Erscheinung treten müßten. Zusätzliche oder neuartige Begleiteffekte sind absolut unerwünscht, sofern sie nicht zum Wohlbefinden des Patienten beitragen.

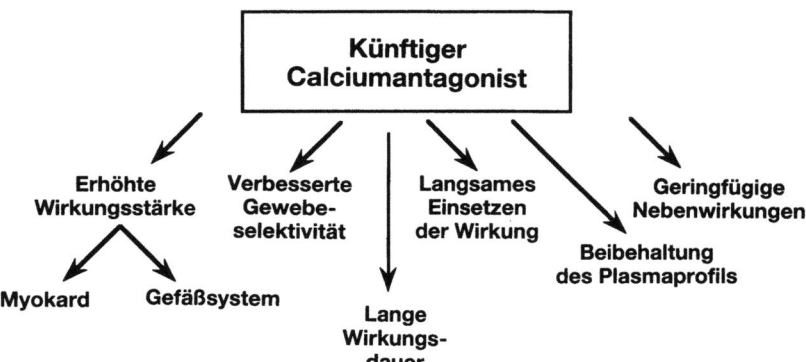

Abb. 1.1. Schematische Darstellung der idealen Eigenschaften jedes neu entwickelten Calciumantagonisten

Zusammenfassung

Eigenschaften, die jeder neu entwickelte, zur Behandlung von Herz-Kreislauf-Erkrankungen bestimmte Calciumantagonist besitzen sollte, können heute im voraus bestimmt werden. Dabei handelt es sich unter anderem um folgende Merkmale:

1. erhöhte Wirkungsstärke,
2. verbesserte oder zumindest gleiche Gewebeselektivität,
3. verlängerte Wirkungsdauer in Verbindung mit hoher Bioverfügbarkeit,
4. geringfügige Nebenwirkungen,
5. sofern es sich um vasoselektive Substanzen handelt, langsames Einsetzen der Wirkung (Abb. 1.1),
6. gelegentlich Erhaltung zusätzlicher Eigenschaften der Prototypen wie Verlangsamung der Thrombozytenaggregation.

Kapitel 2

Calcium und seine Bedeutung für die biologischen Systeme

> „Ehre gebührt den alten Philosophen, denn sie haben der Nachwelt die Weisheit überliefert."
> WILLIAM GILBERT (1544–1603)*

Bevor wir uns mit der Bedeutung der Fortschritte auf dem Gebiete des Calciumantagonismus befassen, insbesondere im Hinblick auf die Entwicklung neuartiger Substanzen, die sich von den Prototypen durch ihre Selektivität, Wirkungsdauer, Wirkungsstärke oder auf eine andere Art unterscheiden, sollten wir uns vielleicht kurz der allgemeinen Bedeutung von Calcium und seiner Rolle in den biologischen Systemen zuwenden. In erster Linie ist festzustellen, daß Calcium eine zweifache Funktion zukommt:

I. Strukturelle Stabilisierung, zum Beispiel im Knochen,
II. Signalumformung, beispielsweise bei der Aktivierung der Muskelkontraktion durch Calciumionen (Ca^{2+}).

Calcium gehört zu den am weitesten verbreiteten Elementen der Erde. Es wurde zwar erst 1808 als chemisches Element anerkannt, war aber schon vor über zwei Milliarden Jahren in lebenden Organismen enthalten. Zu jener Zeit gab es auf der Erde bereits calciumhaltige Blaualgen. In biologischen Systemen kommt Calcium hauptsächlich als Hydroxiapatit vor und hat daher eine statische, strukturstabilisierende Funktion (zum Beispiel als Knochenbestandteil). Der Rest liegt als ionisiertes Calcium vor (Ca^{2+}). In dieser Form ist es in erster Linie eine biochemische Regulatorsubstanz, meistens ein intrazellulärer Regulator. Im Vergleich zum ausgefällten und ins Skelett eingeschlossenen Calcium ist nur ein winziger Anteil als ionisiertes Ca^{2+} in der Extrazellulärflüssigkeit oder im Zytosol enthalten, und die Ca^{2+}-Konzentration im Zytosol (Ruhekonzentrationen zwischen 100 nMol und 150 nMol) ist weit niedriger als die im Extrazellulärraum vorliegenden Mengen (ca. 2–2,5 mMol). Demnach besteht an der Zellmembran ein 10000faches Konzentrationsgefälle, sofern es sich nicht um eine geschädigte oder tote Zelle handelt (elftes Kapitel).

---

* *Anmerkung*: WILLIAM GILBERT ist vor allem dafür bekannt, daß er eine der ersten dokumentierten Experimente über die Eigenschaften von Magneten durchführte.

Messung von freiem (ionisiertem) Ca^{2+} im Zellinnern

Es gibt mehrere Gründe dafür, daß die Bestimmung des freien Ca^{2+} im Zytosol für unser Verständnis der Zellsteuerung von entscheidender Bedeutung ist:

I. Durch solche Messungen kann ein Zusammenhang zwischen dem zeitlichen Ablauf der Veränderungen des intrazellulären Ca^{2+} und bestimmten Reaktionen hergestellt werden.
II. Wenn die Frage zu beantworten ist, ob Ca^{2+} eine spezielle Reaktion oder ein bestimmtes Ereignis vermittelt, können auf diese Weise die in Betracht kommenden Konzentrationsbereiche definiert werden.
III. Messungen dieser Art können Informationen über die Herkunft von Ca^{2+} liefern.

Bestimmungsmethoden für intrazelluläres Ca^{2+}

Im vergangenen Jahrzehnt wurden für die Messung von intrazellulärem Ca^{2+} interessante Verfahren entwickelt. Die Grundlagen einer dieser Techniken wurden bereits vor über 90 Jahren gelegt, als Grandis und Mainani in Italien um die Jahrhundertwende vorschlugen, das jetzt als Murexid bekannte Purpurin zur Lokalisierung von Calcium in tierischen und pflanzlichen Zellen zu verwenden (Grandis und Mainani 1902). Etwa 20 Jahre später prüfte Pollack diese Hypothese durch Injektion des roten Farbstoffes Alizarinsulfonat als „Calciumindikator" in eine Amöbe und beobachtete dabei „ein Feuerwerk roter Kristalle nahe der Stelle, an der die Pseudopodien entstehen". Zu einem echten Durchbruch kam es allerdings erst in den sechziger Jahren dieses Jahrhunderts, als Ridgway und Ashley ihre Versuche mit Aequorin, einem lumineszierenden Protein aufnahmen. Für die lange Zeitspanne zwischen den Experimenten von Pollack und den Versuchen von Ridgway und Ashley gibt es mehrere Gründe:

I. Die Rolle von intrazellulärem Ca^{2+} als Aktivator biologischer Systeme war noch nicht bekannt.
II. Es war noch nicht klar, daß es auf die Messung von freiem, ionisiertem Ca^{2+} und nicht auf die Bestimmungen des gesamten Ca^{2+} ankommt.
III. Anscheinend wurde dem starken Ca^{2+}-Konzentrationsgefälle in der Membran erregbarer Zellen, ganz allgemein auch der Muskelzellen, wenig Beachtung geschenkt.

Über die Schwierigkeiten bei der Entwicklung von Verfahren für die Messung des zytosolischen Ca^{2+} könnte man ganze Bücher schreiben. Mit der Zeit wurden jedoch geeignete Methoden gefunden, die sich in fünf Gruppen einteilen lassen:

10 Calcium und seine Bedeutung für die biologischen Systeme

I. Chemilumineszenz-Indikatoren
II. Ca^{2+}-empfindliche Mikroelektroden
III. Metallochrom-Indikatoren
IV. Fluoreszenz-Indikatoren
V. NMR-Indikatoren

1. Chemilumineszenz-Indikatoren

Hier handelt es sich um Ca^{2+}-aktivierte Photoproteine. Bisher wurden nur zwei Chemilumineszenz-Indikatoren zur Messung von freiem (ionisiertem) Ca^{2+} im Zytosol verwendet: das aus der Leptomeduse *Aequorea forskalae* isolierte *Aequorin* und das aus dem Medusoid *Obelia geniculata* gewonnene *Obelia*. Beide Indikatoren sind Proteine mit einem Molekulargewicht um 20000 Dalton und beide enthalten ein kovalent gebundenes Chromophor. Wenn Ca^{2+} mit dem jeweiligen Protein eine Bindung eingeht, erfährt das betreffende Chromophor eine Oxidationsreaktion. Dadurch kommt es zur Freisetzung von CO_2 und einer angeregten Substanz, die ein Photon aussendet. Ca^{2+} ist im Zytosol das einzige Kation, das in so hohen Konzentrationen vorkommt, daß es eine solche Sequenz auszulösen vermag. Die dabei entstehende Lumineszenz läßt sich leicht messen. Wichtig ist, daß die Reaktion der Photoproteine so rasch abläuft, daß sie in der Lage sind, die während der Aktivierung der meisten Zellen entstehende Erhöhung des freien Ca^{2+} zu überwachen (Cobbold et al. 1983).

2. Ca^{2+}-empfindliche Mikroelektroden

Die Entwicklung ionenempfindlicher Elektroden beruht ganz allgemein auf der Verwendung einer Membran zur Trennung einer Versuchslösung von einer konstanten Vergleichslösung, wobei die Membran für das untersuchte Ion selektiv durchlässig ist. Daraus resultiert ein zum Logarithmus der Ionenaktivität proportionales Potentialgefälle. Inzwischen ist schon eine ganze Reihe solcher ionenempfindlicher Mikroelektroden entwickelt worden, die sich aber bei der Bestimmung rascher Veränderungen der zytosolischen Ca^{2+}-Konzentration alle als wenig geeignet erweisen. Dies hängt damit zusammen, daß solche Elektroden bei physiologisch relevanten, freien Ca^{2+}-Konzentrationen drei Sekunden brauchen, bis sie sich nach einer plötzlichen Veränderung der Ca^{2+}-Konzentration auf ein neues Potential einstellen (Tsien und Rink 1980). Bezogen auf die an der Kontraktion und Relaxation der Muskeln beteiligten Vorgänge sind drei Sekunden eine außergewöhnlich lange Zeit.

3. Metallochrom-Indikatoren

Hier handelt es sich um Substanzen, die eine andere Farbe annehmen, wenn sie eine Bindung mit Ca^{2+} eingehen. Zuerst wurde Murexid entwickelt, das sich wegen seiner mangelnden Empfindlichkeit allerdings für biologische Untersuchungen als ungeeignet erwies. Zu den neueren Indikatoren dieser Art gehören Arsenazo III und Antipyrylazo III (Abb. 2.1). Die Anwendung solcher Indikatoren ist aus folgenden Gründen gewöhnlich mit Schwierigkeiten verbunden:

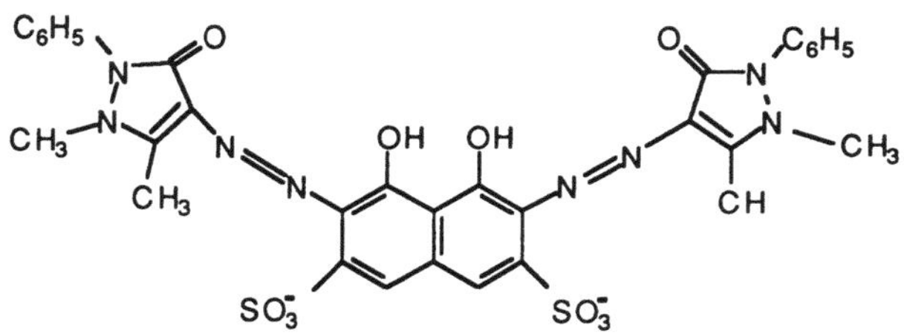

I. Mit diesen Indikatoren lassen sich nur Ca^{2+}-Konzentrationen über 10^{-7} Mol nachweisen.
II. Ihr Extinktionsverhalten ist pH- und Mg^{2+}-abhängig.
III. Zur Erzeugung eines meßbaren Signals müssen relativ große Mengen dieser Substanzen in das Gewebe eingebracht werden.

4. Fluoreszenz-Indikatoren

Zu dieser Gruppe gehören Quin II (Abb. 2.2) und Fura-2, deren Fluoreszenzausbeute nach Sättigung mit Ca^{2+} stark zunimmt. Aus den nachstehend aufgeführten Gründen haben sie gegenüber den vorher entwickelten Indikatoren erhebliche Vorteile:

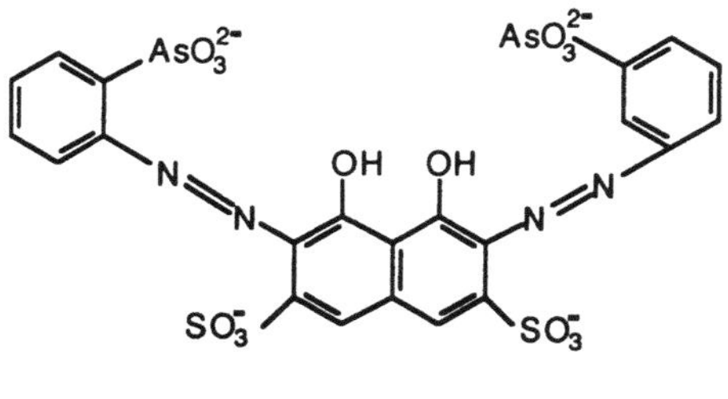

Abb. 2.1. Strukturformeln von Arsenazo III und Antipyrylazo III (Metallochrom-Indikatoren für Ca^{2+})

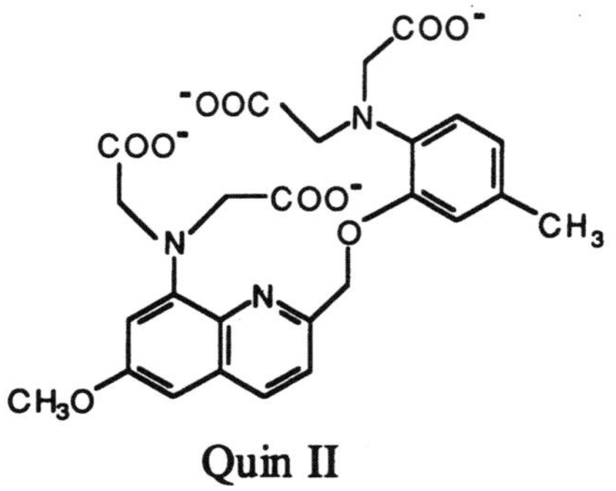

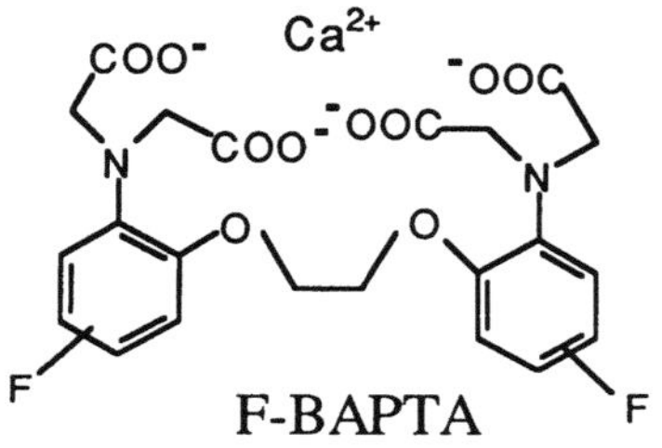

12 Calcium und seine Bedeutung für die biologischen Systeme

Abb. 2.2. Strukturformeln von Quin II (Fluoreszenz-Indikator) und F-BAPTA (NMR-Indikator für Ca^{2+})

I. Hinsichtlich ihrer Empfindlichkeit und Selektivität für Ca^{2+} sind sie für die Messung von freien, zytosolischen Ca^{2+}-Konzentrationen in biologischen Systemen geeignet.

II. Ihr Fluoreszenzsignal wird durch eventuelle Veränderungen der Mg^{2+}- oder H^{+}-Konzentrationen kaum beeinflußt.

III. Sie haben eine kurze Reaktionszeit.

Wie aus Abb. 2.2 zu ersehen ist, handelt es sich bei Quin II um ein Tetracarbonsäure-Derivat.

5. NMR-Indikatoren

Durch Substitution von Fluoratomen in verschiedenen Stellungen des Benzolrings von BAPTA, eines mit Quin II strukturell eng verwandten Tetracarboxylat-Chelatbildners (Abb. 2.2), kommt es zur Entstehung einer Reihe von Substanzen, die in das Zytosol eingebracht werden können. (Als Beispiel sei der Tetra-(acetoxy-methyl)-ester angeführt, der durch die Zellmembran in das Zytosol gelangt und dort durch eine Esterase in eine Form hydrolysiert wird, die nicht mehr in der Lage ist, die Zellmembran zu durchdringen und daher die Zelle nicht mehr verlassen kann.) Diese Substanzen, wie auch F-BAPTA, zeigen eine einzige Resonanz im ^{19}F-NMR.

Nach der Bindung von Ca^{2+} kommt es zu einer Verschiebung dieser Resonanz. Auf diese Weise lassen sich Veränderungen der zytosolischen Ca^{2+}-Konzentration sehr gut kontinuierlich überwachen. Andererseits hat dieses Verfahren natürlich den Nachteil, daß es sich bei dem als Indikator verwendeten BAPTA um einen Chelatbildner handelt.

Intrazellulärer Ca^{2+}-Konzentrationsbereich

Durch die Entwicklung von Meßverfahren für die Bestimmung der Ca^{2+}-Konzentrationen im Zytosol kann man sich nun eine Vorstellung davon machen, welche Schwellenkonzentrationen für die verschiedenen biologischen Vorgänge erforderlich sind. Tabelle 2.1 gibt einen Hinweis auf den Schwankungsbereich der zytosolischen Ca^{2+}-Konzentrationen. Im Ruhezustand der meisten Zellen finden sich Ca^{2+}-Konzentrationen in der Größenordnung von 10^{-7} Mol. Während der Erregung oder Aktivierung der Muskelkontraktion steigt der Ca^{2+}-Spiegel in der Regel etwa um das Zehnfache. Kommt es jedoch zu einem Anstieg über 10^{-5} Mol, muß mit einer irreversiblen Schädigung der Zelle gerechnet werden. Offenbar sind aus diesem Grunde Systeme zur Regulierung der zytosolischen Ca^{2+}-Konzentration entstanden. Darüber hinaus mußte zur kontrollierten Aktivierung Ca^{2+}-abhängiger physiologischer Prozesse auch eine endogene Flexibilität entwickelt werden.

An der Signalübertragung Ca^{2+}-abhängiger Vorgänge beteiligte Mechanismen

Ca^{2+} ist für die Aktivierung zahlreicher Systeme erforderlich. Die Thrombozytenaggregation ist zum Beispiel ein Ca^{2+}-abhängiger Vorgang. Das gleiche gilt für die Zellteilung, die Kopplung von Muskelerregung und Muskelkontraktion und für die Kopplung von Erregung und Sekretion. In vielen, wenn auch nicht in allen Fällen spielen Ionenkanäle bei diesen Vor-

Tabelle 2.1. Zusammenhang zwischen zytosolischer Ca^{2+}-Konzentration $[Ca^{2+}]_i$ und dem jeweiligen Zustand des Gewebes

$[Ca^{2+}]_i$	Gewebewirkung
10^{-4} Mol	Zelluntergang
10^{-5} Mol	Zellschädigung
10^{-6} Mol	Aktivierung/Stimulierung
10^{-7} Mol	Ruhezustand

Ca^{2+}_i: Intrazelluläre Konzentration von freiem (ionisiertem) Ca^{2+}

gängen eine wichtige Rolle, wie sich an der Bedeutung von Ca^{2+} für die Kopplung von Erregung und Kontraktion glatter Muskelzellen und von Herzmuskelzellen veranschaulichen läßt. Eine genaue Beschreibung solcher Ionenkanäle folgt im fünften Kapitel, das sich insbesondere mit ihrer Bedeutung für den Wirkungsmechanismus der als Calciumantagonisten oder Calciumkanalblocker bezeichneten Pharmaka befaßt. Allerdings gibt es Ca^{2+}-selektive Ionenkanäle nicht nur in den Muskelzellen. Auch bei der Freisetzung von Neurotransmittern spielen sie eine wichtige Rolle. Durch Anregung eines sensorischen Neurons wird an der Zellmembran eine zunächst durch den Na^+-Einstrom über Na^+-selektive Kanäle vermittelte Depolarisationswelle ausgelöst. Die daraus resultierende Potentialveränderung an diesem Neuron führt zur Eröffnung des spannungsgesteuerten Ca^{2+}-Kanals an der Synapse und damit zum Ca^{2+}-Influx in die Zelle. Auf diese Weise kommt es zur Aufhebung des Ca^{2+}-Konzentrationsgradienten und zur Freisetzung des Neurotransmitters in den Synapsenspalt. Diese Vorgänge stellen nur ein Beispiel für die Beteiligung von Ca^{2+} an der Freisetzung von Neurotransmittern dar und werden hier nur erwähnt, um die allgemeine biologische Bedeutung der Aufrechterhaltung niedriger Ca^{2+}-Spiegel im Zytosol zu betonen, bis ein durch Ca^{2+} vermittelter Vorgang (Muskelkontraktion, Neurotransmitter-Freisetzung oder andere Aktivitäten) signalisiert wird. Wenn der transmembranäre Ca^{2+}-Einstrom außer Kontrolle gerät, kann es zu Zellschäden und Nekrose kommen (elftes Kapitel).

Calcium, Calciumantagonisten und Freisetzung des Neurotransmitters Noradrenalin (Norepinephrin)

Vor Beschreibung der Pharmakologie und der therapeutischen Bedeutung der in neuerer Zeit entwickelten Calciumantagonisten, unter besonderer Berücksichtigung von Amlodipin (Burges 1992), ist darauf zu verweisen, daß Calciumantagonisten selbst in der Lage sind, direkt eine Neurotransmitter-Freisetzung auszulösen, obgleich die normale, physiologische und oft reflexbedingte Freisetzung des sympathischen Neurotransmitters Noradrenalin (Norepinephrin), wie bereits besprochen, ein durch Ca^{2+} vermittelter Vorgang ist (Terland et al. 1991). Dieser unerwartete, direkte Effekt steht in keinem Zusammenhang damit, daß Calciumantagonisten den Ca^{2+}-Einstrom durch Ca^{2+}-selektive Ionenkanäle zu modulieren vermögen, mit denen sie interagieren. Er soll vielmehr auf eine direkte Wechselwirkung mit der Bioenergetik der Speichergranula der Katecholamine zurückzuführen sein (Gronberg et al. 1990) und ist sowohl bei den Prototypen der Calciumantagonisten als auch bei ihren neueren Abkömmlingen zu beobachten (Terland et al. 1991). In der Praxis hat dies zur Folge, daß manche Calciumantagonisten den adrenergen Impuls verstärken. Unter gewissen Umständen kann dadurch der aus ihrer direkten Hemmwirkung auf den Ca^{2+}-Influx über die Ca^{2+}-Kanäle resultierende Nutzen beeinträchtigt werden. So lassen sich vielleicht auch die nachteiligen Wirkungen erklären, die zuweilen bei Verabreichung mancher Calciumantagonisten im akuten Stadium des Myokardinfarkts (Held et al. 1989) oder der dekompensierten Herzinsuffizienz (Packer 1990a,b, Terland 1992) beobachtet wurden. Schon aus diesem Grunde muß man sich vor Augen halten, daß die Wirkungsstärke der verschiedenen Calciumantagonisten hinsichtlich einer direkten Anregung der Freisetzung sympathischer Neurotransmitter von ihrer chemischen Struktur abhängig ist. Dabei gilt die Reihenfolge Felodipin > Nicardipin > Nifedipin > Verapamil > Amlodipin = Diltiazem (Terland et al. 1991). Die klinische Bedeutung dieser Wirkungsunterschiede ist nicht zu unterschätzen, weil eine plötzliche und erhebliche Steigerung der Neurotransmitter-Freisetzung unter zahlreichen klinischen Bedingungen wie Myokardinfarkt (elftes Kapitel) und Herzinsuffizienz (siebzehntes Kapitel) alles andere als erwünscht ist.

Verteilung Ca^{2+}-selektiver Kanäle mit Bindungsstellen für Calciumantagonisten im Gewebe

In diesem Zusammenhang sei auch erwähnt, daß die Gewebsverteilung der mit den Calciumantagonisten in Wechselwirkung stehenden Kanäle sehr ungleichmäßig ist und damit der Heterogenität entspricht, welche diese Substanzen in bezug auf ihre chemische Struktur und ihre sekundären Eigenschaften aufweisen. Zu diesen sekundären Eigenschaften gehört die in den vorausgehenden Abschnitten beschriebene, direkte Beeinflussung der Noradrenalin-Freisetzung. So ist zum Beispiel die glatte Gefäßmuskulatur der Koronararterie mit einer größeren Zahl solcher Kanäle besetzt und daher mit mehr Bindungsstellen für Calciumantagonisten als die Gefäßmuskulatur der Arteria mesenterica (Janis et al. 1987). Außerhalb des Gefäßsystems kommen in der glatten Muskulatur ebenfalls Calciumkanäle und Bindungsstellen für Calciumantagonisten vor, und zwar in der Reihenfolge Ileum > Uterus > Magen > Luftröhre. Die Harnblase enthält mehr Calciumkanäle als die Lunge (Janis et al. 1987). Damit soll hier lediglich zum Ausdruck gebracht werden, daß Ca^{2+}-Ionen zwar für eine Vielfalt physiologischer Prozesse erforderlich sind, zum Beispiel für die Muskelkontraktion, und daß die Beeinflussung Ca^{2+}-abhängiger Vorgänge durch Calciumantagonisten in gewissem Maße von der Verfügbarkeit entsprechender Bindungsstellen im Gewebe abhängt, die ihrerseits wiederum mit der Gewebsverteilung der Ca^{2+}-Kanäle in Zusammenhang steht. Offenbar sprechen manche Gewebe auf Calciumantagonisten stärker an. So bewirken diese Pharmaka zum Beispiel in der glatten Muskulatur der Koronararterien eine stärker ausgeprägte Kontraktion als im Uterus oder im Bronchus. Die Gewebeselektivität der Calciumantagonisten ist also vorhersehbar, vor allem weil die Affinität der Bindungsstellen in den einzelnen Geweben keine wesentlichen Unterschiede aufweisen dürfte (Janis et al. 1987).

Zusammenfassung

1. Die biologische Bedeutung von Calcium kann unter zwei Gesichtspunkten betrachtet werden:
   (a) strukturelle Stabilisierung (zum Beispiel im Knochen) und
   (b) Signalumformung (zum Beispiel im Muskelgewebe).
2. Für aktive biologische Prozesse ist ionisiertes Ca^{2+} erforderlich.
3. Unter den für die Bestimmung zytosolischer Ca^{2+}-Konzentrationen entwickelten Techniken sind nur Fluoreszenz-Indikatoren und die Kernspinresonanz-Spektroskopie für die Messung kurzfristiger Ca^{2+}-Spitzenwerte geeignet.
4. Obgleich der Ca^{2+}-Einstrom an sich für die Neurotransmitter-Freisetzung erforderlich ist, kann die Freisetzung solcher Überträgerstoffe auch *direkt* durch Calciumantagonisten aktiviert werden. Dieser Mechanismus steht in keinem Zusammenhang mit der reflexbedingten Reaktion. Vielmehr kommt es zu einer Freisetzung aus den Speichergranula. Die relative Wirkungsstärke der Calciumantagonisten läßt sich in dieser Hinsicht wie folgt darstellen: Felodipin > Nicardipin > Nifedipin > Verapamil > Amlodipin = Diltiazem.
5. Die als Angriffspunkte für die Wirkung der Calciumantagonisten dienenden Ca^{2+}-selektiven Kanäle liegen in zahlreichen Geweben vor (Herz, Lunge, Gefäßapparat, Uterus, Bronchien, Großhirnrinde und andere Bereiche des Gehirns usw.), sind aber uneinheitlich verteilt.

Kapitel 3

Transport durch die Zellmembran

> *„An meiner Erklärung ist überhaupt nichts Unwahrscheinliches.*
> *Sie ist vielmehr absolut normal."*
> OSCAR WILDE in „Ernst sein!"

Oscar Wilde machte offenbar nicht den Versuch, die Bedeutung der Ionenkanäle, der energieverbrauchenden Pumpen und anderer Systeme zu beschreiben, die am Transport von Calciumionen durch die Zellmembran beteiligt sind, sonst hätte er seine Worte wohl sorgfältiger gewählt. Die Mechanismen der Aufrechterhaltung des intrazellulären Ionengleichgewichts, vor allem der Homöostase von Ca^{2+}- und Na^+-Ionen, sind komplexer Natur. Trotzdem wird die Bedeutung und Arbeitsweise dieser Systeme immer besser verstanden. So gilt es heute als gesichert, daß die Zusammensetzung der Ionen im Zytosol erregbarer Zellen, also auch der Herzmuskelzellen und der Zellen der glatten Muskulatur, weitgehend durch die Plasmamembran gesteuert wird, die eine semipermeable, hydrophobe Schranke darstellt und die freie Bewegung von Ionen auf ihrem Konzentrationsgradienten verhindert. Zur kontrollierten Bewegung ausgewählter Ionen durch diese und andere Membranen ist ein Netz membrandurchspannender Proteine erforderlich, die sich in vier Hauptgruppen unterteilen lassen:

I. Ionenpumpen koppeln den Ionentransport gegen ein Konzentrationsgefälle an die Hydrolyse von Adenosintriphosphat. Ein Beispiel für eine solche Pumpe ist die Na^+/K^+-ATPase, welche den Transport von Na^+- und K^+-Ionen durch das Sarkolemm gegen den jeweiligen Konzentrationsgradienten fördert. Ein weiteres Beispiel ist die Ca^{2+}-ATPase des sarkoplasmatischen Retikulums. Durch dieses System werden die Ca^{2+}-Ionen aus dem Zytosol entfernt und in das Ca^{2+}-beladene Lumen des sarkoplasmatischen Retikulums zurückgepumpt (Abb. 3.1).

II. Beim Co-Transport koppeln Transportvermittler die Bewegung eines Ions auf seinem Konzentrationsgefälle mit der Bewegung eines anderen Ions gegen seinen Konzentrationsgradienten. Als Beispiel sei der Na^+/Ca^{2+}-Ionenaustauscher angeführt (Abb. 3.1).

III. Die passiven Transportproteine fördern die Ionenströme entlang ihres Konzentrationsgradienten. Dies gilt zum Beispiel für Anionen.

IV. Die ionenleitenden Kanäle werden als Folge einer Veränderung des Membranpotentials oder durch Bindung mit einem Liganden geöffnet. So kann in den meisten erregungsfähigen Geweben, also auch in allen

18 Transport durch die Zellmembran

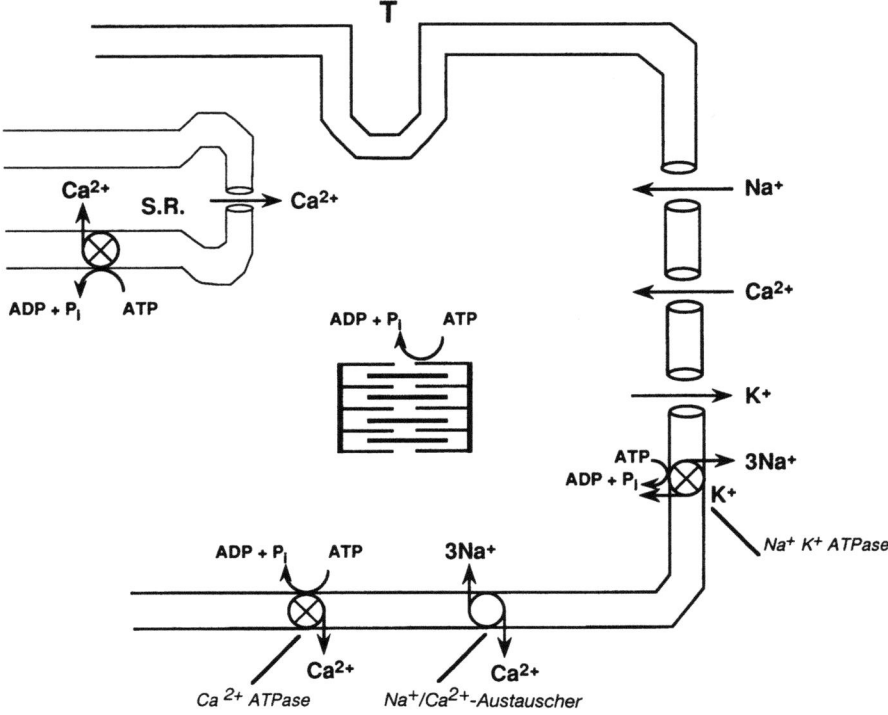

Abb. 3.1. Schematische Darstellung der verschiedenen Pumpen, Austauscher und ionenselektiven Kanäle, die an der Regulierung der Ca^{2+}-Konzentration im Zytosol beteiligt sind (SR = sarkoplasmatisches Retikulum)

Muskelgeweben, eine Veränderung des Membranpotentials zur Öffnung von Kanälen führen, die eine relative Selektivität für Na^+-Ionen (Na^+-Kanäle), K^+-Ionen (K^+-Kanäle) und Ca^{2+}-Ionen (Ca^{2+}-Kanäle) aufweisen (Abb. 3.1).

Hinsichtlich der Wirkungsweise der Calciumantagonisten spielen die spannungsgesteuerten, Ca^{2+}-selektiven Kanäle die wichtigste Rolle. Trotzdem kann es nicht schaden, wenn wir uns kurz mit den Hauptmerkmalen der anderen Systeme befassen.

Die *Na^+/K^+-Pumpe* ist insofern von erheblicher Bedeutung, als sie die Aufgabe hat, die für erregungsfähige Zellen charakteristische, hohe K^+- und niedrige Na^+-Konzentration im Zellinnern aufrechtzuerhalten. Die Erhaltung der das Sarkolemm durchspannenden Na^+- und K^+-Gradienten spielt für die Zellfunktion eine wichtige Rolle:

I. Auf diese Weise wird das Zellvolumen reguliert.
II. Sie ist eine Voraussetzung für die Aufrechterhaltung des Membranpotentials.

III. Sie schafft den für den Transport von Zuckern und Aminosäuren gegen das Konzentrationsgefälle („Bergauftransport") erforderlichen transmembranären Na^+-Gradienten.
IV. Dieser wird im Ruhezustand der Zelle für die Aufrechterhaltung der Ca^{2+}-Konzentration durch den Na^+/Ca^{2+}-Austauscher benötigt.

Die Na^+/K^+-Pumpe ermöglicht den Austausch von drei Na^+-Ionen aus dem Zytosol gegen zwei K^+-Ionen aus dem Extrazellulärraum (Abb. 3.1). Dieses System ist durch eine komplexe Biochemie gekennzeichnet. Es besteht aus zwei nicht kovalent gebundenen Polypeptiden. Man unterscheidet eine aus 1016 Aminosäureresten bestehende α-Untereinheit und eine wesentlich kleinere glykosylierte β-Untereinheit mit etwa 302 Aminosäureresten. Aus funktioneller Sicht spielt die α-Untereinheit die Hauptrolle. Sie enthält nämlich

I. die Bindungsstellen für Na^+ und K^+,
II. die Bindungsstellen für ATP und
III. die Bindungsstellen für den ATP-Hemmer Ouabain (Abb. 3.2).

Topographie der α- und β-Untereinheiten der Na^+/K^+-Pumpe

Die Topographie der beiden Untereinheiten dieser Pumpe soll weitgehend der in Abb. 3.3 dargestellten Anordnung entsprechen. Demnach besteht die *α-Untereinheit* aus zwei Hauptdomänen: einer membrandurchspannenden Domäne aus acht α-Helices und einem großen zytoplasmatischen Schleifennetz (Abb. 3.3). Dieses Netz besteht wiederum aus einer großen zytoplasmatischen Schleife, die Helix 4 mit Helix 5 verbindet (Abb. 3.3) und aus zwei kleineren Schleifen, durch welche die transmembranären Helices 2 und 3 sowie Helix 7 und Helix 8 miteinander verbunden werden. Die Na^+-Bindungsstelle des α-Untereinheit-Komplexes ist mit der endständigen Aminogruppe und dem zytoplasmatischen Ende von Helix 1 verbunden, während die Bindungsstellen für K^+ und Ouabain am oder nahe dem ektoplasmatischen Ende von Helix 2 und Helix 3 lokalisiert sind. ATP wird an die zytoplasmatische Domäne gebunden, wo es einen Aspartatrest phosphoryliert.

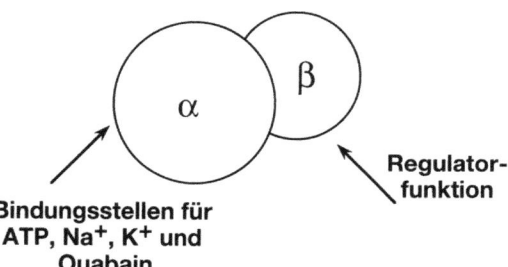

Abb. 3.2. Schematische Darstellung der α- und β-Untereinheit der Na^+/K^+-ATPase

Bindungsstellen für ATP, Na^+, K^+ und Ouabain

Regulatorfunktion

20 Transport durch die Zellmembran

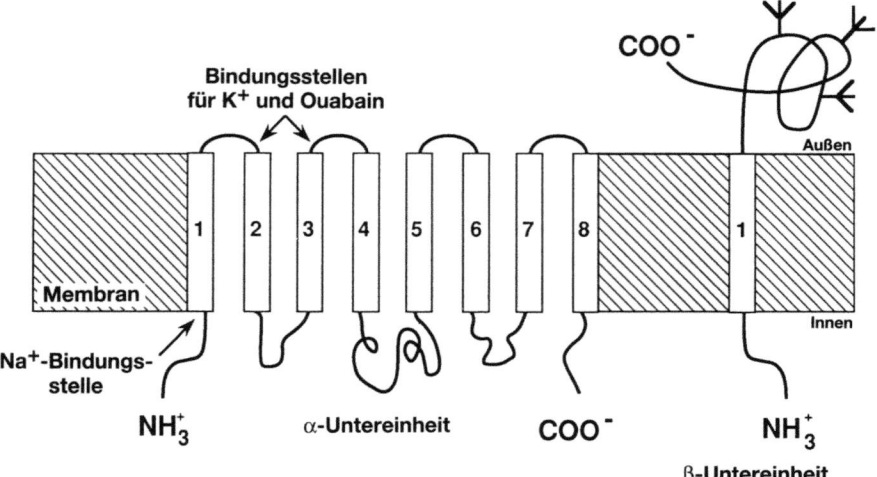

Abb. 3.3. Schematische Darstellung der Topographie der α- und β-Untereinheit der Na$^+$/K$^+$-Pumpe. Die α-Untereinheit besteht aus den ersten acht membrandurchspannenden Helices sowie aus den inneren und äußeren Schleifen. Die β-Untereinheit ist eine einzige transmembranäre Helix mit einer endständigen NH$_2$-Gruppe im Zytosol und einem äußeren Bündel von Schleifen, die im COO$^-$-Anteil auslaufen

Die *β-Untereinheit* der Na$^+$/K$^+$-Pumpe besteht aus einer einzigen membrandurchspannenden Helix, die eine relativ kurze endständige Aminodomäne mit einer großen, extrazellulären, globulären, mit Glykosylierungsstellen besetzten Domäne verbindet. Nach Walmsley (1991) besitzt die terminale Aminodomäne der β-Untereinheit eine oder mehrere Disulfid-Bindungen, deren Reduktion zu einem Verlust an ATPase-Aktivität führt.

Eine Beschreibung der strukturellen Veränderungen, die zu beobachten sind, wenn Na$^+$-Ionen in der Na$^+$/K$^+$-Pumpe an Bindungsstellen mit hoher Affinität für diese Ionen gebunden werden, würde den Rahmen dieses Buches sprengen. Es sei hier nur erwähnt, daß solche strukturellen Veränderungen in der Topographie der Pumpe ein Ausschleusen von Na$^+$-Ionen durch die Membran und gegen das Konzentrationsgefälle ermöglichen, wobei K$^+$-Ionen in die Zelle gepumpt werden. Entsprechend der Stöchiometrie dieser Reaktion werden für drei aus dem Zytosol herausgepumpte Na$^+$-Ionen zwei K$^+$-Ionen in das Zytosol zurückgepumpt (Abb. 3.1).

Na$^+$/Ca^{2+}-Austauscher

Der Na$^+$/Ca^{2+}-Austauscher ist ein weiteres in der Plasmamembran lokalisiertes System (Abb. 3.1). Es handelt sich um ein elektrogenes System mit relativ geringer Bindungsaffinität, aber großer Kapazität, das drei Na^+-Ionen im Austausch gegen ein Ca^{2+}-Ion transportiert. Die Transportrichtung hängt von der Größe und Richtung der membrandurchspannenden Na^+- und Ca^{2+}-Gradienten ab. Dieser spezielle Austauscher liegt als Tetramer vor. Die Molekularmasse jeder Untereinheit beträgt etwa 30 kDa (30–35 kDa).

Ca^{2+}-ATPase des Sarkolemms

Diese ATPase ist durch eine hohe Affinität und Spezifität für Ca^{2+} gekennzeichnet. Sie eliminiert Ca^{2+}-Ionen gegen ihr Konzentrationsgefälle aus der Zelle und verwendet dazu die durch die Hydrolyse von ATP entstehende Energie (Abb. 3.1). Das Enzym wurde bereits gereinigt und besteht aus einem einzigen Polypeptid. Es enthält 1220 Aminosäuren und hat ein Molekulargewicht von 135 kDa. Die ersten 300 Aminosäuren können durch Trypsin-Verdauung abgespalten werden, ohne daß die Pumpleistung oder die Affinität zu Ca^{2+} dadurch beeinträchtigt wird. Jede weitere Abspaltung hebt jedoch die Sensibilität der Pumpe für Ca^{2+}-Ionen auf.

Ionenleitende Kanäle des Sarkolemms

Das Sarkolemm wird von einem System ionenleitender Kanäle duchzogen, die eine relativ ausgeprägte Spezifität für Ca^{2+}-, Na^+- und K^+-Ionen aufweisen (Abb. 3.1). In der Regel ermöglichen diese Kanäle den passiven Ionentransport durch die Membran auf dem jeweiligen Konzentrationsgradienten. Dabei bewegen sich die Ionen frei durch den mit Wasser gefüllten Poreneingang des Kanals und müssen also vorher keine selektive Bindung eingehen. Die Kompliziertheit solcher Kanäle läßt sich am Beispiel der Zusammensetzung der Na^+- oder der Ca^{2+}-Kanäle veranschaulichen.

Bei den *spannungsgesteuerten Na^+-Kanälen* handelt es sich um ein aus 1820 Aminosäuren bestehendes Glykoprotein mit einer Molekularmasse von ca. 260 kDa. Im Säugetiergewebe ist dieses große Glykoprotein nichtkovalent an mehrere kleinere Glykoproteine gebunden, die an der extrazellulären Oberfläche der Membran lokalisiert sind und die β_1- und β_2-Untereinheiten des Systems darstellen, während das große Glykoprotein als α-Untereinheit bezeichnet wird.

Diese α-Untereinheit besteht wahrscheinlich aus vier sich wiederholenden, homologen Elementen, von denen jedes eine Vielzahl miteinander durch negativ geladene, zytoplasmatische Domänen verbundene membrandurchspannende Domänen enthält. Drei dieser transmembranären Komplexe bestehen aus sechs vollständig und zwei teilweise membrandurchspannenden Helices (Abb. 3.4). Die vierte Domäne unterscheidet sich von den anderen dadurch, daß die teilweise membrandurchspannenden Helices β-orientiert sind.

22 Transport durch die Zellmembran

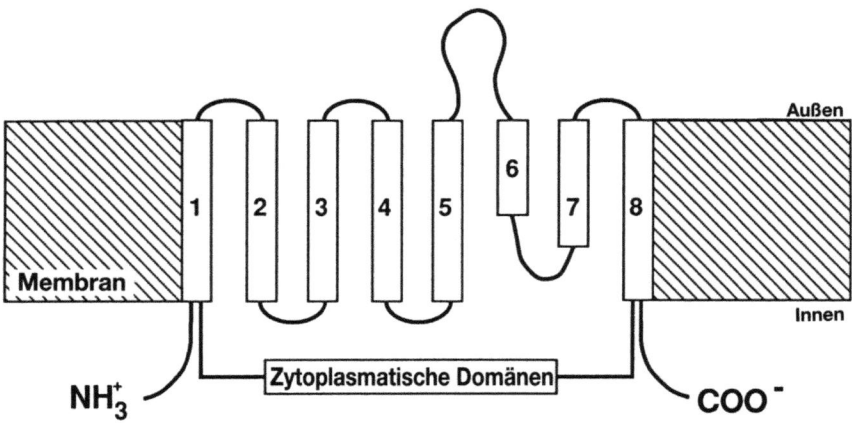

Abb. 3.4. Schematische Darstellung der Topographie der Untereinheit des Na^+-Kanals. Jeder Kanal besteht aus vier sich wiederholenden Elementen dieses Komplexes. Man beachte die sechs vollständig und die beiden teilweise transmembranären Helices. An Helix 4 finden sich die negativ geladenen Reste, welche für die Spannungsempfindlichkeit des Kanals verantwortlich sind

Demnach besteht der Na^+-Kanal im Prinzip aus vier sich wiederholenden, homologen Komplexen, die ihrerseits aus sechs transmembranären und zwei teilweise transmembranären Helices sowie aus extrazellulären und zytoplasmatischen Verbindungsstrukturen zusammengesetzt sind (Abb. 3.4). In diesem Komplex besitzt jede vierte Helix positiv geladene Reste, vor allem Arginin in jeder dritten Stellung. Helix 2 und Helix 7 (Abb. 3.4) enthalten auch mehrere negativ geladene Reste (Catterall 1986). Für die Eröffnung des Kanals sind die strukturellen Veränderungen in diesen elektrisch geladenen Helices in erster Linie verantwortlich.

Nach seiner Eröffnung bleibt der Na^+-Kanal etwa 1 msec lang offen. In dieser Zeit strömen etwa 6000 Ionen durch seinen Poreneingang. Dabei kommt es vermutlich zu keiner Verkehrsstauung!

Spannungsgesteuerte Ca^{2+}-Kanäle

Die spannungsgesteuerten Ca^{2+}-Kanäle werden hier nur kurz erwähnt und im vierten Kapitel ausführlich besprochen. Wie bei den Na^+-Kanälen haben wir es auch hier mit vier sich wiederholenden Elementen zu tun, die aus einer Reihe membrandurchspannender Helices bestehen. In jedem Element finden sich in Helix 4 elektrisch geladene Aminosäuren, die für die Spannungsempfindlichkeit des Kanalkomplexes verantwortlich sein sollen (Abb. 4.4). In mancher Hinsicht besteht eine Ähnlichkeit mit den Verhältnissen bei den Na^+-Kanälen.

Ca^{2+}-Kanäle sind für zweiwertige Kationen selektiv permeabel, und zwar in absteigender Reihenfolge der Permeabilität für Ba^{2+}, Sr^{2+}, Ca^{2+}

und Mg^{2+}. Einwertige Kationen können den Kanal nur unter außergewöhnlichen Umständen passieren. In jeder Sekunde können 10 Millionen Ca^{2+}-Ionen durch den Kanal in das Zytosol strömen. Bei einer Kanaldichte von > 1 pro m Zelloberfläche haben wir es hier mit einem großen Eingangstor für dieses Kation zu tun. Im Rahmen der vorliegenden Monographie sind für die Bedeutung der Ca^{2+}-Kanäle vor allem folgende Gründe aufzuführen:

I. Diese Kanäle sind der Weg für den Einstrom von Ca^{2+}-Ionen zur Kopplung von Muskelerregung und Muskelkontraktion in den Herzmuskelzellen und in den Zellen der glatten Muskulatur.
II. Sie enthalten die Bindungsstellen für die Calciumantagonisten.
III. Bei manchen pathologischen Zuständen, zum Beispiel bei Bluthochdruck (Hermsmeyer und Rusch 1989) sind die für die Modulation der Ca^{2+}-Kanäle verantwortlichen Mechanismen gestört.

Die bisher beschriebenen Pumpen, Ionenkanäle und der Ionen-Co-Transport haben in erster Linie die Aufgabe, die Ca^{2+}-, Na^+- und K^+-Konzentration im Zytosol zu regeln. Ihre Aktivität kommt an der Zellmembran zum Ausdruck. Darüber hinaus gibt es aber auch im Zellinnern Pumpen und ionenspezifische Kanäle, und zwar im Bereich des sarkoplasmatischen Retikulums. Hier finden sich sowohl eine Ca^{2+}-ATPase als auch Ca^{2+}-selektive Kanäle.

Ca^{2+}-ATPase des sarkoplasmatischen Retikulums

Das sarkoplasmatische Retikulum ist ein feinmaschiges Netz aus Kanälchen und dient als internes Ca^{2+}-Depot und als Ca^{2+}-Quelle. Hauptbestandteil dieses Systems ist eine ATPase, die Ca^{2+} aus dem Zytosol in das Lumen des Retikulums pumpt (Abb. 3.1). Im Herzmuskel macht das Protein dieser Pumpe etwa 50 % des Membranproteins des Retikulums aus. Im Skelettmuskel ist dieser Anteil sogar noch größer (90 %). Diese spezielle ATPase enthält nur 1001 Aminosäuren und ist damit etwas kleiner als ihr Gegenstück im Plasmalemm. Dieser Unterschied ist darauf zurückzuführen, daß die Ca^{2+}-ATPase des sarkoplasmatischen Retikulums, im Gegensatz zur Ca^{2+}-ATPase des Sarkolemms, keine Calmodulin-Steuerungseinheit aufweist.

Die Ca^{2+}-ATPase des sarkoplasmatischen Retikulums im Herzmuskel und im glatten Muskelgewebe wird nämlich nicht durch Calmodulin, sondern durch Phospholamban, ein anderes phosphorylierbares Protein, gesteuert. Phospholamban ist ein Pentamer. Jede Untereinheit (Monomer) hat ein Molekulargewicht von ca. 5–6 kDa und enthält 52 Aminosäuren. Die Phosphorylierung solcher Untereinheiten ist mit einer deutlichen Zunahme der Affinität des Enzyms zu Ca^{2+} verbunden. Dementsprechend kommt es im Gefolge einer Phosphorylierung der Phospholamban-Untereinheit der Ca^{2+}-ATPase des sarkoplasmatischen Retikulums zur vollen Entfaltung der Aktivität dieses Pumpensystems.

Ca^{2+}-Freisetzungskanäle des sarkoplasmatischen Retikulums

In den meisten quergestreiften Muskelzellen beruht die Kopplung von Muskelerregung und Muskelkontraktion auf der Freisetzung von Ca^{2+} aus einem internen Depot (Fabiato und Fabiato 1979). Im Skelettmuskel stammt die Gesamtheit der für die Aktivierung der kontraktilen Proteine erforderlichen Ca^{2+}-Ionen aus dieser Quelle. Zur Freisetzung dieser Ionen wird ein elektrisches Signal durch einen „Verbindungsprozeß" direkt vom Sarkolemm auf das sarkoplasmatische Retikulum übertragen (Agnew 1989). In den Herzmuskelzellen und in den glatten Muskelzellen liegt ein etwas anderes System vor. Hier wird der Ca^{2+}-Freisetzungsmechanismus durch das Einströmen von Ca^{2+}-Ionen durch die spannungsgesteuerten, Ca^{2+}-selektiven Kanäle ausgelöst (Fabiato 1983). In beiden Fällen erfolgt die Ca^{2+}-Freisetzung nicht planlos, sondern über Ca^{2+}-selektive Kanäle, welche die Membranen des sarkoplasmatischen Retikulums durchspannen (Abb. 3.1).

Die Biochemie dieser Kanäle wurde an anderer Stelle im einzelnen beschrieben (Nayler 1990). Im Augenblick wollen wir uns auf folgende Angaben beschränken:

I. Jede Einheit besteht aus vier sich wiederholenden, vierblättrigen Elementen (Polypeptide mit einer Molekularmasse von 400 kDa).
II. Die Eröffnung der Kanäle erfolgt
   a) im Skelettmuskel durch Übertragung eines Depolarisationssignals direkt aus dem Sarkolemm (Fill et al. 1989),
   b) im Herzmuskel und in den glatten Muskelzellen als Reaktion auf Ca^{2+}-Ionen, die das Sarkolemm über spannungsgesteuerte, Ca^{2+}-selektive Kanäle durchqueren (Cleemann und Morad 1991).

Die Leitfähigkeit dieser Ca^{2+}-Freisetzungskanäle, die für die Rückführung von Ca^{2+}-Ionen aus dem Lumen oder den Speicherplätzen des sarkoplasmatischen Retikulums in das Zytosol zur Teilnahme an der Kopplung von Erregung und Kontraktion verantwortlich sind, kann durch eine Vielfalt von Umständen und Substanzen beeinträchtigt werden. So erhöht eine Ischämie im Herzmuskel zum Beispiel die Wahrscheinlichkeit, daß die Kanäle im geöffneten Zustand verbleiben (Holmberg und Williams 1989). Mg^{2+} verringert die Leitfähigkeit für Ca^{2+}-Ionen (Holmberg und Williams 1989). Das gleiche gilt für Rutheniumrot (Meissner 1986). Das Ca^{2+}-Regulatorprotein Calmodulin verändert zwar die Leitfähigkeit nicht, verringert aber die Wahrscheinlichkeit, daß sich die Kanäle in geöffnetem Zustand befinden (Smith et al. 1989). *Calciumantagonisten* haben keinen direkten Einfluß auf die Funktion dieser Kanäle, jedenfalls nicht in therapeutisch wirksamen Dosen.

Zusammenfassung

1. Die verschiedenen, im Sarkolemm erregbarer Zellen lokalisierten Ionenkanäle, energieverbrauchenden Pumpen und Co-Transportsysteme sind weitgehend für die Aufrechterhaltung des intrazellulären Na^+-, Ca^{2+}- und K^+-Ionen-Gleichgewichts verantwortlich. Gleichzeitig ermöglichen sie den entsprechenden Ionen den Zugang ins Zellinnere, wo diese die Muskelkontraktion einleiten.
2. Neben den im Sarkolemm vorgesehenen Bahnen für das Ein- und Ausströmen von Ionen ist das sarkoplasmatische Retikulum mit Ca^{2+}-empfindlichen Pumpen und Kanälen besetzt, die für eine weitere Regulierung der Ca^{2+}-Konzentration im Zytosol sorgen.
3. Hinsichtlich ihrer Topographie weisen die Na^+- und Ca^{2+}-Kanäle im Sarkolemm eine gewisse Ähnlichkeit auf. Allerdings sprechen nur die Ca^{2+}-Kanäle auf Calciumantagonisten an.

Kapitel 4

Spannungsgesteuerte, auf Calciumantagonisten ansprechende Calciumkanäle: Struktur, Zusammensetzung und Bindungsstellen für Calciumantagonisten

> *„Bald danach ging mir allmählich die Tinte aus.*
> *So beschränkte ich mich darauf, mit ihr sparsam umzugehen."*
> DANIEL DEFOE in „Robinson Crusoe", 1719

Robinson Crusoe mag gute Gründe dafür gehabt haben, mit seiner Tinte so sparsam umzugehen. In der vorliegenden Monographie gibt es allerdings noch viel zu schreiben. Vor einer Erörterung der Reaktionen des Herz-Kreislauf-Apparates auf Calciumantagonisten und insbesondere auf Amlodipin, eine der neuesten Substanzen dieser Stoffklasse, mit hochinteressanten Unterschieden gegenüber ihren Vorgängern, empfiehlt es sich wohl, unsere derzeitigen Kenntnisse über die Rezeptoren, mit denen diese Pharmaka in Wechselwirkung treten, kurz zusammenzufassen. Im molekularen Bereich läuft das auf eine Beschreibung der Struktur und Chemie der Ca^{2+}-Kanäle hinaus, denn hier sind die „Rezeptoren" mit hoher Bindungsaffinität zu diesen Medikamenten lokalisiert.

Calciumkanäle

Wie im Vorwort bereits erwähnt, kam es in den letzten Jahren zu einer bemerkenswerten Vertiefung unserer Kenntnisse über die in der Zellmembran lokalisierten Kanäle, die selektiv für Ca^{2+}-Ionen durchgängig sind. Diese Kanäle bestehen aus Proteinen, die als integraler Bestandteil der Zellmembran so ausgerichtet sind, daß sie ionenselektive Poren bilden. In dieser und in mancher anderen Hinsicht besteht eine Ähnlichkeit zu den Na^+- und K^+-Ionen transportierenden Kanälen. Unter normalen Bedingungen sind Ca^{2+}-Kanäle spezifisch und selektiv für Ca^{2+}-Ionen aufnahmefähig und sprechen nicht auf Substanzen an, welche die Funktion der anderen ionenselektiven Kanäle beeinflussen (Fleckenstein 1988).

Entsprechend ihrer Lokalisation und ihrer wichtigsten Funktion lassen sich die Ca^{2+}-Kanäle in zwei Hauptgruppen unterteilen:

I. Spannungsgesteuerte, das Sarkolemm durchspannende Kanäle, die nach ihrer Aktivierung das Einströmen von Ca^{2+}-Ionen durch die normalerweise undurchlässige, lipidhaltige Zellmembran ermöglichen.

Calciumkanäle 27

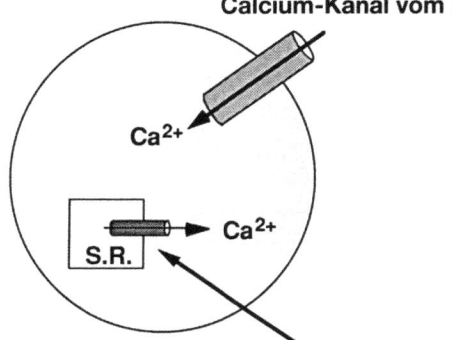

Abb. 4.1. Schematische Darstellung der beiden Arten von Ca^{2+}-selektiven Kanälen, die für die Myofilamente Ca^{2+}-Ionen bereitstellen. Es handelt sich um die im Plasmalemm lokalisierten L-Kanäle und um die Ca^{2+}-Freisetzungskanäle im sarkoplasmatischen Retikulum. Das sarkoplasmatische Retikulum ist ein verwickeltes Maschenwerk aus Kanälchen, die zuweilen bis an das Sarkolemm heranreichen

II. Ca^{2+}-Freisetzungskanäle des sarkoplasmatischen Retikulums. Diese Kanäle fördern die Verlagerung von Ca^{2+}-Ionen aus ihren Speicherplätzen im sarkoplasmatischen Retikulum, einer Zellorganelle, in das Zytosol (Abb. 4.1), wo sie in den Ca^{2+}-„Pool" eingeschleust werden, der die Muskelkontraktion anregt. In diesem Zusammenhang sei erwähnt, daß die Ca^{2+}-Überladung in der ersten Phase der Ischämie hauptsächlich auf eine unkontrollierte Aktivierung der Ca^{2+}-Freisetzungskanäle zurückzuführen ist (siehe elftes Kapitel).

In diesem Kapitel befassen wir uns vor allem mit dem ersten Subtyp, also mit den spannungsgesteuerten oder elektrisch stimulierten Ca^{2+}-Kanälen, wie sie manchmal bezeichnet werden. Diese Kanäle wurden bewußt für eine nähere Betrachtung gewählt, weil manche von ihnen Bindungsstellen mit hoher Affinität zu den Calciumantagonisten enthalten.

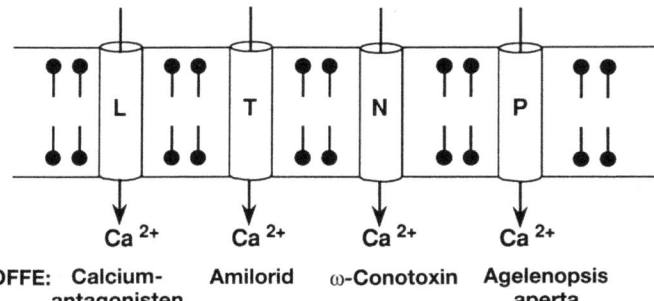

Abb. 4.2. Schematische Darstellung der vier Arten von Ca^{2+}-selektiven Kanälen (L-, T-, N- und P-Typ) mit den jeweiligen Hemmstoffen

Spannungsgesteuerte Calciumkanäle

Diese Kanäle finden sich in den meisten, aber nicht in allen Zellen (Bean 1989). In Thrombozyten und Erythrozyten sind sie zum Beispiel nicht vorhanden. Wo sie vorliegen, sind sie überraschend heterogen, so daß sie sich nach ihren biophysikalischen Eigenschaften (Aktivierungsschwelle, Öffnungsdauer usw.) und ihrem pharmakologischen Profil (unter anderem Empfindlichkeit gegen manche Chemikalien und Toxine) in vier Typen unterteilen lassen (Miller 1992, Tsien et al. 1991), die heute als L-, T-, N- und P-Typ bezeichnet werden (Abb. 4.2). Der als letzter entdeckte ist der P-Subtyp (Llinas et al. 1989). Die Bezeichnung P-Typ bezieht sich darauf, daß diese Art von spannungsgesteuerten Ca^{2+}-Kanälen in den Purkinje-Zellen des Kleinhirns besonders stark vertreten sind.

Wie aus Tabelle 4.1 zu ersehen ist, gibt es erhebliche Unterschiede zwischen den biophysikalischen Eigenschaften und der chemischen Empfindlichkeit der Ca^{2+}-Kanäle vom L-, T-, N- und P-Typ. Calciumantagonisten haben zum Beispiel nur einen Einfluß auf die L-Kanäle. Diese Bezeichnung hängt damit zusammen, daß aktivierte Kanäle vom L-Typ eine große Leitfähigkeit aufweisen und wegen ihrer relativ langsamen Inaktivierung eine verhältnismäßig lange Zeit offen bleiben. Im Gegensatz dazu sprechen die wegen ihrer Häufigkeit in manchen neuronalen Geweben so bezeichneten N-Kanäle auf Calciumantagonisten nicht an, wohl aber auf ω-Conotoxin, das Gift einer im Meer lebenden Molluske. Die Ca^{2+}-Kanäle vom T-Typ, die ihren Namen dem Umstand verdanken, daß sie wegen ihrer raschen Inaktivierung nur temporär verfügbar sind, reagieren weder auf ω-Conotoxin noch auf Calciumantagonisten organisch-chemischer Natur, sprechen aber auf Ni^+-Ionen, Amilorid und Octanol an. Schließlich gibt es noch die erst neuerdings entdeckten Ca^{2+}-Kanäle vom P-Typ (Llinas et al. 1989), die gegen Calciumantagonisten unempfindlich sind, aber vom Gift der Trichterspinne *Agelenopsis aperta* inhibiert werden. Sogar ihre Vertei-

Tabelle 4.1. Unterschiede zwischen den verschiedenen Arten von Ca^{2+}-Kanälen

Kanal-Typ	L	T	N	P
Aktivierungsschwelle	−10 mV	−70 mV	−10 mV	−50 mV
Empfindlich gegen				
I. Organische Calciumantagonisten	+	−	−	−
II. Amilorid, Ni^+	−	+	−	−
III. ω-Conotoxin	−	−	+	−
IV. Agelenopsis aperta	−	−	−	+

„−" bedeutet unempfindlich; „+" bedeutet empfindlich
ω-Conotoxin ist das Gift einer im Meer lebenden Molluske.
Agelenopsis aperta ist eine Trichterspinne.
Amilorid und Ni^+ beeinflussen auch andere Systeme, zum Beispiel den Na^+/Ca^{2+}-Austauscher.

Tabelle 4.2. Lokalisation der spannungsgesteuerten Calcium-Kanäle

Kanal-Typ	Lokalisation	Funktion
L-Typ	Skelett-, Herz- und Gefäßmuskulatur	Muskelkontraktion
T-Typ	Schrittmachergewebe	Ca^{2+}-Einstrom bei negativen Membranpotentialen
N-Typ	Neuronen	Freisetzung von Überträgersubstanzen in den Synaptosomen des Gehirns
P-Typ	Purkinje-Zellen des Kleinhirns	?

Spannungsgesteuerte Ca^{2+}-Kanäle vom L-Typ finden sich in vielen anderen, jedoch nicht in allen Geweben. In Neurophilen, Makrophagen und Thrombozyten liegen sie zum Beispiel nicht vor (Tabelle 4.3).

lung im Gewebe ist für die verschiedenen Arten von Ca^{2+}-Kanälen charakteristisch. Während der auf Calciumantagonisten reagierende L-Typ im Organismus weit verbreitet ist, kommen Kanäle vom T-Typ hauptsächlich im Schrittmachergewebe vor. Der N-Typ findet sich in großer Zahl in manchen Neuronen, insbesondere in den sensorischen Bahnen des sympathischen Systems und im Auerbach-Plexus. Wie bereits erwähnt, liegen die Ca^{2+}-Kanäle vom P-Typ in erster Linie in den Purkinje-Zellen des Kleinhirns vor (Tabelle 4.2).

Calciumkanäle vom L-Typ

Heute ist allgemein bekannt, daß die Funktion dieser Kanäle durch Calciumantagonisten stark beeinflußt werden kann (Fleckenstein 1988). Ferner ist die pharmakologische Aktivität der Calciumantagonisten in hohem Maße von ihrer Wechselwirkung mit den L-Kanälen abhängig.

Unser Wissen über die Struktur und chemische Zusammensetzung der Ca^{2+}-Kanäle vom L-Typ und über ihre Gewebsverteilung (Tabelle 4.3) stammt hauptsächlich aus Studien am Skelettmuskelgewebe, genau genommen von Untersuchungen der Ausstülpungen der Transversaltubuli (T-Tubuli) des Sarkolemms des Skelettmuskels. Dies ist darauf zurückzuführen, daß diese Membranen reich mit L-Kanälen und damit auch mit Bindungsstellen für Calciumantagonisten besetzt sind (Catterall et al. 1989). Auf die Bedeutung dieser Kanäle für die Funktion der gegen Calciumantagonisten relativ unempfindlichen Skelettmuskulatur gehen wir in diesem Kapitel noch ein. Zunächst gilt es,

I. die Struktur der Kanäle vom L-Typ kurz zu beschreiben und
II. die Lokalisation der Bindungsstellen mit hoher Affinität zu den Calciumantagonisten zu identifizieren.

Tabelle 4.3. Verteilung von spannungsgesteuerten Ca^{2+}-Kanälen vom L-Typ im Herz-Kreislauf-System

Zelltyp	Spannungsgesteuerte Kanäle vom L-Typ
Herzmuskel	Ja
Sinusknoten	Ja
Glatte Gefäßmuskulatur	Ja
Thrombozyten	Nein
Endothelzellen	Nein
Neutrophile	Nein
Makrophagen	Nein
Lymphozyten	Nein

Anmerkung: Enthält ein bestimmtes Organ keine spannungsgesteuerten Ca^{2+}-Kanäle, so bedeutet das nicht, daß hauptsächlich als Calciumantagonisten wirksame Substanzen die betreffenden Organellen nicht beeinflussen. Als Beispiel seien die Thrombozyten angeführt. Calciumantagonisten wirken im allgemeinen der Thrombozytenaggregation entgegen. Diese Wirkung steht jedoch in keinem Zusammenhang mit einer Beeinflussung der Bindungsstellen mit hoher Affinität für Ca^{2+}-Ionen im Ca^{2+}-Kanal-Komplex. Allerdings muß eine andere pharmakologische Wirkung der Calciumantagonisten hier eine Rolle spielen. In Betracht kommt die Beeinflussung unspezifischer Bindungsstellen mit „geringer Affinität". Noch wahrscheinlicher ist eine direkte Wirkung auf die physiochemikalischen Eigenschaften der Zellmembran.

Struktur der Ca^{2+}-Kanäle vom L-Typ. Zur Identifizierung der Lokalisation solcher Kanäle wurden radioaktiv markierte Calciumantagonisten aus der Dihydropyridin-Gruppe verwendet. Nach anschließender Ablösung mit Hilfe von Tensiden konnte soviel Untersuchungsmaterial gewonnen werden, daß die Struktur und chemische Zusammensetzung der L-Kanäle, neuerdings auch die Lokalisation der spezifischen Bindungsstellen für die chemisch unterschiedlichen Calciumantagonisten aufgeklärt werden konnten.

Beim L-Kanal-Komplex haben wir es mit einer oligomeren Struktur zu tun, deren gesamte Molekularmasse ca. 400 kDa beträgt. L-Kanäle enthalten fünf mit α_1, α_2, β, γ und δ bezeichnete Untereinheiten. Es besteht allgemeine Übereinstimmung darüber, daß der Komplex im wesentlichen entsprechend den Ausführungen von Catterall et al. (1989) und gemäß der schematischen Darstellung in Abb. 4.3 im Sarkolemm entsteht, *wobei die α_1-Untereinheit den zentralen Poreneingang bildet.*

α_1-Untereinheit. Im Rahmen der vorliegenden Erörterungen handelt es sich hier wahrscheinlich um den wichtigsten Teil des L-Kanal-Komplexes. Seine Merkmale lassen sich wie folgt zusammenfassen:

I. Die α_1-Untereinheit enthält 1873 Aminosäuren (Tanabe et al. 1987).
II. Sie besitzt vier sich wiederholende, membrandurchspannende Elemente (I–IV in Abb. 4.4).
III. Ihre Aminosäuresequenz ist zu 55 % homolog mit der Aminosäuresequenz der Na^+-Kanäle.

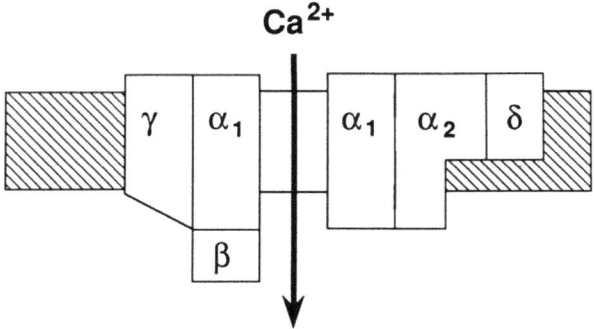

Abb. 4.3. Schematische Darstellung der Untereinheiten eines Ca^{2+}-Kanals vom L-Typ. Man beachte, daß die α_1-Untereinheit so angeordnet ist, daß ein zentraler Poreneingang entsteht (nach Catterall et al. 1989)

IV. Die Segmente 1 und 2, 3 und 4 sowie 5 und 6 jedes solchen Elements (Abb. 4.4) sind durch extrazelluläre Schleifen miteinander verbunden.
V. Die Segmente 2 und 3 und 4 und 5 jedes Elements sowie die Segmente 6 und 1 der Elemente I und II, II und III wie auch III und IV sind durch intrazelluläre Schleifen miteinander verbunden (Abb. 4.4).
VI. Das vierte Segment (S4) jedes Elements enthält in jeder dritten oder vierten Stellung einen positiv geladenen Rest und soll daher Teil des spannungsgesteuerten Mechanismus sein (Catterall et al. 1989).
VII. Eine isolierte α_1-Untereinheit kann selbständig die Funktion eines L-Kanals ausüben (Lacerda et al. 1991), allerdings auf eine etwas ungeordnete Art und Weise.

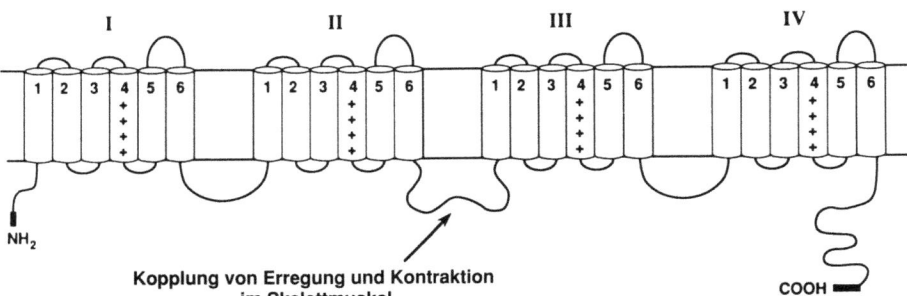

Abb. 4.4. Strukturelle Komponenten der α_1-Untereinheit eines Ca^{2+}-selektiven Kanals. Man beachte, daß diese Untereinheit aus vier sich wiederholenden, membrandurchspannenden Elementen besteht (I–IV). Einige Segmente dieser Elemente sind durch intrazelluläre und extrazelluläre Schleifen miteinander verbunden. Spannungsgesteuerte Strukturbestandteile sind mit „+" gekennzeichnet. Der endständige $COOH^-$-Rest befindet sich im Zellinnern

α_2/δ-Untereinheit. Die soeben besprochene α_1-Untereinheit liegt nach Reinigung gewöhnlich mit einem Protein vergesellschaftet vor, das ein Molekulargewicht von 175 kDa aufweist. Diese jetzt als α_2/δ-Protein bezeichnete Struktur (Miller 1992) besteht in Wirklichkeit aus zwei Proteinen, der α_2- und der δ-Untereinheit (Abb. 4.3). Die beiden Untereinheiten sind durch Disulfid-Bindungen miteinander verbunden. Die α_2-Sequenz bildet das terminale N, die δ-Sequenz das C-terminale Ende des Untereinheiten-Komplexes (Jay et al. 1991, De Jong et al. 1990). Beide Segmente sind vom gleichen Gen kodiert.

Welche Rolle der α_2/δ-Komplex spielt, ist noch nicht ganz geklärt. Möglicherweise wird die α_2-Untereinheit durch die δ-Komponente in der Membran verankert (Jay et al. 1991). Eine andere Möglichkeit besteht darin, daß der gesamte α_2/δ-Komplex die Ca^{2+}-leitende Aktivität der α_1-Untereinheit und ihre Bindung an verschiedene Calciumantagonisten fördert (Singer et al. 1991). Der Komplex könnte also als lokale Regulatorsubstanz fungieren.

β-Untereinheit. Diese Untereinheit hat ein Molekulargewicht von ca. 55 kDa. Versuche, in denen diese Untereinheit zusammen mit der α_1-Untereinheit ausgeprägt wurde, ergaben eindeutig, daß die β-Untereinheit die Funktion der α_1-Untereinheit und damit der Ca^{2+}-Kanäle von L-Typ moduliert. Der Einbau der β-Untereinheit hat insgesamt folgende Wirkungen:

I. Erhöhung der maximalen Transportkapazität des „Kanals" für Ca^{2+}-Ionen,
II. Beschleunigung der Aktivierungskinetik des Kanals,
III. Zunahme der Anzahl verfügbarer Bindungsstellen für Calciumantagonisten (Perez-Reyes et al. 1992).

Möglicherweise ist es nicht richtig, die modulatorische Funktion der β-Untereinheit und des α_2/δ-Komplexes für sich alleine zu betrachten. Manches spricht nämlich dafür, daß die Transportkapazität der α_1-Untereinheit und damit des Kanals für Ca^{2+}-Ionen durch das synergistische Zusammenwirken der β-Untereinheit und des α_2/δ-Komplexes erhöht wird (Singer et al. 1991). Man bedenke, welche Tragweite diese Überlegungen für genetisch bedingte Anomalien haben!

γ-Untereinheit. Das Molekulargewicht dieser Untereinheit beträgt ca. 32 kDa. Die γ-Untereinheit ist hydrophob und in hohem Maße glykosyliert. Ihre funktionelle Bedeutung ist noch nicht geklärt (Miller 1992).

Zusammenfassend können folgende Aussagen gemacht werden:

I. Der Ca^{2+}-Kanal vom L-Typ hat eine komplexe Struktur. Die α_1-Untereinheit ist ohne Zweifel in erster Linie für den Ca^{2+}-Transport durch den Kanal verantwortlich und müßte demnach einen Poreneingang bilden. Den anderen Untereinheiten (α_2/δ, β und γ) kommt fast sicher eine regulatorische Funktion zu.

II. Der α_1-Komplex fungiert als Ca^{2+}-leitender Kanal.
III. Die α_1-Untereinheit besteht aus vier identischen Elementen, von denen jedes sechs membrandurchspannende Segmente enthält.

Ist die α_1-Untereinheit des Skelettmuskels unterschiedlich ausgebildet?

Diese Frage muß bejaht werden. Zwischen der α_1-Untereinheit im Herzmuskel und im Skelettmuskel gibt es nämlich sowohl funktionelle als auch chemische Unterschiede.

Funktionelle Unterschiede. Aus funktioneller Sicht gibt es erhebliche Unterschiede zwischen den α_1-Komplexen im Herzmuskel und in der Skelettmuskelzelle. Im Skelettmuskel fungiert diese Untereinheit zwar ebenfalls als ein (allerdings langsamer) Kanal; sie spricht aber nicht nur auf eine Depolarisation an, sondern leitet das Depolarisationssignal *direkt* an das *sarkoplasmatische Retikulum* weiter (Tanabe et al. 1990). Am leichtesten läßt sich die physiologische Bedeutung dieses Mechanismus am Unterschied zwischen der Ca^{2+}-Beteiligung an der Kopplung von Erregung und Kontraktion im Herzmuskel und im Skelettmuskel erklären (zweites Kapitel). Im Grunde beruht dieser Unterschied auf dem Umstand, daß der Ca^{2+}-Influx durch die Ca^{2+}-Kanäle vom L-Typ im Herzmuskel für die mit der Kopplung von Erregung und Kontraktion verbundenen Vorgänge von entscheidender Bedeutung ist (Reuter 1984). Dies ist bei der Skelettmuskelzelle nicht der Fall. Hier kommt es im Gefolge einer Depolarisation der

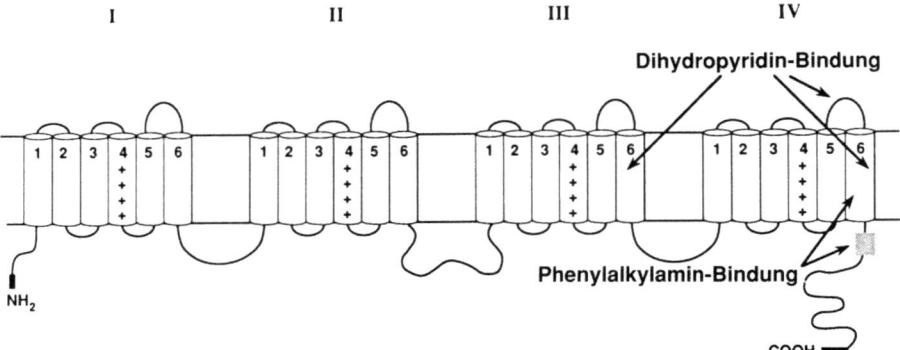

Abb. 4.5. Strukturbestandteile der α_1-Untereinheit eines Ca^{2+}-selektiven Kanals vom L-Typ mit Lokalisation der spezifischen Bindungsstellen mit hoher Affinität für Dihydropyridintyp-Calciumantagonisten. Diese Bindungsstellen befinden sich an der Außenseite des Komplexes. Ferner zeigt die Abbildung die Bindungsstellen für Calciumantagonisten vom Phenylalkylamin-Typ an der zytosolischen Seite der Untereinheit. Man beachte die Vielzahl von Bindungsstellen, vor allem für Dihydropyridin-Antagonisten. Der endständige $COOH^-$-Rest ist im Zellinnern lokalisiert

Zellmembran auch in Abwesenheit von extrazellulären Ca^{2+}-Ionen zur Kontraktion. Im Herzmuskel wird die massive, die Kontraktion aktivierende Freisetzung von Ca^{2+}-Ionen aus dem sarkoplasmatischen Retikulum durch das Einströmen von Ca^{2+} durch die L-Kanäle ausgelöst. Im Skelettmuskel dürften strukturelle Veränderungen stattfinden, die in ähnlicher Weise auch im Herzmuskel auftreten und dort dem α_1-Komplex die Funktion eines offenen Kanals verleihen. In der Skelettmuskelzelle führen diese Veränderungen jedoch dazu, daß die α_1-Untereinheit das Depolarisationssignal an ein anderes Protein weiterleitet, das mit den Ca^{2+}-Freisetzungskanälen des sarkoplasmatischen Retikulums *direkt* interagiert (Rios und Brum 1987). Der an diesem Vorgang beteiligte Bereich des α_1-Komplexes ist die zytoplasmatische Verbindungsstruktur zwischen dem membrandurchspannenden Segment 6 (S6) von Element II und dem transmembranären Segment 1 (S1) von Element III (Abb. 4.5) (Tanabe et al. 1990).

Chemische Unterschiede. Hinsichtlich der im α_1-Komplex der Herzmuskelzelle und der Skelettmuskulatur vorliegenden Aminosäuren gibt es auch chemische Unterschiede. Ungeachtet der ähnlichen Aminosäuresequenzen von Element I in den beiden Gewebetypen liegen in mehreren Bereichen, zum Beispiel in der Zone zwischen den membrandurchspannenden Segmenten S5 und S6 von Element I Unterschiede vor (Tanabe et al. 1987, Mikami et al. 1989). Diese Unterschiede können insofern von funktioneller Bedeutung sein, als der *langsame* (Skelettmuskel) oder *rasche* (Herzmuskel) Ablauf der Aktivierung des α_1-Komplexes von Element I abhängt (Abb. 4.4) (Tanabe et al. 1991).

Spannungssensor der α_1-Untereinheit

Wie im vorausgehenden Abschnitt erläutert, stellt die zytoplasmatische Verbindungsstruktur zwischen dem membrandurchspannenden Segment 6 von Element II und dem transmembranären Segment 1 vom Element III in der Skelettmuskelzelle einen Depolarisationssensor dar. Diese Verbindungsstruktur ist also an dem Vorgang beteiligt, durch den die im Gefolge der Depolarisation in der α_1-Untereinheit entstehenden strukturellen Veränderungen direkt an die Ca^{2+}-Freisetzungskanäle des sarkoplasmatischen Retikulums weitergeleitet werden. Dieses spannungsgesteuerte Relais ist jedoch nicht mit dem Mechanismus zu verwechseln, der für das Erkennen der depolarisationsbedingten Veränderung des transmembranären Potentials verantwortlich ist. Der eine solche Veränderung erkennende Bereich der α_1-Untereinheit ist im vierten Segment (S4) aller vier Elemente (I–IV) lokalisiert (Catterall 1988). Diese Segmente unterscheiden sich hinsichtlich ihres Aminosäurebestands von anderen membrandurchspannenden Segmenten insofern, als es sich bei jeder dritten oder vierten Aminosäure um ein positiv geladenes Arginin oder Lysin handelt (in Abb. 4.4 und 4.5 mit „+" bezeichnet). Dies ist aber gewöhnlich nicht der Fall.

Wir haben also festgestellt, daß der α_1-Untereinheit des Ca^{2+}-Kanal-Komplexes die Funktion eines Ca^{2+}-Kanals zukommt und daß sich in diesem Bereich auch der Spannungssensor der gesamten Struktur befindet. Damit ist noch die Frage zu beantworten, wo die Bindungsstellen für diejenigen Pharmaka lokalisiert sind, welche die Funktion des Komplexes als Ca^{2+}-leitender Kanal so stark beeinträchtigen können.

Lokalisation des Dihydropyridin-Bindungsbereichs der α_1-Untereinheit

Daß die Bindungsstellen mit der hohen Affinität für Calciumantagonisten aus der Dihydropyridin-Gruppe ausschließlich in der α_1-Untereinheit des Ca^{2+}-Kanal-Komplexes lokalisiert sind, ist bereits seit einiger Zeit bekannt (Glossman und Striessnig 1990). Es stellt sich nun die Frage, mit welchem Bereich der α_1-Untereinheit die Calciumantagonisten eine Bindung eingehen. Bei den Dihydropyridinen erweist sich die Antwort auf diese Frage als überraschend kompliziert. Der „Rezeptor" dürfte nämlich aus drei diskontinuierlichen Abschnitten der α_1-Untereinheit bestehen (Striessnig et al. 1991, Nakayama et al. 1991). Im einzelnen handelt es sich um Aminosäurereste in folgenden Bereichen:

I. im transmembranären Segment 6 (S6) von Element III,
II. im transmembranären Segment 6 (S6) von Element IV und
III. in der extrazellulären Schleife, welche die Segmente 5 und 6 des Elements III verbindet.

Alle diese Aminosäurereste sind in der Lage, Dihydropyridine zu binden (Abb. 4.5).

Es ist daher zu vermuten, daß diese Bereiche nicht weit voneinander entfernt sind. Im übrigen müssen sie alle an der Bildung des Poreneingangs des Kanals beteiligt sein. Andernfalls wäre es nicht vorstellbar, daß ihre Wechselwirkung mit einem Dihydropyridin die Aktivität des Ca^{2+}-Kanals moduliert. Eine der bemerkenswertesten Erkenntnisse, die erst in den vergangenen Monaten gewonnen wurden, ist der Umstand, daß *nicht alle Dihydropyridine jeden dieser drei Bereiche im α_1-Komplex bevorzugen. So stellt zum Beispiel die Schleife, welche in Element III Segment 5 und Segment 6 verbindet, den wichtigsten Angriffsort von Dihydropyridinen mit langen Seitenketten dar, während Dihydropyridine mit kurzen Seitenketten bevorzugt an Segment 6 von Element III gebunden werden.*

Ungeachtet der Identifizierung solcher Bindungsstellen bleibt die Frage offen, ob ihre Lokalisation in einem sinnvollen Zusammenhang mit dem pharmakologischen Profil der Dihydropyridintyp-Calciumantagonisten steht. Diese Medikamente besitzen zwei Eigenschaften, durch die sie sich von den Calciumantagonisten der Phenylalkylamin- (Verapamil) und der Benzothiazedipin-Gruppe (Diltiazem) unterscheiden:

I. Dihydropyridine gelangen von der extrazellulären Oberfläche der Zellmembran aus an ihre Bindungsstellen (Kass et al. 1991).
II. In der gesamten Gruppe der Dihydropyridine ist die Intensität ihrer Aktivität nicht von der Häufigkeit der Öffnung der Kanäle abhängig (Kass und Arena 1989, Kass et al. 1991).

Wenn die Bindungsstellen für Dihydropyridine an den extrazellulären Endigungen von Segment 6 der transmembranären Helices von Element III und IV lokalisiert sind, wie auch an den extrazellulären Verbindungsschleifen zwischen Segment 5 und Segment 6 von Element III (Abb. 4.5), müßten die mit diesen Bereichen, nämlich mit den Dihydropyridin-Bindungsstellen interagierenden Calciumantagonisten die Zellmembran nicht durchdringen oder über offene Kanäle an ihre Bindungsstellen gelangen. Der Einstrom durch offene Kanäle würde zwangsläufig zu einer häufigkeitsabhängigen Einschränkung ihrer Aktivität führen. Das trifft aber auf die Dihydropyridine nicht zu. Bei den Phenylalkylaminen ist es hingegen der Fall.

Lokalisation der Phenylalkylamin-Bindungsstellen der α_1-Untereinheit

Die Calciumantagonisten aus der Phenylalkylamin-Gruppe (Prototyp: Verapamil) sind den Dihydropyridin-Abkömmlingen (zum Beispiel Nifedipin und Amlodipin) darin ähnlich, daß ihre wichtigste pharmakologische Aktivität auf einer Wechselwirkung mit „Rezeptoren" in der α_1-Untereinheit des Ca^{2+}-Kanal-Komplexes vom L-Typ beruht (Glossman und Striessnig 1990).

Im Falle der Calciumantagonisten der Phenylalkylamin-Gruppe müssen die Bindungsstellen aber im Zellinnern lokalsiert sein, weil Phenylalkylamine, welche die Zellmembran nicht zu druchdringen vermögen, nur nach intrazellulärer Injektion einen Calciumantagonismus hervorrufen (Hescheler et al. 1982, Valdivia und Coronado 1989). Tatsächlich wurde vor kurzem festgestellt, daß sich die Bindungsstelle der Phenylalkylamine am intrazellulären Ende von Segment 6 des Elements IV (Abb. 4.5) und an den ersten Aminosäuren der endständigen C-Kette befindet (Striessnig et al. 1990). Nach Striessnig et al. umfaßt der Rezeptorbereich für diese Calciumantagonisten drei negativ geladene Asparaginsäurereste in Stellung 1382, 1385 und 1390 der aus 1873 Aminosäuren bestehenden Sequenz der α_1-Untereinheit. Es geht hier aber nicht so sehr um das Verständnis der chemischen Zusammensetzung der Bindungsstellen für Calciumantagonisten vom Phenylalkylamin-Typ, sondern vielmehr um die Bedeutung der Lokalisation dieser Strukturen im Zellinnern. Nur so läßt sich nämlich erklären, warum sich diese Pharmaka Zugang zur zytosolischen Oberfläche der Zellmembran verschaffen müssen, um ihre Aktivität entfalten zu können. Dieser Zugang könnte auf einer Durchdringung der Lipiddoppelschicht beruhen, was eine gewisse Zeit in Anspruch nehmen würde. Wahrscheinlicher ist, daß die Phenylalkylamine durch offene Kanäle in das Zellinnere gelangen. Dieser letztere Weg wäre auch eine Erklärung dafür, warum die Aktivität der Phenylalkylamine von der Frequenz von Aktionspotentialen abhängig ist, im Gegensatz zur Aktivität der Dihydropyridine. Dies läßt sich am besten durch die besonders starke Wirkung von Verapamil, einem Calciumantagonisten vom Phenylalkylamin-Typ, auf rasch aufeinanderfolgende Impulse des AV-Knotens veranschaulichen.

Zusammenhang zwischen Dichte der Dihydropyridin-Bindungsstellen in den Myozyten und Anzahl funktioneller Calciumkanäle vom L-Typ

In der Skelettmuskulatur dürfte die Zahl der auf Dihydropyridine ansprechenden Bindungsstellen der Zellmembran um das Vierzig- bis Fünfzigfache größer sein, als die Zahl funktioneller L-Kanäle (Schwartz et al. 1985). Im Herzmuskel ist eine solche Diskrepanz hingegen nicht zu beobachten. So entspricht zum Beispiel im Herzmuskel des Kaninchens die Anzahl funktioneller Ca^{2+}-Kanäle vom L-Typ (18 Kanäle pro m^2 Zelloberfläche) ziemlich genau der Dichte spezifischer Dihydropyridin-Rezeptoren (13–15 Bindungsstellen für Dihydropyridine pro m^2 Zelloberfläche) (Lew et al. 1991).

Aktivierung der Ca^{2+}-Kanäle vom L-Typ im Herzmuskel

Daß die Eröffnung der Ca^{2+}-Kanäle vom L-Typ elektrisch gesteuert wird, gilt heute als gesichert (Reuter 1984). In der Regel soll das Öffnen und Schließen solcher Kanäle in drei Phasen ablaufen: offener Zustand, Inaktivierungszustand und Ruhezustand. Unter gewissen Umständen kommt es aber innerhalb eines engen Spannungsbereichs zum mehrmaligen Öffnen und Schließen der Kanäle, so daß ein sogenannter „Fensterstrom" entsteht (Hirano et al. 1992). Dieser Ablauf der Dinge dürfte zu den normalerweise an der Kopplung von Erregung und Kontraktion beteiligten Vorgängen nicht beitragen. Im Herzmuskel können jedoch Situationen entstehen, in denen ein signifikanter Einfluß auf die für Signalvorgänge verfügbaren Ca^{2+}-Ionen vorstellbar ist:

I. vorzeitige Nachdepolarisationen und damit Arrhythmien (January und Riddle 1989),
II. chemische Freisetzung aus sekretorisch aktiven Zellen.

Inaktivierung der Ca^{2+}-Kanäle vom L-Typ durch Amlodipin

Wie bereits erwähnt, gehört Amlodipin zwar zur Gruppe der Dihydropyridine, unterscheidet sich von den anderen Substanzen dieser Gruppe (Nisoldipin, Nitrendipin und Felodipin) jedoch dadurch, daß es unter physiologischen Bedingungen ionisiert ist, während die anderen Dihydropyridine bei einem physiologischen pH neutral sind. Nach Kass et al. (1989) liegen über 90 % der Amlodipin-Moleküle unter physiologischen Verhältnissen in ionisierter Form vor. Damit könnten sich manche der einzigartigen Eigenschaften von Amlodipin erklären lassen, insbesondere im Hinblick auf die Wechselwirkung dieser Substanz mit den Ca^{2+}-Kanälen vom L-Typ. Neutrale Pharmaka können sich nämlich in hydrophilem und hydrophobem Milieu bewegen, während ionisierte Moleküle wie Amlodipin in ihrer Bewegungsfreiheit durch hydrophobe Bereiche von Lipiddoppelschichten der Zellmembran eingeschränkt sind. Die hochgradige Ionisierung von Amlodipin hat zwei wichtige Konsequenzen:

I. Sie trägt vor allem zum langsamen Einsetzen der Wirkung auf die L-Kanäle bei und damit auch zum langsamen Wirkungseintritt als Calciumantagonist (Kass et al. 1991, Burges 1992).
II. Amlodipin dringt in die Zellmembran auf eine völlig andere Art und Weise ein als elektrisch nicht geladene Diyhdropyridine wie Nimodipin (Bauerle und Seelig 1991, Mason et al. 1992).

Zusammenfassung

1. Die spannungsgesteuerten, Ca^{2+}-leitenden, membrandurchspannenden Kanäle lassen sich aufgrund ihrer Elektrophysiologie und ihrer Sensibilität gegen manche Pharmaka und Toxine in vier Hauptgruppen einteilen.
2. Diese Kanäle werden jetzt als Ca^{2+}-Kanäle vom L-Typ (langdauernde Aktivierung, große Transportkapazität),
   T-Typ (temporär geöffnet), N-Typ (neuronal, weder
   L noch T) und P-Typ (Purkinje-Zellen) bezeichnet.
3. Für die verschiedenen Kanaltypen gibt es spezifische „Blocker":
   L-Typ: Calciumantagonisten,
   T-Typ: Nickelionen und Amilorid,
   N-Typ: ω-Conotoxin (Gift einer im Meer lebenden Molluske),
   P-Typ: Gift der Trichterspinne.
4. Die Ca^{2+}-Kanäle vom L-Typ bestehen aus mehreren mit α_1, α_2, β, γ und δ bezeichneten Untereinheiten.
5. Die α_1-Untereinheit besteht aus vier sich wiederholenden Elementen, von denen jedes sechs membrandurchspannende Segmente enthält.
6. Das vierte transmembranäre Segment aller Elemente enthält positiv geladene Aminosäuren, denen die Funktion von Spannungssensoren zukommt.

7. Die Bindungsstellen für Calciumantagonisten sind heterogener Art. Es gibt drei Erkennungsbereiche für Dihydropyridine, die von der extrazellulären Oberfläche der Zellmembran zugänglich sind. Demgegenüber befindet sich der Erkennungsbereich für Phenylalkylamine (Verapamil) im Zellinnern und reicht bis in die endständige Carboxykette des Komplexes.
8. Die langsam einsetzende Blockierung von Calciumkanälen durch Amlodipin und damit das einzigartige pharmakologische Profil dieser Substanz (sechstes und siebtes Kapitel) hängt in gewissem Maße damit zusammen, daß es sich hier um ein unter physiologischen pH-Verhältnissen ionisiertes Molekül handelt. Auf diese Weise wird nämlich sein Zugang zu den Bindungsstellen behindert.

Kapitel 5
Chemie der Calciumantagonisten

> *"Manches hat in der Theorie einen trügerischen Glanz und erweist sich in der Praxis dennoch als ruinös. Manches sieht in der Theorie schlecht aus und erweist sich in der Praxis als ausgezeichnet."*
> EDMUND BURKE in „The Impeachment of Warren Hastings", 1788

Nach der Beschreibung der Struktur und Chemie der sarkolemmdurchspannenden Ca^{2+}-Kanäle und der Feststellung, daß die α_1-Untereinheit des Kanal-Komplexes der Sektor mit den spezifischen Bindungsstellen für Calciumantagonisten ist (viertes Kapitel), wollen wir nun einen kurzen Blick auf die Chemie dieser Pharmaka werfen. Schon bei einer oberflächlichen Betrachtung dieses Themas fällt auf, daß wir es hier mit den

I. verschiedensten chemischen Strukturen und
II. mit einer Vielfalt von Verbindungen

zu tun haben.

Zunächst bietet sich sinnvollerweise eine Unterteilung in Calciumantagonisten der „ersten" und der „zweiten" Generation an. In dieser willkürlichen Klassifizierung werden die Prototypen Verapamil, Nifedipin und Diltiazem der ersten und die übrigen Substanzen der zweiten Generation zugeordnet (Tabelle 5.1). Dabei bezieht sich eine solche Einteilung nicht nur auf den Zeitpunkt, zu dem die betreffende Substanz synthetisiert wurde, obgleich die Calciumantagonisten der ersten Generation schon zu den er-

Tabelle 5.1. Relative Gewebeselektivität einiger weitverbreiteter Calciumantagonisten, − keine Wirkung, + relative Selektivität. Man beachte, daß Amlodipin und Felodipin etwa gleichermaßen vasoselektiv sind und eine stärkere Selektivität aufweisen als Nifedipin. (Mod. nach Kern 1992)

Calcium-antagonist	Myokard	Gefäßapparat	Leitfähiges Gewebe und Sinusknoten	Skelettmuskel
Amlodipin	+	+ + +	−	−
Diltiazem	+	+	+	−
Felodipin	+	+ + +	−	−
Gallopamil	+	+	+	−
Nifedipin	+	+ +	−	−
Nimodipin	+	+ + +	−	−
Nisoldipin	+	+ + +	−	−
Nitrendipin	+	+ + +	−	−
Verapamil	+	+	+	−

sten Medikamenten dieser Stoffklasse gehören, die für die Medizin in der westlichen Welt entwickelt wurden. Die Zuordnung von später entwickelten Pharmaka dieser Stoffklasse zur zweiten Generation hat vielmehr zur Voraussetzung, daß das jeweilige Pharmakon seinem Vorgänger in gewisser Hinsicht überlegen ist. Diese Überlegenheit kann auf einer größeren Gewebeselektivität, einer längeren Wirkungsdauer oder auf einer anderen spezifischen Eigenschaft beruhen. So kommt es nicht überraschend, daß viele Calciumantagonisten der zweiten Generation Abkömmlinge der Prototypen oder der Substanzen der ersten Generation sind.

Calciumantagonisten der ersten und zweiten Generation aus der Gruppe der Phenylalkylamine

Prototyp dieser Gruppe ist Verapamil oder Cyano-1,7-bis(3,4-dimethoxyphenyl)-3,8-dimethyl-3-azonan (Abb. 5.1). Zur Wirkungsweise dieser Substanz ist festzustellen, daß sie mit der α_1-Untereinheit des Ca^{2+}-Kanal-Komplexes interagiert, und zwar mit dem spezifischen Phenylalkylamin-Erkennungsbereich dieser Untereinheit (Abb. 4.5).

Eine Gewebeselektivität für Herzmuskel und Gefäßapparat ist nicht zu beobachten. Verapamil blockiert also die spannungsgesteuerten Ca^{2+}-Kanäle vom L-Typ im Myokard ebenso wirksam wie im Gefäßsystem (Tabel-

Tabelle 5.2. Calciumantagonisten der ersten und zweiten Generation

---

A. *Pharmaka, die mit den Erkennungsbereichen für Phenylalkylamine in der α_1-Untereinheit des Ca^{2+}-Kanals interagieren.*

Prototyp der ersten Generation	Verpamil
Zweite Generation	Gallopamil
	Anipamil
	RO 5967
	Falipamil

B. *Pharmaka, die mit den Erkennungsbereichen für Dihydropyridine in der α_1-Untereinheit des Ca^{2+}-Kanals interagieren.*

Prototyp der ersten Generation	Nifedipin
Zweite Generation	Amlodipin
	Felodipin
	Isradipin
	Nicardipin
	Nimodipin
	Nisoldipin
	Nitrendipin

C. *Pharmaka, die mit den Erkennungsbereichen für Benzothiazepine in der α_1-Untereinheit des Ca^{2+}-Kanals interagieren.*

Prototyp der ersten Generation	Diltiazem
Zweite Generation	Clentiazem

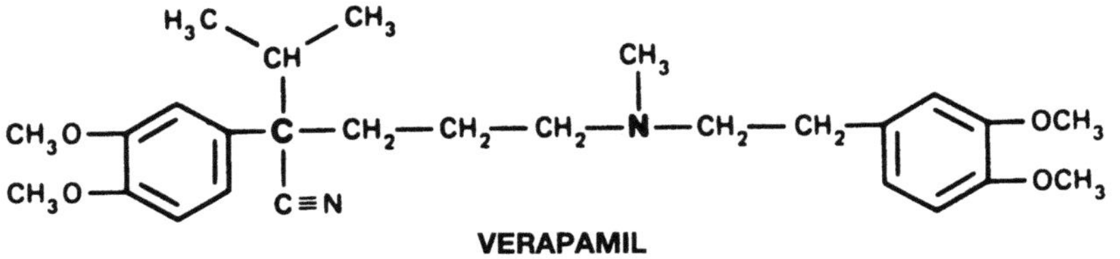

VERAPAMIL

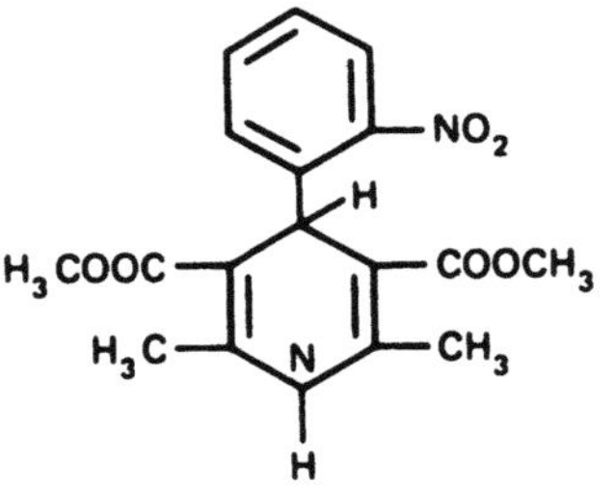

NIFEDIPIN

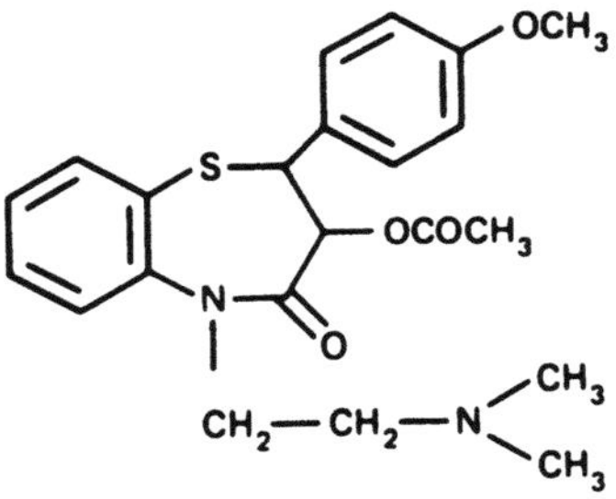

DILTIAZEM

Abb. 5.1. Strukturformeln der drei Calciumantagonisten der ersten Generation (Verapamil, Diltiazem und Nifedipin)

le 5.1). Die Substanzen der zweiten Generation dieser Gruppe (Tabelle 5.2) wurden aus den verschiedensten Gründen entwickelt, zum Beispiel, um die Wirkungsstärke zu erhöhen (Gallopamil oder D600) oder um eine größere Gewebeselektivität zu erzielen (Falipamil). Die Wirkung von Falipamil ist auf den Sinusknoten gerichtet. Dadurch ist die Substanz in der Lage, eine belastungsbedingte Tachykardie ohne Veränderung des Blutdrucks abzuschwächen (Naudascher et al. 1989). RO 5967 interagiert ebenfalls mit der Bindungsstelle für Verapamil. Sein Effekt zielt aber auf die Koronargefäße ab und führt schon in Dosen, die kaum mit einer negativen Inotropie verbunden sind, zu einer Koronarerweiterung (Clozel et al. 1989).

Falipamil und RO 5967 unterscheiden sich also von ihrem Prototyp Verapamil (Tabelle 5.3) durch eine andersartige Gewebespezifität. Bei an-

Tabelle 5.3. Pharmakologisches Profil der ersten und zweiten Generation von Calciumantagonisten aus der Reihe der Phenylalkylamine

Wirkungsstärke	Anipamil > Gallopamil > Verapamil
Wirkungsdauer	Anipamil > Gallopamil > Verapamil
Gewebeselektivität	*Verapamil:* AV-Knoten > Herzmuskel > Gefäßsystem
	Anipamil: Herzmuskel > Gefäßsystem > > > AV-Knoten

deren Calciumantagonisten der zweiten Generation aus der Gruppe der Phenylalkylamine beruht der Unterschied zu Verapamil auf einer

I. erhöhten Wirkungsstärke oder einer
II. längeren Wirkungsdauer.

Hinsichtlich der Wirksamkeit gilt zum Beispiel die Reihenfolge Anipamil > Gallopamil > Verapamil. In bezug auf die Wirkungsdauer gilt Anipamil > Verapamil (Dillon und Nayler 1988). Darüber hinaus gibt es zwischen den Phenylalkylamin-Calciumantagonisten der ersten und zweiten Generation noch andere Unterschiede, auch in bezug auf ihre Gewebeselektivität. So hat Anipamil relativ wenig Einfluß auf den Sinusknoten, während Verapamil eine deutliche Verlangsamung der AV-Überleitung hervorruft. Daher erweist sich diese Substanz bei der Behandlung supraventrikulärer Tachyarrhythmien auch als besonders wirksam.

In der Gruppe der Calciumantagonisten vom Phenylalkylamin-Typ beruhen die Unterschiede zwischen den Substanzen der ersten (zum Beispiel Verapamil) und der zweiten Generation also auf

I. Wirkungsstärke,
II. Gewebeselektivität und
III. Wirkungsdauer (Tabelle 5.3).

Tabelle 5.4. Chemie der Calciumantagonisten, die in der α_1-Untereinheit des Kanal-Komplexes mit dem Erkennungsbereich für Phenylalkylamine interagieren

Kurzbezeichnung	Chemische Bezeichnung
Erste Generation	
Verapamil	f-Cyano-1,7-bis(3,4-dimethoxyphenyl)-3,8-dimethyl-3-azanon
Zweite Generation	
Gallopamil (D600)	f-Cyano-1-(3,4-dimethoxyphenyl)-7-(3,4,5-trimeth-oxyphenyl)-3-8-dimethyl-3-azanon
Anipamil	f-Cyano-1-7-bis(m-methoxyphenyl)-3-methyl-3-azanonadecan
Falipamil	5,6-Dimethoxy-2-(3-[3,4-dimethoxy]phenylethyl-methyl-aminopropyl)phthalimidin

Anmerkung: Falipamil unterscheidet sich von den anderen Mitgliedern dieser Gruppe durch seine chemische Struktur. Trotzdem interagiert die Substanz mit dem Erkennungsbereich für Phenylalkylamine.

Die chemischen Bezeichnungen der Phenylalkylamintyp-Calciumantagonisten der ersten und zweiten Generation sind Tabelle 5.4 zu entnehmen.

Erste und zweite Generation von Calciumantagonisten aus der Gruppe der Benzothiazepine

Wie in der Phenylalkylamin-Gruppe kann auch hier eine Unterteilung in Calciumantagonisten der „ersten" und „zweiten" Generation vorgenommen werden. Prototyp dieser Gruppe ist Diltiazem (3-Acetoxy-2,3-dihydro-5-(2-dimethylaminoethyl)-2-(p-methoxyphenyl)benzo[b]-(5H)-1,5-thiazepin-4-on) (Abb. 5.1). Hier handelt es sich um den Calciumantagonisten, der in der α_1-Untereinheit des im vierten Kapitel beschriebenen Calciumkanal-Komplexes mit dem Erkennungsbereich für Benzothiazepine interagiert. Im Gegensatz zum Prototyp der Calciumantagonisten aus der Dihydropyridin-Gruppe ist Diltiazem nicht lichtempfindlich und besitzt keine Vasoselektivität. Ähnlich wie Verapamil verlangsamt auch Diltiazem die AV-Überleitung. Andererseits unterscheidet sich die Substanz von Verapamil zumindest in zwei Punkten:

I. ihre negativ inotrope Wirkung auf das Herz ist weniger stark ausgeprägt;
II. sie verursacht eine stärkere Koronardilatation als Verapamil.

Wie Verapamil (Tabelle 5.1) hat auch Diltiazem keinen Einfluß auf die Kontraktion der Skelettmuskulatur, jedenfalls nicht in therapeutisch verwendbaren Dosen.

Allmählich erscheinen auch in dieser Gruppe Calciumantagonisten der zweiten Generation, von denen bisher allerdings nur wenige größeres Interesse gefunden haben. Am erfolgversprechendsten ist hier möglicherweise eine als Clentiazim bezeichnete Substanz (Suzuki et al. 1991). Ihre chemische Bezeichnung lautet (+)-(2S-3S)-3-Acetoxy-8-chloro-5-(2-dimethylamino)-ethyl-2,3-dihydro-2-(4-methoxyphenyl)-1,5-benzothiazepin-4-(5H)-on-maleat. Clentiazim und Diltiazem sind sich in mancher Hinsicht ähnlich, auch in bezug auf die spezifische Bindung an den Erkennungsbereich für Benzothiazepine in der α_1-Untereinheit (Suzuki et al. 1991). Clentiazim wird den Substanzen der zweiten Generation nur deswegen zugeordnet, weil es etwa viermal wirksamer ist als der Prototyp Diltiazem (Murata et al. 1988).

Ein weiterer erwähnenswerter Benzothiazepin-Calciumantagonist der zweiten Generation ist bisher nur unter seiner Code-Bezeichnung SD-3211 bekannt. Diese Substanz ist chemisch (+)(-R)-3,4-Dihydro-2-[5-methoxy-2-[3[N-methyl-N]-[(3,4-methylendioxy)phenoxyethyl]aminopropoxyphenyl]-4-methyl-3-oxo-2H,4,benzothiazepin]. Es handelt sich um einen Diltiazem-Abkömmling, der sich von seinem Prototyp allerdings in einem wichtigen Punkt unterscheidet: SD-3211 verursacht in Dosen, die keinen Einfluß auf die Herzfrequenz ausüben, eine lang anhaltende Herabsetzung des Blutdrucks (Kageyama et al. 1991). Dieser lang anhaltende Effekt läßt darauf schließen, daß die Substanz eine lange Wirkungsdauer besitzt. SD-3211 ist also in zweifacher Hinsicht in die Gruppe der Calciumantagonisten der zweiten Generation einzustufen: wegen seiner lang anhaltenden Wirkung und seiner im Vergleich zum Prototyp verbesserten Gewebeselektivität.

Erste und zweite Generation der Calciumantagonisten aus der Reihe der Dihydropyridine

In dieser Gruppe finden sich die eindeutigsten Beispiele für Unterschiede zwischen der ersten und der zweiten Generation. Die Bemühungen um Calciumantagonisten der zweiten Generation beruhen auf dem Bedarf an Substanzen mit

I.   einer größeren Selektivität für den Gefäßapparat,
II. einer längeren Halbwertzeit und
III. einer im Vergleich zum Prototyp Nifedipin weniger stark ausgeprägten negativen Inotropie.

Bei den Dihydropyridin-Antagonisten der zweiten Generation handelt es sich unter anderem um Amlodipin, Isradipin, Felodipin, Nisoldipin, Ni-

Tabelle 5.5. Chemische Bezeichnung einiger Calciumantagonisten der zweiten Generation aus der Gruppe der Dihydropyridine im Vergleich zu ihrem Prototyp (Nifedipin)

Substanz	Chemische Bezeichnung
Erste Generation	
Nifedipin	1,4-Dihydro-2,6-dimethyl-4(0-nitrophenyl)pyridin-3,5-dicarbonsäuredimethylester
Zweite Generation	
Amlodipin	2-(2-Aminoethoxymethyl)-4-(0-chlorophenyl)-1,4-dihydro-6-methylpyridin-3,5-dicarbonsäure-3-ethyl,5-methylestermaleat
Felodipin	4-(2,3-Dichlorophenyl)-1,4-dihydro-2,6-dimethyl-pyridin-3,5-dicarbonsäure-3-ethyl,5-methylester
Isradipin	4-(Benzo-z-oxa-1,3-diazol-4-dihydro-2,6-dimethyl-pyridin-3,5-dicarbonsäure-3-isopropyl,5,methyl-ester
Nicardipin	1,4-Dihydro-2,6-dimethyl-4-(m-nitrophenyl)-pyri-din-3,5-dicarbonsäure-3-[2-(N-benzyl-N-methyl-amino)]ethyl,5-methylester-hydrochlorid
Nimodipin	1,4-Dihydro-2,6-dimethyl-4-(m-nitrophenyl)-pyri-din-3,5-dicarbonsäure-3-isopropyl,5-2(2-methoxy-ethylester)
Nisoldipin	1,4-Dihydro-2,6-dimethyl-4-(2-nitrophenylpyridin)-3,5-dicarbonsäurediester
Nitrendipin	1,4-Dihydro-2,6-dimethyl-4-(3-nitrophenylpyridin)-3,5-dicarbonsäure-3-ethyl,5-methylester

46 Chemie der Calciumantagonisten

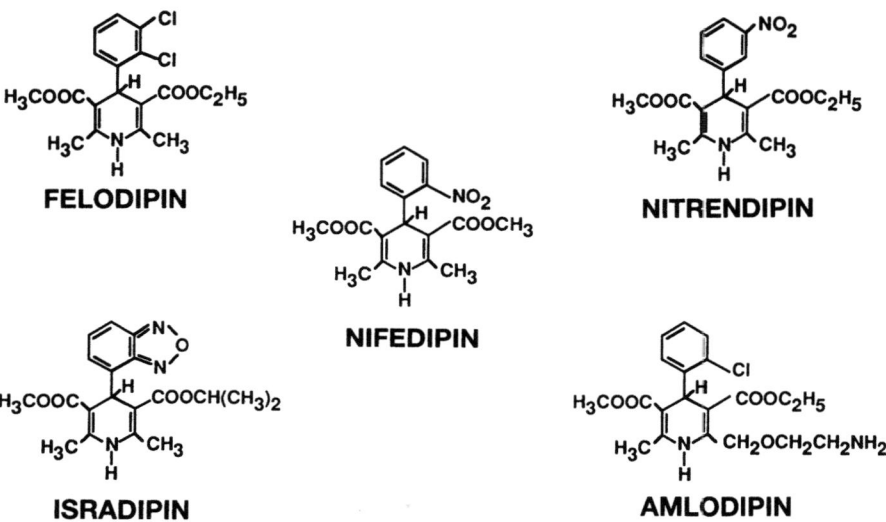

Abb. 5.2. Strukturformeln einiger Calciumantagonisten der zweiten Generation aus der Reihe der Dihydropyridine sowie des Prototyps Nifedipin (erste Generation)

trendipin, Nicardipin und Nimodipin. Ihre chemischen Bezeichnungen sind in Tabelle 5.5 zusammengestellt. Abb. 5.2 zeigt die Strukturformel einiger dieser Substanzen.

Die Calciumantagonisten der zweiten Generation aus der Reihe der Dihydropyridine lassen sich in verschiedener Hinsicht voneinander unterscheiden. Daß ihre chemische Zusammensetzung unterschiedlich ist, bedarf keiner näheren Erläuterung (Abb. 5.2). Von größerem Interesse sind jedoch ihre verschiedenen Halbwertzeiten im Plasma (Tabelle 5.6) und ihre

Tabelle 5.6. Eigenschaften der Dihydropyridintyp-Calciumantagonisten der zweiten Generation (+ Vasoselektivität). Das bei Nimodipin bzw. Nisoldipin aufgeführte Gefäßbett spricht auf die jeweilige Substanz besonders stark an. Man beachte die lange Halbwertzeit von Amlodipin. Diese Eigenschaft trägt zwangsläufig zu einer langen Wirkungsdauer bei (siehe sechstes Kapitel)

Substanz	Halbwertzeit im Plasma	Vasoselektivität
Amlodipin	36 h	+++
Felodipin	10 h	+++
Isradipin	7 h	+++
Nicardipin	4–5 h	+++
Nimodipin	5 h	+++ (Zerebralgefäße)
Nisoldipin	8–12 h	+++ (Koronargefäße)
Nitrendipin	8 h	+++

unterschiedliche Vasoselektivität. Manche dieser Substanzen (zum Beispiel Nimodipin, Tabelle 5.6) zeigen eine relativ spezifische Wirkung auf bestimmte Gefäßbereiche. Die Vasoselektivität ist bei allen Dihydropyridin-Calciumantagonisten der zweiten Generation stärker ausgeprägt als bei Nifedipin, ihrem Prototyp.

Bedeutung der Dihydropyridintyp-Calciumantagonisten der zweiten Generation

Warum die Entwicklung der zweiten Generation von Calciumantagonisten so großes Aufsehen erregt hat, ist leicht verständlich. Dies gilt besonders für Substanzen mit verbesserter Gewebeselektivität ohne Einbuße an Wirksamkeit oder Wirkungsdauer. Für die auf diesem Gebiet erzielten Ergebnisse gibt es einige Beispiele, von denen hier drei zur Erläuterung angeführt werden. Eines davon ist *Nisoldipin* (Tabelle 5.2), ein vasoselektives Dihydropyridin, dessen Effekt besonders auf die Koronargefäße gerichtet ist. Es kommt daher nicht überraschend, daß Nisoldipin bei der koronaren Herzkrankheit, unter anderem auch bei der Prinzmetal-Angina Verwendung findet (Lablanche et al. 1990). Ein weiteres Beispiel ist *Nimodipin* (Tabelle 5.5), das bevorzugt auf die Hirngefäße wirkt und daher verständlicherweise bei der Behandlung von Patienten mit Zerebralischämie zum Einsatz kommt (Gelmers et al. 1988), vor allem, weil es auch die Blut-Liquor-Schranke zu überwinden vermag (Gelmers und Hennerici 1990). Schließlich sei noch *Amlodipin* erwähnt (Tabelle 5.5), ein vasoselektives (Tabelle 5.1) und, im Gegensatz zu anderen Pharmaka aus dieser Gruppe, *lichtunempfindliches* Dihydropyridin. Amlodipin ist hochwirksam: Zur Beherrschung des Bluthochdrucks genügen Tagesdosen zwischen 5 mg und 10 mg (vierzehntes Kapitel). Die Substanz ruft nur geringfügige Nebenwirkungen hervor (achtzehntes Kapitel), möglicherweise wegen ihres langsam einsetzenden Effekts (sechstes Kapitel). Das Faszinierende an dieser Substanz ist der Umstand, daß das langsame Einsetzen ihrer Wirkung nicht auf eine Retard- oder Depotarzneiform zurückzuführen ist, wie zum Beispiel bei der GITS-Form von Nifedipin. Es handelt sich vielmehr um eine inhärente Eigenschaft dieses Moleküls. Das langsame Einsetzen der Amlodipin-Wirkung hängt mit der Bindung an und Freisetzung aus den Dihydropyridin-Bindungsstellen im Calciumkanal-Komplex zusammen. Aufgrund seines lang anhaltenden Effekts (sechstes Kapitel), seiner Vasoselektivität (achtes Kapitel), seiner günstigen Pharmakokinetik (siebtes Kapitel) und der Tatsache, daß es kaum ernste Nebenwirkungen hervorruft (achtzehntes Kapitel) ist Amlodipin für Hochdruckpatienten (achtzehntes Kapitel) sowie für die Behandlung der koronaren Herzkrankheit (sechzehntes Kapitel) nahezu „maßgeschneidert".

Gibt es eine dritte Generation von Calciumantagonisten?

Die Vorstellung, daß Amlodipin (Tabelle 5.6) der Prototyp einer weiteren Generation von Calciumantagonisten sein könnte, drängt sich geradezu auf und beruht auf der besonderen Art der Wechselwirkung dieser Substanz mit den Bindungsstellen im Ca^{2+}-Kanal-Komplex, die eine hohe Affinität für Dihydropyridine aufweisen. Daraus resultiert ein Pharmakon mit langsam einsetzender und allmählich abklingender Wirkung (sechstes Kapitel), also eine Substanz, der eine lange Wirkungsdauer eigen ist (Tabelle 7.2). Wie im nächsten Kapitel näher ausgeführt, handelt es sich bei diesem bemerkenswerten Aspekt der Amlodipin-Wirkung um eine inhärente Eigenschaft dieses Moleküls. In Verbindung mit seiner hohen Bioverfügbarkeit und seiner langsamen Clearance (siebtes Kapitel) verleiht diese Eigenschaft Amlodipin eine Sonderstellung unter den Calciumantagonisten der Dihydropyridin-Gruppe, die heute in der Medizin der westlichen Welt üblicherweise zur Anwendung kommen. Eine ganze Reihe weiterer Calciumantagonisten vom Dihydropyridin-Typ, die ebenfalls eine inhärent lange Wirkungsdauer aufweisen, befinden sich zur Zeit im Entwicklungsstadium. Kann man also von einer dritten Generation von Calciumantagonisten mit Amlodipin als Prototyp sprechen? Wenn dies zutrifft, müßten diese neuen Medikamente nach folgenden Merkmalen charakterisiert werden:

I. Gewebespezifität,
II. Kinetik der Bindung an und Freisetzung von ihrem Rezeptor und
III. günstiges pharmakokinetisches Profil (hohe Bioverfügbarkeit, niedrige Clearance-Werte (siebtes Kapitel)

Zusammenfassung

1. Calciumantagonisten sind chemisch heterogene Substanzen. Trotzdem lassen sich die wichtigsten Substanzen dieser Stoffklasse aufgrund ihrer chemischen Struktur in eine Gruppe von Phenylalkylamin-, Benzothiazepin- und Dihydropyridin-Abkömmlingen einteilen.
2. Ferner bietet sich eine Unterteilung in Calciumantagonisten der „ersten" und der „zweiten" Generation an, wobei die Substanzen der zweiten Generation durch eine verbesserte Gewebeselektivität gekennzeichnet sind.
3. Möglicherweise wird eine weitere Klassifizierung in Calciumantagonisten der „dritten" Generation erforderlich, in die Substanzen mit lang anhaltender Wirkung einzuordnen wären. Diese lange Wirkungsdauer ist zum Teil auf die spezielle Art der Wechselwirkung mit den Bindungsstellen im Ca^{2+}-Kanal-Komplex zurückzuführen.

Kapitel 6

Amlodipin, ein Calciumantagonist mit lang anhaltender Wirkung und mit einem ungewöhnlichen Bindungsprofil

> *„Meine Methode kennst du. Sie beruht auf der Beobachtung von Kleinigkeiten."*
> SIR A. CONAN DOYLE

Obwohl die Prototypen der Calciumantagonisten (Verapamil, Nifedipin und Diltiazem) als Koronardilatatoren entwickelt wurden, ließen die in der ersten Phase ihrer klinischen Verwendung gesammelten Erfahrungen darauf schließen, daß sie auch auf anderen Gebieten der Medizin von Nutzen sein könnten. Heute ist die Verwendung von Pharmaka dieser Stoffklasse zur Behandlung der verschiedensten Erkrankungen wie Bluthochdruck, Achalasie des Ösophagus und Subarachnoidalblutungen nichts Ungewöhn-

Tabelle 6.1. Klinische Indikationen von Calciumantagonisten. (Nach Nayler 1991)

Herz-Kreislauf-Apparat	Hypertonie
	Angina pectoris
	Subarachnoidalblutung
	Zerebrale Ischämie
	Herzinsuffizienz
	Myokardinfarkt
	Hypertrophie des Herzens
	Raynaud-Syndrom
	Supraventrikuläre Tachyarrhythmien
	Atherosklerose
Nicht vaskuläre, glatte Muskulatur	Achalasie
	Dysmenorrhoe
	Eklampsie
	Ösophagusspasmen
	Hypermotilität des Darmtrakts
	Harninkontinenz
	Vorzeitige Wehen
Andere Bereiche	Reisekrankheit
	Migräne (?)
	Epilepsie
	Schwindel
	Gedächtnisschwäche (?)
	Aufbewahrung von Transplantaten
	Behandlung der Arzneimittelresistenz

liches (Tabelle 6.1). Manche Calciumantagonisten können sogar die toxischen Nebenwirkungen von Medikamenten abschwächen, die beim Empfänger von Transplantaten Abstoßungsreaktionen vermeiden sollen (Bia und Tyler 1991), oder das Fortschreiten atherosklerotischer Läsionen verlangsamen (Lichtlen et al. 1990, Waters et al. 1990). Amlodipin erwies sich bei der Bekämpfung der koronaren Vasokonstriktion von Rauchern als wirksam (Perondi et al. 1992). Dieser Effekt könnte für Raucher mit koronarer Herzkrankheit oder Kammerhypertrophie von Bedeutung sein. Im nachhinein kann festgestellt werden, daß die klinische Verwendung der Prototypen die unerwartete Möglichkeit bot, weitere wünschenswert erscheinende Wirkungen anzustreben oder in Folgepräparate „einzubauen". Mit anderen Worten führten die bei der Behandlung mit Calciumantagonisten in der ersten Zeit gemachten Erfahrungen nicht nur zu einer Erweiterung des Anwendungsgebiets dieser Substanzen. Vielmehr trugen sie auch dazu bei, die Grenzen zu finden, welche den Calciumantagonisten der ersten Generation gesteckt sind. Dabei handelt es sich in erster Linie um

I.   eine relativ kurze Wirkungsdauer,
II. eine geringe Bioverfügbarkeit nach oraler Verabreichung,
III. eine ungeeignete oder unzureichende Gewebeselektivität,
IV. unannehmbare Nebenwirkungen und um
V.   erhebliche Schwankungen zwischen den höchsten und niedrigsten Plasmakonzentrationen im Dosierungsintervall.

Auf dieser Basis ist das pharmakologische Profil von Amlodipin, einem Calciumantagonisten der zweiten Generation aus der Reihe der Dihydropyridine (fünftes Kapitel) zu untersuchen, und zwar unter besonderer Berücksichtigung

I.   des ungewöhnlichen Bindungsprofils dieser Substanz,
II. ihrer langen Wirkungsdauer,
III. ihrer Vasoselektivität,
IV. ihrer im Vergleich zu anderen Calciumantagonisten hohen Bioverfügbarkeit,
V.   ihrer minimalen Nebenwirkungen und
VI. ihrer relativ konstanten Plasmaspiegel, auch wenn die Tagesdosis in einer Gabe verabreicht wird.

Diese Eigenschaften von Amlodipin werden in den nächsten Kapiteln näher erörtert. Zunächst gilt es jedoch, die chemischen Merkmale dieses speziellen Calciumantagonisten zu beschreiben.

Chemie von Amlodipin

Amlodipin ist chemisch 2-[(Aminoethoxy)methyl]-4(2-chlorophenyl)-3-ethoxycarbonyl-5-2-methoxycarbonyl-6-methyl-1,4-dihydropyridin (Abb.

Chemie von Amlodipin 51

6.1). Die Substanz wurde ursprünglich mit der Absicht synthetisiert, ein Arzneimittel mit einem ähnlichen pharmakologischen Profil wie Nifedipin zu schaffen, aber mit einer verbesserten Bioverfügbarkeit und einer längeren Wirkungsdauer (Burges und Dodd 1990, Burges 1992). Amlodipin wurde also synthetisiert und entwickelt, weil man sich in weiten Kreisen darüber im klaren war, daß die Prototypen wegen ihrer kurzen Halbwertzeit und ihrer geringen Bioverfügbarkeit nur beschränkt verwendbar sind. Vermutlich ging man bei der Synthese von einem Dihydropyridin aus, da damit die Wahrscheinlichkeit größer war, daß schließlich ein Präparat mit einer gewissen Vasoselektivität entsteht.

Wie Nifedipin und Felodipin ist auch Amlodipin ein relativ kleines Molekül. Seine Molekularmasse beträgt nur 408,9 Da. Im Gegensatz zu Nifedipin enthält das Amlodipin-Molekül aber *keine* Nitrogruppe als Substituenten. Das ist vielleicht auch der Grund dafür, daß die Substanz *nicht lichtempfindlich* ist (Tabelle 6.2). Amlodipin ist in Wasser leicht löslich und liegt unter physiologischen pH-Verhältnissen hauptsächlich in ionisierter Form vor. Auch dadurch unterscheidet es sich von den anderen Calciumantagonisten aus der Reihe der Dihydropyridine. Der wichtigste strukturelle Unterschied zwischen Amlodipin und den anderen Dihydropyridinen einschließlich Nifedipin (Abb. 6.1) ist die Seitenkette in Stellung 2 des Dihydropyridin-Rings. Allein der Umstand, daß an dieser Stelle eine Seitenkette vorliegt, ist von Bedeutung. Der entscheidende Punkt ist aber, daß diese spezielle Seitenkette eine endständige, basische (pK$_a$ 8,6) Aminogruppe aufweist. *Dieser basischen Aminogruppe ist es zuzuschreiben, daß Amlodi-*

Tabelle 6.2. Eigenschaften der Calciumantagonisten vom Dihydropyridin-Typ
(+ Lichtempfindlichkeit oder Ionisierung,
− keine Lichtempfindlichkeit oder Ionisierung)

Eigenschaft	Amlodipin	Nifedipin	Nisoldipin	Nitrendipin
Lichtempfindlichkeit	−	+	+	+
Ionisierung bei physiologischem pH	96%	−	−	−
Einsetzen der Blockierung der Ca^{2+}-Kanäle	Langsam	Schnell	Schnell	Schnell
Dauer der Blockierung unter physiologischen Bedingungen	Langdauernd	Kurz	Mittel	Kurz
Halbwertzeit im Plasma (Stunden)	35–50	2–4	1,95–15,4	2–22,5

Die Angaben über die Halbwertzeit im Plasma beziehen sich auf die orale Verabreichung der Standardpräparate, nicht aber der Retardarzneiformen.
Man beachte, daß die lange Plasmahalbwertzeit von Amlodipin eine inhärente Eigenschaft dieser Substanz ist und *nichts* mit der Verwendung einer Retardarzneiform zu tun hat.

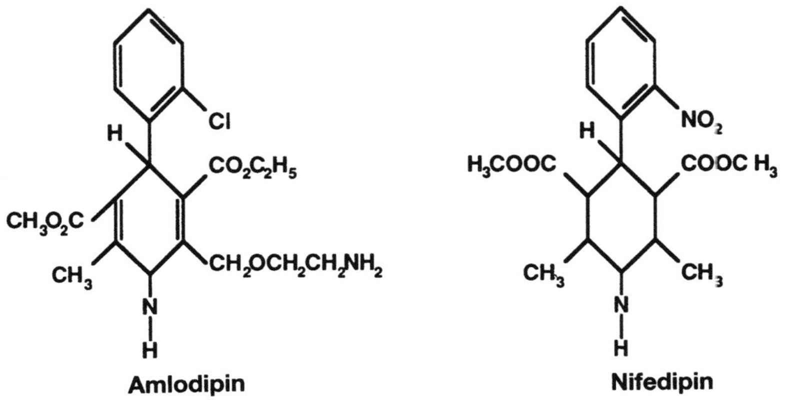

52 Amlodipin, ein Calciumantagonist mit lang anhaltender Wirkung

Abb. 6.1. Strukturformel von Amlodipin und Nifedipin. Man beachte, daß Amlodipin in Stellung 2 des Dihydropyridin-Rings einen NH$_2$-Substituenten, jedoch keinen NO$_2$-Rest besitzt.
Dieses letztere Merkmal ist wahrscheinlich der Grund dafür, daß Amlodipin *nicht* lichtempfindlich ist. Dem NH$_2$-Substituenten ist vermutlich die hochgradige Ionisierung der Substanz zuzuschreiben

pin unter physiologischen pH-Verhältnissen zu 94% (Kass et al. 1989) ionisiert ist. Damit unterscheidet sich Amlodipin von anderen klinisch wirksamen Dihydropyridinen wie Nisoldipin, Felodipin und Nitrendipin. Alle diese Substanzen haben pK$_a$-Werte unter 3,0 und sind daher im physiologischen pH-Bereich weitgehend neutral, während Amlodipin in ionisierter Form vorliegt.

Demnach dürfte sich Amlodipin von den anderen Calciumantagonisten der Dihydropyridin-Gruppe dadurch unterscheiden, daß es

I. nicht lichtempfindlich und
II. unter physiologischen pH-Verhältnissen in hohem Maße ionisiert ist.

Damit sind jedoch die Unterschiede zwischen Amlodipin und den anderen Dihydropyridintyp-Calciumantagonisten nicht erschöpft. So ist zum Beispiel seine Wechselwirkung mit der α_1-Untereinheit des Calciumkanal-Komplexes (viertes Kapitel) wesentlich komplizierter als bei anderen Dihydropyridinen wie Nifedipin, Felodipin und Isradipin. Bevor wir auf diese Wechselwirkung näher eingehen, sollten wir uns Gedanken darüber machen, auf welcher Grundlage Amlodipin heute als Calciumantagonist oder Calciumkanalblocker eingestuft wird.

Nachweis einer Blockierung von Calciumkanälen durch Amlodipin

Zur Klassifizierung eines Pharmakons als *Calciumantagonisten* müssen gewisse Voraussetzungen erfüllt sein. Dazu gehört der Nachweis folgender Wirkungen:

I. *direkte* Hemmwirkung auf den Einwärtsstrom von Ca^{2+}-Ionen durch die Ca^{2+}-Kanäle vom L-Typ (zweites und viertes Kapitel) in Konzentrationen, die nur einen geringfügigen oder überhaupt keinen Einfluß auf den Influx von Na^+-Ionen durch die Natriumkanäle haben;

II. Hemmung oder zumindest Abschwächung der durch das Einströmen von Ca^{2+}-Ionen durch spannungsgesteuerte Ca^{2+}-Kanäle ausgelösten Muskelkontraktion;

III. Aufhebung dieser Hemmwirkung durch Zusatz von weiteren Ca^{2+}-Ionen. Diese Eigenschaft wurde von Fleckenstein (1971) als das wesentliche Merkmal eines Pharmakons beschrieben, das als Calciumantagonist klassifiziert werden soll.

Elektrophysiologische Untersuchungen zum Nachweis der Hemmwirkung von Amlodipin auf die Aktivität der spannungsgesteuerten Ca^{2+}-Kanäle

1. *Untersuchung des monophasischen Aktionspotentials*: Bei diesen Untersuchungen werden Zellen mit kleinen, fein ausgezogenen Mikroelektroden aufgespießt. Anschließend werden die durch Erregung der Membran ausgelösten Veränderungen des Membranpotentials aufgezeichnet. Solche Studien werden häufig am Papillarmuskel des Meerschweinchens durchgeführt. Dieses Material kam auch bei den Untersuchungen von Burges et al. (1987) und Fleckenstein et al. (1989) zur Anwendung, bei denen der Nachweis dafür erbracht werden sollte, daß Amlodipin in Konzentrationen, die keinen Einfluß auf die Aufstrichphase des Aktionspotentials (und damit auf den Na^+-Influx durch die Natriumkanäle) haben, die Plateauphase des Aktionspotentials verkürzt. Dies läßt nämlich auf eine Verringerung des Ca^{2+}-Einstroms durch die Ca^{2+}-selektiven Kanäle schließen. Dieser Effekt ist in Abb. 6.2A veranschaulicht. Die Abbildung zeigt das an einem isolierten Papillarmuskel-Präparat des Meerschweinchens aufgezeichnete, monophasische Aktionspotential vor und zwei Stunden nach Zusatz von Amlodipin. Während die den Na^+-Influx darstellende Aufstrichphase keinerlei Veränderung erfährt, wird die den Einstrom von Ca^{2+}-Ionen verkörpernde Plateauphase merklich verkürzt. Das entsprechende Mechanogramm ist im unteren Kurvenbild dargestellt (Abb. 6.2B). Diese Befunde lassen drei Schlußfolgerungen zu:

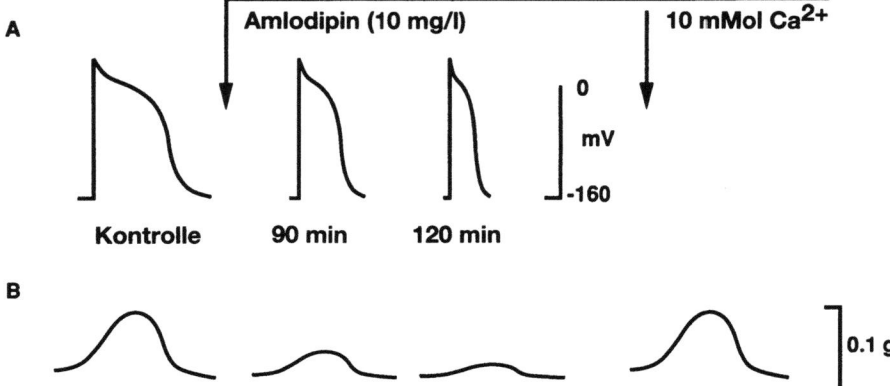

Abb. 6.2 A und B. Wirkung von Amlodipin (10 mg/l) auf das Aktionspotential (A) und die Spannungsentwicklung (B) im isolierten Papillarmuskel des Meerschweinchens. Zur Anwendung kam Tyrode-Lösung mit 2 mMol Ca^{2+}. Man beachte die Verkürzung der Plateauphase des Aktionspotentials (A) und der maximalen Spannung (B) nach 120 Minuten. Durch Zusatz von Ca^{2+} zur Erhöhung der Konzentration von 2 auf 10 mMol konnte die Hemmwirkung von Amlodipin aufgehoben werden (nach Fleckenstein et al. 1989)

I. Amlodipin verkürzt die Dauer des Aktionspotentials durch Reduzierung der Plateauphase.
II. Amlodipin verringert die Spannungsentwicklung im Herzmuskel, allerdings nur in dieser relativ hohen Konzentration (10 μg/ml).
III. Durch Zusatz weiterer Ca^{2+}-Ionen zur Erhöhung ihrer Konzentration von 2,0 auf 10 mMol (Abb. 6.2B) wird dieser negativ inotrope Effekt aufgehoben (Fleckenstein et al. 1989). Diese Ergebnisse schaffen bereits die Voraussetzung dafür, daß Amlodipin in die Stoffklasse der Calciumantagonisten eingeordnet wird. In diesem Zusammenhang sei erwähnt, daß die bei diesen Untersuchungen verwendete Amlodipin-Konzentration (10 μg/ml) weit (etwa um das 3000fache) über den in der Klinik beobachteten Plasmaspiegeln (3,0 ng/ml) liegt (Burges und Dodd 1990, siebtes Kapitel). Dies für den Fall, daß wegen der erwähnten negativen Inotropie Bedenken aufkommen.

2. *Patch-clamp-Experimente*: Hier handelt es sich um ein weiteres Verfahren, das bei elektrophysiologischen Untersuchungen weitgehend zur Anwendung kommt. Im Prinzip wird dabei ein kleines Stück der Membran einer intakten Zelle („Patch") in die Spitze einer kleinen Pipette gesaugt. Dieser Patch kann dann entweder elektrisch vom Rest der Zelle isoliert oder abgezwickt und alleine verwendet werden. Der Vorteil dieses Verfahrens liegt auf der Hand: Der Untersucher kann das Membranpotential im Patch auf jeden erforderlichen Wert einstellen. Beim Herzmuskel wird es oft so eingestellt, daß ein Einstrom von Na^+-Ionen

nicht mehr in Betracht kommt. Der Ca^{2+}-Influx kann dann alleine untersucht werden. Die gründlichsten Studien zur Elektrophysiologie von Amlodipin wurden unter Anwendung dieses Verfahrens von der Arbeitsgruppe um Kass durchgeführt (Kass et al. 1988, 1989, 1991, Kass und Arena 1989, Kass und Kwan 1992). An Muskelzellen aus dem Ventrikel des Meerschweinchens konnten diese Untersucher regelmäßig folgende Tatbestände nachweisen:

I. Amlodipin blockiert das Einströmen von Ca^{2+}-Ionen.
II. Die Blockierung setzt langsam ein, kann aber durch folgende Maßnahmen beschleunigt werden:
   a) durch Aussendung lang anhaltender Serien von Depolarisationssignalen (Verlängerung der Zeitspannen, in denen sich die Ca^{2+}-Kanäle in geöffnetem Zustand befinden);
   b) durch Aufrechterhaltung einer extrazellulären Azidose, wie sie auftritt, wenn beispielsweise im Herzmuskel ischämische Verhältnisse herrschen.

Diese Ergebnisse brachten eine Bestätigung dafür, daß die Schlußfolgerungen aus den Untersuchungen am monophasischen Aktionspotential richtig waren, denenzufolge Amlodipin als Calciumantagonist einzustufen ist. Darüber hinaus lassen sie erkennen, daß die Wirksamkeit des Calciumkanalblockers Amlodipin unter azidotischen Bedingungen noch erhöht wird, weil das Vorliegen einer Azidose die spezifische Bindung von Amlodipin begünstigt. Dies im Gegensatz zu neutralen Calciumantagonisten. Damit eröffnet sich theoretisch die Möglichkeit, daß Amlodipin unter pathologischen Bedingungen, in denen azidotische Verhältnisse vorherrschen (zum Beispiel bei Ischämie des Herzmuskels) einen noch größeren therapeutischen Wert besitzt.

3. *Mechanische Untersuchungen*: Daß Amlodipin auf die Ca^{2+}-abhängige Muskelkontraktion eine Hemmwirkung ausübt, konnte in unzähligen mechanischen Untersuchungen nachgewiesen werden. Diese Versuche wurden an der glatten Muskulatur und am Herzmuskel durchgeführt (Tabelle 6.3). Die große Mehrzahl der Ergebnisse stammt aus Experimenten mit glatten Muskelpräparaten. Bei beiden Materialien war das langsame Einsetzen der Reaktion einer der bemerkenswertesten Befunde. An der Muskulatur der Rattenaorta ist die Hemmwirkung von Nifedipin zum Beispiel nach 30 Minuten voll ausgeprägt, während unter Amlodipin erst nach drei Stunden ein asymptotischer Kurvenverlauf zu erkennen ist (Abb. 6.3).

Wie nach den Ergebnissen der elektrophysiologischen Untersuchungen am Herzmuskel und an glatten Muskelzellen zu erwarten war, ist Amlodipin ganz allgemein durch folgende Wirkungen gekennzeichnet:

I. Die Substanz hemmt die Kontraktion der glatten Gefäßmuskulatur.

Tabelle 6.3. Nachweis der Hemmwirkung von Amlodipin auf die Muskelkontraktion

Präparat	Literatur
Glattes Muskelgewebe	
Koronararterie des Schweins	Fleckenstein et al. 1989
Arteria basilaris des Schweins	Fleckenstein et al. 1989
Rattenaorta	Burges und Dodd 1990
Pfortader der Ratte	Burges et al. 1989
Koronararterie des Menschen	Matlib et al. 1988
	Godfraind et al. 1989
Arteria pulmonalis der Ratte	Woodmansey et al. 1992
Herzmuskelpräparate	
Papillarmuskel des Meerschweinchens	Burges et al. 1987
	Fleckenstein et al. 1989
Herzmuskel des Menschen	Godfraind et al. 1989
Ganzherzpräparate	
Perfundiertes Meerschweinchenherz	Burges und Dodd 1990

II. Auch auf die Kontraktion des Herzmuskels übt sie eine Hemmwirkung aus, allerdings erst in relativ hohen Konzentrationen.

III. In beiden Fällen setzt diese Wirkung langsam ein.

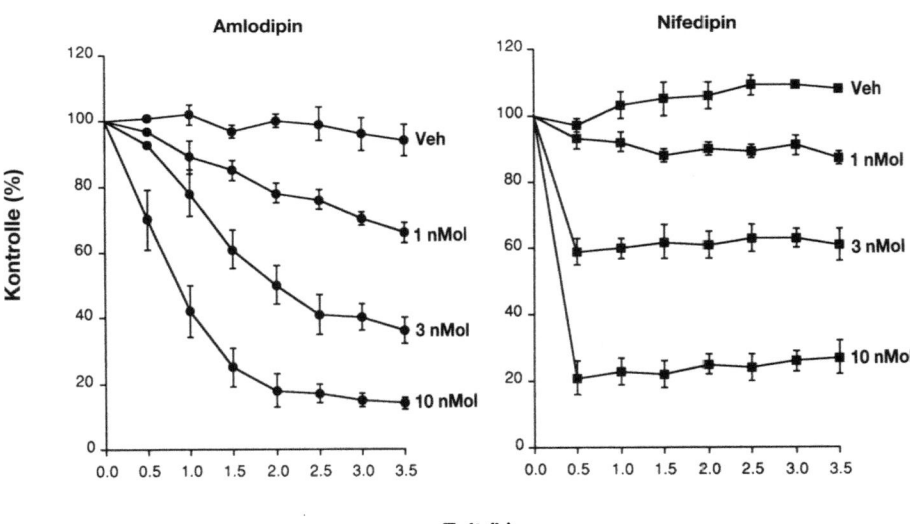

Abb. 6.3. Zeitlicher Verlauf der Hemmwirkung von Amlodipin und Nifedipin auf die Kontraktionen der Rattenaorta nach Zusatz von 2 mMol Ca^{2+} und Depolarisation mit 45 mMol K^+ (mit freundlicher Genehmigung aus Burges, Dodd und Gardiner 1989)

Hat die Ionisierung von Amlodipin einen Einfluß auf die Wirkung dieser Substanz als Calciumkanalblocker?

Diese Frage ist zu bejahen, weil elektrophysiologische Untersuchungen an isolierten Myozyten der Herzkammer (Kass et al. 1989, Kass und Arena 1989) zu folgenden Ergebnissen führten:

I. Wenn es infolge der extrazellulären pH-Verhältnisse zu einer Ionisierung von Amlodipin kommt, was bei einem normalen pH der Fall ist, setzt die blockierende Wirkung der Substanz langsam ein und klingt auch nur langsam ab.
II. Unter alkalotischen Bedingungen (pH 10,0) wird der blockierende Effekt von Amlodipin hingegen rasch wieder aufgehoben (Abb. 6.4).

Die calciumantagonistische Wirksamkeit der Substanz beeinträchtigende Manipulationen am Amlodipin-Molekül

Selbstverständlich waren die Chemiker eifrig mit Manipulationen am Amlodipin-Molekül beschäftigt, in der Hoffnung, auf diese Weise die Wirksamkeit und Gewebeselektivität der Substanz verbessern zu können. Dabei wurden folgende Ergebnisse erzielt:

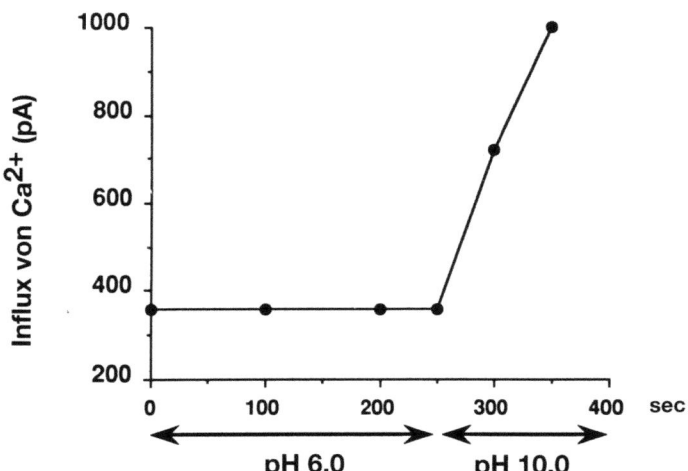

Abb. 6.4. Einfluß des pH-Werts auf die Erholungsdauer nach der durch Amlodipin in isolierten Myozyten der Herzkammer herbeigeführten Ca^{2+}-Kanal-Blockade. Man beachte, daß bei pH 6,0 praktisch keine Erholung zu erkennen ist, während nach Einstellung des pH-Werts auf 10,0 eine rasche Erholung eintritt. Bei pH 6,0 ist Amlodipin in hohem Maße ionisiert. Bei pH 10,0 ist die Substanz hingegen neutral. Daraus ist zu schließen, daß Amlodipin im ionisierten Zustand aktiv ist (aus Kass et al. 1989)

I. Durch Vergrößerung der Estergruppe am C5 kommt es zu einer spektakulären Abschwächung der Wirkung als Calciumantagonist.
II. Eine verringerte Wirksamkeit ist auch nach Vergrößerung des Estersubstituenten am C3 zu beobachten.
III. Ersetzt man den 6-Methyl-Substituenten durch Alkoxyalkyl-Gruppen oder durch Elektroneneinfänger, so wirkt sich das ebenfalls nachteilig auf den calciumantagonistischen Effekt der Substanz aus.

Ganz allgemein haben die Ergebnisse dieser Experimente die ursprüngliche Schlußfolgerung bestätigt, daß die *protonierte Aminogruppe* im Amlodipin-Molekül für die Bindung der Substanz an ihren Rezeptor im Kanalkomplex *mitverantwortlich* ist (Alker et al. 1991).

Was ist nun das aktive Enantiomer von Amlodipin?

Calciumantagonisten aus der Dihydropyridin-Gruppe mit asymmetrischer Estersubstitution sind durch ihre Chiralität gekennzeichnet. Die daraus resultierenden Enantiomere haben keine einheitliche pharmakologische Aktivität. Die meisten Calciumantagonisten vom Dihydropyridin-Typ entfalten die stärkste Wirkung, wenn das aktive Enantiomer, also das *(−)-Enantiomer,* in *S-Konfiguration* vorliegt. In dieser Konfiguration befindet sich der große Estersubstituent auf der linken Seite des Moleküls. Neuere Untersuchungen von Goldman et al. (1992) haben ergeben, daß dies auch auf Amlodipin zutrifft. Der aktive Bestandteil des Amlodipin-Moleküls ist demnach das (−)S-Enantiomer und nicht das (−)R-Enantiomer, wie ursprünglich angenommen wurde.

Lokalisation der Amlodipin-Bindungsstelle

Wie bei anderen Calciumantagonisten aus der Reihe der Dihydropyridine muß man auch bei Amlodipin davon ausgehen, daß die Wirkung der Substanz als Calciumkanalblocker darauf beruht, daß sie mit manchen oder allen Dihydropyridin-Bindungsstellen in der α_1-Untereinheit des im vierten Kapitel beschriebenen Kanal-Komplexes zu interagieren vermag. Im Falle von Amlodipin wissen wir, daß die Bindung bevorzugt mit den an der *extrazellulären Oberfläche* des Komplexes lokalisierten Bindungsstellen zustandekommt. Injiziert man die Substanz nämlich in das Zellinnere, so übt sie auf die spannungsgesteuerten Ca^{2+}-Kanäle keine nennenswerte Wirkung aus (Kass et al. 1989).

Merkmale der Rezeptorbindung von Amlodipin

Die Eigenschaften der Rezeptoren, mit denen die meisten Medikamente in Wechselwirkung treten, lassen sich heute verhältnismäßig leicht durch radioaktive Markierung des zu untersuchenden Pharmakons feststellen. Im Anschluß daran werden der zeitliche Verlauf und die Merkmale der Bindung an spezifische „Rezeptoren" im gereinigten Membranpräparat ermittelt. Zur Quantifizierung und Beschreibung des Bindungsprofils werden in der Regel folgende Parameter gemessen: Geschwindigkeit der Bindung der markierten Substanz an ihren Rezeptor und der Freisetzung aus dem Rezeptor, Gesamtzahl von verfügbaren Rezeptoren für die Wechselwirkung mit der Substanz (B_{max}) und für die Sättigung von 50% der verfügbaren Rezeptoren erforderliche Substanzmenge (K_D). Dieser letztere Parameter (K_D-Wert) ist ein Kriterium für die *Affinität* des betreffenden Pharmakons zu seinem Rezeptor. Zur Bestimmung der *Spezifität* bieten sich verschiedene Möglichkeiten an: Eine Möglichkeit besteht darin, daß andere, gegebenenfalls chemisch verwandte Pharmaka zugesetzt werden, um das Versuchspräparat aus seiner Bindung zu verdrängen oder sein normales Bindungsprofil zu verändern. Im Falle von Amlodipin wurden die meisten Bindungsstudien nach Zusatz von tritiiertem Amlodipin ([^{3}H]-Amlodipin) an gereinigten Herzmuskelmembran- oder glatten Muskelmembran-Präparaten durchgeführt.

Die Ergebnisse solcher Untersuchungen sind von großem Interesse, weil sie folgende Schlußfolgerungen ermöglichen:

I. Amlodipin wird an eine einzige Population hochaffiner Bindungsstellen gebunden und besitzt damit eine Ähnlichkeit mit anderen Dihydropyridinen wie Nifedipin, Felodipin und Isradipin. In allen anderen Belangen besteht keine solche Ähnlichkeit.
II. Die Bindung der Substanz erreicht erst nach etwa fünf Stunden ihre Asymptote (im Vergleich zu einer Stunde bei Isradipin) (Abb. 6.5).
III. Die Bindung von Amlodipin an seinen Rezeptor wird nur allmählich wieder aufgehoben (Abb. 6.6).

Die praktische Bedeutung dieser Erkenntnisse liegt darin, daß *der Effekt von Amlodipin zwangsläufig langsam einsetzt. Dies ist zum Teil auf die langsame Wechselwirkung mit seinen Rezeptoren zurückzuführen, welche die Voraussetzung für die Entfaltung der biologischen Aktivität der Substanz ist. Andererseits wird auch die von Amlodipin ausgehende Blockierung der Calciumkanäle nur allmählich wieder aufgehoben, teilweise wegen der langsamen Freisetzung der Substanz aus ihren Rezeptoren.*

Weitere Merkmale des Bindungsverhaltens von Amlodipin sind in Tabelle 6.4 aufgeführt. Eine in dieser Tabelle nicht verzeichnete, aber dennoch bemerkenswerte Eigenschaft besteht darin, daß Amlodipin in gewissem Maße auch mit den Bindungsstellen für Calciumantagonisten vom Verapamil- und Diltiazem-Typ interagiert, obwohl die Wechselwirkung der Substanz selbstverständlich in erster Linie mit den Erkennungsbereichen für Dihydropyridine zu beobachten ist. Wie kam es nun zu dieser Schlußfolgerung? Die Beantwortung dieser Frage ist, wie üblich, relativ einfach, oder besser gesagt, die dazu verwendeten Methoden sind relativ einfach.

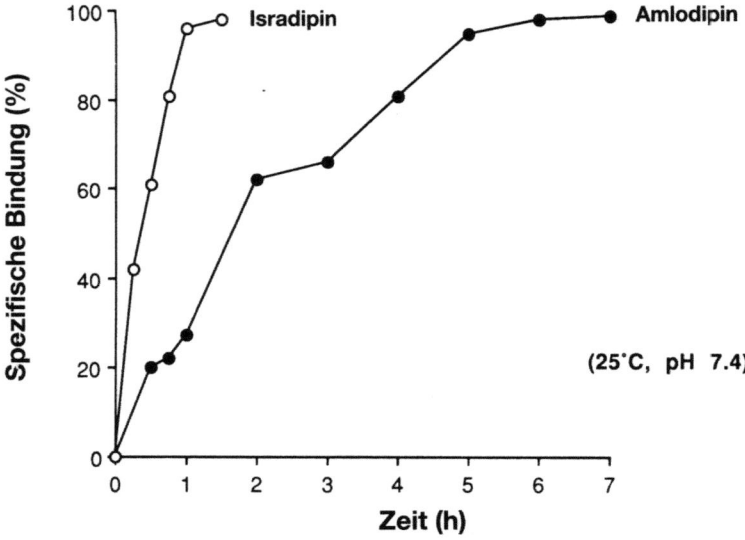

Abb. 6.5. Zeitlicher Verlauf der spezifischen Bindung von $(-)[^3H]$-Amlodipin an die Herzmuskelzellmembran der Ratte bei 25°C und pH 7,4 im Vergleich zum zeitlichen Ablauf der spezifischen Bindung von $(-)[^3H]$-PN200-110 (Isradipin) (modifiziert nach Nayler und Gu 1991a–c)

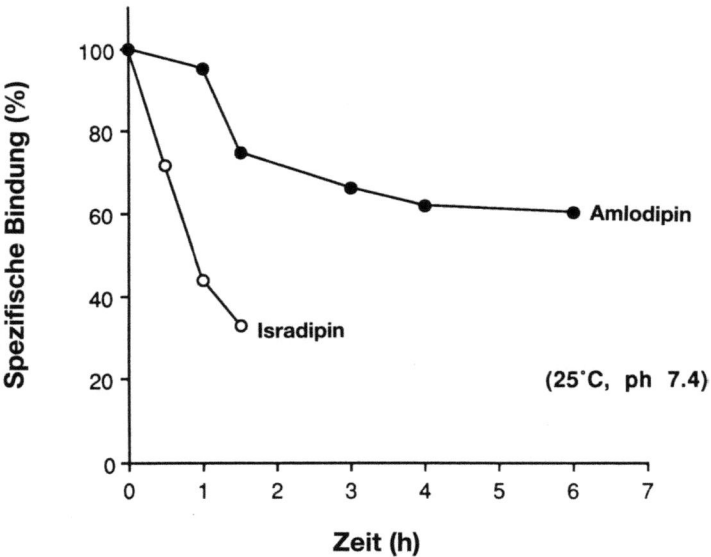

Abb. 6.6. Zeitlicher Verlauf der Freisetzung von spezifisch gebundenem $(-)[^3H]$-Amlodipin während der Inkubation bei 25°C und pH 7,4. Der Versuch wurde an der Herzmuskelzellmembran der Ratte durchgeführt (modifiziert nach Nayler und Gu 1991a–c)

Merkmale der Rezeptorbindung von Amlodipin 61

Tabelle 6.4. Spezifische Bindungseigenschaften von ^{3}H-markiertem Amlodipin

K_D	1,6 ± 0,17 nMol
B_{max}	0,45 ± 0,7 pMol pro mg Protein
Hill-Koeffizient	0,999
Zeitspanne bis zum Erreichen der Asymptote	5–7 h (bei 25°C)

K_D: zur Sättigung von 50% der Bindungsstellen erforderliche Konzentration des Pharmakons
B_{max}: Anzahl der verfügbaren Bindungsstellen
Ein Hill-Koeffizient von 1,0 ist ein Hinweis darauf, daß nur eine einzige Population von Bindungsstellen beteiligt ist.
(aus Nayler und Gu 1991a–c)

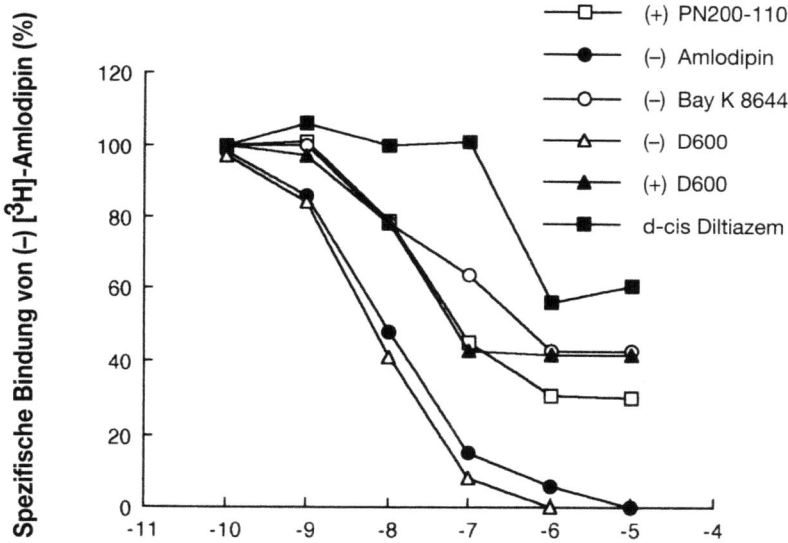

Abb. 6.7. Wirkung von (+)PN200-110, (−)Amlodipin, (−) oder (+)D-600 (Methoxy-Verapamil) und d-cis-Diltiazem auf die spezifische Bindung von (−)[^{3}H]-Amlodipin. Man beachte, daß die spezifische Bindung von Amlodipin durch Amlodipin, Bay K8644 (Calciumagonist), PN200-110 (Isradipin, ein Calciumantagonist aus der Reihe der Dihydropyridine) und (−) oder (+)D-600 (Calciumantagonist vom Phenylalkylamin-Typ) gehemmt wird und daß d-cis-Diltiazem die Bindung leicht verstärkt. Diese Experimente wurden an Herzmuskelzellmembran-Präparaten der Ratte durchgeführt (Nayler und Gu 1991a–c). Die Ergebnisse lassen darauf schließen, daß Amlodipin zwar an die Bindungsstellen für Dihydropyridine (Nifedipin-Gruppe) gebunden wird, *aber auch mit den Bindungsstellen für Verapamil und Diltiazem* interagiert

Das radioaktiv markierte Pharmakon, in unserem Fall Amlodipin, wird dem Membranpräparat in Gegenwart und in Abwesenheit anderer Calciumantagonisten zugesetzt, so daß festgestellt werden kann, ob diese Antagonisten einen Einfluß auf das Bindungsverhalten des zu untersuchenden

Pharmakons ausüben. Führt man diese Experimente mit tritiiertem Amlodipin durch, so zeigt sich überraschenderweise, daß die Amlodipin-Bindung nicht nur erwartungsgemäß von anderen Dihydropyridinen, sondern auch von chemisch nicht verwandten Calciumantagonisten wie Diltiazem und D600, einem methylierten Verapamil-Abkömmling, teilweise inhibiert wird. Dieser Effekt wird in Abb. 6.7 veranschaulicht. In dieser Abbildung ist deutlich zu erkennen, daß Calciumantagonisten aus einer anderen chemischen Gruppe ebenso wie Dihydropyridine, also chemisch verwandte Antagonisten, mit den Bindungsstellen für Amlodipin interagieren (Nayler und Gu 1991a-c). Ähnliche Beobachtungen wurden auch von Vaghy (1992) gemacht. Hinsichtlich der Stärke der Beeinflussung der Amlodipin-Bindung gilt folgende Reihenfolge: Dihydropyridine > Verapamil-Abkömmlinge > Diltiazem. Diese Ergebnisse lassen nur eine Schlußfolgerung zu: *Amlodipin interagiert mit den Bindungsstellen aller drei Gruppen von Calciumantagonisten (Abb. 6.8). Der wichtigste Ansatzpunkt seiner Wirkung ist aber ohne Zweifel der Bindungsbereich des Kanal-Komplexes für Dihydropyridine.* Aus diesem Grunde hat die Substanz in klinisch wirksamen Dosen *keinen Einfluß* auf die Aktivität des Sinusknotens oder auf die AV-Überleitung, was bei Verapamil der Fall ist (Vetrovec et al. 1991). Warum Amlodipin ein so komplexes Bindungsprofil zeigt, konnte noch nicht geklärt werden. Die zutreffendste Erklärung ist wahrscheinlich, daß die Substanz eine positiv geladene Seitenkette besitzt, während die meisten anderen Calciumantagonisten aus der Reihe der Dihydropyridine chemisch neutral sind.

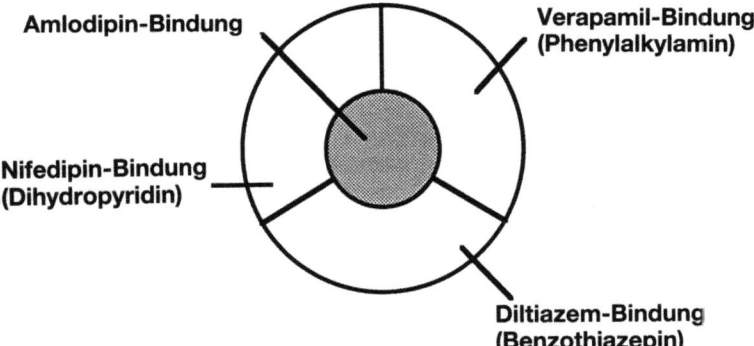

Abb. 6.8. Schematische Darstellung der Wechselwirkung von Amlodipin mit den drei wichtigsten Arten von Bindungsstellen für Calciumantagonisten in der α_1-Untereinheit des Ca^{2+}-Kanal-Komplexes. Obgleich die Substanz mit allen drei Bindungsstellen interagiert, spielt die Wechselwirkung mit der Bindungsstelle für Dihydropyridin die wichtigste Rolle und ist auch von größter klinischer Bedeutsamkeit

Pharmakokinetik von Amlodipin im Vergleich zu anderen Calciumantagonisten

Die langsame Bindung von Amlodipin an seinen Rezeptor im Calciumkanal-Komplex kann eine teilweise Erklärung für das langsame Einsetzen der Wirkung dieser Substanz unter in-vivo-Bedingungen sein (siehe die nachfolgenden Kapitel). Aber vielleicht ist es nicht die einzige Erklärung, weil sich Amlodipin auch durch seine pharmakokinetischen Eigenschaften von den anderen derzeit verfügbaren Calciumantagonisten dieser Gruppe unterscheidet. So kommt es nach oraler Gabe zunächst zu einer Kumulation der Substanz in der Leber. Danach erfolgt eine recht langsame Verteilung in den Kreislauf (Humphrey und Smith 1992, Walker et al. 1992). Vergleicht man die mit Amlodipin und Nitrendipin hinsichtlich der Kumulation dieser Substanzen in der isoliert perfundierten Leber und ihrer darauffolgenden Freisetzung erzielten Ergebnisse, so erhält man ein Bild von der Bedeutung der anfänglichen Resorption von Amlodipin durch das Lebergewebe und der anschließenden langsamen Freisetzung dieser Substanz. Walker et al. (1992) berichteten kürzlich über die Resultate von Experimenten mit isoliert perfundierten Rattenleber-Präparaten. Bei diesen Versuchen kam es nur zu einer geringfügigen Kumulation von Nitrendipin in der Leber, wobei über 75% der verfügbaren Dosis innerhalb von zwei Minuten im Kreislauf nachgewiesen wurden. Demgegenüber wurde Amlodipin von der Leber aufgenommen und nur langsam wieder abgegeben. Nach zwei Minuten waren im Kreislauf lediglich 12% und nach einer Stunde nur 65% der verfügbaren Dosis nachweisbar. Freilich wurden die von Walker et al. angeführten Resultate unter sehr unnatürlichen Bedingungen erzielt und beziehen sich auf die Rattenleber und nicht auf die Leber des Menschen. In der klinischen Literatur gibt es aber eine Vielzahl von Angaben, die für die Hypothese sprechen, daß maximale Amlodipin-Konzentrationen im Plasma erst längere Zeit (sechs bis zwölf Stunden) nach der oralen Verabreichung zu beobachten sind (Tabelle 6.5). Hier besteht ein deutlicher Gegensatz zu den relativ kurzen Zeitspannen, die bei anderen oral verabreichten Calciumantagonisten aus der Reihe der Dihydropyridine und aus anderen Gruppen bis zum Erreichen konstanter Plasmaspiegel verstreichen. Bei Isradipin beträgt diese Zeitspanne nur etwa 90 Minuten (Tabelle 6.5) und auch bei Nisoldipin liegt sie in der Größenordnung von ein oder zwei Stunden.

Das langsame Einsetzen der Wirkung von Amlodipin ist zumindest auf zwei Faktoren zurückzuführen:

I. eine langsame Bindung an die Bindungsstellen in der α_1-Untereinheit im Kanal-Komplex und
II. eine lange Verweildauer in der Leber.

Im Falle von Amlodipin kann der Unterschied bis zum Eintreten maximaler Konzentrationen im Plasma nach oraler Gabe nicht dadurch erklärt

Tabelle 6.5. Zeitspanne bis zum Erreichen maximaler Plasmaspiegel nach oraler Gabe

Substanz	Zeitspanne bis zum Erreichen der maximalen Plasmakonzentration	Literatur
Calciumantagonisten der ersten Generation		
Verapamil	1–2 h	Eichelbaum und Somogyi 1984
Diltiazem	1–2 h	Rovei et al. 1980
Nifedipin	20–40 min	Kuhlmann et al. 1986
Calciumantagonisten der zweiten Generation		
Amlodipin	6–12 h	Faulkner et al. 1986
Felodipin	2–8 h	Blychert et al. 1990
Isradipin	1,6 h	Schran et al. 1988
Nicardipin	1 h	Thuillez et al. 1984
Nimodipin	1–2 h	Gengo et al. 1987
Nisoldipin	1–2 h	Ahr et al. 1987
Nitrendipin	2 h	Dylewicz et al. 1987

werden, daß bei dieser Substanz höhere Plasmaspiegel erforderlich sind. Wie aus Tabelle 6.6 zu ersehen ist, sind die klinisch wirksamen Plasmaspiegel von Amlodipin nicht höher und in vielen Fällen sogar niedriger als bei anderen Dihydropyridintyp-Calciumantagonisten der zweiten Generation und weit niedriger als die angestrebten Plasmakonzentrationen der Prototypen (Tabelle 6.6).

Welche Bedeutung das langsame Einsetzen der Wirkung von Amlodipin hat, wird in den nachfolgenden Kapiteln noch näher erläutert. Aber schon eine vorläufige Betrachtung läßt erkennen, daß das günstige Nebenwirkungsprofil (achtzehntes Kapitel) dieses hochwirksamen Medikaments weitgehend auf diesen Umstand zurückzuführen ist.

Tabelle 6.6. Maximale Plasmakonzentrationen nach oraler Verabreichung von Calciumantagonisten

Substanz	Plasmaspiegel	Literatur
Calciumantagonisten der ersten Generation		
Verapamil	80–400 ng/ml	Kerfe et al. 1981
Nifedipin	15–200 ng/ml	Kuhlmann et al. 1986
Diltiazem	50–300 ng/ml	Piepho et al. 1982
Calciumantagonisten der zweiten Generation		
Amlodipin	2–12 ng/ml	Webster et al. 1987
Felodipin	12–34 ng/ml	Blychert et al. 1990
Isradipin	10 ng/ml	Schran et al. 1988
Nicardipin	6,3–58 ng/ml	Thuillez et al. 1984
Nimodipin	59–127 ng/ml	Gengo et al. 1987
Nisoldipin	3–5 ng/ml	Ahr et al. 1987
Nitrendipin	42 ng/ml	Kirch et al. 1984

Zusammenfassung

1. Amlodipin ist ein lichtunempfindlicher Calciumantagonist vom Dihydropyridin-Typ, der sich von Nifedipin, dem Prototyp dieser Gruppe dadurch unterscheidet, daß er
   a) keine Nitrogruppe als Substituenten besitzt und
   b) eine lange Seitenkette in Stellung 2 des Dihydropyridin-Rings aufweist.
2. Infolge des endständigen, basischen Aminorests an der Seitenkette in Stellung 2 des Dihydropyridin-Rings liegt Amlodipin unter physiologischen pH-Verhältnissen in ionisierter Form vor.
3. Die Einstufung von Amlodipin als Calciumantagonist ist durch folgende Wirkungen gerechtfertigt:
   a) Hemmung des Einstroms von Ca^{2+}-Ionen.
   b) Aufhebung der Hemmwirkung von Amlodipin auf die Kontraktion der glatten Muskulatur und des Herzmuskels durch Zusatz weiterer Ca^{2+}-Ionen.
4. Die (−)S-Konfiguration des Moleküls stellt das aktive Enantiomer dar.
5. Die Bindungsstellen für Amlodipin sind auf der extrazellulären Oberfläche der α_1-Untereinheit des Ca^{2+}-Kanals lokalisiert.
6. Amlodipin unterscheidet sich hinsichtlich der Wechselwirkung mit seinen Bindungsstellen von anderen Dihydropyridinen:
   a) Der Vorgang der Bindung geht langsam vonstatten. Die Asymptote wird erst nach fünf bis sechs Stunden erreicht.
   b) Auch zur Freisetzung aus den Bindungsstellen kommt es erst nach vielen Stunden.
7. Im Vergleich zu anderen derzeit verfügbaren Calciumantagonisten aus der Reihe der Dihydropyridine zeigt Amlodipin insofern ein ungewöhnliches Verhalten, als es auch mit den Bindungsstellen für Calciumantagonisten vom Verapamil- und Diltiazem-Typ interagiert. Wichtigster Angriffsort ist jedoch der Erkennungsbereich für Dihydropyridin. Dementsprechend hat Amlodipin in klinisch relevanten Dosen keinen Einfluß auf die AV-Überleitung.
8. In der Klinik läßt sich das langsame Einsetzen der Amlodipin-Wirkung nur zum Teil durch die langsame Bindung an seinen „Rezeptor" im Ca^{2+}-Kanal-Komplex erklären. Die lange Durchgangszeit in der Leber ist einer der weiteren Faktoren, die für den langsamen Wirkungseintritt der Substanz verantwortlich sind.

Kapitel 7

Pharmakokinetische Eigenschaften von Amlodipin

> *„Bei der Entdeckung von Geheimnissen und der Untersuchung verborgener Ursachen können klare Beweise durch zuverlässige Experimente erbracht werden, nicht durch Schätzungen oder Meinungen."*
> WILLIAM GILBERT, 1544–1603

In den vorausgehenden Kapiteln wurde bereits darauf verwiesen, daß die relativ kurze Wirkungsdauer der Calciumantagonisten der ersten Generation einer der Hauptgründe für die beschränkte Verwendbarkeit dieser Präparate im klinischen Bereich war. Selbst bei multipler Dosierung kam es zu erheblichen Fluktuationen zwischen den höchsten und niedrigsten Plasmaspiegeln (Abb. 7.1). Solche Schwankungen sind aber unerwünscht, weil auf diese Weise im gesamten Dosierungsintervall kaum ein gleichmäßiger Effekt erzielt werden kann. Ferner gab es bei der Behandlung mit Calciumantagonisten der ersten Generation noch ein weiteres Problem. Es zeigte sich nämlich, daß ihre Metabolisierungsrate und damit ihre Bioverfügbarkeit von der Tageszeit abhängig sein kann. So ist zum Beispiel die Halbwertzeit von Verapamil in der Nacht (zwischen Mitternacht und sechs Uhr früh) signifikant länger als am Tag. Desgleichen sind in der Nacht hö-

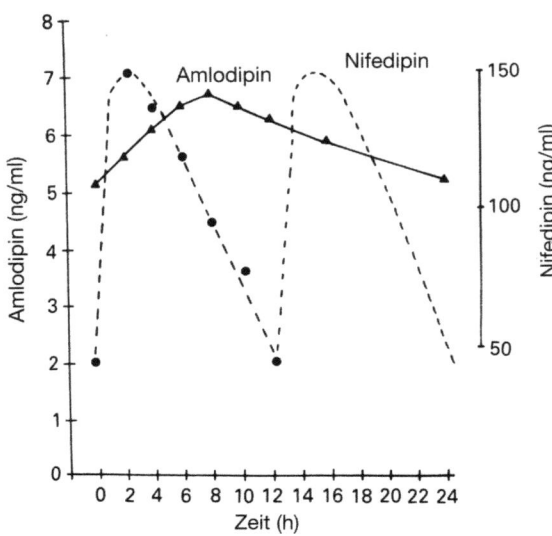

Abb. 7.1. Vergleich des Plasmakonzentrations-Profils von Amlodipin (5 mg/die) (durchgezogene Linie) und Nifedipin Retard (2mal täglich 20 mg) (gestrichelte Linie). Man beachte die relativ konstanten Plasmaspiegel bei Amlodipin und die erheblichen Schwankungen der Plasmakonzentration bei Nifedipin. (Modifiziert nach Elliott und Meredith 1991)

here Plasmaspiegel zu beobachten (Jespersen et al. 1989). Wegen dieser inhärenten Schwächen wurden die verschiedenen Retard- oder Depotformen der Protoypen entwickelt [Verapamil Retard, Diltiazem Retard, Felodipin (verzögerte Freisetzung), Nifedipin GITS (gastrointestinales therapeutisches System) und Retard]. Aus dem gleichen Grunde ist das pharmakokinetische Profil von Amlodipin von so großer Bedeutung. *Die diesem Calciumantagonisten eigenen, physiochemischen Merkmale sind nämlich dafür verantwortlich, daß*

I. die Wirkung von Amlodipin von längerer Dauer ist,
II. diese Wirkung langsam einsetzt und langsam abklingt (Burges 1991),
III. die Substanz durch eine hohe Bioverfügbarkeit gekennzeichnet ist und daß
IV. sie eine langsame Clearance aufweist.

Wegen dieser Eigenschaften muß Amlodipin bei der Behandlung von Hypertonie, Angina pectoris und anderer Herz-Kreislauf-Störungen nur einmal am Tage verabreicht werden, ohne daß es aufgrund von Schwankungen der Plasmakonzentration oder infolge einer rasch einsetzenden Vasodilatation zu Nebenwirkungen kommt und ohne daß die Wirksamkeit der Therapie durch große Unterschiede zwischen den höchsten und den niedrigsten Plasmaspiegeln beeinträchtigt wird. Andererseits haben diese physiochemischen Eigenschaften bei der therapeutischen Anwendung der Substanz auch zur Folge, daß ihre maximale Wirksamkeit erst nach einer gewissen Zeit erreicht wird, und zwar nach Tagen oder sogar erst nach Wochen. Bei der Prüfung der Wirkung von Amlodipin auf stenokardische Beschwerden konnten zum Beispiel Caponnetto et al. (1991) beobachten, daß die deutlichste Abschwächung solcher Beschwerden mit einer bestimmten Dosierung erst nach mehreren Tagen eintrat. Das gleiche Bild ergab sich bei der Untersuchung der Wirkung dieses Calciumantagonisten auf die Hypertonie (vierzehntes Kapitel). Hier dauerte es auch einige Tage, bis eine Herabsetzung des Blutdrucks zu erkennen war. Eine Stabilisierung dieses Effekts trat zuweilen erst nach wochenlanger Behandlung ein (Kaplan 1991).

Auf die klinische Bedeutung des langsamen Einsetzens der Amlodipin-Wirkung wie auch auf die lange Wirkungsdauer und die hohe Bioverfügbarkeit der Substanz kommen wir in den letzten Kapiteln dieses Buchs immer wieder zurück. Im vorliegenden Kapitel sollen die Gründe für dieses Verhalten von Amlodipin erörtert werden. Obgleich es sich hier um ein Dihydropyridin handelt, wird immer deutlicher erkennbar, daß seine pharmakodynamischen und pharmakokinetischen Eigenschaften von Nifedipin, dem Prototypen dieser Gruppe, sowie von vielen anderen Calciumantagonisten dieser Art (zum Beispiel Nitrendipin und Felodipin) stark abweichen. Um der Sache auf den Grund zu gehen, ist eine Beschreibung des pharmakokinetischen Profils von Amlodipin erforderlich. Das langsame Einsetzen und Abklingen des Amlodipin-Effekts ist natürlich zum Teil auf die langsame Bindung an die und die langsame Freisetzung aus den im sechsten Kapitel beschriebenen Bindungsstellen im Ca^{2+}-Kanal-Komplex zurückzuführen. Aber eben nur zum Teil. Daneben spielen noch andere Faktoren eine Rolle:

I. die wegen der verlängerten Durchgangszeit in der Leber langsame Resorptionsrate (Walker et al. 1992),
II. ein relativ langsamer Leberstoffwechsel, der eine ungewöhnlich lange Eliminationshalbwertzeit zur Folge hat,
III. ein großes Verteilungsvolumen, das für die weite Verbreitung der Substanz in den Geweben des Organismus und für die Existenz lokaler Amlodipin-Depots spricht,
IV. eine hohe Bioverfügbarkeit.

Mit Amlodipin wurde also ein Arzneimittel mit langsam einsetzender Wirkung, hoher Bioverfügbarkeit und mit niedrigen Clearance-Werten geschaffen. So kommt es nicht überraschend, daß dieses Präparat ein günstiges Nebenwirkungsprofil besitzt.

Resorptionsrate

Nach oraler Gabe wird Amlodipin so langsam resorbiert, daß maximale Plasmakonzentrationen erst nach sechs bis zwölf Stunden erreicht werden (Tabelle 7.1). Demgegenüber kommt es bei anderen Calciumantagonisten, auch bei Substanzen der zweiten Generation aus der Reihe der Dihydropyridine wie Isradipin, Felodipin und Nitrendipin (Tabelle 7.2) bei oraler Verabreichung schon nach etwas über zwei Stunden zu Peakwerten im Plasma. Bei oral verabreichtem Amlodipin dürften mehrere Faktoren für die lange Zeitspanne bis zum Erreichen der Gipfelkonzentrationen verantwortlich sein. Dazu gehört nicht nur der bereits erwähnte, langsame Leberstoffwechsel (Walker et al. 1992), sondern auch die Kumulation in anderen Geweben. Hier haben wir es mit einem bemerkenswerten Aspekt der Pharmakokinetik von Amlodipin zu tun. Es entstehen nämlich lokale Depots,

Tabelle 7.1. Zeitspanne bis zum Eintreten maximaler Plasmakonzentrationen nach der oralen Verabreichung von Amlodipin

Dosierung von oral verabreichtem Amlodipin	Zeitspanne bis zum Eintreten maximaler Plasmaspiegel	Literatur
2,5–10 mg	6–12 h	Faulkner et al. 1986
2,5–10 mg	9 h	Reid et al. 1988
15 mg	8 h	Stopher et al. 1988
5 mg	6–8 h	Elliot et al. 1988
2,5–10 mg	6 h	Abernethy et al. 1988
5 mg	6,3 h	Williams und Cubeddu 1988

Tabelle 7.2. Zeitspanne bis zum Eintreten maximaler Plasmaspiegel nach der oralen Verabreichung verschiedener Calciumantagonisten (einschließlich Amlodipin)

Substanz	Zeitspanne bis zum Erreichen der maximalen Plasmakonzentration	Literatur
Calciumantagonisten der ersten Generation		
Verapamil	1–2 h	Eichelbaum et al. 1984
Diltiazem	1–2 h	Rovei et al. 1980
Nifedipin	20–40 min	Kuhlmann et al. 1986
Calciumantagonisten der zweiten Generation		
Amlodipin	6–12 h	Faulkner et al. 1986
Felodipin Retard	2–8 h	Blychert et al. 1990
Isradipin	1,6 h	Schran et al. 1988
Nicardipin	1 h	Thuillez et al. 1984
Nimodipin	1–2 h	Gengo et al. 1987
Nisoldipin	1–2 h	Ahr et al. 1987
Nitrendipin	2 h	Dylewicz et al. 1987

Tabelle 7.3. Resorption und Plasmaproteinbindung (in %) von oral verabreichten Calciumantagonisten

Calciumantagonist	Resorption aus dem Darmtrakt	Plasmabindung	Beteiligte Plasmaproteine
Amlodipin	100%	99%	Albumin und andere Proteine (zum Beispiel Lipoproteine)
Diltiazem	>90%	80–86%	Albumin, saures α_1-Glykoprotein und γ-Globuline
Felodipin	100%	99%	Albumin
Nifedipin	>90%	>92–98%	Albumin
Nisoldipin	100%	99%	Albumin
Nitrendipin	100%	98%	Albumin
Verapamil	>90%	84–93%	Saures α_1-Glykoprotein und Albumin

Diese Calciumantagonisten werden offenbar alle nach oraler Gabe weitgehend resorbiert und an Plasmaproteine gebunden.

aus denen absinkende Amlodipin-Vorräte im Plasma ergänzt werden können.

Bioverfügbarkeit

Amlodipin wird aus dem Darmtrakt langsam, aber vollständig resorbiert (Tabelle 7.3). Wie andere Calciumantagonisten ist auch diese Substanz in hohem Maße an Plasmaproteine gebunden (Tabelle 7.3). Bei der Berech-

Tabelle 7.4. Bioverfügbarkeit und Eliminationshalbwertzeit einiger Calciumantagonisten (zum Beispiel Amlodipin)

Calciumantagonist	Bioverfügbarkeit (%)	Eliminations-halbwertzeit	Literatur
Amlodipin			
I. Normaler Blutdruck	60–65	35–50 h	Faulkner et al. 1986
II. Hochdruck	80	53 ± 14	Abernethy et al. 1990
Diltiazem	44	11,2 h	Chaffman und Brodgen 1985
			Ochs und Knuchel 1984
Felodipin Retard	22	15 h	Blychert et al. 1990
Isradipin	20	8 h	Schran et al. 1988
Nifedipin	43	2 h	Waller et al. 1984
Nisoldipin	4–8	8–11 h	Ahr et al. 1987
Nitrendipin	15–25	8 h	Eichelbaum et al. 1988
Nitrendipin	23	8–9 h	Mikus et al. 1987
Nitrendipin osmet	8	13,6 h	Soons et al. 1989
Verapamil	10–30	3–7 h	Reid et al. 1988

Die in % ausgedrückte Bioverfügbarkeit bezieht sich auf den Anteil der oral gegebenen Substanz, dessen biologische Aktivität erhalten bleibt.
Eliminationshalbwertzeit ist die Zeitspanne, in der 50% des verabreichten Pharmakons ausgeschieden wird. Man beachte die außerordentlich lange Eliminationshalbwertzeit von Amlodipin.

nung der pharmakologisch aktiven Konzentration im zirkulierenden Blut ist dies natürlich in Rechnung zu stellen (Tabelle 7.5). Viele Calciumantagonisten werden in der Leber weitgehend metabolisiert, wenn sie in den Kreislauf gelangen. Bei der Bestimmung der *absoluten* Bioverfügbarkeit eines Medikaments ist dies ebenfalls zu berücksichtigen. Obwohl zum Beispiel Verapamil nach oraler Gabe fast vollständig resorbiert wird und nach einigen Stunden einen Peak im Plasma erreicht (Tabelle 7.2 und 7.3), sind nur etwa 10–35% der verabreichten Dosis bioverfügbar (Echizen und Eichelbaum 1986). Dies ist darauf zurückzuführen, daß dieser Calciumantagonist in der Leber einem umfangreichen First-pass-Effekt unterliegt. Aus diesem Grunde (Tabelle 7.4) ist Verapamil durch eine relativ *geringe* Bioverfügbarkeit gekennzeichnet. Demgegenüber wird Amlodipin in der Leber nur *langsam* metabolisiert (Reid et al. 1988, Faulkner et al. 1986). Dies hat eine verhältnismäßig hohe Bioverfügbarkeit (Tabelle 7.4 und Abb. 7.2) und eine lange Eliminationshalbwertzeit (Tabelle 7.4 und Abb. 7.3) zur Folge.

Ganz allgemein können also folgende Aussagen gemacht werden:

I. Die relativ lange Zeitspanne bis zum Erreichen maximaler Plasmakonzentrationen nach oraler Gabe von Amlodipin (Tabelle 7.1 und 7.2) ist zumindest eine teilweise Erklärung für das langsame Einsetzen der Wirkung dieser Substanz und läßt sich auf eine verhältnismäßig langsame Resorption und eine lange Verweildauer in der Leber zurückführen.

Tabelle 7.5. Maximale Plasmakonzentration nach oraler Verabreichung wirksamer Dosen einiger Calciumantagonisten

Substanz	Plasmaspiegel	Freie Plasma-konzentration	Literatur
Calcium-antagonisten der ersten Generation			
Verapamil	80–400 ng/ml	$2-8 \times 10^{-8}$ Mol	Keefe et al. 1981
Nifedipin	15–200 ng/ml	$0,1-2 \times 10^{-8}$ Mol	Kuhlmann et al. 1986
Diltiazem	50–300 ng/mg	$1-5 \times 10^{-8}$ Mol	Piepho et al. 1982
Calcium-antagonisten der zweiten Generation			
Amlodipin (2,5 mg)	4,2 ng/ml	$0,5-3 \times 10^{-10}$ Mol	Abernethy et al. 1990 (berechnete Werte)
Amlodipin (10 mg)	16 ng/ml*	–	Abernethy et al. 1990 (berechnete Werte)
Felodipin Tabletten	5–40 ng/ml	5×10^{-8} Mol	Edgar et al. 1985
Felodipin Retard	12–34 ng/ml	–	Blychert et al. 1990
Isradipin	10 ng/ml	1×10^{-9} Mol	Schran et al. 1988
Nicardipin	6–58 ng/ml	1×10^{-9} Mol	Thuillez et al. 1984
Nimodipin	59–127 ng/ml	1×10^{-9} Mol	Gengo et al. 1987
Nisoldipin	3–5 ng/ml	$1-3 \times 10^{-10}$ Mol	Ahr et al. 1987
Nitrendipin	42 ng/ml	$1-5 \times 10^{-9}$ Mol	Kirch et al. 1984
Nitrendipin osmet	3–4 ng/ml	–	Soons et al. 1989

Die Amlodipinspiegel lassen sich mittels der Gaschromatographie mit einer Elektroneneinfangvorrichtung bestimmen. Nachweisgrenze: 0,2 µg/l (Beresford et al. 1987).
* Die Peakwerte im Plasma nach oraler Gabe von 10 mg Amlodipin wurden aus der Arbeit von Abernethy et al. (1990) auf der Grundlage einer linearen Kinetik berechnet.

Wie bereits im sechsten Kapitel ausgeführt, ist die langsame Bindung von Amlodipin an seinen Rezeptor ebenfalls für das langsame Einsetzen des Amlodipin-Effekts verantwortlich.

II. Die relativ langsame Metabolisierung von Amlodipin muß zumindest einer der Gründe für die *verhältnismäßig hohe Bioverfügbarkeit* dieser Substanz nach oraler Verabreichung sein (Abb. 7.2 und Tabelle 7.4). Sie dürfte auch für die durch eine *lange Eliminationshalbwertzeit* (Tabelle 7.4 und Abb. 7.3) zum Ausdruck kommende langsame Ausscheidung von Amlodipin mitverantwortlich sein.

Es stellt sich nun die Frage, ob die im Vergleich zu anderen Calciumantagonisten hohe Bioverfügbarkeit von Amlodipin klinisch bedeutsam ist. Das gleiche gilt für die lange Eliminationshalbwertzeit dieser Substanz (Tabelle 7.4) oder, anders ausgedrückt, für ihre niedrigen Clearance-Werte. Manches spricht dafür, daß Amlodipin aufgrund dieser pharmakokinetischen Eigenschaften einmalige Vorteile bietet.

Ganz allgemein gilt, daß Pharmaka mit *geringer Bioverfügbarkeit* wie Felodipin (Tabelle 7.4) hinsichtlich ihrer Plasmakonzentrationen und damit ihrer Wirksamkeit von Fall zu Fall wie auch bei ein und demselben Patien-

72 Pharmakokinetische Eigenschaften von Amlodipin

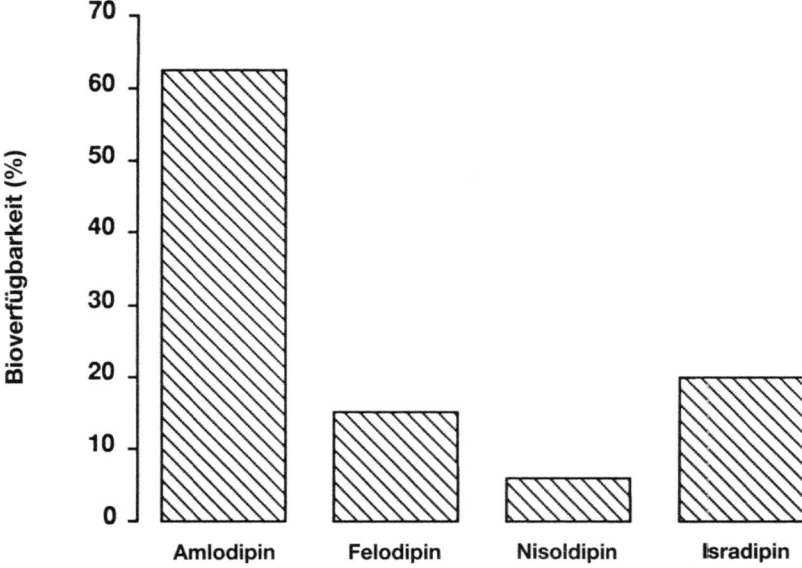

Abb. 7.2. Bioverfügbarkeit von Amlodipin, Felodipin, Nisoldipin und Isradipin nach oraler Gabe (in %). Vgl. Literaturverweise in Tabelle 7.4. Man beachte die verhältnismäßig hohe Bioverfügbarkeit von Amlodipin

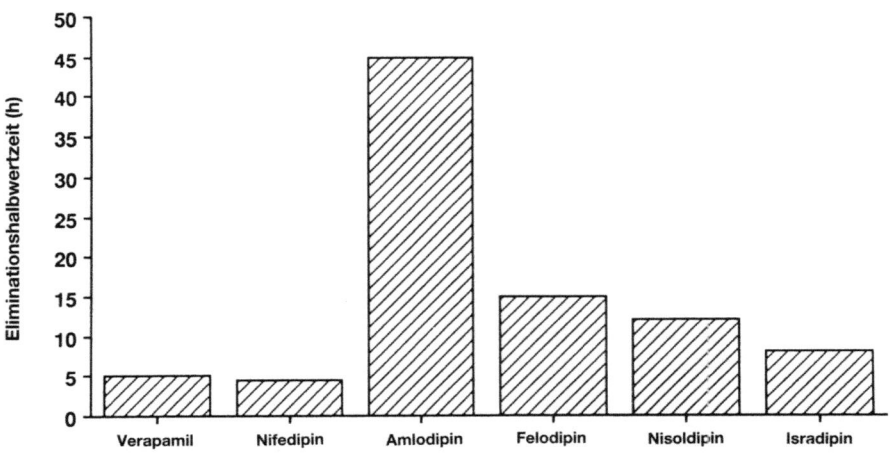

Abb. 7.3. Eliminationshalbwertzeit einer Reihe von Calciumantagonisten (unter anderem von Amlodipin). Vgl. Literaturverweise in Tabelle 7.4. Man beachte die relativ lange Eliminationshalbwertzeit von Amlodipin (42,5 h) im Vergleich zu nur 3,6 h bei Diltiazem und 3,2 h bei Verapamil

ten erhebliche Schwankungen aufweisen. Dies ist nicht wünschenswert, weil es folgende Schwierigkeiten mit sich bringt:

a) Eine konstante Wirkung ist nur schwer zu erzielen.
b) Es läßt sich kaum feststellen, ob ein schwacher Effekt auf ungünstige kinetische Verhältnisse zurückzuführen ist oder ob es sich eventuell um eine unzureichende Wirksamkeit der betreffenden Substanz handelt. Im konkreten Fall ist die richtige Einstellung der Dosis daher mit Schwierigkeiten verbunden, denn es kommt leicht zu Nebenwirkungen bei Patienten, die auf das Präparat nicht ansprechen, da man in solchen Fällen zu einer Dosissteigerung tendiert. Dazu kommt noch:
c) Da Medikamente mit geringer Bioverfügbarkeit dazu neigen, von Fall zu Fall und auch bei ein und demselben Patienten stärkere Wirksamkeitsschwankungen zu verursachen, wird der Einfluß anderer Faktoren auf das pharmakokinetische Profil der Calciumantagonisten verstärkt. Zu diesen Faktoren zählen im Falle von Felodipin das Trinken von Grapefruit-Saft (Bailey et al. 1991) oder ganz allgemein die Nahrungsaufnahme (Eibahie et al. 1985) und alkoholische Getränke (Bailey et al. 1988, Qureshi et al. 1990). Nahrungsaufnahme, Alkohol und Grapefruit-Saft sind aber nicht die einzigen Faktoren, welche die Bioverfügbarkeit mancher Calciumantagonisten, die substanzbedingt niedrig liegt (zum Beispiel von Isradipin, Nisoldipin, Nitrendipin und Felodipin), zusätzlich beeinflussen können (Tabelle 7.4). Wie im neunten Kapitel näher ausgeführt, können Chemikalien und Medikamente (beispielsweise Cimetidin und Phenytoin) ähnliche Wirkungen hervorrufen, vermutlich, weil sie die gleiche Stoffwechselbahn in der Leber beeinflussen. In diesem Fall ist die relative Affinität der betreffenden Substanz oder des Pharmakons zu den an diesem Vorgang beteiligten metabolischen Enzymen in Rechnung zu stellen.

Tabelle 7.4 zeigt, daß Amlodipin im Vergleich zu anderen derzeit im Handel befindlichen Calciumantagonisten in hohem Maße bioverfügbar ist. Aus der gleichen Tabelle ist zum Beispiel zu ersehen, daß die Bioverfügbarkeit der Substanz bei Patienten mit normalem Blutdruck zwischen 60% und 65% liegt (Faulkner et al. 1986, Reid et al. 1988), während Felodipin-Tabletten nur zu etwa 15% bioverfügbar sind (Edgar et al. 1985). Selbst bei der verlangsamt freigesetzten Darreichungsform (Felodipin Retard) kommt das Präparat über eine 22%ige Bioverfügbarkeit nicht hinaus (Blychert et al. 1990). Das neunte Kapitel befaßt sich in erster Linie mit dem Umstand, daß die Kinetik und damit die Bioverfügbarkeit von an sich nur in geringem Maße bioverfügbaren Calciumantagonisten durch Nahrungsaufnahme, Arzneimittel und andere Bedingungen stark beeinträchtigt werden kann (Tabelle 7.4). Im Rahmen des vorliegenden Kapitels ist zu erörtern, in welchem Maße die bereits vorhandene geringe Bioverfügbarkeit einer Substanz mit stark ausgeprägten, individuellen Schwankungen der Bioverfügbarkeit vergesellschaftet ist, wie auch mit einer Fluktuation der

Tabelle 7.6. Variationskoeffizient für AUC, C_{max} und Bioverfügbarkeit von Amlodipin, Felodipin, Verapamil und Diltiazem

Calciumantagonist	Schwankungen in %		
	AUC	C_{max}	Bioverfügbarkeit
Amlodipin	22	20	14
Felodipin	49	48	55
Verapamil	60	58	56
Diltiazem	61	60	43

Diese Angaben lassen erkennen, daß Amlodipin, ein in hohem Maße bioverfügbarer Calciumantagonist (Tabelle 7.4), nur relativ geringfügige Veränderungen seiner Bioverfügbarkeit zeigt (14%), während die Schwankungen der Bioverfügbarkeit bei den nur in beschränktem Maße bioverfügbaren Calciumantagonisten (zum Beispiel Felodipin und Diltiazem) die umgekehrte Tendenz aufweisen. Hier wurde sowohl für die Bioverfügbarkeit als auch für die Fläche unter der Plasmaspiegel-Zeit-Kurve (AUC) und die maximalen Plasmakonzentrationen (C_{max}) ein hoher Variationskoeffizient berechnet. Dieses Zahlenmaterial wurde für Amlodipin aufgrund der Daten von Faulkner et al. (1986), für Felodipin nach den Ergebnissen von Blychert et al. (1990), für Verapamil nach den Angaben von Harder et al. (1991) und für Diltiazem auf der Basis der Daten von Hermann et al. (1983) ermittelt. Variationskoeffizient: (Standardabweichung : Mittelwert) × 100%.

maximalen Plasmakonzentration (C_{max}) und der Fläche unter der Plasmaspiegel-Zeit-Kurve (AUC). Entsprechende Angaben sind Tabelle 7.6 zu entnehmen. In dieser Tabelle sind die Bioverfügbarkeits-Schwankungen als Variationskoeffizient ausgedrückt. Darunter versteht man (Standardabweichung : Mittelwert) × 100% (falls der Leser das schon vergessen hat). Solche Berechnungen lassen erkennen, daß Pharmaka mit hoher Bioverfügbarkeit wie Amlodipin (Tabelle 7.4) relativ geringe Schwankungen ihrer potentiellen Verfügbarkeit aufweisen (14%), während das pharmakokinetische Profil von Calciumantagonisten mit inhärent geringer Bioverfügbarkeit, zum Beispiel von Felodipin oder Verapamil (Tabelle 7.4), durch weit größere Schwankungen gekennzeichnet ist.dies gilt auch für die Bioverfügbarkeit bei ein und demselben Patienten. Im Falle von Felodipin können beispielsweise individuelle Bioverfügbarkeits-Schwankungen bis zu etwa 55% zu beobachten sein. Diese von Fall zu Fall auftretenden Unterschiede zwischen höchsten und niedrigsten Plasmakonzentrationen können die Schwierigkeiten bei der Aufrechterhaltung einer angemessenen Therapie mit an sich nur beschränkt bioverfügbaren Calciumantagonisten noch vergrößern. Dabei gilt es, keine unerwünschten Nebenwirkungen auszulösen, die Compliance des Patienten nicht zu beeinträchtigen und für eine angemessene klinische Behandlung der jeweiligen Erkrankung Sorge zu tragen. Ganz allgemein kann also festgestellt werden:

I. Im Hinblick auf die Bioverfügbarkeit gibt es erhebliche Unterschiede zwischen den einzelnen Calciumantagonisten.

II. Calciumantagonisten mit inhärent hoher Bioverfügbarkeit bieten gegenüber gering bioverfügbaren Calciumantagonisten Vorteile.

Nach der Erörterung der Vorteile von Calciumantagonisten mit relativ hoher Bioverfügbarkeit ist noch kurz auf die Bedeutung der Verwendung solcher Pharmaka mit langer Halbwertzeit zu verweisen (Tabelle 7.4). Die bei diesem Parameter zu beobachtenden Unterschiede lassen sich durch den Vergleich der Halbwertzeiten von Amlodipin (35–50 Stunden), Verapamil (3–7 Stunden) und Nitrendipin (2–5 Stunden) veranschaulichen. Einer der größten Vorteile einer langen Halbwertzeit im Plasma ist die Gewähr dafür, daß im Dosierungsintervall keine größeren Unterschiede zwischen den höchsten und den niedrigsten Plasmakonzentrationen auftreten. Der Quotient zwischen diesen beiden Werten ist bei Amlodipin zum Beispiel 1,5 (Faulkner et al. 1986) und liegt damit sogar weit unter dem Quotienten von Retardarzneiformen von Felodipin (Felodipin mit verlängerter Freisetzung), Isradipin, Nifedipin, Diltiazem oder Verapamil (Tabelle 7.7). Das *Fehlen* größerer Unterschiede zwischen maximalen und minimalen Plasmaspiegeln ist natürlich eine wichtige Eigenschaft jedes Arzneimittels, vor allem im Hinblick auf die Aufrechterhaltung einer konstanten Wirkung im Dosierungsintervall. Zu den bereits besprochenen, günstigen pharmakokinetischen Eigenschaften von Amlodipin kommt demnach auch noch, daß die Substanz keine größeren Unterschiede zwischen Peakwerten und niedrigsten Konzentrationen im Plasma aufweist. Dies bringt zwangsläufig eine gleichbleibende Wirkung im gesamten Dosierungsintervall mit sich und ist auf die niedrigen Clearance-Werte und die hohe Bioverfügbarkeit der Substanz zurückzuführen.

Tabelle 7.7. Verhältnis zwischen höchsten und niedrigsten Plasmakonzentrationen bei verschiedenen Calciumantagonisten

Calciumantagonist	Quotient „höchster/niedrigster Plasmaspiegel"	Literatur
Amlodipin	1,5	Faulkner et al. 1986
Felodipin Retard	2,9	McGrath et al. 1989
Isradipin	13,5	Chellingsworth et al. 1988
Nifedipin Retard	10,4	Scott et al. 1988
Diltiazem Retard	2,4	Ochs et al. 1984
Verapamil Retard	5,6	Jespersen et al. 1989

Dieses Zahlenmaterial besteht aus berechneten Plasmakonzentrations-Quotienten. Ein niedriger Quotient ist insofern von Bedeutung, als dadurch eine konstante Wirkung während des gesamten Dosierungsintervalls gewährleistet ist. Im Falle von Amlodipin ist ein niedriger Plasmakonzentrations-Quotient mit einer hohen Bioverfügbarkeit (Tabelle 7.4) und einer langsamen Ausscheidung verbunden (Tabelle 7.4).

Plasmaspiegel

Wie bereits erwähnt, werden die meisten Calciumantagonisten in hohem Maße an Plasmaproteine wie Plasmaalbumin, saures α_1-Glykoprotein und in manchen Fällen an γ-Globuline und Lipoproteine gebunden (Tabelle 7.3). Bei der Bestimmung der frei verfügbaren Substanz ist dies natürlich zu berücksichtigen. Darunter ist die Konzentration des Pharmakons zu verstehen, das für die Wechselwirkung mit der α_1-Untereinheit des Ca^{2+}-Kanal-Komplexes zur Verfügung steht und damit als Calciumantagonist wirken kann. Diese Werte sind in Tabelle 7.5 zusammengestellt.

Die Zeitspanne bis zum Eintreten maximaler Plasmaspiegel nach oraler Gabe ist für eine Reihe von Calciumantagonisten in Tabelle 7.1 und 7.2 aufgeführt. Gleichzeitig wurde darauf verwiesen, daß es verhältnismäßig lange dauert, bis nach der oralen Verabreichung von Amlodipin Peakwerte im Plasma erreicht werden. So sind diese Werte bei Felodipin Retard zum Beispiel schon nach 2–8 Stunden zu beobachten (Tabelle 7.2), während bei Amlodipin eine wesentliche längere Zeitspanne verstreicht, zuweilen sogar 6–12 Stunden. Dieser Unterschied wird gewöhnlich auf die langsame Resorption von oral verabreichtem Amlodipin zurückgeführt. Ein alternatives, allerdings hypothetisches Argument wäre, daß Amlodipin erst bei höheren Plasmakonzentrationen seine therapeutische Wirksamkeit entfaltet. Wie aus Tabelle 7.5 zu ersehen ist, erweist sich eine solche Erklärung im Falle von Amlodipin als unhaltbar, weil die erforderlichen Amlodipin-Spiegel im Plasma zum Beispiel im Vergleich zu Felodipin-Tabletten (5–40 ng/ml), Felodipin Retard (12–34 ng/ml) und Nifedipin (50–200 ng/ml) relativ niedrig sind (2–12 ng/ml) (Tabelle 7.5).

Unabhängig von der Ursache der langen Zeitspanne bis zum Erreichen der maximalen Amlodipin-Konzentrationen im Plasma ist diese Eigenschaft des Präparates insofern ein Vorteil, weil auf diese Weise keine plötzliche Vasodilatation einsetzen kann und damit auch keine reflektorisch bedingten Veränderungen der Herzfrequenz auftreten.

Metabolisierung und Ausscheidung

Es wurde bereits darauf verwiesen, daß Amlodipin wie auch andere Calciumantagonisten einem umfangreichen Leberstoffwechsel unterliegt. Dadurch werden weniger als 10 % von oral verabreichtem Amlodipin unverändert ausgeschieden (Beresford et al. 1988, 1989, Reid et al. 1988). Im Gegensatz zu anderen Calciumantagonisten ist Amlodipin durch eine langsame Stoffwechselrate gekennzeichnet. So erklärt sich auch die langsame Ausscheidung dieser Substanz (Tabelle 7.4). Als ersten Schritt des Amlodipin-Metabolismus wird der Dihydropyridin-Ring zu einem Pyridin-Analog metabolisiert. Danach kommt es zur Oxidation und Hydrolyse der Estergruppe in der Seitenkette (Stopher et al. 1988). Die dabei entstehenden Metaboliten wirken nicht als Calciumantagonisten und werden zu 60 % im Urin und zu 20–25 % im Kot ausgeschieden (Beresford et al. 1988).

Tabelle 7.8. Verteilungsvolumen einiger Calciumantagonisten bei gesunden Probanden. (aus Opie 1990)

Calciumantagonist	Verteilungsvolumen (l/kg K.G.)
Amlodipin	21
Diltiazem	5,3
Feldopin	4–10
Isradipin	4
Nifedipin	0,6–1,4
Nisoldipin	2,7
Nitrendipin	13,4
Verapamil	1,6–6,8

Man beachte das große Verteilungsvolumen von Amlodipin.

Verteilungsvolumen

Eine der bemerkenswertesten Eigenschaften von Amlodipin ist das große Verteilungsvolumen dieser Substanz. Dieses Merkmal kann *indirekt* dazu beitragen, daß Amlodipin eine lange Wirkungsdauer besitzt. Im Vergleich zu 5,3 l/kg K.G. bei Diltiazem und zu 4 l/kg bei Isradipin (Tabelle 7.8) kann das Verteilungsvolumen bei Amlodipin bis zu 21 l/kg betragen (Faulkner et al. 1986) (Tabelle 7.8). Die Ursache für das große Verteilungsvolumen von Amlodipin konnte noch nicht genau geklärt werden. Allgemein geht man davon aus, daß ein (ursächlicher) Zusammenhang mit der relativ hohen Polarität dieser Substanz besteht (pK_a = 8,6). Unabhängig davon, ob dies zutrifft, bedeutet ein großes Verteilungsvolumen, daß der Körper eigene Depots des betreffenden Arzneimittels bereitstellt. Wahrscheinlich ist das auch eine Erklärung für die niedrigen Clearance-Werte einer Substanz.

Zusammenfassung

1. Amlodipin, ein Calciumantagonist der zweiten (dritten?) Generation aus der Reihe der Dihydropyridine, unterscheidet sich nach seinem pharmakokinetischen Profil deutlich von anderen, derzeit verfügbaren Calciumantagonisten, auch von Substanzen der zweiten Generation dieser Stoffklasse (Abb. 7.4).
2. Diese Unterschiede hängen mit dem chemischen Profil von Amlodipin zusammen, zum Beispiel mit (Tabelle 7.9)
    I. einer langsamen Verteilung nach oraler Gabe,
    II. einem großen Verteilungsvolumen,
    III. einer relativ hohen Bioverfügbarkeit,
    IV. einem langsamen aber umfangreichen Leberstoffwechsel, der mit einer langen Eliminationshalbwertzeit einhergeht.

78 Pharmakokinetische Eigenschaften von Amlodipin

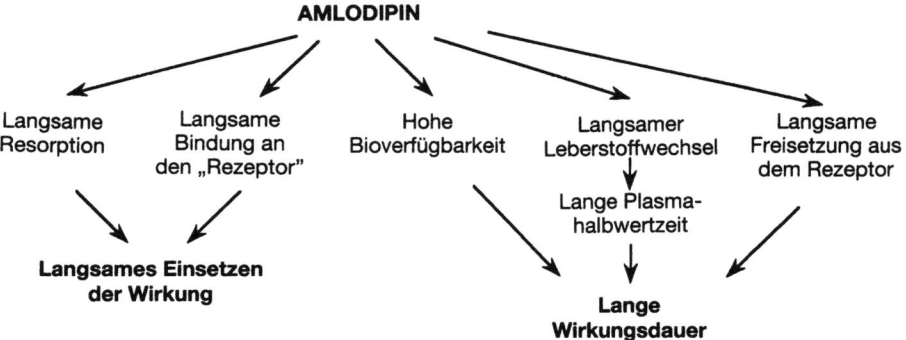

Abb. 7.4. Schematische Darstellung der wichtigsten Faktoren, die für das langsame Einsetzen des Amlodipin-Effekts und für die lange Wirkungsdauer dieses Calciumantagonisten verantwortlich sind

Tabelle 7.9. Zusammenfassende Darstellung des pharmakokinetischen Profils von oral verabreichtem Amlodipin

Merkmal		Beurteilung im Vergleich zu anderen Calciumantagonisten
Zeitspanne bis zum Eintreten maximaler Plasmakonzentrationen	6–12 h	Langsam
Resorption	100%	Hoch
Bioverfügbarkeit	60–80%	Hoch
Eliminationshalbwertzeit	35–50 h	Langsame Ausscheidung
Peakwerte im Plasma	2–12 ng/ml	Niedrig
Bindung an Plasmaproteine	99%	Wie bei den anderen Calciumantagonisten
Peakwerte der *freien* Substanz im Plasma	$0{,}5$–3×10^{-10} Mol	Niedrig
Verteilungsvolumen	21 l/kg K.G.	Hoch

Aufgrund dieser Merkmale ist Amlodipin ein Calciumantagonist mit hoher Bioverfügbarkeit, niedrigen Clearance-Werten und mit einem großen Verteilungsvolumen.

3. Die dabei entstehenden Metaboliten wirken nicht als Calciumantagonisten.
4. Zusammen mit der im sechsten Kapitel beschriebenen, langsamen Bindung der Substanz an ihre Rezeptoren und der ebenfalls langsamen Freisetzung aus diesen Rezeptoren sind diese Eigenschaften eine Erklärung dafür, daß der calciumantagonistische Effekt von Amlodipin nur langsam einsetzt, lange anhält, von Fall zu Fall nur geringfügige Schwankungen aufweist und durch keine größeren Fluktuationen zwischen den höchsten und den niedrigsten Plasmakonzentrationen gekennzeichnet ist. Durch diese wichtigen Eigenschaften unterscheidet sich Amlodipin von anderen derzeit verfügbaren Calciumantagonisten, auch von Sub-

stanzen aus der Reihe der Dihydropyridine. Auf diese Weise läßt sich vielleicht auch erklären, warum die Amlodipin-Spiegel im Plasma sich durch Faktoren wie Nahrungsaufnahme, Alkohol und gleichzeitige Verabreichung anderer Medikamente kaum beeinflussen lassen (neuntes Kapitel), welche die Bioverfügbarkeit von nur in geringem Maße bioverfügbaren Calciumantagonisten mit rascher Clearance (zum Beispiel Felodipin) stark beeinträchtigen können.

5. Die klinische Bedeutung dieser ungewöhnlichen Eigenschaften von Amlodipin wird in den folgenden Kapiteln erörtert. Zuerst befassen wir uns jedoch mit der Vasoselektivität dieser Substanz.

Kapitel 8

Vasoselektivität von Amlodipin

> „Die Welt ist einfach in zwei Klassen geteilt: Menschen, die das Unglaubliche glauben und solche, die das Unwahrscheinliche tun."
> OSCAR WILDE in „Eine Frau ohne Bedeutung"

Die vorausgehenden Ausführungen haben gezeigt, daß der Calciumantagonist Amlodipin folgende Eigenschaften besitzt:

I. Amlodipin ist durch ein ungewöhnliches und möglicherweise einmaliges Bindungsprofil gekennzeichnet (Burges 1992, Nayler und Gu 1992, Vaghy 1992; sechstes Kapitel).
II. Die Bindung an die Bindungsstellen im Ca^{2+}-Kanal vom L-Typ (sechstes Kapitel) wie auch die Freisetzung aus diesen Bindungsstellen geht ungewöhnlich langsam vor sich.
III. Aufgrund des pharmakokinetischen Profils (außergewöhnlich lange Durchgangszeit in der Leber, hohe Bioverfügbarkeit und lange Eliminationshalbwertzeit) (siebtes Kapitel) wäre die Verabreichung der Tagesdosis als einmalige Gabe möglich. Damit bleibt noch festzustellen, ob Amlodipin, wie so viele andere Calciumantagonisten vom Dihydropyridin-Typ, eine Gewebeselektivität aufweist. Diese Frage ist insofern von erheblicher Bedeutung, als Calciumantagonisten *ohne* diese Eigenschaft nicht nur eine Gefäßerweiterung hervorrufen, sondern auch andere Wirkungen verursachen:
   a) Da die Kontraktion des Herzmuskels von der Bereitstellung von extrazellulärem Ca^{2+} durch die Ca^{2+}-Kanäle vom L-Typ abhängig ist, kommt es unter der Wirkung solcher Substanzen zu einer negativen Inotropie.
   b) Ferner verlangsamen diese Calciumkanalblocker die Herzfrequenz. Dies hängt mit der Wirkung des langsamen Ca^{2+}-Einstroms und daher des Einströmens von Ca^{2+}-Ionen über die Ca^{2+}-Kanäle vom L-Typ auf die Funktion des erregungsleitenden Gewebes und des AV-Knotens zusammen.

Verapamil und Diltiazem sind Beispiele für Pharmaka ohne Gewebeselektivität im kardiovaskulären Bereich. Die meisten Calciumantagonisten aus der Reihe der Dihydropyridine (zum Beispiel Amlodipin) lassen hingegen eine gewisse Gewebeselektivität erkennen (Tabelle 8.1).

Tabelle 8.1. Selektivität von Calciumantagonisten der ersten und zweiten Generation in bezug auf das Herz-Kreislauf-System

Calciumantagonist	Selektivität
Calciumantagonisten der ersten Generation	
Verapamil	Nicht selektiv
Diltiazem	Nicht selektiv
Nifedipin	Teilweise selektiv
Calciumantagonisten der zweiten Generation	
Amlodipin	Vasoselektiv
Felodipin	Vasoselektiv
Isradipin	Vasoselektiv
Manidipin	Vasoselektiv
Nisoldipin	Vasoselektiv[a]
Nitrendipin	Vasoselektiv
Nimodipin	Vasoselektiv[b]
Nicardipin	Vasoselektiv

[a] Nisoldipin verursacht bevorzugt eine Erweiterung der Koronargefäße, ist aber auch ein peripherer Vasodilatator (Koronargefäße > periphere Gefäße).
[b] Nimodipon verursacht bevorzugt eine Erweiterung der zerebralen Gefäße, ist aber auch ein peripherer Vasodilatator (zerebrale Gefäße > periphere Gefäße).

Gewebeselektivität von Amlodipin

Schon zu Beginn der Laboruntersuchungen, denen Amlodipin unterzogen wurde, stellte sich heraus, daß die Substanz zwar eine gewisse Wirkung auf das Myokard ausübt, der bevorzugte Angriffsort jedoch der Gefäßapparat ist. Amlodipin verhält sich also *vasoselektiv*. Dieser Effekt konnte an den Geweben verschiedener Spezies von Labortieren nachgewiesen werden (Meerschweinchen, Kaninchen und Ratten) wie auch in Untersuchungen an menschlichem Gewebe, das bei Bypass-Operationen oder Herztransplantationen entnommen worden war. In Anbetracht des ungewöhnlichen Bindungsprofils der Substanz (langsame Bindung an die α_1-Untereinheit des Ca^{2+}-Kanal-Komplexes) ist bei der Beurteilung mancher Literaturangaben über die relative Vasoselektivität von Amlodipin Vorsicht geboten. Bei den ersten Untersuchungen über das Bindungsverhalten von Amlodipin war die bis zum Erreichen eines Gleichgewichtszustandes vorgesehene Zeitspanne einfach zu kurz. In den letzten zwei oder drei Jahren lieferten aber Experimente, bei denen der Amlodipin-Effekt erst nach mehrstündigem Einwirken der Substanz auf die Gewebeproben beurteilt wurde, umfangreiches Datenmaterial. Aus solchen Versuchen lassen sich eindeutige Schlußfolgerungen über die Vasoselektivität der Substanz ziehen.

Diese Selektivität von Amlodipin läßt sich vielleicht am besten durch die HK_{50}-Werte nachweisen (für eine Hemmung der kontraktilen Reaktion um 50% erforderliche Konzentration). Ein solcher Nachweis kann an isolierten Gewebestreifen aus verschiedenen Blutgefäßen erfolgen (Koronar-

Tabelle 8.2. HK_{50}-Werte für die Hemmwirkung von Amlodipin auf die kontraktile Aktivität in Gefäß- (Aorta und Koronararterien) und in Herzmuskel-Präparaten (isolierte Herzen)

Testpräparat	HK_{50}	Literatur
Rattenaorta	7,5 nMol	Matlib et al. 1988
Koronararterie des Schweins	50 nMol	Fleckenstein et al. 1989
Isoliert perfundiertes Meerschweinchenherz	1600 nMol	Fleckenstein et al. 1989
Koronararterie des Menschen	21 nMol	Matlib et al. 1988
Koronararterie des Menschen	14 nMol	Godfraind et al. 1989, 1992

HK_{50} ist die zu einer 50%igen Hemmung der Kontraktion erforderliche Konzentration der Versuchssubstanz.
Bei den hier aufgeführten Gefäßpräparaten wurde die Spannungsentwicklung nach Depolarisation mit K^+ durch Zusatz von Ca^{2+} eingeleitet. Die isolierten Herzen schlugen spontan.
Durch Vergleich der HK_{50}-Werte für das Meerschweinchenherz und die Koronararterien des Meerschweinchens konnte für die Hemmwirkung von Amlodipin ein Selektivitätsfaktor (Koronararterien ÷ Myokard) von 160:1 ermittelt werden. Der Vergleich der Amlodipin-Wirkung auf das Meerschweinchenherz und auf die Koronararterien des Menschen ergibt einen Selektivitätsfaktor (Gefäßapparat ÷ Myokard) von ca. 80:1.

gefäße und Aorta). Die hierbei erzielten Ergebnisse werden mit ähnlichen Befunden zur Hemmwirkung auf die Herzmuskelkontraktion verglichen. Diesbezügliche Angaben sind in Tabelle 8.2 zusammengestellt. Sie lassen eindeutig erkennen, daß Amlodipin eine relative Selektivität für das Gefäßsystem aufweist, auch für die Koronargefäße. Dies gilt zumindest für die verwendeten Testpräparate.

Zur Hemmwirkung von Amlodipin auf die Kontraktilität von Präparaten aus Gefäßproben und aus dem Herzmuskel des Menschen liegen HK_{50}-Werte über humane Koronararterien vor (Tabelle 8.2). Allerdings beziehen sich die einzigen Angaben über die Wirkung auf das Herzmuskelgewebe des Menschen lediglich auf die für eine 20%ige Hemmung der Kontraktilität erforderliche Substanzmenge. Doch auch diese Angaben haben eine Aussagekraft und bestätigen die Vasoselektivität von Amlodipin. Es zeigte sich nämlich (Abb. 8.1), daß Amlodipin in einer Konzentration von 100 nMol die maximale Spannungsentwicklung im isolierten Papillarmuskel des Menschen nur um *17%* abschwächt, während es unter der Wirkung einer weit geringeren Konzentration (14 nMol, Abb. 8.1) zu einer *50%igen* Verringerung der Kontraktionen von isolierten humanen Koronararterien kam (Godfraind et al. 1989). Diese im Labor von Godfraind erzielten Ergebnisse sind insofern von erheblicher Bedeutung, als sie *eine Bestätigung dafür bringen, daß die Vasoselektivität von Amlodipin auch an menschlichen Gewebeproben zur Geltung kommt, obgleich dieser Nachweis nur für den Bereich der Koronargefäße erbracht wurde.*

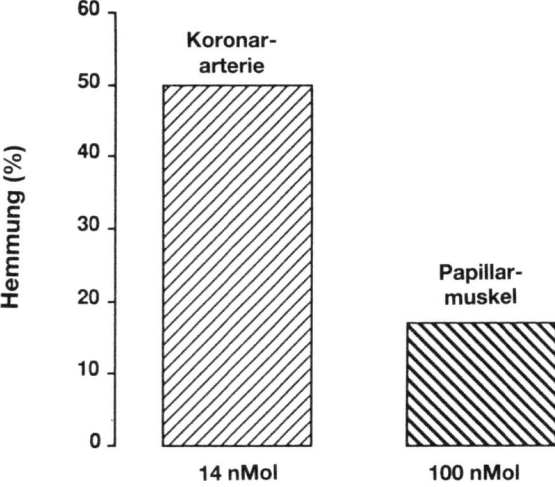

Abb. 8.1. Wirkung von 100 nMol und 14 nMol Amlodipin auf die maximale Spannungsentwicklung im isolierten Papillarmuskel und in Koronararterien-Segmenten des Menschen. Man beachte, daß es unter der Wirkung von 100 nMol Amlodipin nur zu einer 17%igen Abschwächung der Spannungsentwicklung im Papillarmuskel kam, während 14 nMol eine 50%ige Verringerung der durch K^+ hervorgerufenen Kontraktionen des Koronararterien-Präparates verursachten. Dies ist eine Bestätigung für die Vasoselektivität von Amlodipin (mit freundlicher Genehmigung aus Godfraind et al. 1989)

Vergleich zwischen der Vasoselektivität von Amlodipin und Nifedipin

Da Amlodipin ein Abkömmling von Nifedipin, dem Prototypen der Calciumantagonisten aus der Reihe der Dihydropyridine, ist, dürfte ein Vergleich der Vasoselektivität dieser beiden Substanzen von Interesse sein. Wie aus den HK_{50}-Werten für die Hemmwirkung auf die Kontraktion der glatten Muskulatur der Aorta zu ersehen ist (Tabelle 8.3), *übt Amlodipin auf die Kontraktion der glatten Gefäßmuskel eine annähernd doppelt so starke Hemmwirkung aus als Nifedipin.* Es sei jedoch daran erinnert, daß dieser Effekt bei Amlodipin sowohl im Labor als auch in der Klinik nur langsam in Erscheinung tritt (Cappuccio et al. 1992).

Vergleich der Vasoselektivität von Amlodipin und anderer Calciumantagonisten

Es wurden Bedenken vorgebracht, daß Calciumantagonisten mit stark ausgeprägter negativ inotroper Wirkung eine Herzinsuffizienz auslösen könn-

84 Vasoselektivität von Amlodipin

Tabelle 8.3. Calciumantagonistische Wirkung von Amlodipin im Vergleich zu Nifedipin nach den HK_{50}-Werten für die Hemmung der Kontraktion der glatten Aortenmuskulatur

Calciumantagonist	Testpräparat	HK_{50}	Literatur
Amlodipin	Aortenstreifen	1,9 nMol	Burges et al. 1987
Nifedipin	Aortenstreifen	4,1 nMol	Burges et al. 1987

Bei dem Testpräparat handelte es sich um eine mit K^+ depolarisierte Rattenaorta. In jedem Fall war für die Entwicklung der maximalen Wirkung des Calciumantagonisten eine ausreichende Zeitspanne vorgesehen (30 min bei Nifedipin, 3,5 h bei Amlodipin). Der HK_{50}-Wert gibt an, welche Konzentration der Versuchssubstanz für die Hemmung einer bestimmten Reaktion um 50% erforderlich ist.

ten, insbesondere bei Patienten mit eingeschränkter Linksventrikelfunktion. Aus diesem Grund besteht Interesse an Daten über die Vasoselektivität der auf dem Markt befindlichen Pharmaka dieser Stoffklasse. Die Bestimmung des Verhältnisses der Wirkung auf den Gefäßapparat zur Wirkung auf den Herzmuskel ist eine Möglichkeit, solche Daten zu erhalten.

Diesbezügliche Literaturangaben sind Tabelle 8.4 zu entnehmen. Es zeigte sich, daß der Vasoselektivitätsfaktor von Amlodipin etwa in der gleichen Größenordnung liegt wie bei Nitrendipin, etwas geringer ist als bei Felodipin, aber weit höher als bei Nifedipin.

Tabelle 8.4. Relative Gefäßselektivität einiger Calciumantagonisten

Calciumantagonist	Selektivitätsfaktor (Gefäßapparat ÷ Myokard)
Verapamil	0,92
Diltiazem	8,9
Amlodipin	80
Nifedipin	20
Nitrendipin	80
Felodipin	103

Mit Ausnahme von Amlodipin stammen die Daten in dieser Tabelle aus den Arbeiten von Triggle und Janis (1984) sowie Ljung und Nordlander (1987). Die Angabe zu Amlodipin wurden den Arbeiten von Fleckenstein et al. (1989) und Matlib et al. (1988) entnommen. Bei dem hier verwendeten Selektivitätsfaktor handelt es sich um den *Quotienten* „Wirkung des Calciumantagonisten auf das Gefäßsystem / Wirkung auf den Herzmuskel". Bei den Untersuchungen über Felodipin (Ljund und Nordlander 1987) kam die Pfortader und der Papillarmuskel der Ratte zur Anwendung. Die Autoren ermittelten für diese Substanz den Selektivitätsfaktor 103. Die Aussagekraft der mit den Pfortader-Präparaten erzielten Ergebnisse ist allerdings fraglich, da es sich hier um kein Widerstandsgefäß handelt. Bei ihren Untersuchungen am Papillarmuskel und an der Arteria mesenterica (Widerstandsgefäß) des Meerschweinchens errechneten Spedding et al. (1990) für Felodipin den Selektivitätsfaktor 5,4, im Vergleich zu 3,1 für Nifedipin, 1,3 für Verapamil und 7,4 für Isradipin. Leider wurde Amlodipin in dieser Studie nicht geprüft.

Vergleich der negativen Inotropie von Amlodipin und Nifedipin

Obwohl Amlodipin und Nifedipin vasoselektive Calciumantagonisten sind, entfalten beide in relativ hohen Konzentrationen einen negativ inotropen Effekt. Amlodipin dürfte in dieser Hinsicht nicht so aktiv sein wie Nifedipin. Bei Verwendung des Papillarmuskels des Meerschweinchens als Testpräparat kommt es unter $0{,}3 \cdot 10^{-6}$ Mol Nifedipin zu einer 50%igen Abschwächung der Kontraktionen, während etwa die fünffache Konzentration von Amlodipin erforderlich ist ($1{,}6 \cdot 10^{-6}$ Mol) (Fleckenstein et al. 1989), um den gleichen Effekt zu erzielen. *Demnach übt Amlodipin eine etwa fünfmal schwächere inotrope Wirkung auf den Herzmuskel aus als Nifedipin.* Dieser Unterschied wie auch andere Unterschiede zwischen der Pharmakologie der beiden Calciumantagonisten könnte bei der Behandlung von Patienten mit eingeschränkter Linksventrikelfunktion sehr wohl von Bedeutung sein (siebzehntes Kapitel).

Auswertung von Daten zur Gewebeselektivität von Calciumantagonisten

In diesem Zusammenhang ist daran zu erinnern, daß der Großteil von Angaben über die Gewebeselektivität von Calciumantagonisten in bezug auf Gefäßsystem und Myokard aus Studien an isolierten Gewebeproben von Versuchstieren oder an erkranktem menschlichem Gewebe stammt. Bei der Extrapolation von Daten aus Tierexperimenten auf klinische Gegebenheiten ist Vorsicht geboten. Allerdings konnte die Vasoselektivität von Amlodipin in der Klinik eindeutig bestätigt werden (Vetrovec et al. 1991, Taylor et al. 1991). Soweit zum Nachweis einer unterschiedlichen Gewebeselektivität Tiermodelle zur Anwendung kamen, ist darauf zu achten, um welche Modelle es sich jeweils handelte. So verwendeten zum Beispiel Ljung und Nordlander (1987) bei Felodipin die Pfortader und den Papillarmuskel der Ratte und ermittelten einen Selektivitätsfaktor 103 für das Gefäßsystem im Vergleich zum Herzmuskel (Tabelle 8.4). Es stellt sich aber die Frage, ob dieser Wert richtig oder sinnvoll ist, da man die Pfortader der Ratte nicht als repräsentatives Widerstandsgefäß betrachten kann. Diese Zweifel werden durch ähnliche Untersuchungen am Papillarmuskel und an der Arteria mesenterica bestätigt, die bei Felodipin einen Selektivitätsfaktor von ca. 5,4 ergaben (Spedding et al. 1990).

Ganz allgemein sind also bei der Erörterung von Selektivitätsfaktoren folgende Punkte kritisch zu betrachten:

I. die Bedeutsamkeit des untersuchten Dosisbereichs,
II. die für die volle Entfaltung der Wirkung des Calciumantagonisten vorgesehene Zeitspanne,
III. die Art des verwendeten Testpräparats.

86 Vasoselektivität von Amlodipin

Neben den bereits besprochenen Schwierigkeiten bei der Beurteilung der Ergebnisse von Selektivitätsstudien ist noch ein weiterer Faktor zu berücksichtigen: Tierexperimente werden an normalem Gewebe von gesunden Tieren durchgeführt. Hier besteht aber ein enormer Unterschied zu den klinischen Gegebenheiten. Pathologische Zustände können sowohl die Gewebeselektivität durch Veränderung der Zahl verfügbarer Rezeptoren als auch die Affinität der Rezeptoren in einem bestimmten Organ (zum Beispiel im Herzmuskel, den Koronargefäßen oder im peripheren Kreislauf) verändern.

Zeitlicher Verlauf der Hemmwirkung von Amlodipin auf die durch Ca^{2+} hervorgerufene Kontraktion der glatten Gefäßmuskulatur (Vergleich mit Nifedipin)

Wie bereits erwähnt, ist Amlodipin hinsichtlich der Abschwächung der Kontraktionen der glatten Gefäßmuskulatur etwa doppelt so wirksam wie Nifedipin. Dieser Unterschied kommt bei den in Tabelle 8.3 aufgeführten HK_{50}-Werten zum Ausdruck. Hierbei handelt es sich allerdings nicht um den einzigen Unterschied zwischen der gefäßerweiternden Wirkung dieser beiden Substanzen. Ein weiterer Unterschied beruht auf der *Zeitspanne bis zur vollen Entfaltung ihrer Hemmwirkung*. Während die maximale Hemmwirkung von Nifedipin innerhalb von kurzer Zeit eintritt, oft schon nach wenigen Minuten, erreicht der Effekt von Amlodipin erst nach einigen Stunden seinen Scheitelpunkt (Tabelle 8.5). Dieser Unterschied wird in Abb. 8.2 veranschaulicht. Die Abbildung zeigt den zeitlichen Verlauf und die Dosisabhängigkeit der Hemmwirkung von Amlodipin und Nifedipin auf die durch Ca^{2+} ausgelöste Kontraktion der mit K^+ depolarisierten Muskulatur der Rattenaorta. Während die stärkste Wirkung von Nifedipin

Tabelle 8.5. Zeitspanne bis zum Eintreten der maximalen gefäßerweiternden Wirkung von Amlodipin, gemessen an der von dieser Substanz hervorgerufenen Herabsetzung des Blutdrucks spontan hypertonischer Ratten, im Vergleich zu anderen Calciumantagonisten

Calciumantagonist	Dosis	Zeitspanne bis zum Eintreten der maximalen Wirkung
Verapamil	100 mg/kg	1 h
Nifedipin	100 mg/kg	<30 min
Diltiazem	500 mg/kg	<30 min
Amlodipin	10 mg/kg	12 h
Felodipin	100 mg/kg	30 min

Die hier aufgeführten Dosen wurden so gewählt, daß der systolische Druck spontan hypertonischer Ratten durch jedes Versuchspräparat in gleichem Maße herabgesetzt wurde (Fleckenstein et al. 1989)

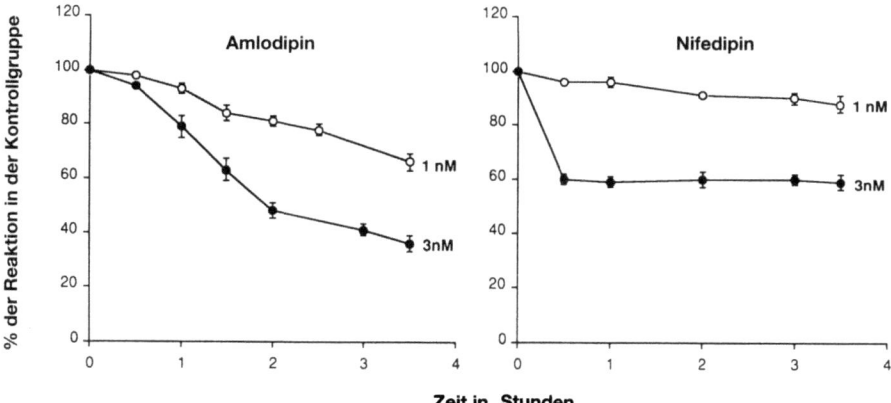

Abb. 8.2. Zeitlicher Verlauf der Hemmwirkung von Amlodipin (1–3 nMol) und Nifedipin (1–3 nMol) auf die durch K$^+$ ausgelösten Kontraktionen isolierter Segmente der Rattenaorta. Man beachte die relativ langsam einsetzende, dosisabhängige Wirkung von Amlodipin (mit freundlicher Genehmigung aus Burges et al. 1989)

binnen kurzer Zeit eintritt, kommt es bei Amlodipin erst nach mehreren Stunden zu einem Steady state.

Die in Abb. 8.2 dargestellten Ergebnisse stammen aus den Versuchen von Burges et al. (1989). In der Literatur gibt es jedoch eine Vielzahl von Berichten über einen solchen Effekt. So beobachteten zum Beispiel Godfraind et al. (1989) an der isolierten Koronararterie des Menschen, daß die durch das Prostaglandin PGF$_{2alpha}$ ausgelösten rhythmischen Kontraktionen durch 10^{-8} Mol Amlodipin erst nach über fünf Stunden blockiert wurden und daß die Blockierung erst nach *über drei Stunden* eintrat, wenn die Kontraktion nach Depolarisation mit K$^+$ durch Zusatz von Ca^{2+} hervorgerufen wurde (Abb. 8.3). Für das langsame Einsetzen der Blockierung von Calciumkanälen durch Amlodipin gibt es noch viele andere Beispiele. Matlib et al. (1988) konnten feststellen, daß die maximale Hemmwirkung von Amlodipin auf die Ca^{2+}-induzierten Kontraktionen der Muskulatur der Rattenaorta selbst bei einer relativ hohen Konzentration (10^{-7} Mol) erst nach etwa 2½ Stunden eintrat. Diese Konzentration liegt weit über den unter klinischen Bedingungen erreichbaren Plasmaspiegeln. Bei niedrigeren Konzentrationen war diese Zeitspanne sogar noch länger.

Der Nachweis für das langsame Einsetzen der Blockierung von Calciumkanälen durch Amlodipin wurde nicht nur in Experimenten an isolierten Muskelpräparaten erbracht. Der gleiche Effekt war zum Beispiel bei Hunden mit renaler Hypertonie zu beobachten (Abb. 8.4). Bei diesem Versuch dauerte es nach einer einmaligen oralen Gabe von Amlodipin bis zu sechs Stunden, bis eine maximale gefäßerweiternde Wirkung eintrat. Allerdings hielt dieser Effekt viele Stunden an. Unter den gleichen Versuchsbedingungen ist der maximale Effekt des vasoselektiven Calciumantagonisten Nitrendipin schon nach wenigen Minuten zu beobachten. Aber die

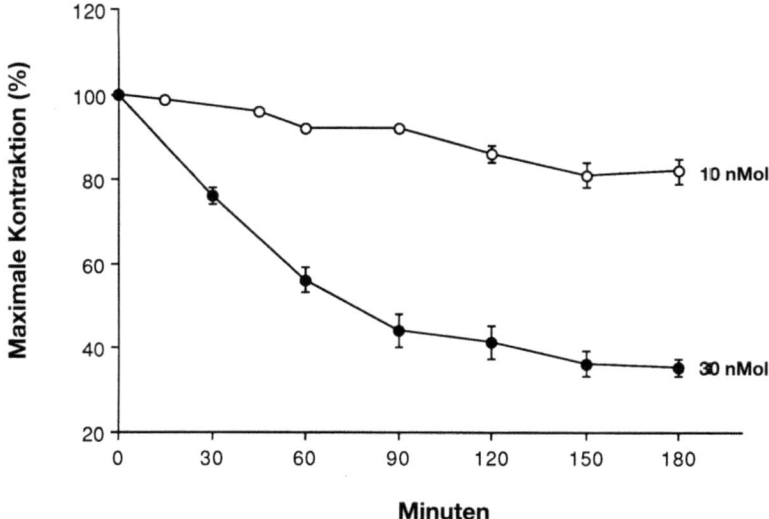

Abb. 8.3. Zeitlicher Verlauf der Hemmwirkung von Amlodipin auf die Spannungsentwicklung im proximalen Abschnitt humaner Koronararterien. Die Kontraktionen wurden durch K^+ ausgelöst. Jeder Punkt stellt den Mittelwert ± SEM aus drei Versuchen dar. Man beachte: I. die Dosisabhängigkeit der Amlodipin-Wirkung, II. das langsame Einsetzen der Reaktion des Gewebes (aus Godfraind et al. 1989)

Wirkung dieser Substanz ist nur von kurzer Dauer (Burges et al. 1989). Auch bei Untersuchungen an der spontan hypertonischen Ratte (Tabelle 8.5) war ein ähnlich langsames Einsetzen der Amlodipin-Wirkung festzustellen. Bei der klinischen Anwendung dieses Pharmakons werden solche Beobachtungen immer wieder gemacht. Diese Eigenschaft ist insofern von Vorteil, als auf diese Weise eine Erregung des sympathischen Nervensystems und des Renin-Angiotensin-Systems vermieden werden kann.

Für die relativ lange Zeitspanne bis zur Entfaltung der calciumantagonistischen Wirkung von Amlodipin gibt es verschiedene Erklärungen (Abbildung 8.5):

I. Im Rezeptorbereich muß die langsame Bindung von Amlodipin an seine Bindungsstellen eine Rolle spielen (sechstes Kapitel).
II. Wie im siebten Kapitel bereits ausgeführt, ist die Substanz durch eine relativ lange Verweildauer in der Leber gekennzeichnet. So dauert es trotz ihrer hohen Bioverfügbarkeit mehrere Stunden, bis maximale Plasmakonzentrationen erreicht werden.

Das langsame Einsetzen der Blockierung von Calciumkanälen durch Amlodipin hat folgende *Konsequenzen*:

I. allmähliches Einsetzen der Gewebereaktion,
II. minimale Nebenwirkungen (achtzehntes Kapitel) und
III. Möglichkeit einer Verwendung von Amlodipin als Monotherapie.

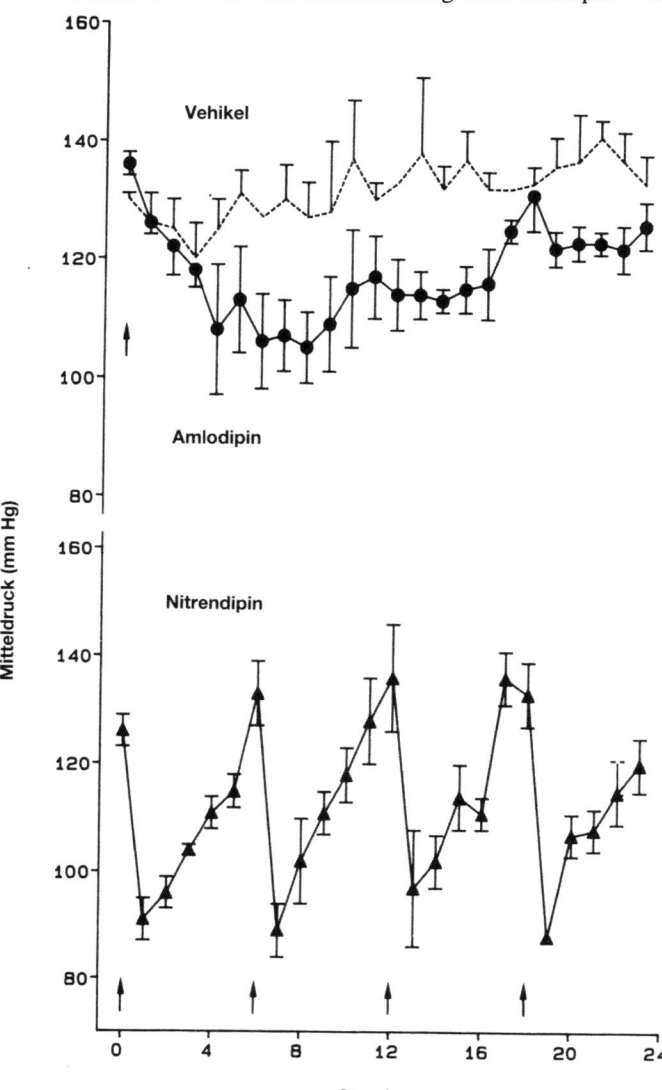

Abb. 8.4. Wirkung oraler Gaben von Amlodipin (Kreise in der Abbildung oben) und Nitrendipin (Dreiecke in der Abbildung unten) auf ambulante, wache Hunde mit renaler Hypertonie. 24stündiger Vergleich von Einzelgaben (1 mg/kg), die in sechsstündigen Abständen verabreicht wurden. Der Blutdruck wurde mittels eines Verweilkatheters in der Arteria carotis gemessen. Bei den Angaben handelt es sich um Mittelwerte ± SEM von Messungen in den letzten zehn Minuten jeder Stunde (mit freundlicher Genehmigung aus Burges et al. 1989). Man beachte das langsame Einsetzen der Wirkung von Amlodipin im Vergleich zum rasch eintretenden Nitrendipin-Effekt

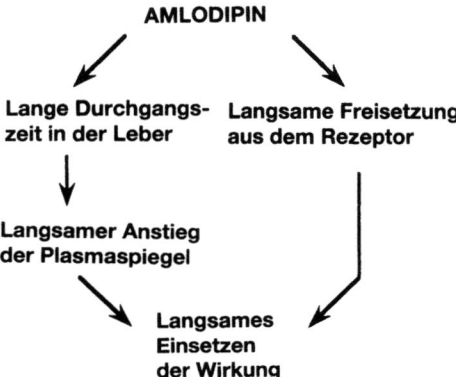

Abb. 8.5. Schematische Darstellung der Faktoren, die für das langsame Einsetzen der calciumantagonistischen Wirkung von Amlodipin verantwortlich sind

Relative koronargefäßerweiternde Wirkung von Amlodipin

Wie aus Tabelle 8.3 zu ersehen ist, entfaltete Amlodipin im Vergleich zu Nifedipin eine ebenso stark oder sogar etwas stärker ausgeprägte erschlaffende Wirkung auf die kontrahierte glatte Muskulatur der Aorta. Es stellt sich nun die Frage, ob sich Amlodipin bei anderen Blutgefäßen, zum Beispiel an den Koronararterien, als ebenso wirksam erweist. Aus physiologischer Sicht ist diese Frage von erheblicher Bedeutung: Eine Substanz mit selektiv erschlaffender Wirkung auf den systemischen Kreislauf ohne einen entsprechenden Effekt auf die Koronargefäße würde fast sicher eine unzureichende Durchblutung des Herzmuskels hervorrufen. Dieser Effekt wäre aber nicht wünschenswert, vor allem bei Patienten mit beeinträchtigtem Koronarkreislauf (Morris und Reid 1992). Die Beantwortung dieser Frage war Gegenstand einer Studie von Fleckenstein et al. (1989), in der die Wirkung von Amlodipin auf kontrahierte Koronararterien mit dem Effekt des klassischen Vasodilatators Papaverin und anderer vasoselektiver Calciumantagonisten verglichen wurde. Die bei diesen Untersuchungen erzielten Ergebnisse sind in Tabelle 8.6 zusammengestellt. Sie lassen deutlich erkennen, daß *die gefäßerweiternde Wirkung von Amlodipin auch im Bereich der Koronararterien zur Geltung kommt und daß Amlodipin dort ebenso wirksam ist wie Nifedipin.*

Der Nachweis der Koronardilatation durch Amlodipin wurde nicht nur an isolierten Koronargefäß-Präparaten erbracht. Wie aus Tabelle 8.7 hervorgeht, wurden ähnliche Resultate auch bei Bestimmung der Koronardurchblutung am isolierten Herzen und am Herzen in situ erzielt. Wie die anderen calciumantagonistischen Wirkungen von Amlodipin, ist auch dieser Effekt dosisabhängig (Dodd et al. 1989).

In bezug auf die Wirkungsstärke von Amlodipin als Koronardilatator läßt sich die Substanz demnach wie folgt einordnen: Amlodipin = Nifedipin < Nisoldipin.

Tabelle 8.6. Gefäßerweiternde Wirkung von Amlodipin auf isolierte Koronararterien, bezogen auf den Effekt von Papaverin

Substanz	Relative Wirkungsstärke
Papaverin	1
Nifedipin	3000
Amlodipin	3000
Nisoldipin	10000
Nicardipin	10000

Aus Fleckenstein et al. 1989. Die Versuche wurden an den Koronararterien des Schweins und des Kaninchens (Ramus interventricularis) durchgeführt. Die Zahlenangaben lassen erkennen, daß die koronargefäßerweiternde Wirkung von Amlodipin ebenso stark ausgeprägt ist wie der Effekt von Nifedipin aber schwächer als die Nisoldipin-Wirkung.

Tabelle 8.7. Nachweis der koronargefäßerweiternden Wirkung von Amlodipin. (Aus Matlib et al. 1988 und Matlib 1989)

Testpräparat	Literatur
Isoliert perfundiertes Rattenherz	Matlib et al. 1988
Isolierte Koronararterien	
Schwein	Matlib 1989
Schwein und Mensch	Godfraind et al. 1989
Mensch, Kaninchen und Schwein	Fleckenstein et al. 1989
Mensch	Matlib et al. 1988
Herz in situ	
Hund	Burges et al. 1985
Hund	Dunlap et al. 1989a
Hund	Dodd et al. 1989

Bei diesen Untersuchungen wurde für Amlodipin eine Vasoselektivität von 300 ermittelt (Wirkung auf Koronardurchblutung ÷ Wirkung auf den linksventrikulären dP/dt).

Zusammenhang zwischen der Vasoselektivität von Amlodipin und seiner Wirkung auf das leitfähige Gewebe des AV-Knotens und des Sinusknotens

Das ungewöhnliche Bindungsprofil von Amlodipin wurde im sechsten Kapitel bereits besprochen. Dabei wurden folgende Punkte erörtert:

I. eine außergewöhnlich langsame Bindung an die Bindungsstellen der Substanz im Ca^{2+}-Kanal-Komplex und eine entsprechend langsame Freisetzung aus diesen Bindungsstellen;
II. die Wechselwirkung der Substanz mit den Erkennungsbereichen für Phenylalkylamin (Verapamil), Benzothiazepin (Diltiazem) und Dihydropyridin (Nifedipin).

Die wichtigsten Bindungsstellen für Amlodipin im Calciumkanal-Komplex befinden sich an oder in den Bindungsbereichen für Dihydropyridin (Nifedipin). Aber schon allein der Umstand, daß Amlodipin auch mit den anderen Bindungsstellen im Ca^{2+}-Kanal-Komplex zu interagieren vermag, wirft die Frage auf, ob die Substanz, ähnlich wie Verapamil oder Diltiazem, eine Verlangsamung der AV-Überleitung verursacht. Ein solcher Effekt wäre insofern von Bedeutung, als er den Schweregrad einer mit der vasodilatatorischen Amlodipin-Wirkung einhergehenden, reflektorisch bedingten Tachykardie abschwächen könnte. Unter einer Behandlung mit Nifedipin ist diese Reflextachykardie so stark ausgeprägt, daß die gleichzeitige Verabreichung eines Beta-Blockers angezeigt erscheint.

Manches spricht dafür, daß Amlodipin tatsächlich einen gewissen Einfluß auf die AV-Überleitung ausübt. An isoliert perfundierten Rattenherzen konnte zum Beispiel beobachtet werden, daß Amlodipin in Konzentrationen zwischen 10^{-10} Mol und 10^{-7} Mol keinen Einfluß auf die spontane Herzfrequenz ausübt, während höhere Dosen (10^{-7} Mol bis 5×10^{-5} Mol) die Herzfrequenz verlangsamen (Matlib et al. 1988). Beim narkotisierten Hund kommt es unter 4 µg/kg Nitrendipin zu einer 15%igen und unter 17 µg/kg zu einer 40%igen *Erhöhung* der Herzfrequenz, während Amlodipin in Dosen zwischen 50 und 100 µg/kg trotz einer stark ausgeprägten und lange anhaltenden Blutdrucksenkung keine Veränderung dieses Parameters hervorruft (Burges et al. 1989).

Ähnliche Ergebnisse wurden auch in Untersuchungen am Menschen erzielt. Hier kam es weder nach einmaliger oraler Gabe von Amlodipin noch nach einer Langzeitbehandlung mit dieser Substanz zu einer signifikanten Reflextachykardie (Mroczek et al. 1988, Reams et al. 1987, Williams und Cubeddu 1988, Webster et al. 1988), die häufig als Nebenwirkung oder Folgeerscheinung der Verabreichung anderer vasoselektiver Calciumantagonisten auftritt. In einer Studie von Abernethy et al. (1990) führte selbst die intravenöse Injektion von Amlodipin in Dosen bis zu 10 mg bei 28 Patienten mit essentieller Hypertonie zu keiner Reflextachykardie. Daß Amlodipin keine mit anderen vasoselektiven Calciumantagonisten wie Nifedipin und Felodipin vergleichbare, reflektorisch bedingte Erhöhung der Herzfrequenz auslöst, wird in der Regel damit erklärt, daß die Substanz nur langsam ins Plasma gelangt und daß ihre Bindung an ihren Rezeptor nur langsam zustandekommt, so daß auch ihre Wirkung nur allmählich einsetzt. Man geht also im allgemeinen davon aus, daß die relative Abwesenheit einer Reflextachykardie mit dem langsamen Eintreten der gefäßerweiternden Wirkung zusammenhängt. Wahrscheinlich ist dies auch der Fall. Darüber hinaus spricht jedoch auch einiges dafür, daß hochdosiertes Amlodipin eine direkte Hemmwirkung auf die AV-Aktivität ausübt, ohne die intraatriale oder intraventrikuläre Erregungsleitung zu beeinflussen (Dunlap et al. 1989a). Amlodipin wirkt also auf die Erregungsleitung im AV-Knoten. Im Vergleich zu Verapamil ist dieser Effekt aber nur schwach ausgeprägt. Bei elektrophysiologischen Untersuchungen zum Nachweis dieser Wirkung waren deshalb eine vollständige Blockade des vegetativen Systems und die Verabreichung hoher Amlodipin-Dosen erforderlich, bis überhaupt ein Effekt in Erscheinung trat (Dunlap et al. 1989a).

Daß die Wechselwirkung von Amlodipin mit den Bindungsstellen für Verapamil und Diltiazem im Ca^{2+}-Kanal-Komplex mit der von Amlodipin ausgehenden, geringfügigen Verlangsamung der AV-Überleitung in Zusammenhang stehen könnte, ist einleuchtend, obwohl diese Bindungsaffinität im Verhältnis zur Affinität zum Dihydropyridin-Rezeptor nur von untergeordneter Bedeutung ist (Dunlap et al. 1989a). Die Rolle, die eine solche Wirkung spielt, wird oft übersehen. Das ist insofern von Nachteil, weil sie durchaus dazu beitragen kann, daß Amlodipin eine Gefäßerweiterung hervorruft, ohne eine nennenswerte Reflextachykardie auszulösen, sofern aus irgendeinem Grund ungewöhnlich hohe Plasmakonzentrationen der Substanz vorliegen. In der Regel *muß man jedoch davon ausgehen, daß Amlodipin beim Menschen die AV-Überleitung nicht beeinträchtigt (Vetrovec et al. 1991).*

Nachweis der langen Wirkungsdauer von Amlodipin

Eine der bemerkenswertesten Eigenschaften des Calciumkanalblockers Amlodipin ist seine lang anhaltende Wirkung. Diese Eigenschaft ist von erheblicher Bedeutung, weil sie die Grundlage für die Verabreichung der Tagesdosis als einmalige Gabe darstellt. Zur dauernden Beherrschung der leichten bis mäßigen Hypertonie (Webster et al. 1988, Mroczek et al. 1988, Julius 1988, Varrone et al. 1991, Lund-Johansen et al. 1991, 1992, Waeber et al. 1992) und der Angina pectoris (Taylor et al. 1991) wurde dieses Dosierungsschema bereits erfolgreich eingesetzt. Der Nachweis für die lange Wirkungsdauer von Amlodipin wurde in verschiedenen Untersuchungen erbracht. Bei den im sechsten Kapitel beschriebenen Rezeptorbindungsstudien zeigte sich zum Beispiel, daß Amlodipin nur allmählich aus seinen Bindungsstellen freigesetzt wird. Dieser Vorgang geht so langsam vonstatten, daß 5–6 Stunden nach Entfernung der Wirksubstanz noch 50% der Substanz an den Rezeptor gebunden waren. Andere Angaben zu diesem Thema stammen aus klinischen Studien, in denen der blutdrucksenkende Effekt der Substanz noch lange nach dem Absetzen der Medikation nachzuweisen war. Cappuccio et al. (1991a) berichten zum Beispiel über die Verwendung von Amlodipin als Antihypertonikum. Nach dem Absetzen des Präparates war noch drei Tage lang eine Senkung des Blutdrucks zu verzeichnen, der dann wieder zu den Ausgangswerten zurückkehrte. Diese Ergebnisse von Cappuccio et al. (1991) stimmen mit den Befunden von Webster et al. (1988) überein, die bereits früher eine ähnliche Verzögerung bei der Rückkehr zu den Ausgangswerten nach Beendigung der Medikation beschrieben hatten. Der lang anhaltende Effekt von Amlodipin tritt auch bei zahlreichen Untersuchungen an isolierten Gewebepräparaten in Erscheinung. Eine typische Studie zu diesem Thema wurde von Burges et al. (1985) durchgeführt. In dieser Studie wurden an der Pfortader der Ratte

Tabelle 8.8. Pharmakokinetische Grundlage für die lange Halbwertzeit von Amlodipin beim Menschen. (Aus Burges et al. 1989)

Halbwertzeit im Plasma	35 h
Verteilungsvolumen	21 l/kg

durch K^+ Kontraktionen ausgelöst, und nach Zusatz von Nifedipin oder Amlodipin wurde die Erholungsdauer ermittelt. Dabei war zwei Stunden nach der Entfernung von Nifedipin eine 95%ige Erholung zu verzeichnen, während nach der Entfernung von Amlodipin neun Stunden lang keine Erholung zu erkennen war. In einer anderen Studie wurde die Hemmwirkung von Amlodipin auf K^+-induzierte Kontraktionen der Rattenaorta geprüft. Es zeigte sich, daß der Effekt des Präparates sechs Stunden nach dem Absetzen der Medikation nur zu 15% aufgehoben war (Matlib et al. 1988). Ähnliche Befunde wurden auch an intakten Präparaten erhoben. Bei Hunden mit renaler Hypertonie, die Amlodipin vierzehn Tage lang erhalten hatten, dauerte es sechs Tage, bis der arterielle Mitteldruck wieder die Ausgangswerte erreicht hatte (Tabelle 8.8). Glücklicherweise ist der lang anhaltende Effekt von Amlodipin weder mit Tachyphylaxie, noch mit einem Rebound-Phänomen (oder gar einer Overshoot-Reaktion) beim Absetzen des Präparates verbunden (Webster et al. 1988).

Wie in den folgenden Kapiteln noch näher ausgeführt, kommt die Bedeutung der langen Wirkungsdauer von Amlodipin bei der klinischen Verwendung dieses Pharmakons zur Behandlung einer Vielzahl von Herz-Kreislauf-Störungen zur Geltung. Zunächst geht es uns hier nicht nur um die Bedeutung, sondern auch um die Ursache dieser Erscheinung, für die folgende Faktoren mitverantwortlich sind:

I. langsame Freisetzung aus dem Rezeptor (sechstes Kapitel),
II. lange Halbwertzeit im Plasma und
III. großes Verteilungsvolumen (Tabelle 8.7).

Zwischen der langen Plasmahalbwertzeit und dem großen Verteilungsvolumen besteht ein gewisser Zusammenhang.

Physiologische Grundlage für die Vasoselektivität von Amlodipin

Im ersten Abschnitt dieses Kapitels wurde der Nachweis dafür erbracht, daß Amlodipin ein vasoselektiver Calciumantagonist ist. In den nachfolgenden Kapiteln gehen wir auf die mit dieser Eigenschaft verbundenen Vorteile ein, unter besonderer Berücksichtigung der Verwendung von Calciumantagonisten bei der Behandlung des Bluthochdrucks und anderer Herz-Kreislauf-Störungen. Bisher wurde jedoch noch kein Versuch unternommen, eine Erklärung für die Grundlage dieser Gewebeselektivität zu finden. Dies hängt vielleicht damit zusammen, daß es keine einfache Erklärung gibt. Wahrscheinlich ist eine Vielfalt von Faktoren für die Vasoselektivität von Amlodipin verantwortlich:

I. Quelle der an der jeweiligen Reaktion beteiligten Ca^{2+}-Ionen: So stammt das in der Skelettmuskulatur für die Kopplung von Erregung und Kontraktion erforderliche Ca^{2+} hauptsächlich aus intrazellulären Quellen, während im Herzmuskel der größte Teil der Ca^{2+}-Ionen durch die L-Kanäle in das Zellinnere gelangt. Bei den glatten Muskelzellen wird der Ca^{2+}-Bedarf zum Teil aus dem Zellinnern und zum Teil über die Calciumkanäle vom L-Typ gedeckt. Je größer der Anteil der über diese Kanäle eingeschleusten Ca^{2+}-Ionen, um so wahrscheinlicher spricht das Gewebe offenbar auf Calciumantagonisten an.

II. Wie im fünften Kapitel bereits festgestellt, ist die chemische Zusammensetzung der α_1-Untereinheit des Ca^{2+}-Kanal-Komplexes gewebespezifisch. Es ist deshalb durchaus vorstellbar, daß die Bindung spezifischer Calciumantagonisten durch die Aminosäure-Zusammensetzung mancher α_1-Untereinheiten begünstigt wird. Die Folge wäre dann eine Gewebeselektivität.

III. Darüber hinaus wird die Bindung einiger Antagonisten sowohl durch die Häufigkeit der Kanaleröffnung als auch durch das Membranpotential beeinflußt. Dieser letztere Parameter ist im kardiovaskulären System unterschiedlich groß, wobei besonders große Unterschiede zwischen Herz und Gefäßsystem bestehen. Dies könnte der Grund dafür sein, daß manche Pharmaka bevorzugt an die Rezeptoren im Gefäßapparat gebunden werden.

IV. In vielen Fällen ist die Möglichkeit einer Wechselwirkung zwischen α_1-Untereinheit des Calciumkanals und Calciumantagonist vom jeweiligen Zustand des Kanals abhängig, also davon, ob er „offen" oder „geschlossen" ist. Calciumantagonisten, die bevorzugt an offene Kanäle gebunden werden, gehen in erster Linie eine Bindung mit häufig eröffneten Kanälen ein, wie sie zum Beispiel im Sinusknoten zu finden sind.

V. Schließlich kann auch die elektrische Ladung des Moleküls einen Einfluß auf die Reaktion mit bestimmten Kanal-Komplexen hervorrufen. Dies trifft zum Beispiel auf Amlodipin zu.

Es ist anzunehmen, daß alle diese Faktoren bei der Entstehung einer unterschiedlichen Selektivität zwischen verschiedenen Geweben (Gefäßapparat und Herzmuskel) und innerhalb gewisser Gewebe (verschiedene Arten von Gefäßbett) eine Rolle spielen (Triggle 1991). Bei Amlodipin konnte nachgewiesen werden, daß die Wirkung dieser Substanz auf die humanen Widerstandsgefäße durch das Membranpotential stark beeinflußt wird. Andererseits ist diese Wirkung von der Häufigkeit der Öffnung der Ca^{2+}-selektiven Kanäle unabhängig (Garcha et al. 1992). Die Vasoselektivität von Amlodipin ist daher wahrscheinlich auf die Spannungsempfindlichkeit seiner Wechselwirkung mit den Calciumkanälen zurückzuführen, da das Ruhemembranpotential in den Herzmuskelzellen vom normalen Ruhemembranpotential im Gefäßapparat abweicht.

Zusammenfassung

1. Amlodipin besitzt in Relation zum Myokard eine ausgeprägte Selektivität für das Gefäßsystem.
2. Die Gefäßselektivität bezieht sich auch auf die Koronararterien und dürfte daher für die Sicherheit der Verwendung von Amlodipin bei der Behandlung von Patienten mit eingeschränkter Ventrikelfunktion von erheblicher Bedeutung sein.
3. Die Vasoselektivität von Amlodipin spielt auch bei der Verwendung der Substanz als Blutdrucksenker eine Rolle.
4. Die Ursache für Gewebeselektivität ist komplexer Natur. Wahrscheinlich sind mehrere Faktoren im Spiel. Dabei kommen Faktoren wie die Gewebespezifität und die chemische Zusammensetzung der α_1-Untereinheiten in Betracht, ferner die Spannungsabhängigkeit der Bindung, ihre Abhängigkeit vom geöffneten oder geschlossenen Zustand des Calciumkanals und der Umstand, daß Amlodipin unter normalen Bedingungen ionisiert ist.

Kapitel 9

Bedingungen, die das pharmakokinetische Profil von Amlodipin beeinflussen

„Tatsachen kommen nicht dadurch zum Verschwinden, daß man sie einfach ignoriert."
ALDOUS HUXLEY in „Proper Studies: Notes on Dogma", 1927

Wegen seines ungewöhnlichen pharmakokinetischen Profils (langsam einsetzende und lange anhaltende Wirkung, hohe Bioverfügbarkeit und langsame Clearance) (siebtes Kapitel) und seiner Vasoselektivität (achtes Kapitel) dürfte Amlodipin ein für die Langzeittherapie von Patienten mit Bluthochdruck und anderen Herz-Kreislauf-Störungen besonders geeigneter Calciumantagonist sein. Man sollte sich daher überlegen, ob Bedingungen, die in diesem Krankengut auftreten können, das pharmakokinetische Profil dieser Substanz beeinflussen. So ist zum Beispiel zu prüfen, ob das pharmakokinetische Profil und die klinische Wirksamkeit von Amlodipin durch fortgeschrittenes Alter, eingeschränkte Nierenfunktion, Lebererkrankungen oder durch die gleichzeitige Verabreichung anderer Arzneimittel verändert werden können. Solche Arzneikombinationen betreffen nicht nur die gleichzeitige Verwendung von Beta-Blockern oder Digoxin, sondern auch die Verabreichung von Amlodipin als Zusatztherapie, wenn sich pathologische Zustände durch eine bereits bestehende Arzneibehandlung nicht beherrschen lassen, wenn zum Beispiel der Blutdruck mit einem ACE-Hemmer wie Enalapril nicht richtig eingestellt werden kann. In solchen Fällen erwies sich die gleichzeitige Verabreichung von Enalapril und Amlodipin als wirksam und gut verträglich (Jensen et al. 1990).

Einfluß des Lebensalters

Die Frage, ob das pharmakokinetische Profil von Amlodipin altersabhängig ist, war bereits Gegenstand mehrerer Untersuchungen. Diese Frage ist insofern berechtigt, als viele Hypertoniker wie auch viele Patienten mit beeinträchtigter Koronardurchblutung in die Gruppe der „älteren" Personen gehören. Wie bereits im siebten Kapitel besprochen, wissen wir heute, daß die Plasmakonzentrationen mancher Calciumantagonisten durch das Lebensalter des Patienten beeinflußt werden. So sind zum Beispiel die Nifedipin-Konzentrationen im Plasma von Patienten fortgeschrittenen Alters relativ hoch, vor allem wegen einer Verlängerung der Halbwertzeit bei älteren Patienten (Scott et al. 1988, Robertson et al. 1988). Bei Felodipin (Landahl et al. 1988) können die Gipfkonzentrationen im Plasma und die

Fläche unter der Plasmaspiegel-Zeit-Kurve (AUC) im Alter um das Dreifache höher sein als bei jüngeren Patienten. Solche Unterschiede könnten zum Teil durch unterschiedliche Verteilungsvolumina in den einzelnen Altersgruppen zustande kommen. Es sind aber auch noch andere Faktoren im Spiel, zum Beispiel eine verlangsamte Clearance aus dem Plasma. Zunächst ist hier vor allem darauf zu verweisen, daß die Dosierung bei solchen Medikamenten individuell eingestellt werden muß und daß die Anfangsdosis im Alter niedriger sein sollte.

Wie liegen nun die Verhältnisse bei Amlodipin? Die Ergebnisse dreier Studien über den Einfluß des Lebensalters auf das pharmakokinetische Profil von Amlodipin sind in Tabelle 9.1 zusammengefaßt. Das in einer dieser Studien veröffentlichte Plasmakonzentrationsprofil ist in Abb. 9.1 wiedergegeben. Aus diesen Befunden können folgende Schlußfolgerungen gezogen werden:

I. Amlodipin hat bei älteren Patienten eine längere Eliminationshalbwertzeit (Tabelle 9.1).
II. Die verlängerte Eliminationshalbwertzeit ist auf eine verlangsamte Clearance aus dem Plasma zurückzuführen, die eine Vergrößerung der AUC mit sich bringt (Tabelle 9.1 und Abb. 9.1).
III. Nach oraler Gabe einer bestimmten Dosis ist die maximale Plasmakonzentration nicht altersabhängig (Abb. 9.1).
IV. Ebensowenig ist die Zeitspanne bis zum Eintritt von Peakwerten im Plasma nach der oralen Verabreichung von Amlodipin altersabhängig (Abb. 9.1).

Daraus ist zu schließen, daß wir es mit einer altersbedingten Verlangsamung der Clearance von Amlodipin aus dem Kreislauf zu tun haben. Eine

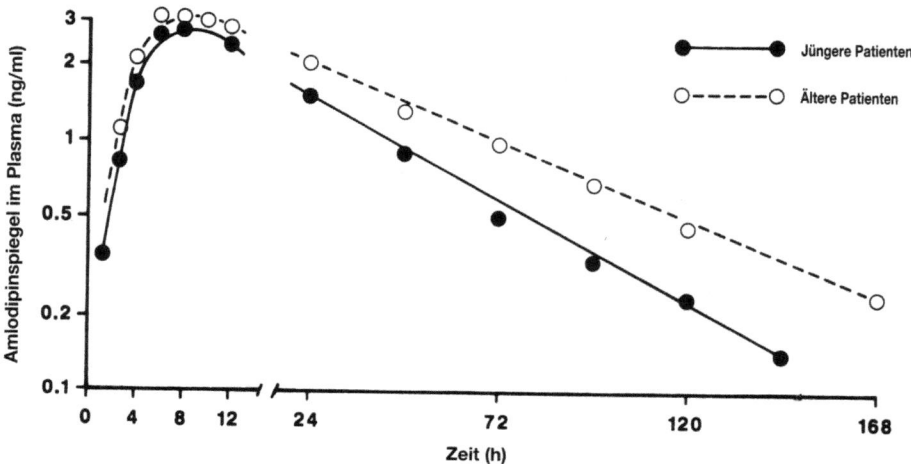

Abb. 9.1. Amlodipinspiegel im Plasma älterer und jüngerer Patienten. Man beachte die etwas verzögerte Clearance bei den älteren Personen

Tabelle 9.1. Wirkung des Lebensalters der Patienten auf die Pharmakokinetik von Amlodipin

Dosis	Alter (Jahre)	Fallzahl	AUC (ng/h/ml)	Eliminationshalbwertzeit (h)	Literatur
1. Studie					
5 mg p.o.	25	12	123±28	36	Elliot et al. 1988*
5 mg p.o.	72	16	187±80	48	Elliot et al. 1988
2. Studie					
2,5–10 mg i.v.	<45	4		48	Abernethy et al. 1988
2,5–10 mg i.v.	>65	10		64	Abernethy et al. 1988
3. Studie					
2,5 mg	28–45	13	81±22	53	Abernethy et al. 1990
2,5–10 mg	65–73	15	112±40	69	

AUC: Fläche unter der Plasmaspiegel-Zeit-Kurve
* Die Angaben, welche zum Vergleich mit den von Elliot et al. (1988) bei älteren Patienten erzielten Ergebnissen herangezogen wurden, stammen aus der Veröffentlichung von Faulkner et al. (1986).

solche Wirkung ist bei Calciumantagonisten nichts Ungewöhnliches. Wie bereits erwähnt, ist sie auch bei Felodipin und Nifedipin zu beobachten. Das gleiche gilt für Verapamil (Abernethy et al. 1986). In der Klinik muß dieser Effekt bei der Einstellung der Dosierung natürlich berücksichtigt werden.

Einfluß einer Einschränkung der Nierenfunktion

Eine klinisch bedeutsame Beeinträchtigung der Nierenfunktion hat anscheinend keinen wesentlichen Einfluß auf die Pharmakokinetik von Amlodipin. Maximale Plasmaspiegel, Eliminationshalbwertzeit und Fläche unter der Plasmaspiegel-Zeit-Kurve dürften keine Veränderung erfahren. Auch eine verstärkte Kumulation ist nicht zu beobachten (Laher et al. 1988).

Wie bei Amlodipin, dürfte auch die Bioverfügbarkeit von Felodipin durch eine eingeschränkte Nierenfunktion nicht beeinträchtigt werden (Edgar et al. 1987). Nitrendipin zeigt hingegen unter solchen Bedingungen eine verlängerte Halbwertzeit. Dies ist eher auf ein vergrößertes Verteilungsvolumen als auf eine veränderte Clearance zurückzuführen (Eichelbaum et al. 1988). Im ganzen kommt es aber nur zu einer geringfügigen Veränderungen der Bioverfügbarkeit. Diltiazem ist ein weiterer Calciumantagonist mit einem pharmakokinetischen Profil, das durch eine eingeschränkte Nierenfunktion praktisch keine Veränderung erfährt (Chaffman und Brogden 1985). Das gleiche gilt für Nisoldipin (Friedel und Sorkin 1988).

100 Bedingungen, die das pharmakokinetische Profil von Amlodipin beeinflussen

Tabelle 9.2. Wirkung der Leberzirrhose auf das pharmakokinetische Profil von Amlodipin. (Aus Abernethy 1989)

Amlodipin (Tagesdosis, p.o.)	Fallzahl	Krankheitszustand	Eliminationshalbwertzeit (h)	AUC (ng/h/ml)
5 mg	12	Zirrhose	60	166
5 mg	8	Kontrolle	34 ($p<0{,}01$)	118

Demnach wird das pharmakokinetische Profil von Amlodipin und einiger anderer Calciumantagonisten durch eine Beeinträchtigung der Nierenfunktion kaum beeinflußt. Daraus folgt, daß Amlodipin bei Patienten mit Niereninsuffizienz gefahrlos verwendet werden kann.

Einfluß von Lebererkrankungen

Da die Ausscheidung von Amlodipin hauptsächlich durch den Leberstoffwechsel erfolgt, wäre zu erwarten, daß Lebererkrankungen eine signifikante Wirkung auf das pharmakokinetische Profil dieser Substanz ausüben. Dies trifft auch tatsächlich zu, da die Eliminationshalbwertzeit von Amlodipin unter solchen Bedingungen verlängert ist (Abernethy 1989). Ferner ist die Fläche unter der Plasmaspiegel-Zeit-Kurve (AUC) vergrößert (Tabelle 9.2). Diese Angaben (Tabelle 9.2) lassen darauf schließen, daß es bei Leberkranken zu einer stärkeren Kumulation von Amlodipin kommt als bei normaler Leberfunktion. Amlodipin ist in dieser Hinsicht kein Einzelfall. So wird zum Beispiel die Halbwertzeit von Nitrendipin bei Leberzirrhose von ca. 8 auf ca. 19 Stunden verlängert. Gleichzeitig geht die gesamte Plasmaclearance um etwa 50% zurück und die Bioverfügbarkeit wird mehr als verdoppelt (Eichelbaum et al. 1988). Felodipin zeigt weitgehend dasselbe Verhalten. Hier kommt es bei Lebererkrankungen zu signifikant höheren Peakwerten im Plasma und zu einer verlangsamten Clearance (Edgar et al. 1987). Ähnlich verhält sich auch Nisoldipin. Auch bei dieser Substanz ist bei Leberzirrhose die Bioverfügbarkeit erhöht, die Clearance verringert und die Halbwertzeit verlängert (Friedel und Sorkin 1988).

Wie aufgrund des Stoffwechselprofils von Amlodipin zu erwarten war, wird das pharmakokinetische Profil dieser Substanz durch Störungen der Leberfunktion beeinflußt. Amlodipin verhält sich damit ähnlich wie andere Calciumantagonisten aus der Reihe der Dihydropyridine. In Anbetracht des Leberstoffwechsels dieser Pharmaka wäre das Fehlen einer solchen Wirkung überraschend gewesen. Die Dosierung ist unter solchen Umständen sorgfältig einzustellen.

Wechselwirkung mit anderen Arzneimitteln

(a) Herzglykoside (Digoxin)

Bei älteren Patienten, die mit Calciumantagonisten behandelt werden, ist häufig eine Zusatztherapie mit anderen Herz-Kreislauf-Präparaten erforderlich, zum Beispiel mit Digoxin zur Beherrschung supraventrikulärer Rhythmusstörungen oder einer Herzinsuffizienz. Die Wechselwirkungen zwischen Digoxin und anderen Medikamenten sind heute weitgehend bekannt, obgleich zunächst die Wirkung von Chinidin auf die Digoxinspiegel im Plasma im Vordergrund stand (Ejvinsson 1978). Der Ordnung halber muß gesagt werden, daß diese Monographie nicht die erste Arbeit über eine Arzneibehandlung ist, die den Digoxinspiegel im Plasma beeinflußt. In der Mitteilung von Brown und Juhl (1976) wird zum Beispiel über eine Beeinträchtigung der Bioverfügbarkeit von Digoxin bei gleichzeitiger Verabreichung von Antazida und Kaolin-Pectin berichtet. Viele, *aber nicht alle* Calciumantagonisten verursachen eine Erhöhung der Digoxinkonzentration im Plasma. Da der dieser Wirkung zugrunde liegende Mechanismus verschieden ist, empfiehlt es sich, die mit den einzelnen Substanzen erzielten Ergebnisse getrennt zu beschreiben. Zunächst ist noch daran zu erinnern, daß solche Angaben nicht nur von theoretischem Interesse sind. Bei älteren, mit Calciumantagonisten behandelten Patienten ist oft zur Beherrschung supraventrikulärer Rhythmusstörungen oder einer Herzinsuffizienz die gleichzeitige Verabreichung von Digitalisglykosiden wie Digoxin erforderlich.

I. *Verapamil*: Dieser Prototyp der Calciumantagonisten verursacht eine signifikante Anhebung der Digoxinspiegel im Plasma. Die mittleren Serumkonzentrationen werden um bis zu 65% erhöht (Klein et al. 1982, Klein und Kaplinsky 1982). Dies ist auf eine verlangsamte renale Clearance zurückzuführen, die wiederum mit einer verringerten tubulären Sekretion zusammenhängt (Klein und Kaplinsky 1982), wie sie auf ähnliche Weise bereits bei Chinidin festgestellt wurde (Doerjing 1979). Auch die metabolische (extrarenale) Clearance und das Verteilungsvolumen von Digoxin werden durch Verapamil herabgesetzt (Pedersen et al. 1987). Dies führt dazu, daß bei gleichzeitig mit Verapamil und Digoxin behandelten Patienten nicht selten Anzeichen einer Digoxin-Toxizität zu beobachten sind, vor allem in Fällen einer eingeschränkten Nierenfunktion (Piepho et al. 1987).

II. *Gallopamil*: Hier handelt es sich um ein Methylderivat von Verapamil. Obgleich die Wirkung auf den Digoxinspiegel im Plasma weniger stark ausgeprägt ist als bei Verapamil, ist dennoch eine Erhöhung der Plasmakonzentrationen von Digoxin zu verzeichnen (Belz et al. 1983).

III. *Diltiazem*: Diltiazem verursacht ebenfalls eine Anhebung der Digoxinkonzentrationen im Plasma, die gewöhnlich zwischen 20% und

60 % liegt (vgl. Übersichtsarbeit von Chaffman und Brogden 1985). Dabei erfährt die Zeitspanne bis zum Erreichen von Peakwerten keine Veränderung, ebensowenig Eliminationshalbwertzeit, Bindung an Plasmaproteine und Verteilungsvolumen. Daraus ist zu schließen, daß die Pharmakokinetik von Digoxin durch diesen Calciumantagonisten nicht verändert wird. In manchen Fällen war allerdings eine verlangsamte renale Clearance nachzuweisen (Rameis et al. 1984).

IV. *Nifedipin*: Im Vergleich zu Verapamil übt Nifedipin nur eine geringfügige Wirkung auf den Digoxinspiegel im Plasma aus. Dennoch gibt es Hinweise auf erhöhte Plasmadigoxinspiegel während der gleichzeitigen Verabreichung von Digoxin und Nifedipin (Sorkin et al. 1985). Im Gegensatz zur Wirkung von Verapamil dürfte dieser Effekt nicht auf eine veränderte renale Clearance zurückzuführen sein. Seine Ursache ist noch nicht geklärt. Die Gesamtwirkung ist aber geringfügig, so daß es kaum zur Auslösung toxischer Digoxin-Wirkungen kommen dürfte.

V. *Felodipin*: Es konnte gezeigt werden, daß die maximale Digoxinkonzentration im Plasma (C_{max}) durch diesen Calciumantagonisten um 40 % erhöht wird. Dabei wurden Werte bis ca. 3,5 nMol/l beobachtet (Rehnqvist et al. 1987). Diese Anhebung der Digoxinspiegel im Plasma um ca. 40 % ist mit dem Effekt von Verapamil vergleichbar. Bei Felodipin kommt er allerdings erst etwa eine Stunde nach Verabreichung der Substanz voll zur Geltung und geht nicht mit einer Veränderung der Digoxinausscheidung im Harn einher (Rehnqvist et al. 1987). Ungeachtet dieser Unterschiede erfordert die durch Felodipin ausgelöste Erhöhung der Digoxinspiegel im Plasma die gleiche sorgfältige Überwachung wie der entsprechende Effekt von Verapamil. Andernfalls kann es zu digoxinbedingten Toxizitätserscheinungen kommen.

VI. *Nitrendipin*: Auch hier handelt es sich um einen Calciumantagonisten vom Dihydropyridin-Typ, der einen Anstieg der Digoxinspiegel im Plasma verursacht. Es wurden Werte bis zu 3,69 ng/ml gemessen, die durchaus unerwünschte Reaktionen auslösen können (Kirch et al. 1984) und mit den unter einer Therapie mit Felodipin und Digoxin ermittelten Konzentration vergleichbar sind (Rehnqvist et al. 1987, Edgar et al. 1987).

VII. *Nisoldipin*: Dieser Calciumantagonist aus der Gruppe der Dihydropyridine erhöht ebenfalls die Digoxinkonzentration im Plasma. Die Plasmaspiegel von Digoxin zeigten unter Nisoldipin einen Anstieg um bis zu 26 % (Kirch et al. 1987). Die Substanz hat keinen Einfluß auf die renale Clearance des Glykosids. Auffällige Veränderungen ihrer Pharmakokinetik sind nicht zu erkennen. Warum der Digoxinspiegel im Plasma bei gleichzeitiger Verabreichung von Nisoldipin und Digoxin dennoch ansteigt, konnte noch nicht geklärt werden. In der Klinik ist dieser Effekt jedoch trotz der Vasoselektivität dieses Calciumantagonisten zu berücksichtigen, wenn Nisoldipin zur Be-

Tabelle 9.3. Wirkung von Calciumantagonisten auf die Digoxinkonzentration im Plasma

Calciumantagonist	Veränderungen des Digoxinspiegels im Plasma
Amlodipin	Keine Veränderung
Diltiazem	Erhöhung
Felodipin	Erhöhung
Gallopamil	Erhöhung
Nifedipin	Erhöhung (geringfügig)
Nisoldipin	Erhöhung
Nitrendipin	Erhöhung
Verapamil	Erhöhung (erheblich)

Literaturangaben siehe Text

handlung der Herzinsuffizienz in Verbindung mit einem Digitalisglykosid verabreicht wird.

VIII. *Amlodipin*: Selbstverständlich stellt sich nun die Frage, ob Amlodipin, ähnlich wie die anderen Dihydropyridine (Tabelle 9.3), die Digoxinspiegel im Plasma erhöht. Diese Frage ist eindeutig zu verneinen. Es konnte nachgewiesen werden, daß Amlodipin weder den Fließgleichgewichtszustand der Digoxinspiegel im Plasma noch die renale Digoxinclearance beeinflußt (Schwartz 1988, Murdoch und Heel 1991). Vermutlich kann Amlodipin daher zur Behandlung von Patienten mit Herzinsuffizienz risikolos in Verbindung mit Digoxin eingesetzt werden.

(b) Cimetidin

Überraschenderweise gibt es keinen Hinweis auf eine unerwünschte Wechselwirkung zwischen Cimetidin und Amlodipin. Die Pharmakokinetik von 10 mg oral verabreichtem Amlodipin erfuhr bei gesunden Probanden durch eine vorausgehende, 14tägige Behandlung mit zweimal täglich 400 mg Cimetidin keine Veränderung (interne Daten Pfizer Central Research). Diese Beobachtung steht im Gegensatz zur Cimetidin-Wirkung auf das pharmakodynamische Profil von Nifedipin, dessen maximale Plasmakonzentrationen durch die gleichzeitige Verabreichung von Cimetidin verdoppelt werden können. Plasmaspiegel von 46,1 ± 10,6 ng/ml unter Nifedipin alleine wurden bei gleichzeitiger Gabe von Cimetidin auf 87,7 ± 19,1 ng/ml erhöht (Kirch et al. 1983). Eine solche Wirkung darf natürlich nicht außer acht gelassen werden und ist keinesfalls auf Nifedipin beschränkt. Cimetidin verursacht nämlich eine 50%ige Erhöhung der maximalen Plasmaspiegel (C_{max}) von Felodipin und eine etwa ebenso große Zunahme seiner AUC (Edgar et al. 1987). Ähnliche Wirkungen von Cimetidin auf die Pharmakodynamik von Diltiazem (Zunahme von Plasmakonzentration und AUC) wurden bereits beschrieben (Winship et al. 1985). Verapamil verhält sich in dieser Hinsicht ähnlich wie Diltiazem (Smith et al. 1984). In bezug

Tabelle 9.4. Wirkung von Cimetidin auf die Plasmakonzentrationen von Calciumantagonisten

Calciumantagonist	Veränderungen durch Cimetidin	Literatur
Amlodipin	Keine	Pfizer Central Res.
Diltiazem	Erhöhung	Winship et al. 1985
Felodipin	Erhöhung	Edgar et al. 1987
Nifedipin	Erhöhung	Kirch et al. 1983
Verapamil	Erhöhung	Smith et al. 1984

auf Wechselwirkungen mit Cimetidin dürfte Amlodipin eine Sonderstellung einnehmen (Tabelle 9.4). Bei gleichzeitiger Behandlung mit Cimetidin besteht also kein Anlaß, die Dosierung von Amlodipin zurückzunehmen. Dies im Gegensatz zur gleichzeitigen Gabe von Verapamil, Diltiazem, Nifedipin und Felodipin mit Cimetidin.

Der Grund für die Zunahme der Bioverfügbarkeit mancher Calciumantagonisten (nicht aber von Amlodipin) unter dem Einfluß von Cimetidin ist vermutlich in einer Hemmung der am Leberstoffwechsel dieser Medikamente beteiligten Oxidaseaktivität durch dieses Pharmakon zu suchen. So wird zum Beispiel Felodipin, dessen Ausscheidung fast ausschließlich über den Leberstoffwechsel erfolgt, durch eine vom mikrosomalen Zytochrom P-450 abhängige mischfunktionelle Oxidase dehydriert. Danach erfolgt eine Hydrolyse zu Carboxylsäuren, die dann im Harn ausgeschieden werden (Edgar et al. 1985). Die gleichen Enzyme spielen beispielsweise auch im Stoffwechsel von Nifedipin und Verapamil eine Rolle.

Allerdings stellt sich nun die Frage, was geschieht, wenn Pharmaka, welche die Aktivität mischfunktioneller Leberoxidasen *induzieren*, während einer Behandlung mit Calciumantagonisten verabreicht werden. Bei Felodipin (Capewell et al. 1988) führt beispielsweise eine Kombinationstherapie mit Phenytoin oder Carbamazepin zu einer verringerten Bioverfügbarkeit des Calciumantagonisten, die manchmal bis unter 1% absinkt. Ein ähnlicher Effekt ist bei einer Kombinationsbehandlung mit Phenytoin und Verapamil zu verzeichnen (Woodock et al. 1991), ebenso wie mit Pentobarbital und Verapamil (Rutledge et al. 1988).

Obgleich also Substanzen wie Cimetidin, Phenytoin und Carbamezepin, welche die Aktivität der mischfunktionellen Oxidase verändern, die Bioverfügbarkeit einer Reihe von Calciumantagonisten (zum Beispiel Nifedipin und Felodipin) beeinflussen, muß dies nicht unbedingt auch auf Amlodipin zutreffen. Bekanntlich wird die Bioverfügbarkeit dieses speziellen Calciumantagonisten durch Cimetidin nicht verändert. Ob Antiepileptika wie Phenytoin und Carbamazepin die Bioverfügbarkeit von Amlodipin beeinflussen, muß noch geklärt werden. Aus theoretischer Sicht müßte ein solcher Einfluß, wenn er überhaupt vorliegt, von untergeordneter Bedeutung sein, weil Amlodipin eine hohe Bioverfügbarkeit aufweist.

(c) Nitroglycerin

Die Möglichkeit einer Wechselwirkung zwischen Amlodipin und Nitroglycerin wurde ebenfalls geprüft. Zu dieser Untersuchung wurden mit Pentobarbital narkotisierte Hunde herangezogen. Aufgezeichnet wurden Blutdruck in der Aorta, zentralvenöser Druck, Herzfrequenz, Atmung und EKG. Nach Burges und Dodd (1990) hatten sechsminutige Infusionen von 5 µg Nitroglycerin/kg/min immer die gleiche Wirkung, unabhängig davon, ob gleichzeitig 150 µg/kg Amlodipin intravenös zugeführt wurde.

(d) β-Rezeptorenblocker

In manchen Fällen gibt es in der Klinik gute Gründe für eine gleichzeitige Verabreichung eines Calciumantagonisten vom Dihydropyridin-Typ und eines β-Blockers. Daß die Verwendung von Calciumantagonisten mit ausgeprägter negativ inotroper Wirkung unter diesen Bedingungen vermieden werden sollte, ist bereits bekannt. Aber auch aus anderen Gründen ist die Auswahl der Bestandteile einer solchen Arzneikombination mit Bedacht vorzunehmen, weil bereits pharmakokinetische Wechselwirkungen zwischen diesen Substanzen beobachtet wurden. So konnte zum Beispiel gezeigt werden, daß Atenolol die maximalen Nitrendipinkonzentrationen im Plasma erhöht. Dies dürfte auf eine Verlangsamung der Nitrendipin-Clearance (Cl_{pl}) durch Atenolol zurückzuführen sein. In einer dieser Studien kam es unter einer Behandlung mit täglich 100 mg Atenolol zu einem Anstieg der Gipfelkonzentrationen von Nitrendipin im Plasma von ca. 42 ng/ml auf 54 ng/ml. Gleichzeitig sank die Clearance von ca. 80 l/h auf etwas über 40 l/h ab. Atenolol vermag also die Geschwindigkeit der Elimination von Nitrendipin aus dem Kreislauf zu halbieren (Kirch et al. 1984). Acebutolol (Kirch et al. 1984) verursacht eine ähnliche Wirkung. Demnach rufen manche β-Blocker tatsächlich eine Erhöhung der Plasmaspiegel von Calciumantagonisten hervor, wenn sie gleichzeitig mit diesen Pharmaka verabreicht werden.

Eine andere Art der Wechselwirkung zwischen Calciumantagonisten und β-Blockern hat einen Anstieg der Plasmakonzentration des betreffenden β-Blockers zur Folge. So verursacht zum Beispiel Nisoldipin eine 50%ige *Erhöhung* der maximalen Propranololspiegel im Plasma. Dieser Effekt geht mit einer 30%igen *Vergrößerung* der AUC von Propranolol einher (Elliott et al. 1991). Der gleiche Calciumantagonist hebt auch die Peakwerte anderer β-Blocker im Plasma an, beispielsweise von Atenolol. Diese Wirkung ist allerdings nicht so stark ausgeprägt wie bei Propranolol (Elliott et al. 1991). Ähnliche Veränderungen wurden auch unter Felodipin beobachtet. Bei gleichzeitiger Verabreichung mit Metoprolol erhöht Felodipin die Plasmaspiegel dieses β-Blockers um über 50% (Daholf und Hosie 1990).

Im Zusammenhang mit Amlodipin gibt es noch keine Berichte über signifikante Wirkungen auf die Pharmakokinetik von β-Blockern. Systematische pharmakokinetische Studien müssen allerdings noch durchgeführt werden.

Einfluß von Nahrungsmitteln

Daß dieser Faktor beim Vergleich von Wirksamkeit und unerwünschten Wirkungen im Zusammenhang mit der Verabreichung von Calciumantagonisten berücksichtigt werden muß, ist schon eine Überraschung. Bei genauer Betrachtung stellt sich jedoch heraus, daß solche Überlegungen durchaus gerechtfertigt sind, denn die Verwendung von Pharmaka mit relativ geringer Bioverfügbarkeit ist stets mit einer erhöhten Gefahr kinetischer Wechselwirkungen mit Chemikalien und Medikamenten verbunden, welche die gleiche Stoffwechselbahn benutzen oder beeinflussen wie das betreffende Pharmakon. So besteht für Amlodipin, dessen Bioverfügbarkeit bis zu 80% beträgt (Abernethy 1990), nur theoretisch die Möglichkeit, diese Bioverfügbarkeit um das 1,25fache auf 100% zu steigern, wenn es unter entsprechenden Bedingungen zu einer solchen Erhöhung kommt. Im Gegensatz dazu liegt die mittlere Bioverfügbarkeit von Felodipin zwischen 15% und 22% (Edgar et al. 1985, Blychert et al. 1990) und bietet daher ein wesentlich größeres Potential für eventuelle Veränderungen. Zur Veranschaulichung der Tatsache, daß solche Bioverfügbarkeitsunterschiede nicht nur von theoretischem Interesse sind, muß man sich lediglich den Einfluß der Nahrungsaufnahme auf die Bioverfügbarkeit von Amlodipin und Felodipin vor Augen halten. Bei Amlodipin führt die Nahrungsaufnahme weder zu einer Änderung der Bioverfügbarkeit noch der Zeitspanne bis zum Eintreten maximaler Plasmakonzentrationen (Faulkner et al. 1989). Demgegenüber hat die Nahrung einen starken Einfluß auf die Bioverfügbarkeit von Felodipin. Bei diesem Pharmakon wird die Zeit, die bis zum Erreichen von Peakwerten im Plasma verstreicht, fast verdoppelt. Die Bioverfügbarkeit von Felodipin nimmt um 50% zu (Schwankungsbereich 6,3–18,6% im Nüchternzustand und 10–45,6% nach der Nahrungsaufnahme) (Eibahie et al. 1985).

In der Literatur finden sich ferner merkwürdige Berichte über spezifische Substanzen, welche die Bioverfügbarkeit mancher Calciumantagonisten verändern, insbesondere der Calciumkanalblocker mit niedriger Bioverfügbarkeit wie Felodipin (Edgar et al. 1985). Als Beispiel sei hier die Erhöhung der Bioverfügbarkeit von Felodipin nach dem Trinken von Grapefruit-Saft angeführt (Bailey et al. 1991). DieBioverfügbarkeit einer Felodipin-Tablette läßt sich schon mit 200 ml Grapefruit-Saft verdreifachen, ohne daß dadurch die Halbwertzeit eine Veränderung erfährt. Unter der Wirkung von Grapefruit-Saft, nicht aber von Orangensaft, haben die AUC-Werte von Felodipin einen Anstieg von 41 auf 103 nMol/h/l zu verzeichnen. Dieser Effekt geht natürlich mit einer verstärkten Gefäßerweiterung (Bailey et al. 1991) und mit dem Auftreten von Nebenwirkungen einher (Kopfschmerzen, Gesichtsrötung und Schwindelerscheinungen). Unter den gleichen Bedingungen wird die Bioverfügbarkeit von Nifedipin in weit geringerem Maße erhöht (Bailey et al. 1991). Ob es unter Amlodipin zu derartigen Erscheinungen kommt, ist nicht bekannt. Jedenfalls wäre eine solche Veränderung wegen der ohnehin hohen Bioverfügbarkeit von Amlodipin von untergeordneter Bedeutung.

Ein weiteres merkwürdiges Beispiel ist die Wechselwirkung zwischen Nifedipin und Alkohol (Qureshi et al. 1990). Alkohol vermag das Plasmaspiegel-Zeit-Profil von Nifedipin um bis zu 50% zu erhöhen, wahrscheinlich durch die Hemmung des Nifedipin-Stoffwechsels, die dadurch zustande kommt, daß sowohl Nifedipin als auch Alkohol durch Dehydrierung metabolisiert werden (Qureshi et al. 1990). Ähnliche Verhältnisse liegen wahrscheinlich bei Felodipin vor. Es konnte nämlich gezeigt werden, daß Alkohol die gefäßerweiternde Wirkung von Felodipin verstärkt. Dieser Effekt geht mit einer Erhöhung von Herzfrequenz und Schlagvolumen einher (Bailey et al. 1988). Mit anderen Worten werden die hämodynamischen Wirkungen von Felodipin wie auch von Nifedipin durch den Verzehr alkoholischer Getränke gefördert. Bis heute gibt es keine Berichte über eine solche Wechselwirkung mit Amlodipin. Aber auch einem solchen Effekt wäre wegen der hohen Bioverfügbarkeit dieser Substanz nur sehr geringe Bedeutung beizumessen.

Amlodipin unterscheidet sich demnach von zahlreichen anderen Calciumantagonisten dadurch, daß seine Bioverfügbarkeit durch die Nahrungsaufnahme nicht verändert wird. Wegen der hohen Bioverfügbarkeit dieser Substanz ist es nicht wahrscheinlich, daß zum Beispiel Alkohol ähnliche Wirkungen auf ihre Bioverfügbarkeit ausübt wie bei anderen Calciumantagonisten (beispielsweise Felodipin), deren ursprünglich geringe Bioverfügbarkeit eine signifikante Zunahme erfahren kann.

Gründe für das unterschiedliche Verhalten von Amlodipin

An dieser Stelle drängt sich die Frage auf, warum Amlodipin sich in so vieler Hinsicht von anderen Calciumantagonisten aus der Gruppe der Dihydropyridine unterscheidet. Cimetidin hat zum Beispiel keinen Einfluß auf die Pharmakokinetik von Amlodipin, verändert aber die Bioverfügbarkeit von Felodipin und Nifedipin. Warum beeinflußt ferner das Lebensalter des Patienten den Amlodipin-Stoffwechsel nur in geringem Maße, während maximale Plasmakonzentration und AUC bei Felodipin verdreifacht werden? Wie kommt es, daß Amlodipin keinen Einfluß auf die Pharmakokinetik von Digoxin ausübt, Felodipin aber schon? Die Antwort auf diese Fragen ist vielleicht darin zu suchen, daß Amlodipin das pharmakokinetische Profil eines Arzneimittels mit *hoher Bioverfügbarkeit* und *niedrigen Clearance-Werten* besitzt, während Substanzen wie Felodipin und Nifedipin (auch Verapamil und Diltiazem) durch die umgekehrten Eigenschaften gekennzeichnet sind, nämlich durch eine geringe Bioverfügbarkeit und eine hohe Clearance. Das ist zwar keine Erklärung auf molekularer Ebene, liefert aber eine Grundlage für die Erörterung solcher Unterschiede. Unabhängig von ihrer Ursache sind diese Unterschiede sicherlich von klinischer Bedeutung, insbesondere im Hinblick auf die Vermeidung von Toxizitätserscheinungen bei gleichzeitiger Verabreichung anderer Medikamente und auf die Gewährleistung einer ausreichenden Blockade der Calciumkanäle.

Zusammenfassung

1. Die Pharmakokinetik von Amlodipin wird durch das Lebensalter des Patienten insofern beeinflußt, als die Clearance bei älteren Personen verlangsamt ist, was zu einer Verlängerung der Halbwertzeit im Plasma führt. Dies hat zur Folge, daß bei einer Langzeittherapie von Patienten fortgeschrittenen Alters eventuell eine individuelle Dosiseinstellung erforderlich ist.
2. Die Amlodipinspiegel im Plasma werden durch eine eingeschränkte Nierenfunktion nicht verändert. Bei Patienten mit Leberzirrhose kommt es hingegen zu einer Verlängerung der Eliminationshalbwertzeit.
3. Im Gegensatz zu Verapamil und Nifedipin verursacht Amlodipin keine Veränderung der renalen Clearance von Digoxin und hat keinen Einfluß auf die Plasmaspiegel dieses Pharmakons.
4. Amlodipin übt auf den hämodynamischen Effekt von Nitroglycerin keine Wirkung aus.
5. Cimetidin hat keinen Einfluß auf die Pharmakokinetik von Amlodipin. Dadurch unterscheidet sich Amlodipin von anderen Calciumantagonisten aus der Reihe der Dihydropyridine (zum Beispiel von Felodipin).
6. Im Gegensatz zu Felodipin erfährt die Pharmakokinetik von Amlodipin durch die Nahrungsaufnahme keine Veränderung.
7. Die Tatsache, daß Amlodipin über ein konstantes pharmakokinetisches Profil verfügt, selbst bei gleichzeitiger Verabreichung anderer Arzneimittel wie β-Blocker, könnte mit der hohen Bioverfügbarkeit und den niedrigen Clearance-Werte dieses Pharmakons zusammenhängen.

Kapitel 10

Calciumantagonisten und die Niere

„Wenn die Krankheit verzweifelt ist, kann ein verzweifelt Mittel nur helfen, oder keins."
W. SHAKESPEARE in „Hamlet"

In den vorausgehenden Kapiteln wurden die wichtigsten Eigenschaften der Calciumantagonisten und ihrer Rezeptordomänen in den spannungsgesteuerten Ca^{2+}-Kanälen besprochen. Jetzt wollen wir uns dem therapeutischen Potential dieser Substanzen zuwenden. Calciumantagonisten wurden zur Behandlung von Hypertonie, der ischämischen Herzkrankheit, der Atherosklerose, peripherer Gefäßerkrankungen und einer Vielzahl anderer pathologischer Zustände empfohlen (Paoletti und Bernini 1990, Lichtlen et al. 1990, Catapano 1992, Kloner 1992, Chobanian 1992, Cohn und Gibson 1992, Morris und Reid 1992). Angesichts dieses breiten Spektrums von Erkrankungen, bei denen diese Pharmaka heute Verwendung finden oder bei denen ihr Einsatz in Betracht gezogen wird, kann man sich leicht vorstellen, daß selbst geringe Unterschiede zwischen ihren pharmakologischen und pharmakokinetischen Eigenschaften von erheblicher Bedeutung sind. So kann zum Beispiel die Anwendung von Verapamil zur Behandlung des Bluthochdrucks bei Patienten mit eingeschränkter Linksventrikelfunktion wegen der negativ inotropen Wirkung dieser Substanz durchaus mit Risiken behaftet sein. Unter diesen Umständen ist die Verwendung eines Calciumantagonisten, der in therapeutisch wirksamen Dosen keine negative Inotropie aufweist, aber vasoselektiv ist, vielleicht akzeptabel, allerdings nur, wenn er die Nachlast verringert, ohne die Plasmareninaktivität zu fördern, das sympathische System anzuregen oder die Nierenfunktion zu beeinträchtigen, insbesondere im Hinblick auf eine Vermeidung von Harnstauungen und die Aufrechterhaltung des Elektrolytgleichgewichts. Die Pharmakologie dieser Substanzen ist durch eine Vielzahl feiner Unterschiede gekennzeichnet, die in den nachfolgenden Kapiteln dieser Kurzen Monographie noch näher erörtert werden. Aber bevor wir uns mit diesen Unterschieden im einzelnen befassen und den allgemeinen klinischen Nutzen dieser Pharmaka besprechen, sollten wir uns noch ihrer Wirkung auf die Niere zuwenden. Es gibt mehrere Gründe dafür, diese Wirkung jetzt näher zu betrachten, unter anderem folgende Überlegungen:

I. Eine der häufigsten Nebenwirkungen aller Calciumantagonisten und vor allem der vasoselektiven Calciumkanalblocker ist das Knöchelödem (Osterloh 1989, 1991). Obgleich dieser Effekt von Substanz zu Substanz

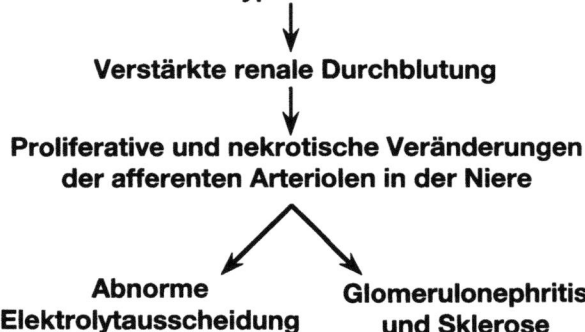

Abb. 10.1. Schematische Darstellung des Zusammenhangs zwischen Bluthochdruck und Glomerulusschädigung

unterschiedlich stark ausgeprägt ist, nicht mit Natrium- oder Wasserretention einhergeht und fast sicher auf eine bevorzugt präkapilläre Gefäßerweiterung zurückzuführen ist, muß eine schädliche Wirkung auf die Physiologie der Niere als Ursache ausgeschlossen werden.

II. Calciumantagonisten werden heute weitgehend zur Behandlung der essentiellen Hypertonie verwendet (Chobanian 1992, Morris und Reid 1992). Da der Bluthochdruck selbst eine Beeinträchtigung der Nierenfunktion mit sich bringt, zum Beispiel fortschreitende Glomerulusschäden (Abb. 10.1, Dworkin und Benstein 1989), muß gewährleistet sein, daß Calciumantagonisten gegen solche Schädigungen schützen und sie nicht etwa verschlimmern.

Calciumantagonisten und ihre Wirkung auf die Niere

Obwohl die Calciumantagonisten ursprünglich für die Behandlung der koronaren Herzkrankheit eingeführt wurden, fanden sie bald auch bei der Versorgung von Patienten mit essentieller Hypertonie Verwendung (vierzehntes Kapitel). Hier kam ihnen der Umstand zugute, daß sie auf die Niere eine günstige Wirkung ausüben (Epstein 1991). Diese Eigenschaft ist insofern von großer Bedeutung, als ein erhöhter arterieller Mitteldruck eine der Hauptursachen der Niereninsuffizienz darstellt. Die Schutzwirkung der Calciumantagonisten dürfte weitgehend auf einer bevorzugten Erweiterung *präglomerulärer Blutgefäße* beruhen, die zu einer bevorzugten Steigerung der Glomerulusfiltrationsrate führt (Epstein und Loutzenhiser 1990). Dieser Effekt ist mit der Wirkung von Hydralazin und der Diuretika zu vergleichen, die eine selektive Dilatation *afferenter Widerstandsgefäße* hervorrufen, aber keinen Einfluß auf efferente Widerstandsgefäße ausüben (Anderson et al. 1986). Ferner ist die Wirkung der Calciumantagonisten dem Effekt der ACE-Hemmer gegenüberzustellen, die bevorzugt *postglomeruläre Widerstandsgefäße* erweitern (Anderson et al. 1985). Die Dilatation präglomerulärer Blutgefäße durch die Calciumantagonisten dürfte allerdings nur in Erscheinung treten, wenn diese Gefäße bereits tonisiert sind.

Die Schutzwirkung der Calciumantagonisten auf die Niere ist aber nicht nur auf eine Veränderung des effektiven renalen Blutflusses zurückzuführen. Wir haben es vielmehr mit einem komplexen Effekt zu tun, der von einer Vielzahl von Faktoren abhängt. Alles in allem dürften Calciumantagonisten in diesem Bereich folgende Wirkungen ausüben:

I. eine direkte Schutzwirkung auf die Nierenzellen,
II. eine direkte Hemmwirkung auf die tubuläre Na^+-Rückresorption,
III. eine Hemmwirkung auf die nerval bedingte Anregung der Na^+-Rückresorption in der Niere (Johns 1988a,b, Akpogomeh und Johns 1991) und
IV. eventuell eine Hemmwirkung auf die durch ADH ausgelöste Erhöhung der osmotischen Permeabilität des Blasenepithels (Natochin et al. 1991).

Wirkung der Calciumantagonisten auf die Durchblutung der Niere

Trotz ihrer blutdrucksenkenden Wirkung (vierzehntes Kapitel) erweitern die Calciumantagonisten, auch die vasoselektiven (Tabelle 10.1), die Blutgefäße in der Niere so stark, daß der effektive renale Blutfluß ungeachtet einer Herabsetzung des Perfusionsdrucks erhalten bleibt (Bauer und Reams 1987, Licata et al. 1992). Die Aufrechterhaltung dieses Parameters ist kein vorübergehender Effekt. Wie aus Tabelle 10.2 zu ersehen ist, war bei sechs Monate lang mit täglich 10 mg Amlodipin behandelten Hochdruckpatienten während des ganzen Zeitraums eine verstärkte Nierendurchblutung zu verzeichnen (Licata et al. 1992). Unter diesen Bedingungen erfahren die Glomerulusfiltrationsrate und die Filtrationsfraktion keine Veränderung (Licata et al. 1992). Bei Experimenten an isoliert perfundierten Nieren ist hingegen nach Vasokonstriktion durch Angiotensin II normaler-

Tabelle 10.1. Gewebeselektivität einiger Calciumantagonisten (+ Aktivität, − keine Aktivität)

Calciumantagonist	Myokard	Gefäßsystem	Leitfähiges Gewebe und Sinusknoten	Skelett
Verapamil	+	+	+	−
Diltiazem	+	+	+	−
Nifedipin	+	+ +	−	−
Nisoldipin	+	+ + +	−	−
Felodipin	+	+ + +	−	−
Amlodipin	+	+ + +	−	−

Tabelle 10.2. Wirkung einer Langzeitbehandlung mit Amlodipin auf den effektiven renalen Blutfluß (ERBF) von Patienten mit leichter bis mäßiger Hypertonie. (Aus Licata et al. 1992)

Fall-zahl	Amlodipin-Tagesdosis	Δ Blutdruck (syst.)	Δ Blutdruck (diast.)	Δ ERBF
30	10 mg	↓ (p<0,01)	↓ (p<0,01)	↑ (p<0,05)

Die Behandlung dauerte sechs Monate. ERBF = effektiver renaler Blutfluß. Δ = Veränderung unter der Wirkung von Amlodipin. ↑ = Erhöhung, ↓ = Herabsetzung.

Tabelle 10.3. Wirkung von Amlodipin auf die glomeruläre Filtrationsrate der isoliert perfundierten Niere nach Konstriktion durch Angiotensin II

Glomeruläre Filtrationsrate (ml/min/g)	
Vor Amlodipin	0,26 ± 0,10
Nach Amlodipin	0,73 ± 0,12

Die Zahlenangaben wurden der Arbeit von Loutzenhiser et al. (1989) entnommen. Amlodipin wurde in einer Konzentration von 0,1 μMol verwendet.

weise eine *Erhöhung* der Glomerulusfiltrationsrate zu beobachten. Dies geht aus den Ergebnissen von Loutzenhiser et al. (1989) hervor (Tabelle 10.3). Uns geht es im Augenblick darum, daß der *effektive renale Blutfluß erhalten bleibt*, obgleich ein vasoselektiver Calciumantagonist wie Amlodipin den systolischen und den diastolischen Blutdruck senkt. Bei Amlodipin sind an der Aufrechterhaltung der Nierendurchblutung wahrscheinlich folgende Faktoren beteiligt:

I. direkte Erweiterung der Blutgefäße in der Niere und
II. Aufhebung der durch zirkulierende Substanzen wie Angiotensin II herbeigeführten Erhöhung des renalen Gefäßwiderstands (Loutzenhiser et al. 1989). Es ist gut möglich, daß die konstriktorische Wirkung von Endothelin-1 auf die Blutgefäße in der Niere ebenfalls abgeschwächt wird, da Calciumantagonisten wie Amlodipin dem konstriktorischen Effekt dieses Polypeptids auf andere Bereiche des Gefäßapparats entgegenwirken (Godfraind et al. 1989, Kiowski et al. 1991).

Die Tatsache, daß Calciumantagonisten in der Lage sind, die Durchblutung der Niere aufrechtzuerhalten, führte zu der Schlußfolgerung, daß diese Medikamente für die Behandlung einer Vielzahl von Erkrankungen geeignet sein könnten, die aus dem einen oder anderen Grund eine Niereninsuffizienz hervorrufen. Zu diesen Erkrankungen gehört natürlich der Bluthochdruck. Aber auch andere Faktoren können eine Niereninsuffizienz verursachen:

I. Röntgenkontrastmittel
II. Toxizität von Aminoglykosid-Antibiotika,
III. Toxizität von Ciclosporin und
IV. Entnahme von Spenderorganen und Konservierung dieser Organe bis zur Transplantation.

Wirkung auf die glomeruläre Filtrationsrate

Insgesamt verursachen die Calciumantagonisten bevorzugt eine Erhöhung der Glomerulusfiltrationsrate, indem sie dem konstriktorischen Effekt von Agonisten wie Angiotensin II auf die afferenten Arteriolen entgegenwirken. Diese Wirkung konnte für Nifedipin (Loutzenhiser und Epstein 1987) und eine ganze Reihe anderer Calciumantagonisten nachgewiesen werden (Carmines und Navar 1989). Amlodipin macht hier keine Ausnahme. Die Substanz wirkt bevorzugt auf die präglomerulären Gefäße (Loutzenhiser et al. 1989). Bei Nierenpräparaten, die vorher dem konstriktorischen Einfluß von Angiotensin II ausgesetzt wurden, führt dies zu einer auffallenden Zunahme der Filtrationsrate (Tabelle 10.3), während die Filtrationsfraktion nur geringfügig verändert wird oder überhaupt keine Veränderung erfährt (Reams et al. 1987). In der Klinik zeigt Amlodipin in Dosen, die den Blutdruck von Hypertonikern signifikant senken, eine ähnliche Wirkung: Obgleich der renale Gefäßwiderstand um bis zu 25 % herabgesetzt werden kann, bleibt die Filtrationsfraktion unverändert (Reams et al. 1987), und die Glomerulusfiltrationsrate (Abb. 10.2) wird normalerweise erhöht (Bartlomiejczyk-Majchrowicz et al. 1992). Gleichzeitig kommt es zu einem Absinken des Kreatininspiegels im Serum, jedenfalls bei Hochdruckpatienten. Die Albuminausscheidung im Urin kann erhöht sein, allerdings nicht

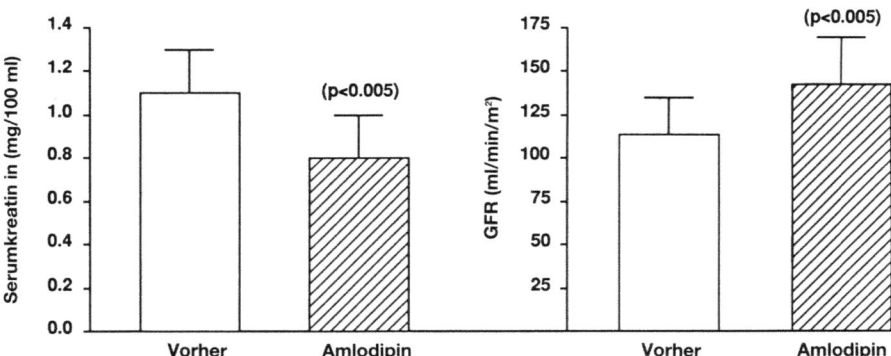

Abb. 10.2. Wirkung einer dreimonatigen Monotherapie mit Amlodipin (5 mg/die) auf den Kreatininspiegel im Serum und die glomeruläre Filtrationsrate von zehn Patienten mit leichter bis mäßiger Hypertonie. „Vorher" bedeutet vor Beginn der Behandlung (aus Bartlomiejczyk-Majchrowicz et al. 1992)

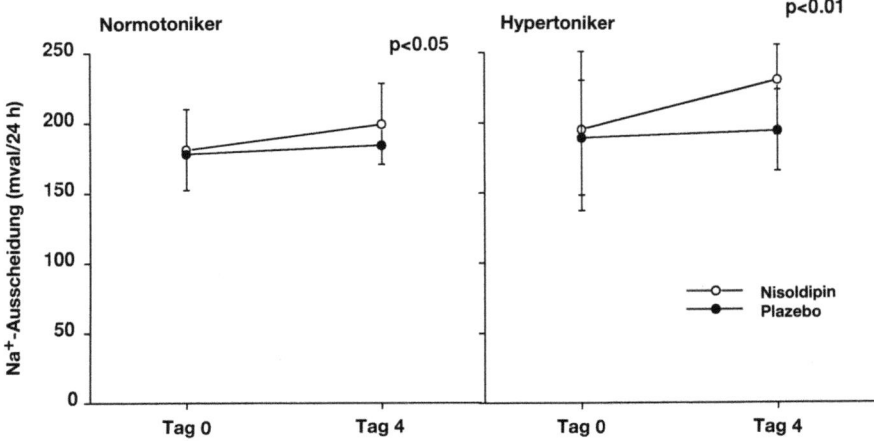

Abb. 10.3. Wirkung von Nisoldipin (10 mg/die) auf die Natriumausscheidung während eines Zeitraums von 24 Stunden im Anschluß an eine viertägige Behandlung von Patienten mit normalem und erhöhtem Blutdruck. Die Angaben wurden der Arbeit von Ruilope et al. (1990) entnommen. Man beachte den natriuretischen Effekt des Calciumantagonisten

signifikant. Das gleiche gilt für die Ausscheidung von β_2-Mikroglobulin. Die Gesamtheit dieser Befunde läßt den Schluß zu, daß Calciumantagonisten nicht nur die Durchblutung der Niere, sondern auch die Nierenfunktion aufrechterhalten.

Wirkung auf die Natriumausscheidung

Die meisten Vasodilatatoren verursachen eine Natrium- und Wasserretention. Auf die Calciumantagonisten trifft dies nicht zu. Eine Langzeittherapie mit Nifedipin führt zum Beispiel zu keiner Veränderung des Körpergewichts und zu einer geringfügigen Herabsetzung der Na^+-Konzentration im Serum (Landmark 1985). Auch Nisoldipin fördert die tägliche Na^+-Ausscheidung (Ruilope et al. 1990) (Abb. 10.3). Eine ähnliche Wirkung besitzt Amlodipin: Die Substanz hat keinen Einfluß auf Plasmavolumen und extrazelluläres Flüssigkeitsvolumen (Lund-Johansen et al. 1990), fördert aber die Natriumausscheidung (Reams et al. 1987). Bemerkenswerterweise hält der natriuretische Effekt mancher Calciumantagonisten nur kurze Zeit an, während er bei Amlodipin und Felodipin von längerer Dauer ist. Bei Amlodipin kann es einige Tage lang dauern, bis die Zunahme der Natriumausscheidung voll zur Geltung kommt. Dies wurde sogar bei Patienten mit essentieller Hypertonie beobachtet (Cappuccio et al. 1991a). Bei Durchsicht der einschlägigen Literatur ist zu bedenken, daß diese Wirkung nur bei Untersuchungen in Erscheinung tritt, in denen die Substanz über einen längeren Zeitraum verabreicht wird und auch dann nicht sehr stark ausgeprägt ist. Einer der wichtigsten ursächlichen Faktoren ist ohne Zweifel die direkte Hemmung der tubulären Na^+-Rückresorption. Allerdings sind auch noch andere Mechanismen im Spiel, unter anderem die direkte Hemmwirkung auf die ADH-induzierte Anregung von Wasser- und Natriumtransport (Natochin et al. 1991) und die Hemmung der durch Erregung der sympathischen Nerven der Niere hervorgerufenen tubulären Natriumrückresorption (Akpogomeh und Johns 1991). Dieser letztere Effekt ist insofern von erheblicher Bedeutung, als wir heute wissen, daß die Aktivierung der sympathischen Nerven der Niere eine Vielfalt von Ereignissen auslöst, unter anderem eine Beeinträchtigung der renalen Hämodynamik und eine verstärkte tubuläre Natriumrückresorption. Die Folge ist eine nerval bedingte Antinatriurese und Antidiurese in einigen Hypertonie-Modellen, die zwar über adrenerge α_1-Rezeptoren vermittelt wird, sich aber durch Calciumantagonisten wie Amlodipin abschwächen läßt. Hier inhibieren die Calciumantagonisten die durch Stimulierung renaler Nerven ausgelöste Antinatriurese und Antidiurese. Auf diese Weise wird der Natriumverlust über einen indirekten Mechanismus gefördert. Hier bringen tatsächlich zwei negative Wirkungen ein positives Ergebnis.

Wirkung von Amlodipin auf die Proliferation von Mesangiumzellen

Proliferation glomerulärer Mesangiumzellen und Vermehrung der Grundsubstanz sind bei einer Vielzahl von Nierenkrankheiten zu beobachten, zum Beispiel bei Glomerulusschäden im Gefolge eines Bluthochdrucks (Shultz und Raij 1992). Die Beeinträchtigung der Glomerulusfunktion durch eine mäßig schwere Hypertonie soll zwar eher auf Veränderungen der glomerulären Hämodynamik als auf eine Hypertrophie der Glomeruli zurückzuführen sein. Trotzdem ist eine solche Hypertrophie unerwünscht (Simons et al. 1992). Zu den Substanzen, welche die Proliferation von Mesangiumzellen anregen, gehören Angiotensin II und das Polypeptid Endothelin-1 (Simonson und Dunn 1990). Daß für andere Calciumantagonisten eine Verlangsamung der Proliferation dieser Zellen nachgewiesen werden konnte, heißt nicht unbedingt, daß auch Amlodipin einen ähnlichen Effekt besitzt. Bei kürzlich von Shultz und Raij (1992) durchgeführten Untersuchungen konnte aber auch für diese Substanz eine solche Wirkung eindeutig nachgewiesen werden. Es ergab sich nämlich, daß

I. die Substanz auf die Proliferation von Mesangiumzellen eine lang anhaltende und selektive Hemmwirkung ausübt und daß
II. dieser Effekt nicht mit einer Hemmung der Proteinsynthese verbunden ist.

Außer seiner günstigen Wirkung auf die renale Hämodynamik von Hochdruckpatienten und neben der Aufrechterhaltung der Nierenfunktion sowie der Auslösung einer leichten, aber anhaltenden Natriurese, übt Amlodipin demnach auf die Proliferation renaler Mesangiumzellen eine lang anhaltende Hemmwirkung aus. Hier haben wir es mit wüschenswerten Eigenschaften eines Medikaments zu tun, das unter anderem auch für die Behandlung des Bluthochdrucks bestimmt ist (vierzehntes Kapitel). Von ebenso großer Bedeutung ist der Umstand, daß diese „Nierenschutzwirkung" über einen längeren Zeitraum anhält, so daß sich eine Änderung des Dosierungsschemas (Verabreichung der Tagesdosis als einmalige Gabe) erübrigt.

Weitere Eigenschaften von Calciumantagonisten, die für ihre nephroprotektive Wirkung von Belang sein könnten

Da Calciumantagonisten die renale Hämodynamik und die Na^+-Ausscheidung über die Niere verbessern (Epstein und Oster 1988, Epstein 1991), sind sie für die Behandlung entsprechender Störungen eindeutig indiziert. Es gibt aber noch weitere Aspekte ihrer Wirksamkeit, die zur Entstehung einer Nierenschutzwirkung beitragen könnten und von Epstein (1991) wie folgt aufgelistet wurden:

I. Herabsetzung des systemischen Blutdrucks,
II. Verringerung der renalen Hypertrophie,

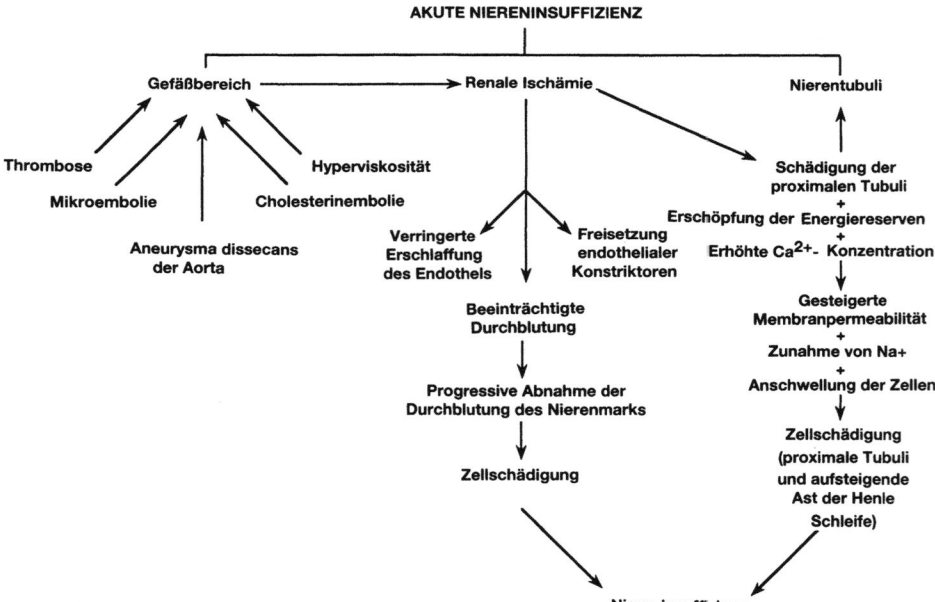

Abb. 10.4. Schematische Darstellung der an der Niereninsuffizienz beteiligten Vorgänge

III. Modulation der Bewegung von Makromolekülen im Mesangium,
IV. Hemmung der mitogenen Wirkungen des aus Thrombozyten stammenden Wachstumsfaktors (PDGF) und von Thrombin,
V. Einfangen von Sauerstoffradikalen,
VI. Unterdrückung der Stoffwechselaktivität,
VII. Abschwächung der Nephrokalzinose,
VIII. Verringerung der Calciumüberladung.

Neben einer Senkung des systemischen Blutdrucks und einer Verbesserung der renalen Natriumausscheidung entfalten die Calciumantagonisten also noch weitere Wirkungen, die ebenfalls zu berücksichtigen sind. Manche dieser Wirkungen zielen auf die Durchblutung der Niere ab (Abb. 10.4). Andere stehen mit den Nierentubuli in Zusammenhang.

Verwendung bei akuter Niereninsuffizienz nach Transplantationen

Hier spielen Calciumantagonisten eindeutig eine wichtige Rolle, und zwar sowohl in bezug auf die durch Ciclosporin ausgelösten Schäden (Bia und Tyler 1991) als auch in Anbetracht der Tatsache, daß sie ischämiebedingte, tubuläre Nekrosen abzuschwächen vermögen (Neumayer und Wagner 1987, Davidson und Rooth 1990).

Schutz gegen die durch Ciclosporin oder durch ischämische Verhältnisse hervorgerufenen Schäden sind weitere Aspekte der Nierenschutzwirkung der in diesem Zusammenhang erwähnenswerten Calciumantagonisten. Ferner spricht manches dafür, daß sie auch die Wirksamkeit einer immunsuppressiven Therapie fördern und damit die Überlebensdauer des Transplantats verlängern (Davidson und Rooth 1990).

Akute und chronische Wirkungen von Calciumantagonisten auf die Nierenfunktion von Hochdruckpatienten

Amlodipin: Berichte über die Wirkungen einer akuten Verabreichung von Amlodipin auf die Physiologie der Niere liegen nicht vor. Bei der Langzeittherapie des Bluthochdrucks kommt es jedoch zu einer 13%igen Erhöhung der Glomerulusfiltrationsrate, einer bis zu 19%igen Zunahme des effektiven renalen Plasmaflusses in der Niere und einer Herabsetzung des renalen Gefäßwiderstands um etwa 25% (Reams et al. 1987) (Tabelle 10.4). In Tiermodellen der Hypertonie wurde unter Amlodipin gelegentlich ein diuretischer Effekt beobachtet (Johns 1988a). In der Klinik war diese Wirkung selten zu erkennen und hielt sich stets in bescheidenen Grenzen (Leonetti et al. 1991, Cappuccio et al. 1991a). Heute wird man sich solcher Unterschiede zwischen Wirkungen in experimentellen Krankheitsmodellen und im klinischen Bereich immer mehr bewußt. Hier zeigt sich der Wert

Tabelle 10.4. Zusammenfassende Darstellung der Wirkungen verschiedener Calciumantagonisten auf die renale Hämodynamik. Die Ergebnisse beziehen sich auf Veränderungen, die nach mehrtägiger oraler Verabreichung eintraten. (0 keine Veränderung, ↑ Zunahme, ↓ Herabsetzung). Bei den in Klammern gesetzten Zahlenangaben handelt es sich um die *kleinsten* prozentualen Veränderungen von Durchblutung, Gefäßwiderstand und Filtrationsrate (aus Reams und Bauer 1990)

Calciumantagonist	Glomeruläre Filtrationsrate	Renaler Blutfluß	Renaler Gefäßwiderstand
Amlodipin	↑ (13%)	↑ (19%)	↓ (25%)
Nifedipin	↑ (13%)	↑ (20%)	↓ (25%)
Felodipin	↑ (5%)	0	↓ (22%)
Diltiazem	↑ (5%)	0 (8%)	↓ (15%)
Verapamil	0 (n.s.)	0 (n.s.)	↓ (13%)

der in klinischen Studien gesammelten Daten. Andererseits kommt es manchmal nur aufgrund der vorläufigen Ergebnisse experimenteller Untersuchungen zur Durchführung klinischer Prüfungen. Es besteht also sowohl ein Bedarf an experimentellen als auch an klinischen Studien.

Verapamil: Die akute orale Verabreichung von Verapamil hat kaum einen oder überhaupt keinen signifikanten Einfluß auf die Physiologie der Niere. Eine Langzeittherapie führt hingegen zu einer deutlichen *Herabsetzung* des renalen Gefäßwiderstands, ohne daß es dabei zu einer signifikanten Veränderung der Glomerulusfiltrationsrate oder des effektiven renalen Blutflusses kommt (Reams und Bauer 1990).

Felodipin: Eine akute Wirkung von Felodipin auf die Glomerulusfiltrationsrate liegt nicht vor. Die Substanz verursacht aber eine Zunahme der renalen Durchblutung und eine Verminderung des Gefäßwiderstands in der Niere (Schmitz 1987, Hulthen und Katzman 1988).

Nifedipin: Die Wirkung dieses Calciumantagonisten ist uneinheitlich. Im allgemeinen (Reams et al. 1988) ist ein Anstieg der Glomerulusfiltrationsrate und des effektiven renalen Blutflusses zu verzeichnen (Tabelle 10.4).

Nitrendipin: Auch hier kommt es bei einer akuten Therapie zu keiner gleichmäßigen Beeinflussung der Glomerulusfiltrationsrate. Unter der Langzeitbehandlung mit Nitrendipin erfahren Glomerulusfiltrationsrate und effektiver renaler Blutfluß keine Veränderung, während der renale Gefäßwiderstand absinkt (Lupinacci et al. 1988).

Die an diesen gefäßerweiternden Wirkungen der Calciumantagonisten beteiligten Mechanismen sind also komplexer Natur. Zu ihnen gehören

I. ein direkter Effekt durch Hemmung des Calcium-Einstroms und
II. die Abschwächung der durch Noradrenalin oder Angiotensin II herbeigeführten Gefäßkonstriktion (Romero et al. 1987).

Natriuretische Wirkung der Calciumantagonisten

Für die leichte natriuretische Wirkung dieser Pharmaka gibt es keine eindeutige Erklärung. Folgende Ursachen kommen in Betracht:

I. Beeinflussung der intrarenalen Hämodynamik,
II. Wechselwirkung mit neuralen und hormonalen Mediatoren (Loutzenhiser und Epstein 1985),
III. *direkter* Effekt auf den tubulären Natriumtransport (Loutzenhiser und Epstein 1985).
IV. Wie bereits besprochen, können Calciumantagonisten die Natriumausscheidung indirekt durch Hemmung der ADH-induzierten Na^+-Rückresorption oder durch Aufhebung des im Zusammenhang mit einer α_1-Stimulierung nerval ausgelösten antinatriuretischen Effekts fördern (Natochin et al. 1991, Johns 1988a).

Trotz der günstigen Wirkung der akuten Verabreichung von Calciumantagonisten auf die Natriumausscheidung, dürfte dieser Parameter im Verlaufe einer Langzeitbehandlung offenbar wieder zu den Ausgangswerten zurückkehren (Luft 1987). In Wirklichkeit kommt es zu einer lang anhaltenden Hemmung der tubulären Na^+-Rückresorption, die aber von entsprechenden Ausgleichsmechanismen verdeckt wird. Da Calciumantagonisten

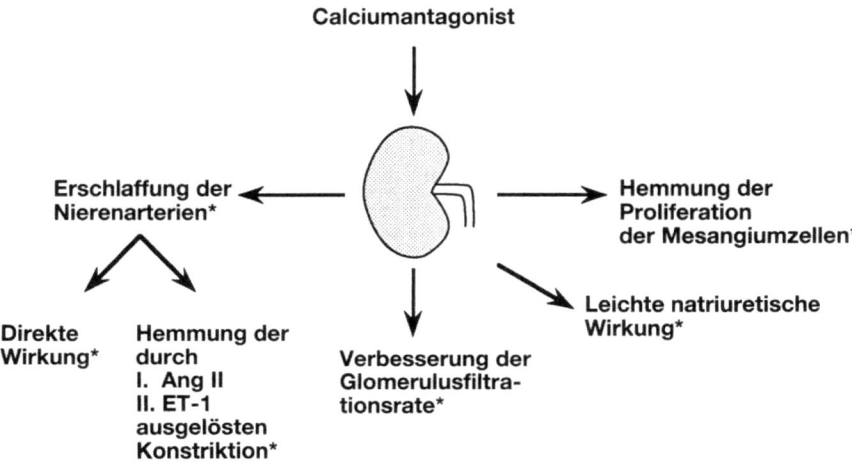

Abb. 10.5. Schematische Darstellung der Grundlage der Nierenschutzwirkung von Calciumantagonisten wie Amlodipin. (* für Amlodipin nachgewiesene Wirkungen)

einen günstigen Einfluß auf die tubulären Natriumverluste ausüben, ohne die Durchblutung der Niere zu verändern, kann man davon ausgehen, daß eine direkte Wirkung auf die Rückresorption von Natrium im tubulären Bereich im Spiel sein muß (MacGregor 1990).

Zusammenfassung

1. Wie andere Calciumantagonisten übt auch Amlodipin auf die Niere von Hypertonikern eine Schutzwirkung aus, obgleich die Substanz den peripheren systolischen und diastolischen Blutdruck herabsetzt.
2. Die an dieser Schutzwirkung beteiligten Mechanismen sind komplexer Natur. Zu ihnen gehören (Abb. 10.4):
   (a) eine günstige Beeinflussung der Glomerulusfiltration,
   (b) ein leichter natriuretischer Effekt,
   (c) eine Erweiterung der Nierenarterien und
   (d) eine Hemmung der Proliferation der Mesangiumzellen in der Niere.
3. Nachweis der Aufrechterhaltung oder Verbesserung der Nierenfunktion:
   (a) leichte Natriurese,
   (b) kein Gewebsödem (Knöchelödem kann entstehen)
   (c) Herabsetzung des Kreatininspiegels im Serum,
   (d) Erhaltung der renalen Hämodynamik.

Kapitel 11

Calciumantagonismus und das ischämische Herz: Spielt der Calciumantagonismus hier eine Rolle?

„Sein oder nicht sein, das ist hier die Frage."
W. SHAKESPEARE in „Hamlet"

Im zehnten Kapitel wurde erläutert, daß Calciumantagonisten, auch vasoselektive Substanzen dieser Art wie Amlodipin, auf die renale Hämodynamik und die Nierenfunktion einen günstigen Einfluß ausüben. Bevor wir uns ihrer blutdrucksenkenden Wirkung zuwenden, insbesondere im Hinblick auf die Langzeittherapie der essentiellen Hypertonie (vierzehntes Kapitel), stellt sich nun die Frage, ob Calciumantagonisten auch für den Schutz des ischämischen Herzmuskels geeignet sind. Mit diesem Problem befassen sich die nächsten drei Kapitel (elftes bis dreizehntes Kapitel) sowie das sechzehnte Kapitel. Zuerst haben wir uns jedoch mit den Laborergebnissen auseinanderzusetzen, die darauf schließen lassen, daß Calciumantagonisten eine Schutzwirkung gegen eine künstlich herbeigeführte Ischämie ausüben können. Erst danach ist es sinnvoll, darüber zu sprechen, welche Resultate mit diesen Pharmaka bei der Behandlung von Patienten mit natürlich vorkommenden ischämischen Herzerkrankungen erzielt worden sind. Es gibt zwei wichtige Gründe dafür, dieses Thema hier zu behandeln, obwohl die Strategie der klinischen Therapie ischämischer Herzkrankheiten zur Zeit massive Veränderungen erfährt, mit neuen protektiven Maßnahmen, und neuen Kriterien für die Diagnose. Diese Veränderungen sind in gewissem Maße darauf zurückzuführen, daß die typischen Schmerzen im Brustkorb nicht mehr als diagnostisches Kriterium akzeptiert werden, da die Ischämie selbst bei belastungsbedingten ischämischen Ereignissen bei zumindest 20 % aller Patienten mit Myokardinfarkt „stumm" verläuft (Fleg 1992, Pepine et al. 1992, van der Wall et al. 1992).

Warum im Rahmen der vorliegenden Monographie eine Diskussion der Bedeutung der Calciumantagonisten für das allgemeine Thema der Ischämie des Herzmuskels hochaktuell ist, läßt sich wie folgt zusammenfassen:

I. Der Myokardinfarkt ist nach wie vor eine der wichtigsten Todesursachen. So erleiden zum Beispiel in den USA jährlich etwa 1½ Millionen Menschen einen Herzinfarkt. Die Mortalität dieser Patienten liegt zwischen 30 % und 35 %. Bei stationärer Behandlung ist sie allerdings geringer (ca. 10 %), aber selbst bei stationärer Therapie treten 60 % der

Todesfälle in den ersten zwei bis drei Stunden auf. Es handelt sich also um einen sehr bedrohlichen Zustand, vor allem, wenn die Behandlung nicht sofort einsetzt.

II. Mit β-Rezeptorenblockern (Yusuf et al. 1985, ISIS-1 1986) und Thrombozytenaggregationshemmern (ISIS-2) kann in der akuten Phase wie auch bei der Langzeittherapie die Mortalitätsrate und die Reinfarkthäufigkeit nachweislich herabgesetzt werden, während in der Klinik mit Calciumantagonisten unter solchen Bedingungen weniger gute Erfahrungen gemacht wurden (Held et al. 1989). Eine Ausnahme bilden hier lediglich Verapamil (DAVIT II 1990) und Diltiazem (Multicenter Diltiazem Postinfarction Trial Group 1988). Selbstverständlich bedarf diese anscheinende Wirkungslosigkeit der Calciumantagonisten näherer Erläuterungen, insbesondere im Hinblick auf die durch eine ischämische Phase ausgelösten biochemischen Vorgänge. Für die Betrachtung der Angaben über die Wirkung von Calciumantagonisten auf Prognose und Überlebensdauer von Patienten mit ischämischen Herzerkrankungen gibt es noch einen weiteren Grund. Hier handelt es sich um die längere Überlebenszeit und die Fortschritte, über die neuerdings bei Versuchen mit ACE-Hemmern berichtet wird (SOLVD-Studie 1992, Pfeffer et al. 1992). Vor allem Patienten mit asymptomatischer Herzinsuffizienz oder Linksventrikelfunktionsstörung sprachen auf diese Therapie an. In diesem Zusammenhang stellt sich natürlich die Frage, ob Calciumantagonisten unter solchen Bedingungen ebenso erfolgreich oder sogar erfolgreicher sein können und *welche* Calciumantagonisten die größten Erfolgsaussichten bieten. Zur Beantwortung dieser Frage müssen wir zunächst feststellen, was man in Verbindung mit dem Herzmuskel unter Ischämie zu verstehen hat.

Das ischämische Myokard

Wörtlich übersetzt heißt *Ischämie* „Blutleere". Im Zusammenhang mit dem Herzen ist die Bedeutung dieses Begriffs jedoch etwas weiter gefaßt und umfaßt auch folgende Zustände:

I. Mangelhafte Koronardurchblutung in Verbindung mit einer Überlastung des Herzens, zum Beispiel bei Hypertonie, Streß oder hoher Herzfrequenz.
II. Hyperirritabilität der Herzkranzgefäße, beispielsweise bei der vasospastischen Angina.
III. Minderperfusion durch atherosklerotisch bedingte Veränderungen im Lumen der Koronargefäße oder infolge von Thromben.
IV. Unvollständige Relaxation in der Diastole.
V. Künstlich herbeigeführte Ischämie, zum Beispiel bei einer Bypass-Operation, bei der PTCA oder bei der Herztransplantation.

Doch auch diese Unterteilung stellt eine unzulässige Vereinfachung dar, weil die mangelnde Durchblutung der Koronargefäße zumindest drei verschiedene Folgezustände hervorrufen kann, die heute in der Regel als

I. Stunning,
II. Hibernation und
III. Infarkt

bezeichnet werden.

Wie im zwölften Kapitel noch näher erläutert wird, ist unter dem Begriff „Stunning" im Zusammenhang mit dem Myokard eine Kontraktilitätsstörung zu verstehen, die im Gefolge einer relativ kurzzeitigen Minderperfusion nach Wiederherstellung der Koronardurchblutung bestehen bleibt (Braunwald und Kloner 1982). Strenggenommen ist Stunning also ein postischämischer, durch eine Funktionsbeeinträchtigung des wieder durchbluteten, aber potentiell gefährdeten Myokards gekennzeichneter Zustand, wobei der Herzmuskel noch gerettet werden kann. Es handelt sich also um einen vorübergehenden Zustand, der nicht mit den Folgen einer langdauernden Ischämie zu verwechseln ist. Hier sind Funktionseinbuße und Gewebeschäden oft irreversibel.

Die im dreizehnten Kapitel besprochene „Hibernation" unterscheidet sich insofern vom Stunning und vom Myokardinfarkt, als wir es hier mit einer Beeinträchtigung der Kontraktilität zu tun haben, die mit einer anhaltenden Minderdurchblutung der Herzkranzgefäße einhergeht und von ihr ausgelöst wird (Rahimtoola 1985). Hauptmerkmal des „hiber "nierenden„ Herzens ist eine vorübergehende Kontraktilitätsstörung, die nach Wiederherstellung der Koronardurchblutung rasch zum Verschwinden kommt (dreizehntes Kapitel).

Der dritte Folgezustand der Ischämie, mit dem wir uns in diesem Kapitel in erster Linie befassen, ist der Myokardinfarkt und der damit verbundene endgültige Funktionsverlust.

Biochemie des ischämischen Herzmuskels

Die Myokardischämie ist mit einem katastrophalen Ablauf biochemischer Ereignisse vergesellschaftet (Abb. 11.1), wobei es unter anderem zu folgenden Veränderungen kommt:

I. progressive Erschöpfung der Adenosintriphosphat (ATP)-Bestände in der Zelle,
II. Bildung und Akkumulation freier Radikale,
III. intrazelluläre Azidose,
IV. Verlust der Ca^{2+}- und Na^+-Ionen-Homöostase,
V. Akkumulation von Stoffwechselprodukten wie Laktat und anorganisches Phosphat,

124 Calciumantagonismus und das ischämische Herz

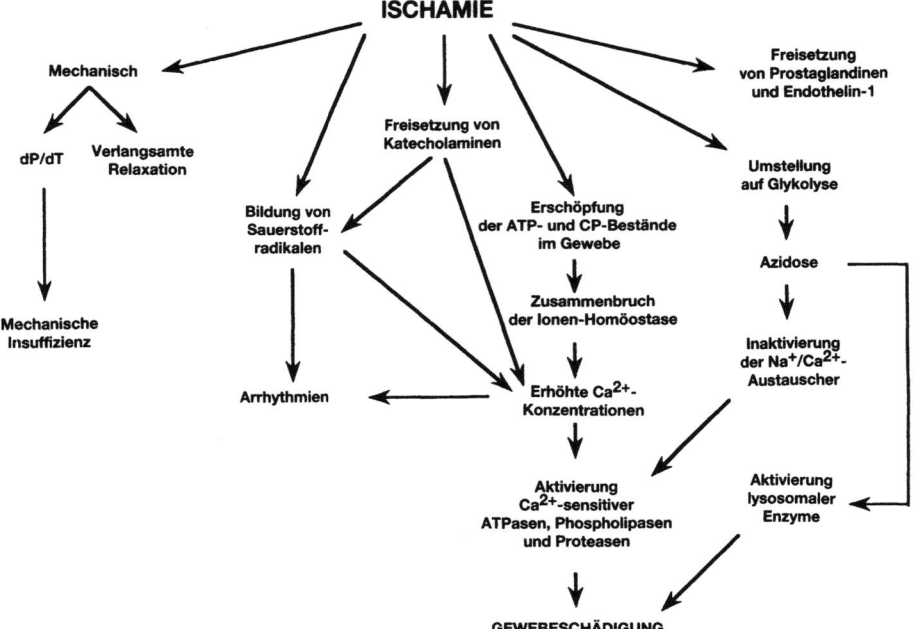

Abb. 11.1. Schematische Darstellung der durch eine lang anhaltende ischämische Periode ausgelösten Ereignisse

VI. Erschöpfung der gesamten Adeninnucleotid-Reserven,
VII. Freisetzung endogener Katecholamin-Bestände,
VIII. Zellödem, häufig verbunden mit Verlust der Integrität der Zellmembran,
IX. Externalisierung mancher Rezeptoren (zum Beispiel der adrenergen α- und β-Rezeptoren und der Rezeptoren für Endothelin-1),
X. neurohormonale Störungen wie Aktivierung des sympathischen Nervensystems,
XI. erhöhte Konzentrationen von ionisiertem Ca^{2+} im Zytosol und anschließend Anstieg der gesamten Ca^{2+}-Spiegel im Gewebe,
XII. Verlust der Ultrastruktur, zum Beispiel Zerstörung des Zellskeletts (Jennings et al. 1990).

Auch nach beinahe zwanzig Jahren komplizierter Forschungsarbeit läßt sich der genaue Ablauf der Ereignisse, die im Gefolge langdauernder ischämischer Phasen und der damit verbundenen biochemischen Vorgänge letztendlich zu einem irreversiblen Struktur- und Funktionsverlust führen (Jennings et al. 1990), nur schwer nachvollziehen. Andererseits ist das aber auch verständlich, weil manche dieser Ereignisse bis zu einem gewissen Grad voneinander abhängig sind, wie aus Abb. 11.1 zu ersehen ist. Wahr-

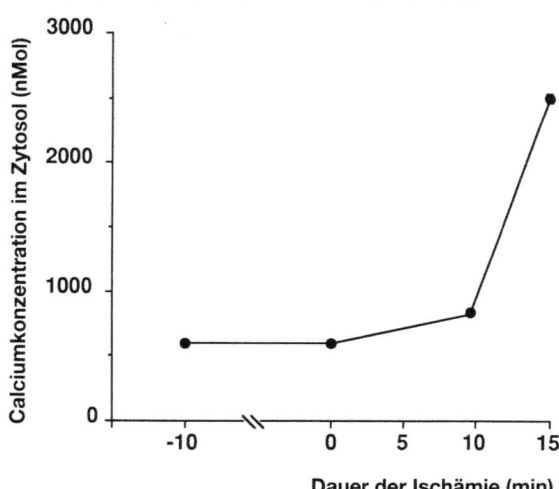

Abb. 11.2. Wirkung einer 15minutigen globalen Ischämie bei 37°C auf die Konzentration von freiem Ca^{2+} im Zytosol. Bestimmung mittels der NMR-Spektroskopie (F-BAPTA als Ca^{2+}-Indikator). Man beachte die deutliche Beschleunigung des ischämiebedingten Anstiegs des zytosolischen Ca^{2+}-Spiegels nach zehnminütiger Ischämie. Die Versuche wurden am isolierten, spontan schlagenden Rattenherzen durchgeführt

scheinlich empfiehlt es sich, vier Vorgänge einer genaueren Betrachtung zu unterziehen:

I. Anstieg der zytosolischen Ca^{2+}-Spiegel im Frühstadium (Abb. 11.2, Steenbergen et al. 1987);
II. Bildung und Akkumulation von Sauerstoffradikalen (Weisfeldt 1987);
III. Verlust der Membranintegrität, wahrscheinlich in Verbindung mit
   a) einer Aktivierung endogener, Ca^{2+}-aktivierter Proteasen und Phospholipasen,
   b) einer explosionsartigen Schwellung, zu der es im Gefolge des Verlusts der intrazellulären Ionenhomöostase kommen dürfte (Jennings et al. 1990),
   c) durch Peroxidation hervorgerufenen Schäden (Hearse 1991);
IV. Erschöpfung der Adeninnucleotid-Reserven.

Abgesehen von den Überlegungen zur auslösenden Ursache der zahlreichen, im Verlaufe einer langdauernden ischämischen Phase auftretenden biochemischen Veränderungen haben wir uns noch mit der umstrittenen Frage zu beschäftigen, ob eine Reperfusion nach einer lang anhaltenden Ischämie stets günstige Auswirkungen hat (Hearse 1991). Zunächst erscheint es merkwürdig, daß eine solche Frage überhaupt gestellt wird, denn ohne Wiederherstellung der Durchblutung sind Untergang und Nekrose eines vielleicht noch zu rettenden Gewebes unvermeidlich. Die Reperfusion und die damit verbundene, unbeschränkte Zufuhr von Sauerstoff und Ca^{2+} kann den Untergang und die Nekrose bereits geschädigter (Abb. 11.3), aber noch nicht irreversibel geschädigter Zellen noch beschleunigen. Man muß also sorgfältig abwägen, inwieweit eine Reperfusion günstig oder schädlich ist und feststellen, ob die bei der Wiederherstellung der Durch-

126   Calciumantagonismus und das ischämische Herz

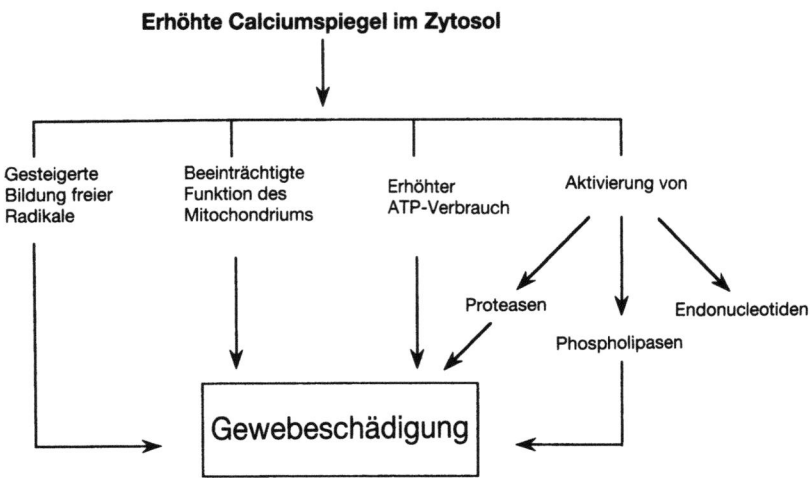

Abb. 11.3. Durch eine anhaltende Erhöhung der zytosolischen Ca^{2+}-Spiegel (zum Beispiel im Verlaufe einer Ischämie) ausgelöste Vorgänge

blutung auftretende, scheinbare Verschlimmerung des Gewebeschadens lediglich Ausdruck der in der vorausgehenden ischämischen Phase entstandenen Schädigung ist. Solche Schäden lassen sich oft durch CK-Freisetzung, übersteigerte Zunahme der Ca^{2+}-Konzentrationen und Läsion der Ultrastruktur des Gewebes quantifizieren. Entstehen während der ischämischen Phase überhaupt Veränderungen, die den Zustand des Gewebes nach Abschluß dieser Phase vorherbestimmen, und welche Veränderungen sind das? Dies ist vielleicht die entscheidende Frage, die hier beantwortet werden muß. Wahrscheinlich haben wir es mit vier kritischen Ereignissen zu tun:

I.   dem Anstieg der zytosolischen Ca^{2+}-Konzentration,
II. der Bildung freier Radikale und dem damit verbundenen Verlust natürlich vorkommender Scavenger (Radikalfänger),
III. dem Verlust der osmotischen Steuerung und
IV. der Erschöpfung der Energiereserven.

Der *frühzeitige Anstieg der zytosolischen Ca^{2+}-Konzentrationen* (Abb. 11.2) ist unter diesen Umständen vermutlich als ein kritisches Ereignis zu betrachten, weil diese Veränderung folgende Konsequenzen hat (Abb. 11.3):

I.   Lysosomale Proteasen und Phospholipasen werden aktiviert, wobei es zwangsläufig zum Verlust der Membranintegrität kommt (Jennings et al. 1990).
II. Die Bildung von Sauerstoffradikalen wird angeregt.

III. Die vorzeitige Erhöhung der enddiastolischen Ruhespannung wird gefördert, was zu einer weiteren Beeinträchtigung der Durchblutung des Herzmuskels führen kann.
IV. Die Stimulierung verschiedener Ca^{2+}-abhängiger ATPasen kann mit dem Verbrauch von Energie verbunden sein.

Ebenso bedeutsam ist die *Bildung freier Sauerstoffradikale*, vor allem weil sie zu einem Zeitpunkt geschieht, zu dem der Vorrat an natürlichen Scavanger-Molekülen bereits erschöpft ist. Zu dieser Schlußfolgerung führen mehrere Überlegungen:

I. Sauerstoffradikale fördern die Peroxidation der Zellmembran. Dadurch kommt es zum Verlust der Membranintegrität und -struktur (Thompson und Hess 1986, Hearse 1991).
II. Sie bewirken eine Eiweißdenaturierung (Davies 1987).
III. Sauerstoffradikale üben auf zahlreiche der im dritten Kapitel beschriebenen und in Abb. 11.4 zusammenfassend dargestellten Membrantransportsysteme eine Hemmwirkung aus. So wird zum Beispiel die Aktivität der Na^+/K^+-ATPase im Sarkolemm verlangsamt (Kramer et al. 1984). Auf die gleiche Weise reagiert die Ca^{2+}-ATPase des Sarko-

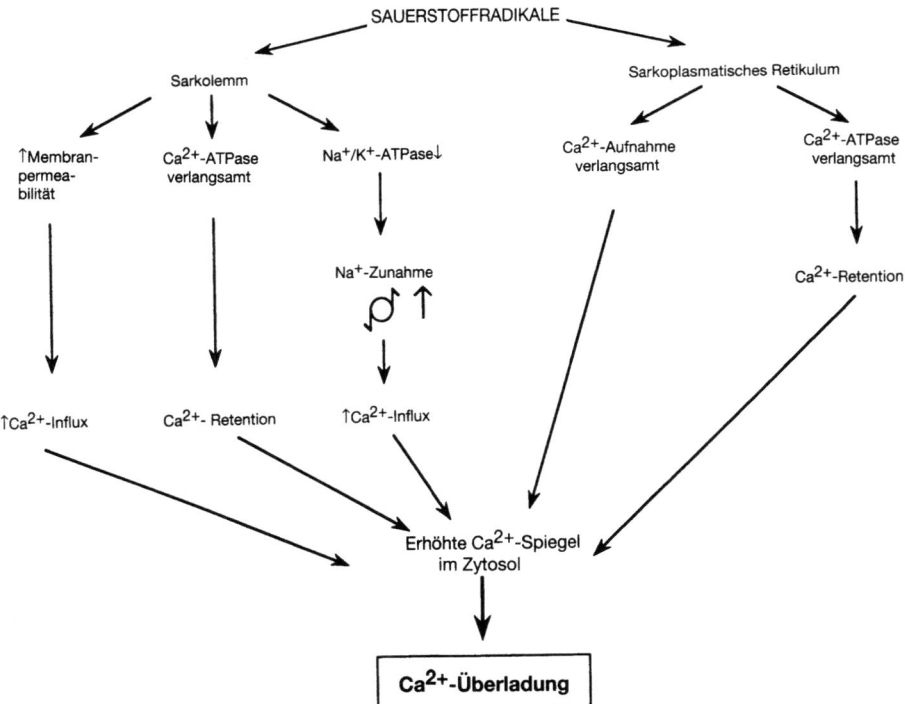

Abb. 11.4. Schematische Darstellung des Zusammenhangs zwischen der Akkumulation von Sauerstoffradikalen und der Erhöhung der Ca^{2+}-Spiegel im Zytosol

lemms (Kaneko et al. 1989). Die Aktivität der Na^+/Ca^{2+}-Austauschmechanismen wird hingegen verstärkt (Reeves et al. 1986). Dies ist aber nicht wünschenswert, weil eine solche Beeinflussung der Na^+/Ca^{2+}-Austauschsysteme den Einstrom von Ca^{2+} im Austausch gegen Na^+-Ionen fördert. Wegen des Versagens der Na^+/K^+-ATPase kommt es dadurch zur Akkumulation von Na^+ im Zellinnern und damit zu einem gesteigerten Ca^{2+}-Einstrom.

Der bisher beschriebene Ablauf der Ereignisse würde bereits zu einer Erhöhung der zytosolischen Ca^{2+}-Spiegel führen. Die Situation wird aber noch dadurch verschlimmert, daß freie Sauerstoffradikale die Aufnahme von Ca^{2+} in das sarkoplasmatische Retikulum verlangsamen (Rowe et al. 1983) und die Aktivität der Ca^{2+}-ATPase im sarkoplasmatischen Retikulum beeinträchtigen (Thompson und Hess 1986). Hierbei handelt es sich um das Enzym, das für den Rücktransport der Ca^{2+}-Ionen aus dem Zytosol und für ihre Speicherung im Zellinnern verantwortlich ist (drittes Kapitel). Auf diese Weise kommt es schließlich zu einem durch Sauerstoffradikale ausgelösten Anstieg der Ca^{2+}-Konzentration im Zytosol.

Bisher haben wir uns mit Vorgängen befaßt, die durch die Bildung überschüssiger Sauerstoffradikale im Verlaufe einer Ischämie und bei der Reperfusion ausgelöst werden, auch bei der Wiederherstellung der Durchblutung nach einer Bypass-Operation (Prasad et al. 1992). Diese Aufstellung solcher Ereignisse ist zwar eindrucksvoll, aber unvollständig. So erhöhen Sauerstoffradikale zum Beispiel die Möglichkeit einer Mikroembolisierung (Hori et al. 1991). Sie oxidieren Lipoproteine und lösen damit die Bildung und Freisetzung von überschüssigem Endothelin-1 aus (Boulanger et al. 1992). *Unmittelbare* Folge dieser Wirkung kann der Verschluß noch durchgängiger Koronargefäße sein, da Endothelin auf diese Gefäße einen stark ausgeprägten und lang anhaltenden konstriktorischen Effekt ausübt. Auf lange Sicht ist dieses Polypeptid natürlich auch an der Entstehung atherosklerotischer Läsionen beteiligt, weil es zu den Mitogenen gehört.

Der *Verlust der osmotischen Steuerung* ist ein ebenso wichtiges und unerwünschtes Ereignis. Er ist nämlich mit einer physischen Belastung der bereits durch Sauerstoffradikale und durch die Ca^{2+}-aktivierte Protease und Phospholipase geschädigten Membranen verbunden. Ausgangspunkt der Veränderung der osmotischen Verhältnisse im Gewebe sind unter anderem fast sicher die Folgezustände der Umstellung von einem aeroben auf einen anaeroben Stoffwechsel und die damit einhergehende Akkumulation von Stoffwechselprodukten wie Laktat (Jennings et al. 1990, Jeremy et al. 1992). Dazu kommt noch, daß die für den Auswärtstransport von Ca^{2+} durch das Na^+/Ca^{2+}-Austauschsystem und von Na^+ durch die Na^+/K^+-ATPase verantwortlichen Mechanismen durch die freien Radikale so stark geschädigt sind, daß die Na^+-Ionen im Zellinnern verbleiben. Das für die Na^+/K^+-ATPase-Pumpe erforderliche Adenosintriphosphat ist nicht mehr verfügbar. Damit kommt es zwangsläufig zu einer Erhöhung der Na^+-Konzentration im Gewebe. Diese beiden Ereignisse, also

I. die Laktatretention und
II. die Na$^+$-Retention

schaffen die Voraussetzungen für eine osmotische Überlastung des Gewebes, die zwangsläufig zum Verlust der Membranintegrität führt.

Erschöpfung der energiereichen Phosphatreserven (Adenosintriphosphat und Kreatinphosphat) und ihrer Vorstufen

Bekanntlich beruht die Energiegewinnung im Herzen der Säugetiere weitgehend auf einem oxidativen Metabolismus. Die für die Aufrechterhaltung von Struktur und Funktion erforderliche Energie wird in Form von Adenosintriphosphat produziert. Wenn es zur Einstellung des oxidativen Stoffwechsels kommt, was im Verlaufe einer ischämischen Phase der Fall ist (Abb. 11.8), sind die Adenosintriphosphat- und Kreatinphosphat-Reserven im Gewebe bald erschöpft. In dem Bemühen um Aufrechterhaltung der Adenosintriphosphat-Zufuhr erfolgt im Herzmuskel zunächst eine Umstellung auf eine anaerobe Glykoloyse. Die ATP-Bestände sind jedoch innerhalb weniger Minuten erschöpft, vor allem, wenn es zu einem plötzlichen Anstieg der Aktivität des sympathischen Systems kommt. Das gleiche gilt für die als „eiserne Reserve" fungierenden Vorräte an Glykogen und Kreatinphosphat. Unter diesen Bedingungen funktionieren die verschiedenen, im dritten Kapitel beschriebenen, ATP-betriebenen Pumpen nicht mehr. Infolgedessen kommt es im Gewebe zu einer Akkumulation von Na$^+$ und Ca^{2+} sowie zu einem Verlust von K$^+$. Aber damit noch nicht genug: Durch die erhöhte intrazelluläre Na$^+$-Konzentration strömt Wasser in die Zellen, die dadurch ödematös werden. Im Zellinnern ist eine Akkumulation von Phosphationen zu beobachten, die an der Rephosphorylierung der Adeninnucleotid-Vorstufen nicht mehr teilnehmen können. Diese Vorstufen gelangen durch Diffusion in den Extrazellulärraum, wo sie akkumulieren und zu Vorstufen für die Bildung von Sauerstoffradikalen werden. Dazu kommt noch, daß im Zellinnern zu diesem Zeitpunkt bereits azidotische Verhältnisse herrschen (Abb. 11.7). Damit sind die Voraussetzungen für eine Überschreitung der Grenze geschaffen, an der es keine Umkehr mehr gibt. Azidotische Verhältnisse begünstigen nämlich die durch Ca^{2+} herbeigeführte Aktivierung lysosomaler Proteasen und Phospholipasen, die zusammen mit der Lipidperoxidation, für die Zerstörung der Ultrastruktur und Integrität der Membran verantwortlich sind.

Die durch eine lang anhaltende Ischämie ausgelösten biochemischen Vorgänge sind also komplexer Natur (Abb. 11.1). Das Gewebe ist unter solchen Umständen kaum in der Lage, die bei der Reperfusion zugeführten, unbegrenzten Mengen von Ca^{2+}-Ionen und Sauerstoff zu bewältigen. Zu diesem Zeitpunkt sind ja auch die Energievorräte des Gewebes bereits weitgehend erschöpft. Es entsteht also die paradoxe Situation, daß die geschädigten Zellen ohne Reperfusion immer mehr absterben und nekrotisieren und daß die Wiederdurchblutung andererseits diesen Ablauf der Dinge noch beschleunigen kann. „Sein oder nicht sein" ist also hier die Frage? Selbstverständlich liegt die Schwierigkeit darin, wie das Myokard vor den schädlichen Wirkungen der Ischämie und der darauffolgenden Wiederherstellung der Durchblutung geschützt werden kann.

Membranrezeptoren und Ischämie

Bevor wir uns nun der Frage zuwenden, ob Calciumantagonisten und insbesondere vasoselektive Substanzen dieser Art in der Lage sind, den Herzmuskel und seine Gefäße vor den in Abb. 11.1 dargestellten Ereignissen zu schützen (Sobey et al. 1992) und nachdem wir uns darüber klar geworden sind, daß die Reperfusion selbst schädliche Auswirkungen haben kann, unabhängig davon, ob sie chirurgisch, durch Thrombolyse, perkutane transluminale Angioplastie oder auch durch die spontane Erschlaffung übermäßig kontrahierter Koronararterien (zum Beispiel bei der vasospastischen Angina pectoris) herbeigeführt wird, ist vielleicht darauf zu verweisen, daß nicht alle Folgen der Ischämie auf Erschöpfung der Energiereserven, Bildung freier Radikale, Anhebung der zytosolischen Ca^{2+}-Spiegel oder erhöhte Membranfragilität zurückgeführt werden können. Zu den weniger auffälligen Veränderungen, die unter solchen Bedingungen eintreten, gehört die Neuordnung einiger Membranrezeptoren. So kommt es zum Beispiel zu

I. einer *Zunahme* der Anzahl verfügbarer adrenerger β- und α-Rezeptoren (Strasser et al. 1990, Corr et al. 1981), und zwar infolge einer Reorganisation dieser Rezeptoren und nicht einer Neusynthese;
II. einer *Verringerung* der Anzahl von „Rezeptoren", die in der Lage sind, Calciumantagonisten zu binden (Dillon und Nayler 1987) sowie zu
III. einer *erhöhten* Verfügbarkeit von Bindungsstellen für Endothelin-1 infolge der Externalisierung solcher Strukturen (Liu et al. 1990).

Die größere Dichte von Endothelin-1-Bindungsstellen kann aus folgenden Gründen von erheblicher Bedeutung sein:

I. Die Aktivierung solcher Rezeptoren geht mit einem Anstieg der zytosolischen Ca^{2+}-Spiegel einher. Dies hängt teilweise mit der Freisetzung intrazellulärer Ca^{2+}-Bestände zusammen (Simonson und Dunn 1990).
II. Unter ischämischen Bedingungen kommt es zu einer verstärkten Bildung von Endothelin-1 im Endothel (Miyauchi et al. 1989).

Ganz allgemein löst eine ischämische Phase, die länger als ein paar Minuten dauert, unabhängig von ihrer Ursache, eine beunruhigende Reihe biochemischer und metabolischer Vorgänge aus, die zu irreversiblen Schäden des Gewebes führen, wenn ihnen nicht Einhalt geboten wird. Ob die Frühstadien der Ischämie stumm verlaufen und schmerzfrei sind, spielt dabei keine Rolle, wenn man von der Diagnosestellung absieht. Bei einem unkontrollierten Ablauf der Ereignisse kommt es wahrscheinlich zu den in Abb. 11.1 dargestellten Konsequenzen.

Arzneibehandlung des ischämischen Herzens

Zur Behandlung von Patienten mit ischämischen Herzkrankheiten kommen verschiedene Medikamente zur Anwendung, zum Beispiel β-Rezeptorenblocker, ACE-Hemmstoffe, Antioxidanzien und Calciumantagonisten.

β-Rezeptorenblocker. Die erst vor kurzem abgeschlossenen klinischen Prüfungen, bei denen festgestellt werden sollte, ob bestimmte β-Blocker für die Behandlung von Patienten mit ischämischen Herzkrankheiten geeignet sind, brachten ohne Zweifel positive Ergebnisse (Held et al. 1989). Dies kommt vielleicht nicht ganz unerwartet, da die Verlangsamung der Herzfrequenz durch diese Pharmaka mit einer Verminderung der Stoffwechselbedürfnisse des Herzmuskels verbunden ist, was vermutlich zu einer verlängerten myokardialen Überlebensdauer führt.

ACE-Hemmer. Angiotensin II übt auf systemische Arterien und auf Koronargefäße eine starke konstriktorische Wirkung aus. Demnach müßte eine gesteigerte Bildung von Angiotensin II vor allem bei Patienten mit ischämiebedingter Linksventrikelfunktionsstörung durch Einschränkung der Sauerstoffzufuhr und Erhöhung des Sauerstoffverbrauchs zu einer weiteren Verschlechterung führen. Der erhöhte O_2-Verbrauch hängt mit der positiv inotropen und vasokonstriktorischen Wirkung dieses Polypeptids zusammen. Nach Klein et al. (1991) ist eine eventuelle antiischämische Aktivität der ACE-Hemmer auf folgende Wirkungen dieser Substanzen zurückzuführen:

I. Herabsetzung des enddiastolischen Drucks im linken Ventrikel,
II. Reduzierung des systolischen Drucks in der Aorta,
III. Verringerung des sympathischen Antriebs,
IV. verstärkte Koronardurchblutung durch Erweiterung der Herzkranzgefäße und
V. auf lange Sicht Verminderung der Hypertrophie des linken Ventrikels.

In der Praxis zeigte sich, daß ACE-Hemmer „die im Alltag auftretende Ischämie, nicht aber die belastungsbedingte Ischämie zu verhindern vermögen" (Klein et al. 1991) und die Mortalität von Patienten mit ischämiebedingten, asymptomatischen Störungen der Linksventrikelfunktion reduzieren (Pfeffer et al. 1992).

Antioxidanzien. Freie Radikale und andere reaktive Sauerstoffintermediärprodukte sind an den Ionenverschiebungen beteiligt, die zur Überladung der Zellen mit Ca^{2+}- und Na^+-Ionen und damit zu Zellödem, unvollständiger Relaxation in der Diastole und ultrastrukturellen Schäden führen (Abb. 11.1 und 11.4). Infolgedessen drängt sich die Frage auf, woher freie Radikale und O_2-Intermediärprodukte kommen und was man gegen sie tun kann.

Als Quellen solcher Radikale kommen der Arachidonsäure- (Halliwell und Gutteridge 1985) und der Xanthinoxidase-Stoffwechsel (McCord 1984) sowie Leukozyten (Lucchesi et al. 1984), Autoxidation und enzymvermittelte Oxidation von Katecholaminen (Singal et al. 1983), mitochondriale Respiration (Boveris und Chance 1973) und Hämoglobin wie auch Myoglobin (Caughey und Watkins 1973) in Betracht. Freie Radikale und andere potentiell gefährliche, O_2-Intermediärprodukte werden im Zuge der normalen Stoffwechselaktivität dauernd gebildet. Unter physiologischen Bedingungen können die Zellen die Entstehung solcher toxischer Intermediärprodukte jedoch überleben, weil sie wirksame antioxidative Mechanismen entwickelt haben. Zu diesen Mechanismen gehören antioxidativ wirksame Enzyme wie Superoxiddismutase, Katalase und Peroxidase, ferner organische Antioxidanzien wie α-Tocopherol (Vitamin E) und Ascorbat. Bei der Reperfusion werden diese Abwehrmechanismen außer Funktion gesetzt, weil

I. eine größere Menge toxischer O_2-Intermediärprodukte gebildet wird und
II. die ischämischen Verhältnisse zum Verlust organischer Antioxidanzien und zur Beeinträchtigung der Aktivität antioxidativ wirksamer Enzyme führen (Ferrari et al. 1985).

Wenn nun die Entstehung oder Akkumulation von Sauerstoffradikalen im Verlaufe einer lang anhaltenden Ischämie und bei der Wiederherstellung der Durchblutung zu den unter solchen Bedingungen beobachteten pathophysiologischen, funktionellen und strukturellen Anomalien beiträgt oder für das Auftreten dieser Störungen verantwortlich ist (Bolli 1991), ist es verständlich, daß Antioxidanzien in der Lage sind, die Infarktgröße einzuschränken. Diese Hypothese war bereits Gegenstand zahlreicher experimenteller Untersuchungen. Zur Anwendung kamen unter anderem Superoxiddismutase (SOD), Katalase, Polyethylenglykol-konjugierte Superoxiddismutase (PEG-SOD), Allopurinol, Oxypurinol, Desferrioxamin und viele andere Substanzen. Leider können aus den Ergebnissen dieser Untersuchungen keine endgültigen Schlußfolgerungen gezogen werden, weil sich Erfolgsmeldungen und Mißerfolge die Waage halten (Bolli 1991). Als mögliche Erklärungen für so unterschiedliche Ergebnisse bieten sich an:

I. zu niedrige Dosen,
II. kurze Halbwertzeiten mancher „Schutzstoffe",
III. verfrühter Abschluß der Behandlung und
IV. zu späte Verabreichung der Antioxidanzien.

Wahrscheinlich trifft jede dieser Erklärungen zum Teil zu. Die plausibelste Erklärung ist aber ohne Zweifel, daß die übersteigerte Akkumulation von Sauerstoffradikalen nur eines der mit der Pathogenese des Myokardinfarkts vergesellschafteten Ereignisse ist. Ebenso vorstellbar ist die Möglichkeit, daß die Erhöhung der zytosolischen Ca^{2+}-Konzentration (Abb. 11.2) und die daraus resultierende Überladung des Gewebes mit Ca^{2+}-Ionen den entscheidenden Faktor darstellt.

Calciumantagonisten. Die Vorstellung, daß sich Calciumantagonisten bei der Behandlung von Patienten mit ischämischen Herzkrankheiten als wirksam erweisen müßten, beruht auf den im folgenden aufgeführten, allgemeinen Eigenschaften dieser Pharmaka:

I. Calciumantagonisten erweitern die Koronargefäße (Fleckenstein 1977).
II. Als Vasodilatatoren vermindern sie die Nachlast und damit auch die Belastung des Herzens (Murakami et al. 1972).
III. Sie bewirken eine Energieeinsparung, zum Teil wegen ihres negativ inotropen Effekts und in bezug auf Verapamil und Diltiazem auch wegen ihrer negativ chronotropen Wirkung (Nayler und Szeto 1972, Nayler et al. 1980).
IV. Bei der Reperfusion (Fleckenstein 1971) hemmen sie den Ca^{2+}-Einstrom über die spannungsgesteuerten Ca^{2+}-Kanäle. Damit müßte der übersteigerte Influx von Ca^{2+}-Ionen auf ein Mindestmaß eingeschränkt werden (Fleckenstein 1971).
V. Im Gegensatz zu zahlreichen β-Blockern (Northcote 1988, Buyington et al. 1992) haben sie einen günstigen Einfluß auf das Plasmalipidprofil.
VI. Sie wirken der von Endothelin-1 ausgehenden Konstriktion der Koronararterien (Godfraind et al. 1989, Luscher 1991a) und anderer Blutgefäße (Kiowski et al. 1991) entgegen. Das Polypeptid Endothelin-1 wird im Anfangsstadium des Myokardinfarkts in großen Mengen gebildet (Miyauchi et al. 1989).
VII. Manche Calciumantagonisten wie Amlodipin (Nayler et al. 1992) vermindern die durch Ischämie und Reperfusion hervorgerufene Externalisierung kardialer Bindungsstellen für Endothelin-1 (Abb. 11.9).
VIII. Calciumantagonisten wie Amlodipin üben auf die Blutplättchenaggregation einen günstigen Einfluß aus (Hernandez et al. 1991, Ware et al. 1986).
IX. Manche Calciumantagonisten besitzen eine Schutzwirkung gegen Lipidperoxidation durch Sauerstoffradikale (Mak et al. 1992).
X. Calciumantagonisten wie Amlodipin schützen auch vor Kammerflimmern im Gefolge eines Myokardinfarkts (Timour et al. 1992).

134 Calciumantagonismus und das ischämische Herz

Diese Schutzwirkungen der Calciumantagonisten konnten in Laboruntersuchungen an Tieren mit experimentell herbeigeführter Ischämie weitgehend nachgewiesen werden, sofern

I. die Substanzen in der entsprechenden Dosierung verwendet wurden und
II. prophylaktisch zur Anwendung kamen und wenn auch
III. ihre pharmakokinetischen Eigenschaften (siebtes Kapitel) berücksichtigt wurden.

Über den Nachweis einer solchen Schutzwirkung von Calciumantagonisten mit negativ inotropem Effekt auf das Herz wurde bereits berichtet (Nayler und Szeto 1972, Nayler et al. 1980). Diese Schutzwirkung kommt nicht unerwartet, weil eine negative Inotropie mit einer Energieeinsparung verbunden ist. Hier geht es aber um die Frage, ob vasoselektive Calciumantagonisten ebenfalls eine Schutzwirkung auf den ischämischen Herzmuskel ausüben. Wie bereits erwähnt, ist Amlodipin eine gefäßselektive Substanz. Die Frage, wie sich dieses Pharmakon verhält, wenn es zum Schutz des Myokards gegen experimentell ausgelöste Ischämien eingesetzt wird, ist demnach von erheblichem Interesse. Einschlägige Ergebnisse gibt es genug. Die Substanz wurde Ratten zwei und sogar fünf Stunden vor Entfernung des Herzens verabreicht. Die Rattenherzen wurden einer 10- oder 30minutigen Ischämie unterworfen und dann wieder perfundiert. Dabei zeigte sich, daß Amlodipin die funktionelle Genesung begünstigt (Abb. 11.5, Nayler 1989). Unter den gleichen Versuchsbedingungen konnte die Zunahme der Ca^{2+}-Konzentration im Gewebe bei der Reperfusion abgeschwächt

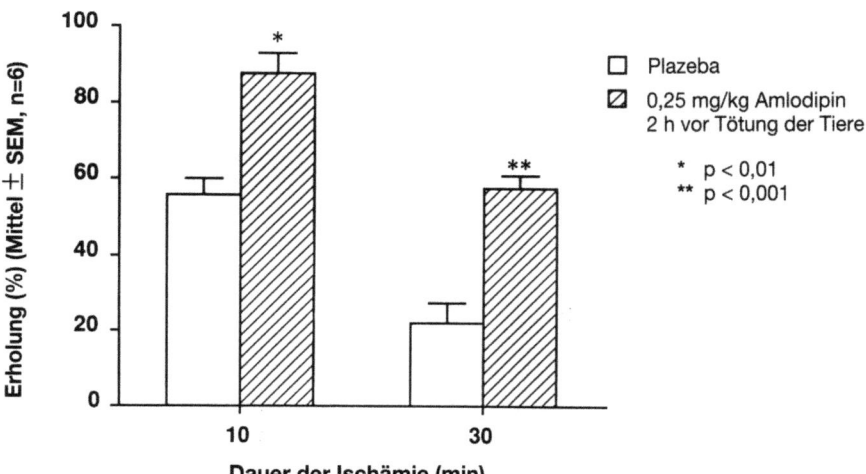

Abb. 11.5. Wirkung von 0,25 mg/kg Amlodipin auf das Herz der Sprague-Dawley-Ratte. Intravenöse Injektion zwei Stunden vor Entfernung des Herzens. 10- bis 30minutige Ischämie und anschließende Reperfusion. Man beachte die verbesserte Wiederherstellung der Funktion bei den mit Amlodipin vorbehandelten Tieren

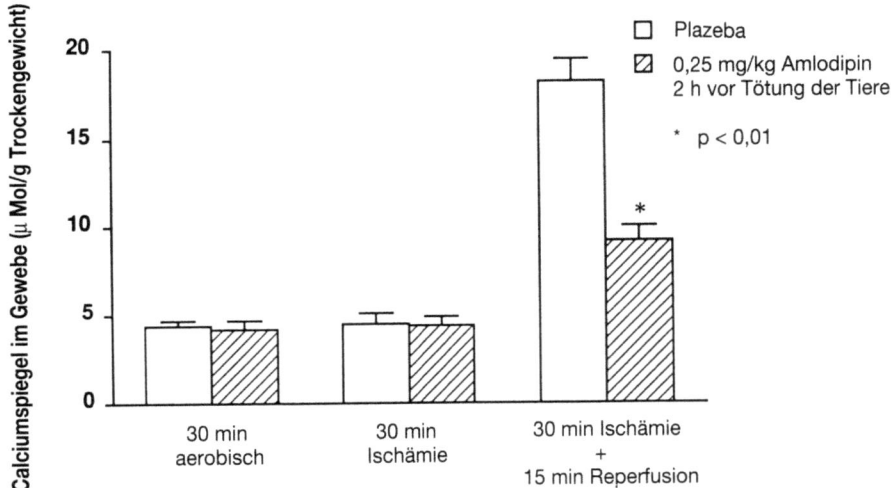

Abb. 11.6. Wirkung einer Vorbehandlung mit Amlodipin auf die Ca^{2+}-Konzentration im Gewebe. Experimentell herbeigeführte Ischämie und anschließende Reperfusion. Jede Säule stellt den Mittelwert ± SEM von sechs Einzelexperimenten dar. Die Ischämie wurde bei 37°C ausgelöst. Man beachte die Abschwächung der durch die Reperfusion hervorgerufenen Ca^{2+}-Zunahme bei den mit Amlodipin vorbehandelten Tieren

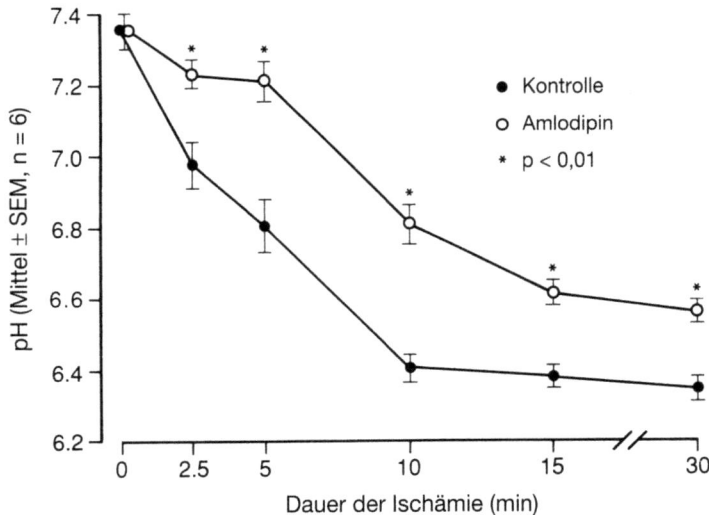

Abb. 11.7. Wirkung einer Vorbehandlung mit Amlodipin auf die ischämiebedingte Azidose des isolierten Herzens. Jeder Punkt stellt den Mittelwert ± SEM aus sechs Bestimmungen dar. Der intrazelluläre pH-Wert wurde mittels der NMR-Spektroskopie gemessen. Die Ischämie wurde bei 37°C ausgelöst. Man beachte den abschwächenden Effekt der Vorbehandlung mit Amlodipin

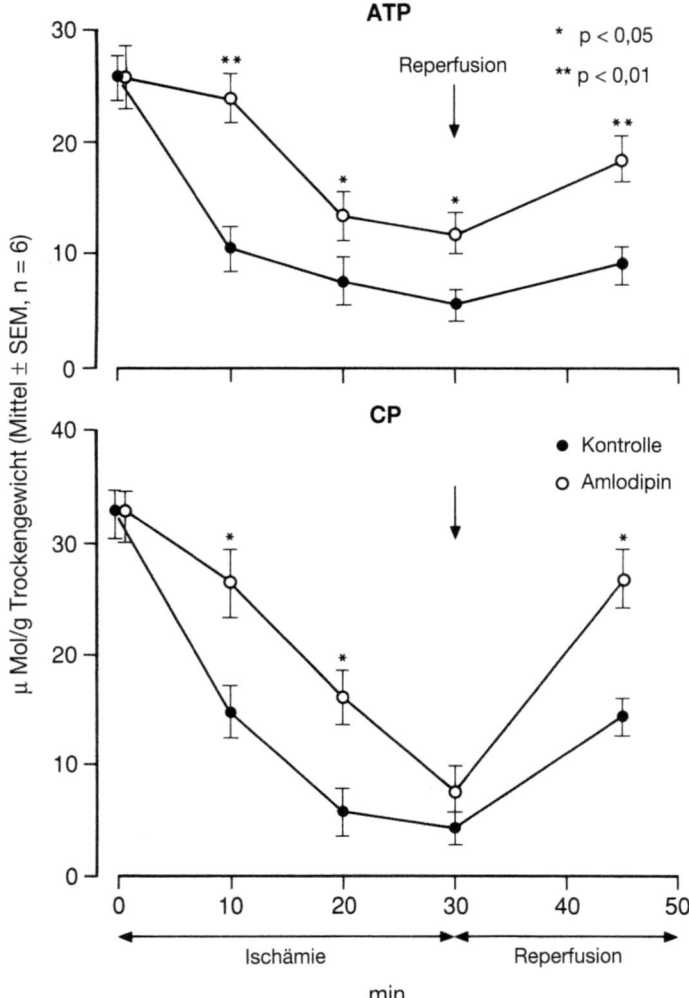

Abb. 11.8. Wirkung einer Vorbehandlung mit Amlodipin auf die Wiederherstellung der Konzentrationen von Adenosintriphosphat (ATP) und Kreatinphosphat (CP) im Gewebe bei der Reperfusion im Anschluß an eine Ischämie. Nähere Angaben bei Nayler (1989)

werden (Abb. 11.6). Das Gewebe zeigte in der ischämischen Phase eine weniger stark ausgeprägte Azidose (Abb. 11.7). Ferner kam es bei der Reperfusion zu einer rascheren Normalisierung der Adenosintriphosphat- und Kreatinphosphat-Spiegel (Abb. 11.8). Die durch Ischämie und Reperfusion herbeigeführte Externalisierung der Bindungsstellen für Endothelin-1 wurde abgeschwächt oder zum Verschwinden gebracht (Abb. 11.9). Die ischämiebedingte Erhöhung der zytosolischen Ca^{2+}-Spiegel wurde durch Amlodipin weitgehend verhindert. Hier haben wir es vielleicht mit dem

Arzneibehandlung des ischämischen Herzens 137

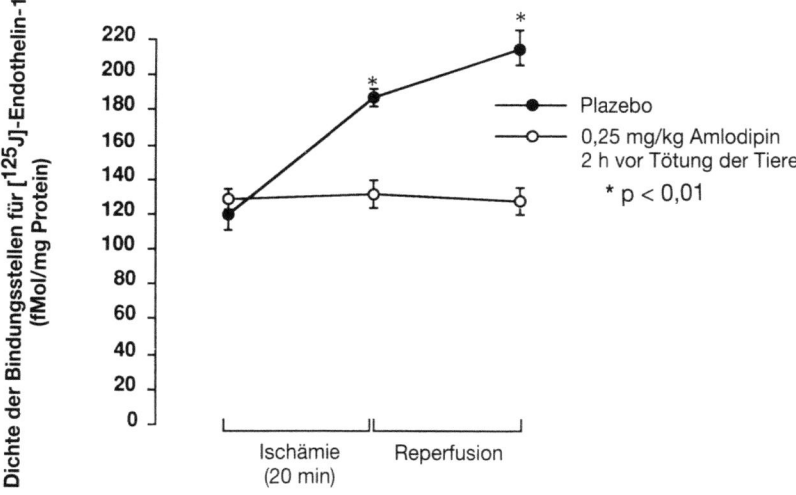

Abb. 11.9. Wirkung einer Vorbehandlung mit Amlodipin auf die durch Ischämie und Reperfusion hervorgerufene Externalisierung kardialer Bindungsstellen für Endothelin-1. Dieser abschwächende Effekt ist insofern von Bedeutung, als die Aktivierung dieser Bindungsstellen eine Erhöhung der zytosolischen Ca^{2+}-Spiegel mit sich bringt

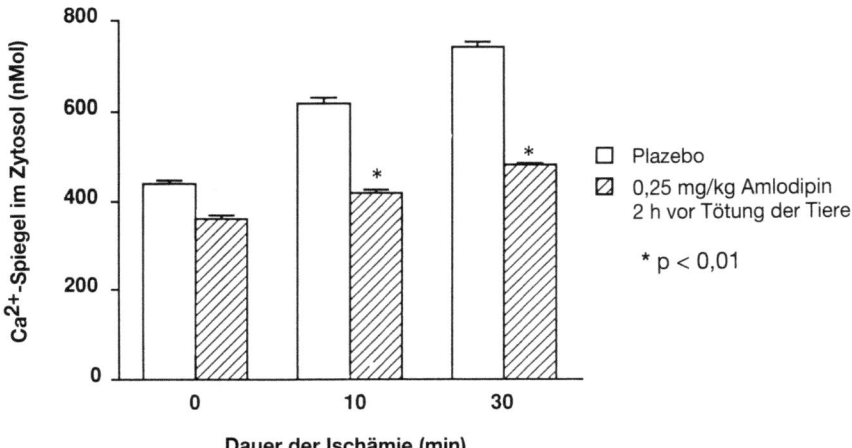

Abb. 11.10. Wirkung einer Vorbehandlung mit Amlodipin (gestrichelte Säulen) auf die ischämiebedingte Anhebung der zytosolischen Ca^{2+}-Spiegel (* $p < 0,01$). Jede Säule stellt den Mittelwert ± SEM aus sechs Bestimmungen dar. Man beachte, daß die durch die Ischämie hervorgerufene Erhöhung der Ca^{2+}-Konzentration im Zytosol durch die Vorbehandlung mit Amlodipin abgeschwächt wird. Diese Versuche wurden in einem NMR-Gerät zum Nachweis der intrazellulären Konzentration freier Ca^{2+}-Ionen durchgeführt

bemerkenswertesten Hinweis für die von dieser Substanz ausgehende Schutzwirkung auf das ischämische Herz zu tun, die auch in Erscheinung tritt, wenn die Versuche an isolierten, spontan schlagenden Herzen durchgeführt werden (Abb. 11.10). Alle diese Ergebnisse lassen eine Verwendung vasoselektiver Calciumantagonisten zur Behandlung von Infarktpatienten möglich erscheinen. Aus den nachstehend aufgeführten Gründen gilt dies insbesondere für Amlodipin:

I. Im therapeutischen Dosisbereich hat die Substanz keine negativ inotrope Wirkung (achtes Kapitel).
II. Wegen des langsamen Einsetzens ihres Effekts löst sie keine neurohumoralen Reaktionen aus (siebtes Kapitel).
III. Amlodipin hat eine lang anhaltende Wirkung (siebtes Kapitel).
IV. Obgleich Amlodipin keinen Einfluß auf die Elektrophysiologie des gesunden Herzmuskels ausübt (Vetrovec et al. 1991), kann sie postischämische Kammerarrhythmien abschwächen (Timour et al. 1992).

Die kardioprotektive Wirkung von Amlodipin wurde noch in weiteren Untersuchungen an experimentellen Ischämie-Modellen nachgewiesen. Bei einer dieser Untersuchungen wurden blutdurchströmte Hundeherzen verwendet (Hoff et al. 1989). Auch hier war selbst nach 60minutiger Ischämie eine Besserung der funktionellen Genesung zu erkennen. Die Konzentrationen von Na^+, Ca^{2+} und K^+ im Gewebe erfuhren weniger stark ausgeprägte Veränderungen. In diesen beiden Studien (Hoff et al. 1989 und Nayler 1989) konnte der einwandfreie Nachweis dafür erbracht werden, daß Amlodipin bei prophylaktischer Anwendung einen wirksamen Schutz gegen die Folgezustände der experimentell ausgelösten Ischämie gewährt. Die entscheidende Frage ist nun, ob diese Schutzwirkung auch zur Geltung kommt, wenn es sich um eine spontane Ischämie handelt, wie sie oft im bereits erkrankten Herzmuskel auftritt. Held et al. (1989) äußerten sich hinsichtlich der Wirksamkeit von Calciumantagonisten bei dieser speziellen Indikation pessimistisch. In diesem Zusammenhang ist jedoch daran zu erinnern, daß es unter Verapamil (DAVIT II 1990, Fischer-Hansen 1992) wie auch unter Diltiazem zu einer Herabsetzung der Reinfarktrate kam, sofern diese Substanzen prophylaktisch bei Patienten ohne erheblich beeinträchtigte Linksventrikelfunktion eingesetzt wurden. Nifedipin ist unter solchen Bedingungen nicht geeignet. Dies ist wahrscheinlich nicht nur auf die negativ inotrope Wirkung dieser Substanz zurückzuführen, sondern auch auf die Aktivierung des neurohumoralen Systems infolge des unter Nifedipin zu beobachtenden raschen Absinkens des peripheren Gefäßwiderstands (The Sprint Study Group 1988). Auch die erheblichen Schwankungen der Plasmakonzentration im Dosierungsintervall dürften hier eine Rolle spielen (siebtes Kapitel).

Klinische Angaben zur Wirksamkeit von Amlodipin als kardioprotektive Substanz

Obwohl dieses Thema Gegenstand der nächsten Kapitel ist, empfiehlt es sich, einige Studien, die für eine Verwendung dieses Pharmakons unter den hier geschilderten Gegebenheiten sprechen, bereits jetzt zu erwähnen. Dabei handelt es sich zum Beispiel um die von Canale et al. (1991) durchgeführte Untersuchung. Diese Autoren verwendeten Amlodipin bei der Behandlung von zwanzig Patienten mit symptomatischer Ischämie des Herzmuskels und berichten über eine positive Wirkung des Präparates, die übrigens mit einer Anhebung des Quotienten HDL-Cholesterin/Gesamtcholesterin im Plasma einherging. Beckerman et al. (1991) beschreibt eine ähnlich günstige Wirkung bei der gleichen Indikation. McGibney (1991) veröffentlichte erst kürzlich eine Übersichtsarbeit über mehrere Studien, zu denen auch die von Singh et al. (1989) durchgeführte Untersuchung gehört. Diese letzteren Autoren berichten über günstige Ergebnisse der Amlodipin-Therapie, die durch verbesserte Belastbarkeit und verringerte Häufigkeit pektanginöser Beschwerden zum Ausdruck kamen. Die Übersichtsarbeit von McGibney (1991) ist insofern von besonderem Interesse, als sich nach Angaben dieses Autors mit täglich 5–10 mg Amlodipin der gleiche Effekt erzielen läßt wie mit 40–160 mg/die Nadolol (β-Blocker) und mit dreimal täglich 60–120 mg Diltiazem. Dies ist ein Hinweis auf die Wirkungsstärke von Amlodipin und die 24stündige Wirkungsdauer dieser Substanz.

Im sechzehnten Kapitel werden noch zahlreiche Beispiele für die Wirksamkeit von Amlodipin als kardioprotektive Substanz für die Behandlung von Patienten mit Mangeldurchblutung der Koronargefäße aufgeführt. Die obigen Studien wurden hier nur erwähnt, um zu zeigen, daß die ersten, mit diesem Calciumantagonisten erzielten klinischen Ergebnisse mit den Laborbefunden vollständig übereinstimmen. Es stellt sich nun die Frage, warum sich Amlodipin möglicherweise von Nifedipin, dem Prototypen dieser Stoffklasse, hinsichtlich seiner Wirksamkeit bei der Behandlung von Patienten mit ischämischen Herzkrankheiten unterscheidet. Mehrere Faktoren dürften hier eine Rolle spielen:

I. die verbesserte Vasoselektivität von Amlodipin;
II. das langsame Einsetzen der Wirkung dieser Substanz, so daß es zur Erschlaffung der peripheren Gefäße kommt, ohne daß die von Vasodilatatoren hervorgerufenen Nebenwirkungen ausgelöst werden;
III. der niedrige Clearance-Wert sowie die hohe Bioverfügbarkeit und das große Verteilungsvolumen dieses Pharmakons (siebtes Kapitel), also Eigenschaften, die gleichmäßige Plasmaspiegel gewährleisten;
IV. das Fehlen erheblicher Schwankungen der Amlodipin-Konzentrationen im Plasma;
V. die Wirkungsstärke der Substanz, die eine Behandlung mit relativ niedrigen Dosen ermöglicht.

Die entscheidenden Studien, in denen nachgewiesen werden soll, daß Amlodipin auch in der akuten Phase der Myokardischämie ohne Risiko eingesetzt werden kann, sind noch im Gange. Dabei geht es hauptsächlich darum, ob Amlodipin eine ähnliche Schutzwirkung entfaltet wie Verapamil (DAVIT II 1990) oder Diltiazem, für die dies in den Studien DAVIT II und Multicenter Diltiazem Postinfarction Trial gezeigt werden konnte. Dies ist mit hoher Wahrscheinlichkeit der Fall. Wenn Amlodipin eine solche Wirkung besitzt, kommt sie zur Geltung, obwohl die Substanz im therapeutischen Dosisbereich keine nennenswerte negativ chronotrope oder negativ inotrope Wirkung aufweist. Gerade wegen des Fehlens einer negativ inotropen Wirkung bei Verabreichung therapeutisch relevanter Dosen ist es durchaus möglich, daß Amlodipin selbst bei eingeschränkter Linksventrikelfunktion zur Reduzierung der Nachlast und damit als energiesparende Substanz verwendet werden kann. Mit Sicherheit wird sich Amlodipin hinsichtlich seiner Wirksamkeit bei der Behandlung von Patienten mit akuter ischämischer Herzkrankheit von anderen Calciumantagonisten aus der Gruppe der Dihydropyridine unterscheiden, die eine weitere Beeinträchtigung des bereits gefährdeten Herzmuskels hervorrufen, weil sie entweder keine Vasoselektivität besitzen oder durch das plötzliche Absinken des Blutdrucks eine reflektorisch ausgelöste Erhöhung der Herzfrequenz verursachen. Doch auch für Amlodipin gilt natürlich die alte Weisheit, daß sich erst beim Essen herausstellt, wie gut Pudding ist. Daher werden die Ergebnisse der im Gang befindlichen Studien mit Spannung und einiger Ungeduld erwartet.

Zusammenfassung

1. Die durch eine ischämische Phase ausgelösten Stoffwechselvorgänge sind komplexer Natur, unabhängig von der jeweiligen Ursache der Ischämie.
2. Zu den Folgen einer solchen Ischämie gehören:
    I. Schöpfung der Energiereserven,
    II. Akkumulation freier Sauerstoffradikale,
    III. Verlust der Ionen-Homöostase,
    IV. Akkumulation von Stoffwechselprodukten,
    V. Zellödem und Verlust der Membranintegrität,
    VI. Erhöhung der zytosolischen Ca^{2+}-Spiegel,
    VII. veränderte Verteilung der Membranrezeptoren,
    VIII. Freisetzung endogener Katecholamine und Aktivierung des sympathischen Nervensystems und schließlich
    IX. irreversible Gewebeschäden
3. Zum Schutz des ischämischen Herzmuskels werden folgende Pharmaka verwendet:
    I. β-Rezeptorenblocker,
    II. ACE-Hemmer,
    III. Antioxidanzien und
    IV. Calciumantagonisten (Abb. 11.11).

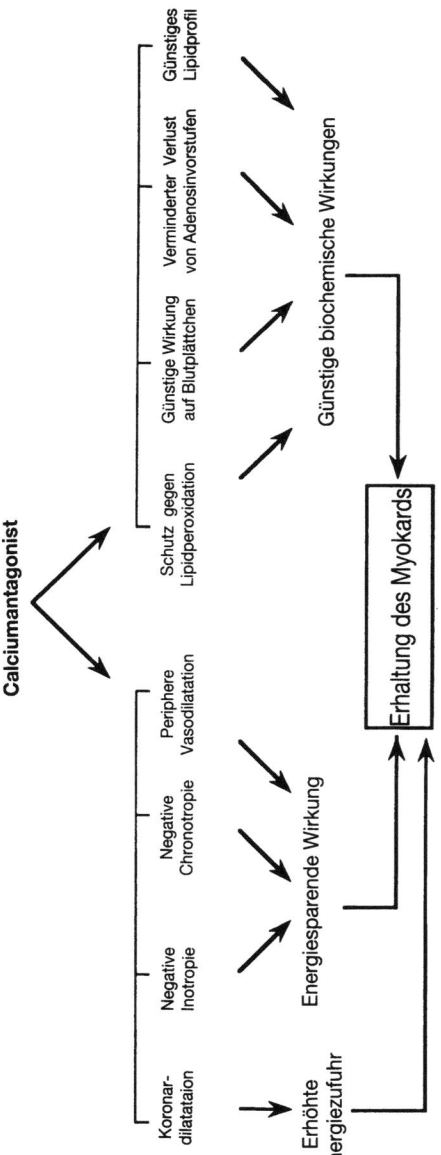

Abb. 11.11. Schematische Darstellung der allgemeinen Schutzwirkung von Calciumantagonisten auf den ischämischen Herzmuskel. Man beachte die Vielfalt von beteiligten Wirkungen. Die vasoselektive Substanz Amlodipin entfaltet im therapeutischen Dosisbereich keinen negativ inotropen oder chronotropen Effekt

4. Amlodipin kann sich unter diesen Bedingungen als sehr wirksam erweisen, obwohl die Substanz keine nennenswerte Verlangsamung der Herzfrequenz hervorruft. Haupteigenschaften von Amlodipin:
   I.   langsames Einsetzen der Wirkung,
   II. Vasoselektivität,
   III. Fehlen einer reflektorisch bedingten Tachykardie,
   IV. konstantes Plasmaprofil und hohe Bioverfügbarkeit (siebtes Kapitel),
   V.   keine schwerwiegenden und störenden Nebenwirkungen (achtzehntes Kapitel).

Aufgrund dieser Merkmale hat dieser spezielle Calciumantagonist ohne Zweifel gegenüber zahlreichen, derzeit verfügbaren Calciumantagonisten aus der Gruppe der Dihydropyridine erhebliche Vorteile.

5. Zum Nachweis folgender Wirkungen wurden Laboruntersuchungen durchgeführt:
   I.   funktionelle Wiederherstellung,
   II. Aufrechterhaltung der Homöostase der Ca^{2+}-Ionen,
   III. Erhaltung der Energiereserven,
   IV. keine Veränderung der Verteilung der Membranrezeptoren,
   V.   Normalisierung der intrazellulären pH-Verhältnisse.

Bei diesen Untersuchungen zeigte sich, daß Amlodipin unter den Bedingungen einer experimentell herbeigeführten Ischämie und Reperfusion eine Schutzwirkung auf das Myokard ausübt. Hoffentlich verlaufen die an Patienten mit ischämischen Herzkrankheiten durchgeführten Untersuchungen ebenso erfolgreich.

Kapitel 12

Calciumantagonismus und das „stunned" Herz: Üben vasoselektive Calciumantagonisten eine Schutzwirkung aus?

> *„Genialität ist durch Ideen und Intuition gekennzeichnet,*
> *durch das gedankliche Erfassen verborgener Zusammenhänge."*
> ANDREW GRAY in seiner Abhandlung über Lord Kelvin, 1878

Im elften Kapitel stellten wir fest, daß eine lang anhaltende Ischämie für das Säugetierherz unverträglich ist. Bei einer hochgradigen und langdauernden Mangeldurchblutung der Koronargefäße kommt es im betroffenen Bereich zwangsläufig zum Zelluntergang und zur Nekrose, unabhängig davon, ob das Gewebe danach wieder durchblutet wird (Jennings et al. 1990). Aber nicht immer haben wir es mit einer hochgradigen Ischämie zu tun, die über einen längeren Zeitraum besteht:

I. Die Koronardurchblutung kann nur während einer relativ kurzen Zeitspanne stark reduziert sein.
II. Die Minderperfusion der Koronargefäße kann weniger stark ausgeprägt sein, aber längere Zeit bestehen. Unter den in I. beschriebenen Bedingungen ist das Herz auch nach der vollständigen Wiederherstellung der Koronardurchblutung wie „gelähmt" (stunned) (Braunwald und Kloner 1982, Abb. 12.1). Dieser Zustand kann stundenlang und sogar einige Tage lang bestehenbleiben. Bei einer langdauernden, aber weniger stark ausgeprägten Ischämie kommt es ebenfalls zu myokardialen Funktionsstörungen, allerdings nur während der Dauer der Minderperfusion. In diesem Fall spricht man von einer „Hibernation" des Herzens (Rahimtoola 1989), das sich nach Freigabe der Strombahn rasch wieder erholt. Das vorliegende Kapitel ist dem „gelähmten" (stunned) Herzen gewidmet. Das „hibernating" Herz wird im dreizehnten Kapitel besprochen.

Was versteht man unter „Stunning"?

Im Zusammenhang mit dem Säugetierherz ist Stunning hauptsächlich ein postischämischer Zustand, der durch eine Funktionsbeeinträchtigung des potentiell gefährdeten Myokards gekennzeichnet ist, wobei der Herzmuskel durch Wiederherstellung der Durchblutung vor den im elften Kapitel beschriebenen, irreversiblen Schäden bewahrt wurde. Es kann Stunden und sogar Tage dauern, bis die Funktionseinschränkung überwunden ist. Schließlich kommt es jedoch zur vollständigen Wiederherstellung der Kontraktilität.

144 Calciumantagonismus und das „stunned" Herz

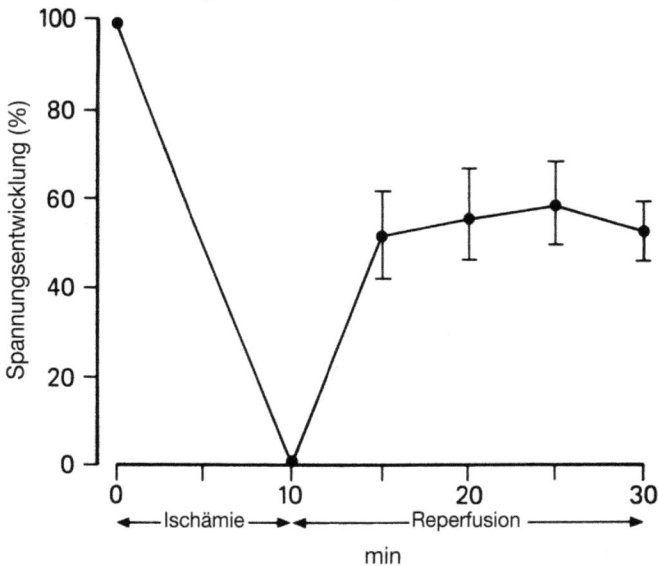

Abb. 12.1. Wirkung einer zehnminutigen globalen Ischämie und der darauffolgenden Reperfusion auf die mechanische Funktion des isolierten Rattenherzens. Jeder Punkt stellt den Mittelwert ± SEM von sechs Einzelversuchen dar. Die entwickelte Spannung ist in % der vor der Ischämie erzeugten Spannung ausgedrückt

Auslösende Zustände sind zum Beispiel

I. eine belastungsbedingte Angina pectoris (Camici et al. 1986), die zuweilen mit einem stundenlangen Stunning einhergeht,
II. eine instabile Angina pectoris (Nixon et al. 1982),
III. ein beginnender Myokardinfarkt (Christian et al. 1990),
IV. Spasmen der Koronargefäße (Mathias et al. 1987) und
V. eine Bypass-Operation (Breisblatt et al. 1990).

Gefördert wird die Entstehung eines Stunning beispielsweise durch

I. Thromben (Davies 1990),
II. die Ruptur atherogener Plaques (fünfzehntes Kapitel) (Fuster et al. 1990),

Tabelle 12.1. Zur Entstehung eines myokardialen Stunning führende Zustände

1. Perkutane, transluminale Koronarangioplastie
2. Stabile, belastungsbedingte Angina pectoris
3. Instabile Angina pectoris
4. Akuter Myokardinfarkt mit frühzeitiger Reperfusion
5. Herzoperation
6. Herztransplantation

III. intermittierende Koronarspasmen (Luscher 1991),
IV. eine Herztransplantation (Bolli et al. 1991) und
V. eine Angioplastie der Koronargefäße (Serruys et al. 1984).

Der heute als myokardiales Stunning bekannte Zustand wurde 1975 zum ersten Mal beschrieben (Heyndrickx et al. 1975). Aber erst Mitte bis Ende der achtziger Jahre erwachte das Interesse an dieser Erscheinung. Dies hängt vielleicht damit zusammen, daß durch die Einführung der thrombolytischen Therapie und anderer Arten der Rekanalisation bei einer immer größeren Zahl von Patienten nach einer kurzdauernden Ischämie eine Reperfusion vorgenommen wurde. Die Wiederdurchblutung erfolgte also zu einem Zeitpunkt, zu dem am Herzmuskel noch keine irreversiblen Schäden aufgetreten waren. Unter diesen Voraussetzungen tritt die günstige Wirkung der Reperfusion erst später ein oder sie wird nicht erkannt. Schon allein aus diesem Grunde ist es wichtig, daß der Arzt mit dem Begriff des Stunning vertraut ist, insbesondere bei der Wahl einer Therapie für Patienten mit vorübergehend beeinträchtigter Ventrikelfunktion.

Zusammenfassend kann gesagt werden, daß wir es beim Stunning mit *einem postischämischen, durch eine reversible, mechanische Funktionsstörung gekennzeichneten Zustand zu tun haben, der stundenlang oder sogar einige Tage anhalten kann.* Dieser Zustand ist nicht mit der sogenannten „Hibernation" zu verwechseln (dreizehntes Kapitel), die mit einer chronischen Ischämie einhergeht und bei der die Stoffwechsellage und der mechanische Zustand des Myokards der durch die Minderperfusion bedingten, subnormalen Zufuhr von Sauerstoff und metabolischen Substraten angepaßt wird.

Für die klinische Therapie hat Stunning erhebliche Konsequenzen. Es zeigt sich nämlich, daß

I. postischämische Ventrikelfunktionsstörungen reversibel sind oder sogar verhindert werden können;
II. der Erfolg der thrombolytischen Therapie möglicherweise nicht sofort zur Geltung kommt und daß die Besserung der Funktionsfähigkeit des betroffenen Bereichs nach dem Eingriff mehrere Stunden und sogar Tage in Anspruch nehmen kann;
III. Stunning die postoperativen Komplikationen nach umfangreichen Herzoperationen wahrscheinlich verschlimmert (auch bei einem zweiten Eingriff und bei einem langdauernden Abklemmen der Aorta);
IV. therapeutische Schutzmaßnahmen schon ergriffen werden können, wenn die Beeinträchtigung der Myokardfunktion noch besteht.

Merkmale des „stunned" Herzens

Die Merkmale des „stunned" Herzens lassen sich wie folgt zusammenfassen:

I. Die Kontraktionskraft des Herzmuskels ist trotz Wiederherstellung der Koronardurchblutung beeinträchtigt (Heyndrickx et al. 1975, Braunwald und Kloner 1982).
II. Die Einschränkung der Kontraktilität ist nicht mit ultrastrukturellen Schäden verbunden (Jennings et al. 1985).
III. Es liegt keine verminderte Energieausnutzung der Myofibrillen vor (Stahl et al. 1988).
IV. Energie in Form von Adenosintriphosphat (ATP) und Kreatinphosphat (CP) ist in ausreichendem Maße vorhanden. Der oxidative Metabolismus kann sogar verstärkt sein (Lerch 1991).
V. Trotz der mechanischen Funktionsstörung spricht das Herz auf inotrope Reize an, also auch auf Ca^{2+} und Katecholamine (Ellis et al. 1984).
VI. Die bei der ischämiebedingten Auslösung des Stunning vorliegenden Störungen der elektrischen Aktivität des Herzens kommen bei der Reperfusion zum Verschwinden, während die Ventrikelkontraktion noch beeinträchtigt ist. Elektrophysiologische Störungen sind also keine Erklärung für diese Erscheinung.
VII. Stunning bleibt auch nach der vollständigen Wiederherstellung der Koronardurchblutung bestehen.

Molekulare Grundlage des myokardialen Stunning

Aufgrund der oben beschriebenen Hauptmerkmale des „stunned" Myokards lassen sich manche in Betracht kommende Ursachen der mangelnden Dynamik des Herzmuskels bereits ausschließen. Dazu gehören Gewebeschädigung, elektrophysiologische Instabilität, unzureichende Versorgung mit Energie in Form von Adenosintriphosphat und Kreatinphosphat, Versagen des Kontraktionsmechanismus und Minderperfusion der Koronargefäße infolge von Gefäßverschluß oder Okklusion durch Neutrophile (Becker 1991, Tabelle 12.2). Damit verbleiben noch folgende mögliche Ursachen (Tabelle 12.2):

I. oxidativer Stress und
II. Störung der Ca^{2+}-Homöostase.

Tabelle 12.2. Determinanten des myokardialen Stunning

Nicht beteiligte Faktoren	Eventuell beteiligte Faktoren
Erschöpfung der Energiereserven	Oxidativer Streß
Schädigung der Ultrastruktur	Verlust der Ca^{2+}-Homöostase
Elektrophysiologische Störungen	
Minderperfusion der Koronargefäße	

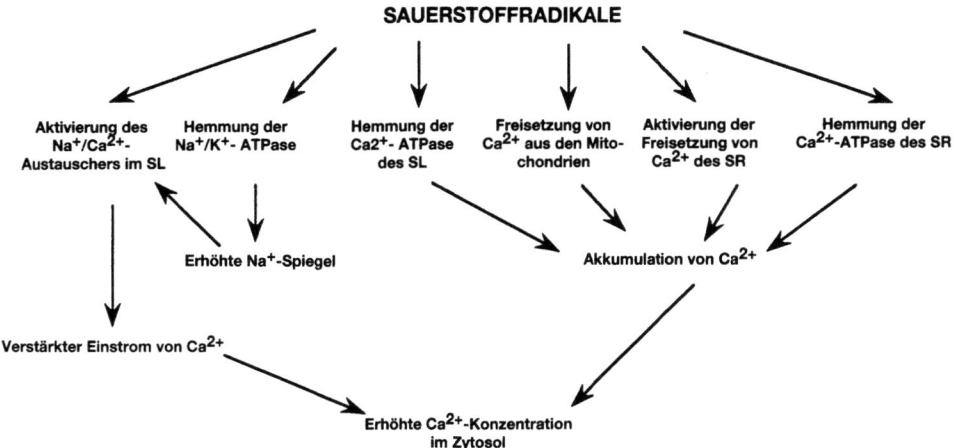

Abb. 12.2. Schematische Darstellung der Vorgänge, die eventuell an der durch Sauerstoffradikale ausgelösten Erhöhung der Ca^{2+}-Konzentration im Zytosol beteiligt sind. Man beachte, daß eine ganze Reihe von Mechanismen in Betracht kommen. *SL* = Sarkolemm, *SR* = sarkoplasmatisches Retikulum

In gewisser Hinsicht haben wir es bei diesen beiden Möglichkeiten nur mit zwei Aspekten der gleichen Erscheinung zu tun. Bekanntlich schädigen Sauerstoffradikale die Ultrastruktur der Zellmembran und beeinträchtigen damit die für die Aufrechterhaltung der Ca^{2+}-Homöostase verantwortlichen Mechanismen. Sowohl das Sarkolemm als auch das sarkoplasmatische Retikulum und die Mitochondrien werden durch die Anwesenheit überschüssiger Sauerstoffradikale in Mitleidenschaft gezogen, so daß mit einer Erhöhung der zytosolischen Ca^{2+}-Spiegel zu rechnen ist (Bolli 1990, Abb. 12.2). Obwohl Sauerstoffradikale im „stunned" Myokard nachgewiesen werden konnten (Bolli 1990), ist die Schutzwirkung von Radikalfängern in diesem Zusammenhang umstritten (Schaper 1991).

I. Nur wenige oder überhaupt keine solchen Scavanger sind durch das Fehlen anderer Eigenschaften gekennzeichnet, die vielleicht zu der scheinbaren Schutzwirkung beitragen.
II. Stunning kann auch bei Spezies ausgelöst werden, die kein wirksames System zur Bildung von Radikalen besitzen.
III. Durch Infusion von Superoxiddismutase/Katalase, eines wirksamen Scavanger-Systems, kann Stunning im Schweineherz nicht verhindert werden (Braun et al. 1990). Ebenso unwirksam erweist sich Desferrioxamin bei chronisch instrumentierten Hunden (Vogelaers et al. 1990).

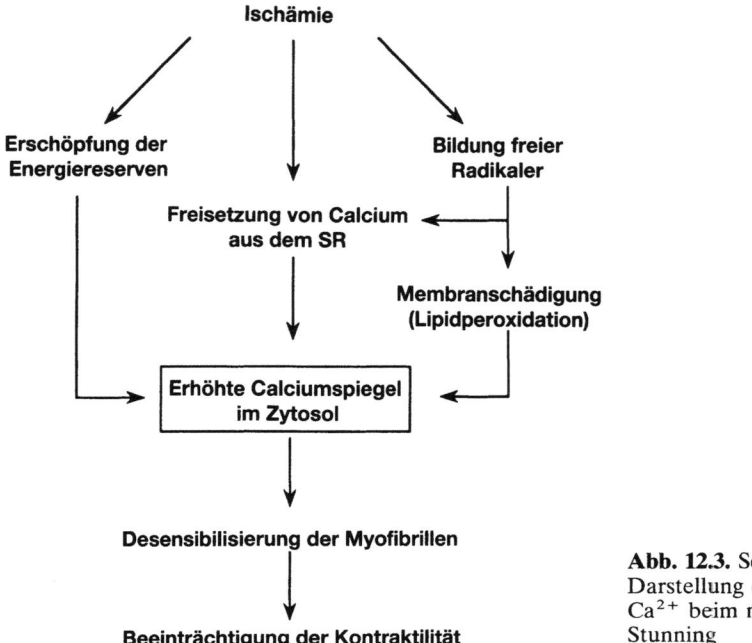

Abb. 12.3. Schematische Darstellung der Rolle von Ca^{2+} beim myokardialen Stunning

Abnorme Ca^{2+}-Homöostase

In krassem Gegensatz zur fraglichen ätiologischen Bedeutung der Sauerstoffradikale besteht weitgehende Übereinstimmung darüber, daß Ca^{2+} bei der Entstehung des Stunning eine Rolle spielt (Marban 1991, 1991a). Da dieser Zustand durch eine vorübergehende Verminderung der Kontraktilität des Herzmuskels gekennzeichnet ist, könnte man annehmen, daß ein Absinken der Ca^{2+}-Konzentration als auslösende Ursache in Betracht kommt. Vielmehr sind jedoch folgende Vorgänge zu beobachten (Abb. 12.3): Während der ischämischen Phase steigen die Ca^{2+}-Konzentrationen im Zytosol an. Dies kann ohne weiteres durch die Überwachung der zytosolischen Ca^{2+}-Spiegel mit einem Fluoreszenzindikator (zum Beispiel Fura II) nachgewiesen werden. Auch ^{19}F-BAPTA kann in Verbindung mit der NMR-Spektroskopie Verwendung finden (Abb. 12.4). Diese Erhöhung der Ca^{2+}-Konzentrationen im Zytosol bleibt bis kurz nach Beginn der Reperfusion bestehen. In ihrem Gefolge kommt es zu einer relativen Desensibilisierung der Myofibrillen gegenüber Ca^{2+}, vielleicht infolge eines Ca^{2+}-abhängigen Abbaus der Myofibrillen, zu dessen Umkehr die Neusynthese von Proteinen erforderlich ist (Kusuoka et al. 1990, Marban 1991, 1991a).

Die folgenden Beobachtungen sprechen dafür, daß die erhöhten Ca^{2+}-Konzentrationen im Zytosol für das Stunning verantwortlich sind.

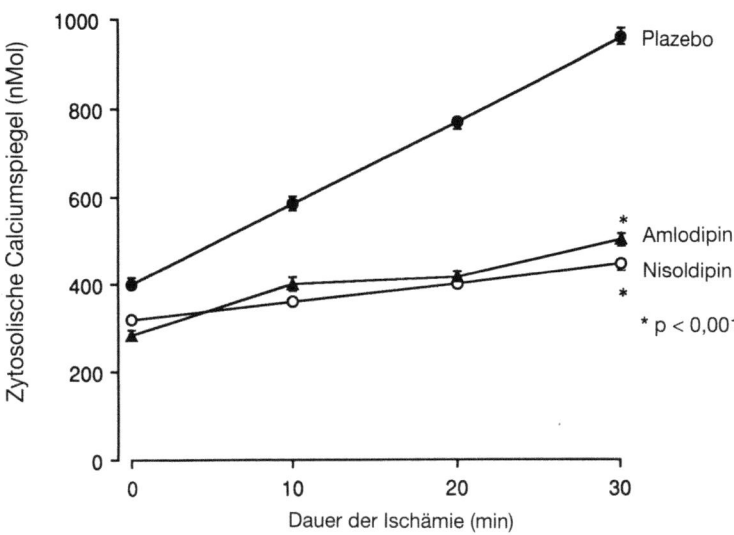

Abb. 12.4. Wirkung einer globalen Ischämie mit oder ohne prophylaktische Behandlung mit Amlodipin oder 10^{-9} Mol Nisoldipin auf die zytosolische Ca^{2+}-Konzentration (Ca^{2+}_i) des isolierten Rattenherzens. Der Ca^{2+}-Spiegel im Zytosol wurde mittels der NMR-Spektroskopie unter Verwendung von F-BAPTA als Ca^{2+}-Indikator gemessen. Verwendet wurden die Mittelwerte aus den systolischen und diastolischen Konzentrationen. Man beachte den deutlichen Anstieg der zytosolischen Ca^{2+}-Spiegel in der ischämischen Phase, der von Amlodipin abgeschwächt wird. Die mit Amlodipin vorbehandelten Ratten erhielten zwei Stunden vor der Tötung 0,25 mg/kg i.v. Nisoldipin wurde dem Perfusionspuffer direkt zugesetzt

I. Der zytosolische Ca^{2+}-Spiegel steigt während einer kurzdauernden ischämischen Phase an (Marban et al. 1990).
II. Die Wiederherstellung der Kontraktionsfunktion wird durch Reperfusion mit einer Pufferlösung, die Ca^{2+} in niedrigen Konzentrationen enthält, beschleunigt (Kusuoka et al. 1987).
III. Auch ohne Ischämie können die physiologischen, metabolischen und histologischen Folgezustände des Stunning durch eine Erhöhung der zytosolischen Ca^{2+}-Spiegel ausgelöst werden (Kitakaze et al. 1988, Koretsune und Marban 1989).

Aber auch wenn die Hypothese zutrifft, daß die in der ersten Phase der Ischämie auftretende und bis kurz nach Beginn der Reperfusion anhaltende Erhöhung der Ca^{2+}-Konzentrationen im Zytosol in erster Linie für das Stunning verantwortlich ist, weil sie eine Desensibilisierung der Myofibrillen gegenüber Ca^{2+} herbeiführt, kann man durchaus die Meinung vertreten, daß auch Sauerstoffradikale an diesen Vorgängen beteiligt sind. Durch die Anwesenheit überschüssiger Sauerstoffradikale werden ja zahlreiche Systeme in Mitleidenschaft gezogen, welche die Aufgabe haben, die Ca^{2+}-Homöostase aufrechtzuerhalten (Abb. 12.2). Allerdings haben wir es hier vielleicht nur mit einem der Faktoren zu tun, die dazu führen, daß im Zytosol überschüssige Ca^{2+}-Konzentrationen vorliegen. So können Ca^{2+}-Ionen zum Beispiel durch die unter solchen Bedingungen entstehende Akkumulation von H^+-Ionen aus ihren Bindungen verdrängt werden. Ferner kann es im Gefolge anderer Veränderungen im Zellinnern zu einer Freisetzung von Ca^{2+} aus den Speicherplätzen im sarkoplasmatischen Retikulum kommen.

Zusammenfassend kann festgestellt werden, daß die Erhöhung der zytosolischen Ca^{2+}-Spiegel für die Kontraktionsstörung des „stunned" Herzens hauptverantwortlich sein dürfte. Durch diese Erhöhung kommt es zu einer vorübergehenden Desensibilisierung der Myofibrillen gegenüber Ca^{2+}. Die unter solchen Bedingungen eintretende Akkumulation von Sauerstoffradikalen könnte einer der Faktoren sein, die den bis kurz nach Beginn der Reperfusion anhaltenden Anstieg der Ca^{2+}-Konzentrationen im Zytosol hervorrufen (Hearse 1991).

Calciumantagonisten und das „stunned" Herz: Erweisen sich vasoselektive Antagonisten mit langdauernder Wirkung bei solchen Zuständen als wirksam?

Da die zytosolischen Ca^{2+}-Spiegel schon in den ersten Minuten einer ischämischen Phase ansteigen (Abb. 12.4) und in den ersten Minuten nach Beginn der Reperfusion eine weitere Erhöhung zu verzeichnen haben (Marban 1991, 1991a), kann die beeinträchtigte Kontraktilität des Herzmuskels kaum auf eine unzureichende Ca^{2+}-Zufuhr zurückgeführt werden. Wie bereits besprochen, könnte vielmehr die erhöhte Verfügbarkeit von Ca^{2+} für die Verminderung der Kontraktionskraft des Herzens verantwortlich sein, und zwar wegen der desensibilisierenden Wirkung von Ca^{2+} auf die Myofibrillen (Kitakaze et al. 1988).

Warum es im „stunned" Herzen zu einer Erhöhung der zytosolischen Ca^{2+}-Konzentrationen kommt, wissen wir nicht. Im übrigen ist diese Erhöhung nicht mit Veränderungen der Gewebekonzentrationen von Ca^{2+} verbunden. Wie im vorstehenden erwähnt, kommen als Ca^{2+}-Quellen folgende Vorgänge in Betracht:

I. Einstrom von Ca^{2+}-Ionen über Ca^{2+}-Kanäle vom L-Typ,
II. Influx im Austausch gegen Na^+,
III. Verdrängung von Ca^{2+}-Ionen aus ihren Eiweißbindungen durch H^+-Ionen und
IV. Freisetzung von Ca^{2+} aus intrazellulären Speicherplätzen, zum Beispiel aus dem sarkoplasmatischen Retikulum.

Die unter IV. aufgezeigte Möglichkeit kommt am ehesten in Betracht, vor allem weil die Sauerstoffradikale die Akkumulation und Freisetzung von Ca^{2+} durch das sarkoplasmatische Retikulum beeinflussen (Krause et al.

Calciumantagonisten und das „stunned" Herz   151

1989, Limbruno et al. 1989). Wir können daher von der Arbeitshypothese ausgehen, daß Maßnahmen zur Bekämpfung des Stunning in der Lage sein müssen, den zytosolischen Ca^{2+}-Spiegel zu *senken*. Dies ist zunächst unverständlich, da gerade Faktoren, welche die Verfügbarkeit von Ca^{2+} erhöhen (zum Beispiel die Ca^{2+}-Zufuhr steigernden Katecholamine und Herzschrittmacher mit Doppelstimulation) oft zur Förderung der mechanischen Funktion des „stunned" Herzens verwendet werden. Solche Maßnahmen führen jedoch unter diesen Umständen zu keiner beschleunigten Wiederherstellung der Funktionsfähigkeit des Herzmuskels. Sie bewirken lediglich eine vorübergehende Verstärkung der kontraktilen Aktivität, *ohne den zugrunde liegenden Fehler zu beseitigen*. Im Gegensatz dazu verbessern Calciumantagonisten die eingeschränkte Funktion des Myokards, indem sie diesen Fehler, nämlich die erhöhten Ca^{2+}-Spiegel im Zytosol, beheben (Abb. 12.4). In dieser Hinsicht haben sich die Prototypen Verapamil (Przyklenk und Kloner 1988), Diltiazem (Watts et al. 1990) und Nifedipin (Przyklenk et al. 1989, Przyklenk und Kloner 1991) als wirksam erwiesen. Unter diesen Substanzen kommt zu einer Besserung der mechanischen Funktion des „stunned" Herzens, selbst wenn sie erst zum Zeitpunkt der Reperfusion verabreicht werden.

Wie aus Abb. 12.5 zu ersehen ist und wie auch aus anderen Studien hervorgeht (Dunlap et al. 1989b, Gross et al. 1989, Nayler und Gu 1991a), ist auch Amlodipin in der Lage, unter solchen Bedingungen die Wiederher-

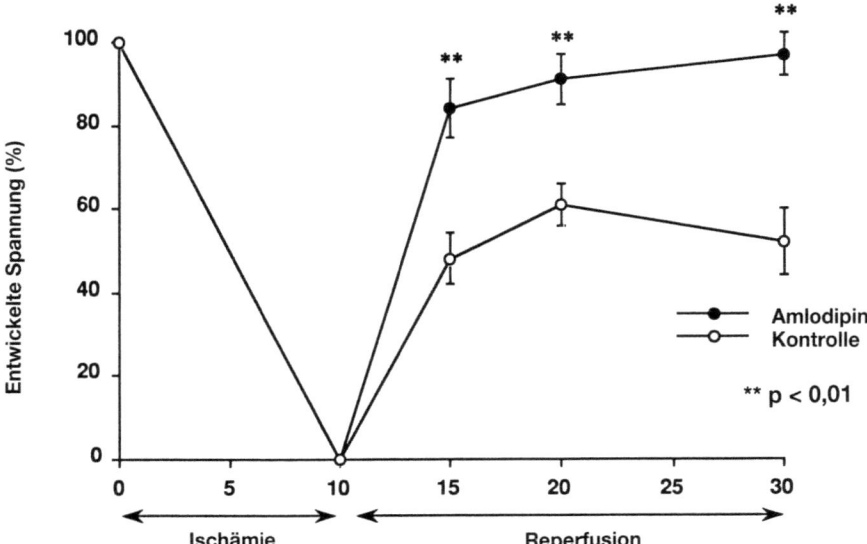

Abb. 12.5. Wirkung einer Vorbehandlung mit Amlodipin auf die Wiederherstellung der Funktionsfähigkeit des isolierten Rattenherzens nach dem Stunning im Gefolge einer zehnminutigen globalen Ischämie. Amlodipin wurde zwei Stunden vor Beginn des Versuchs verabreicht (siehe Abb. 12.4)

stellung der Funktion des Herzmuskels zu fördern. In der klinischen Therapie ist dies aus folgenden Gründen von erheblichem Interesse:

I. Aufgrund seiner Vasoselektivität kann Amlodipin eingesetzt werden, ohne daß die Gefahr einer weiteren Beeinträchtigung der Kontraktilität angrenzender, aber bereits in Mitleidenschaft gezogener Bereiche des Herzmuskels besteht.
II. Wegen ihrer langen Wirkungsdauer kann die Substanz auch prophylaktisch unter Bedingungen zur Anwendung kommen, die ein Stunning hervorrufen könnten, zum Beispiel nach Ballondilatation, thrombolytischer Therapie oder nach langfristiger körperlicher Belastung.
III. Da Amlodipin weder das sympathische Nervensystem noch das Renin-Angiotensin-System nennenswert stimuliert (achtzehntes Kapitel), führt die Verabreichung dieses Calciumantagonisten zu keinen deutlichen Veränderungen im neurohumoralen Status des Patienten (achtzehntes Kapitel). Dies ist bei Patienten mit eingeschränkter Ventrikelfunktion von größter Bedeutung.

Rolle der Calciumantagonisten bei der klinischen Behandlung des „stunned" Myokards

Die Ergebnisse von Laborstudien lassen keinen Zweifel daran, daß Calciumantagonisten auf die hier besprochenen Zustände einen günstigen Einfluß ausüben. Die klinische Bedeutsamkeit dieser Wirkung wird aber oft in Frage gestellt. Andererseits gibt es klinische Situationen, in denen ein „stunneds" Myokard behandelt werden muß. So leiden zum Beispiel manche Patienten auch nach einer erfolgreichen thrombolytischen Therapie unter Herzinsuffizienz, obwohl der Herzmuskel durch die Wiederherstellung der Durchblutung gerettet werden konnte. Unter solchen Umständen kann die Verabreichung einer inotrop wirksamen Substanz zur Anregung des Myokards leicht zu einer Verschlimmerung der ischämiebedingten Schädigung führen. Ein Calciumantagonist wie Amlodipin mit einem nur geringfügigen oder überhaupt keinem negativ inotropen Effekt müßte hingegen hier von Nutzen sein.

Die in manchen Fällen nach einer kardiopulmonalen Bypass-Operation auftretende Kontraktionsstörung ist ein weiteres Beispiel für ein Stunning des Herzens und kommt damit auch für die Behandlung mit einem Calciumantagonisten in Betracht, allerdings nur unter folgenden *Voraussetzungen:*

I. Der verwendete Calciumantagonist darf keine ausgeprägte, negativ inotrope Wirkung besitzen.
II. Er muß eine lange Wirkungsdauer aufweisen, um Schwankungen der Plasmakonzentration im Dosierungsintervall zu vermeiden.
III. Er darf das sympathische Nervensystem oder das Renin-Angiotensin-System nicht aktivieren, da dies zur Entstehung einer noch stärker ausgeprägten Herzinsuffizienz beitragen könnte (siebzehntes Kapitel).

IV. Die Tatsache, daß Amlodipin eine Schutzwirkung auf das „stunned" Myokard ausübt, wirft eine interessante Frage auf. Manchmal wird angenommen, nicht selektive Calciumantagonisten seien unter solchen Bedingungen bevorzugt zu verwenden, weil sie aufgrund ihres negativ inotropen und chronotropen Effekts den myokardialen Sauerstoffverbrauch herabsetzen. Ein solches Argument ist aber aus zwei Gründen unhaltbar. Erstens ist das „stunned" Herz ein postischämischer Zustand und verfügt damit in der Regel über ausreichende Energiereserven. Zweitens überwiegen die Vorteile einer Vasoselektivität häufig die Bedeutung eventueller nachteiliger Wirkungen im Hinblick auf eine weitere Beeinträchtigung eines bereits geschwächten Herzmuskels.

Der günstige Einfluß der Calciumantagonisten auf das Stunning hängt ohne Frage damit zusammen, daß diese Substanzen die zytosolischen Ca^{2+}-Spiegel zu senken vermögen (Abb. 12.4).

Zusammenfassung

1. Myokardiales Stunning ist ein postischämisches Ereignis, das bei der Reperfusion nach einer kurzzeitigen Ischämie eintritt.
2. Dieses Ereignis ist durch lang anhaltende, aber reversible Kontraktilitätsstörungen gekennzeichnet, die nicht mit Gewebeschädigungen, Erschöpfung der Energiereserven oder mit elektrophysiologischer Labilität einhergehen.

Tabelle 12.3. Calciumantagonisten mit nachweislich günstiger Wirkung auf das „stunned" Herz

Calcium-antagonist	Spezies	Dauer der Ischämie	Dauer der Reperfusion	Ventrikel-funktion	Literatur
Verapamil	Hund	15 min	3 h	↑↑↑↑	Przyklenk und Kloner (1988)
Nifedipin	Hund	15 min	5 h	↑	Lamping und Gross (1985)
		15 min	4,5 h	↑↑↑↑	Przyklenk et al. (1987)
Diltiazem	Hund	15 min	24 h	↑↑↑	Taylor et al. (1990)
Amlodipin	Hund	15 min	1 h	↑↑↑	Dunlap et al. (1989)
	Ratte	10 min	1 h	↑↑↑	Nayler und Gu (1991a)
	Hund	Mehrmaliges Stunning		↑↑↑	Gross und Pieper (1992)

3. Solche Kontraktionsstörungen sind wahrscheinlich auf eine durch einen langdauernden Anstieg der zytosolischen Ca^{2+}-Spiegel hervorgerufene Desensibilisierung der Myofibrillen gegenüber Ca^{2+} zurückzuführen.
4. Die Erhöhung der Ca^{2+}-Konzentration im Zytosol wird vermutlich von mehreren Faktoren verursacht. Die unter solchen Bedingungen gebildeten Sauerstoffradikale können dabei eine Rolle spielen.
5. Ein Stunning des Herzmuskels kann zum Beispiel im Gefolge einer belastungsbedingten und einer instabilen Angina pectoris sowie nach Koronarspasmen, bei einem beginnenden Herzinfarkt, einer Bypass-Operation, einer Herztransplantation und einer koronaren Angioplastie auftreten.
6. Der „stunned" Herzmuskel spricht auf positiv inotrop wirkende Manipulationen und Substanzen an, zum Beispiel auf Ca^{2+}, Katecholamine und auf Herzschrittmacher mit Doppelstimulation. Solche Maßnahmen können aber wegen des gesteigerten Energieverbrauchs die drohende myokardiale Schädigung noch verschlimmern.
7. Calciumantagonisten, beispielsweise vasoselektive Substanzen wie Amlodipin, erweisen sich bei solchen Zuständen als wirksam (Tabelle 12.3). Dies hängt wahrscheinlich damit zusammen, daß sie die Ca^{2+}-Konzentrationen im Zytosol herabsetzen.
8. Wegen seiner lang anhaltenden Wirkung und den relativ konstanten Plasmaspiegeln im Dosierungsintervall ist Amlodipin vielleicht der Calciumantagonist der Wahl für die Behandlung solcher Störungen. *Voraussetzung* dafür ist aber, daß das langsame Einsetzen der Wirkung dieser Substanz in Rechnung gestellt wird.

Kapitel 13

Amlodipin und das „hibernating" Myokard: Könnte sich die Substanz hier als wirksam erweisen?

> *„Wie Du siehst, hat dieses Wort zwei verschiedene Bedeutungen."*
> Alice in „Through a Looking Glass" von LEWIS CAROL

Auch wenn *Hibernation* bestimmt nicht das Wort ist, an das Alice dachte, hat dieser Begriff dennoch zwei verschiedene Bedeutungen. Ein Vergleich zwischen der Anwendung des Terminus „Hibernation" in der Zoologie und in der Kardiologie macht dies deutlich. Der Zoologe versteht unter Hibernation „einen Zustand reduzierter metabolischer und funktioneller Aktivität bei Tieren, die in der kalten Jahreszeit nicht in der Lage sind, ihre Körpertemperatur aufrechtzuerhalten". In der Kardiologie wird diese Bezeichnung speziell auf das Herz angewandt, und zwar auf Zustände, bei denen eine lang anhaltende Minderdurchblutung der Koronargefäße die Hauptursache für einen Anpassungsprozeß ist, der schließlich dazu führt, daß das Herz seine kontraktile Aktivität einschränkt.

Wie im elften Kapitel bereits besprochen, kann die Ischämie je nach Schweregrad und Dauer drei verschiedene Folgezustände hervorrufen. Dabei handelt es sich um *irreversible Schädigungen* (Myokardinfarkt, elftes Kapitel), *„Stunning"* (zwölftes Kapitel) und um *„Hibernation"*. Definitionsgemäß ist der heute üblicherweise als myokardiale Hibernation bezeichnete Zustand durch *„eine eingeschränkte kontraktile Funktion bei verminderter Koronardurchblutung ohne histologisch nachweisbare Gewebeschädigung"* gekennzeichnet (Rahimtoola 1985). Dieser Zustand wurde zuerst

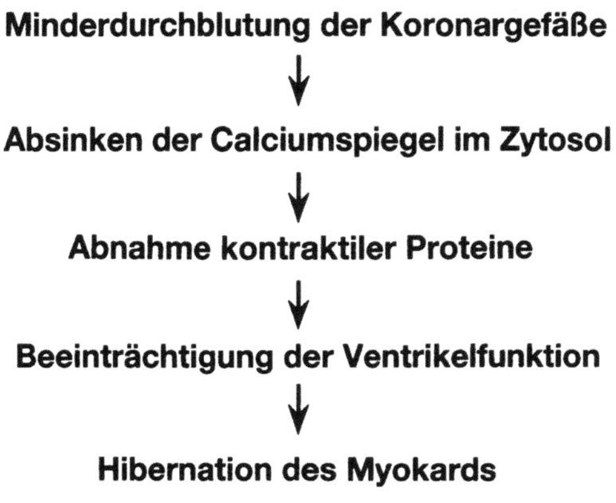

Minderdurchblutung der Koronargefäße
↓
Absinken der Calciumspiegel im Zytosol
↓
Abnahme kontraktiler Proteine
↓
Beeinträchtigung der Ventrikelfunktion
↓
Hibernation des Myokards

Abb. 13.1. Schematische Darstellung der Ätiologie der myokardialen Hibernation

von Rahimtoola bei der Durchsicht der Ergebnisse einer Reihe koronarer Bypass-Operationen erkannt. Dabei zeigt sich, daß es bei manchen Patienten, die im Gefolge einer ischämischen Herzkrankheit an regionalen Kontraktionsstörungen litten, nach der Revaskularisation rasch zu einer erheblichen Besserung oder sogar zur Normalisierung der Kontraktilität des Herzmuskels kam. Eine solche funktionelle Wiederherstellung wäre aber nicht zustande gekommen, wenn die funktionsunfähigen Segmente des Myokards von Narbengewebe durchzogen gewesen wären, wie viele angenommen hatten.

Zusammenfassend kann also festgestellt werden, daß *die Kontraktionskraft des Herzmuskels bei der myokardialen Hibernation infolge einer Minderperfusion der Koronargefäße verringert ist. Es handelt sich also um einen Anpassungsprozeß zur Vermeidung eines Mißverhältnisses zwischen Energieverbrauch und Energiebereitstellung* (Abb. 13.1).

Diagnose des „hibernating" Myokards

Die Diagnose der myokardialen Hibernation beruht auf den folgenden Hauptmerkmalen dieses Zustands:

I. Ventrikelfunktionsstörung im Ruhezustand,
II. Minderperfusion und
III. lebensfähiges myokardiales Gewebe im funktionsunfähigen Bereich.

Die Kontraktionsstörung ist leicht zu erkennen, zum Beispiel mittels der Angiokardiographie, der Radionuklidventrikulographie und der zweidimensionalen Echokardiographie. Die Minderdurchblutung kann durch folgende Verfahren dargestellt werden:

I. durch Positronenemissionstomographie (PET) als bildgebendes Verfahren oder
II. durch Beobachtung der Besserung der Wandbewegung nach Verabreichung von Nitroglyzerin (oder Isosorbiddinitrat) zur Verringerung des myokardialen Sauerstoffverbrauchs und zur Förderung der Koronardurchblutung.

„Akute" und „chronische" Hibernation

Heute besteht weitgehende Übereinstimmung darüber, daß die myokardiale Hibernation ein Anpassungsprozeß oder Schutzmechanismus gegen eine Minderdurchblutung der Koronargefäße und den damit verbundenen Sauerstoffmangel ist (Abb. 13.1). Die Situation dürfte aber doch etwas komplizierter sein als man ursprünglich annahm. Möglicherweise haben wir es nämlich mit zwei verschiedenen Zuständen zu tun:

I. mit einer „akuten" und
II. mit einer „chronischen" Hibernation (Ross 1991).

Zu einer „akuten" oder „kurzfristigen" Hibernation kommt es wahrscheinlich bei Versuchsmodellen, in denen die Durchblutung der Koronargefäße über einen kurzen Zeitraum (einige Stunden lang) verringert und dann wiederhergestellt wird (Ross 1991). In der Klinik entspricht dies den Verhältnissen bei Patienten mit instabiler Angina pectoris (Ross 1991). Demgegenüber wird eine durch eine wochen- oder monatelange Minderperfusion hervorgerufene regionale Kontraktionsstörung als „chronische" Hibernation bezeichnet. Doch auch dieser Zustand kann durch Wiederherstellung der normalen Durchblutung sofort zum Verschwinden gebracht werden.

Klinische Voraussetzungen für die Entstehung einer myokardialen Hibernation

Bevor wir uns mit den metabolischen Grundlagen des Anpassungsprozesses befassen, der dazu führt, daß das Herz seine kontraktile Aktivität einschränkt, um einen Sauerstoffmangel zu vermeiden, sind die klinischen Zustände zu erörtern, durch die ein solches Syndrom hervorgerufen wird. Es sei noch einmal erwähnt, daß die Hibernation durch die folgenden vier Merkmale gekennzeichnet ist:

I. verminderte Wandbewegung im Ruhezustand (reversibel),
II. Minderperfusion,
III. nur geringfügige EKG-Veränderungen, die nicht mit Schmerzen einhergehen und
IV. keine Gewebeschädigung.

Diese Merkmale können bei folgenden klinischen Zuständen zu beobachten sein:

I. bei instabiler Angina pectoris,
II. bei chronisch stabiler Angina pectoris,
III. bei stummer Ischämie,
IV. bei Linksventrikelfunktionsstörung unbekannter Herkunft und
V. beim ischämischen Herzen des Neugeborenen.

Offenbar ist dieser Zustand von erheblicher klinischer Bedeutung, vor allem, weil man jahrelang davon ausging, daß die stabile Asynergie des Herzmuskels im Ruhezustand bei Patienten mit ischämischer Herzkrankheit die Folge eines Myokardinfarkts ist. Demgegenüber stellt sich jetzt heraus, daß sich die betroffenen Segmente des Myokards lediglich in einem hibernierenden, also in einem potentiell reversiblen Zustand befinden dürften.

Stoffwechsellage des „hibernating" Myokards

Die Hibernation des Herzmuskels ist *nicht* mit einem Zusammenbruch des myokardialen Stoffwechsels verbunden:

I. Durch die NMR-Spektroskopie konnte die Aufrechterhaltung der ATP-Reserven im Gewebe nachgewiesen werden (Marban 1991a).
II. Eine Zunahme der Laktatbildung als Hinweis für eine Umstellung auf einen anaeroben Stoffwechsel liegt nicht vor.
III. Die Sauerstoffextraktionsrate ist erhöht.
IV. Der Herzmuskel spricht auf inotrope Stimuli an und besitzt damit eine funktionelle Restkapazität.
V. Allerdings geht die für die Kopplung von Muskelerregung und Muskelkontraktion verfügbare Ca^{2+}-Menge zurück (Marban 1991a). Warum dies geschieht, konnte bis heute noch nicht geklärt werden. Jedenfalls führt dieser Rückgang zu einer Abnahme der Funktionsfähigkeit der betroffenen Segmente des Herzmuskels. Für die unzureichende Zufuhr von Ca^{2+} können folgende Mechanismen mitverantwortlich sein:
   a) Verringerung des langsamen Ca^{2+}-Einstroms,
   b) Versagen der Ca^{2+}-induzierten Ca^{2+}-Freisetzung im sarkoplasmatischen Retikulum und
   c) abnorme intrazelluläre Isolierung der für die Kopplung von Muskelerregung und Muskelkontraktion bereitgestellten Ca^{2+}-Ionen.

Vergleich zwischen „Hibernation" und „Stunning"

Ein gemeinsames Merkmal von Stunning und Hibernation ist die Kontraktilitätsstörung des Herzmuskels. Wie aus Tabelle 13.1 zu ersehen ist, liegen zwischen diesen beiden Zuständen keine weiteren Gemeinsamkeiten vor. Stunning ist ein postischämisches Ereignis, bei dem die Kontraktionsstörung trotz Wiederherstellung der Durchblutung anhält, während die mit der Hibernation verbundene Kontraktionsstörung durch Reperfusion rasch zum Verschwinden gebracht werden kann. Demnach ist die Hibernation ein ischämischer Vorgang, während Stunning im Gefolge einer Ischämie auftritt. Dazu kommt noch, daß die Ca^{2+}-Konzentration im Zytosol beim Stunning erhöht und bei der Hibernation herabgesetzt ist. Stunning ist durch eine normale Koronardurchblutung gekennzeichnet, während die Durchblutung der Koronargefäße beim hibernating Herzen beeinträchtigt ist.

Therapie der myokardialen Hibernation

Wenn man bedenkt, daß das Hauptmerkmal der myokardialen Hibernation ein durch eine lang anhaltende Minderdurchblutung ausgelöste Kon-

Tabelle 13.1. Vergleich zwischen Stunning und Hibernation

	Stunning	Hibernation
Nekrose	Keine	Keine
Funktionelle Restkapazität	Vorhanden	Vorhanden
EKG-Veränderungen	Keine	Keine
Kontraktionsstörung	Postischämisch	Ischämisch
Ca^{2+}-Spiegel im Zytosol	Erhöht	Herabgesetzt
Energiereserven (ATP und CP)	Normal oder erhöht	Normal

traktilitätsstörung ist und daß dieser hypodynamische Zustand unmittelbar auf die *eingeschränkte* Verfügbarkeit von Ca^{2+}-Ionen für die mit der Kopplung von Muskelerregung und Muskelkontraktion zusammenhängenden Vorgänge zurückgeht (Abb. 13.1), möchte man meinen, daß als Gegenmaßnahme neben einer Revaskularisierung die Verabreichung von Substanzen mit positiv inotroper Wirkung angezeigt ist. Eine genauere Betrachtung dieses Themas zeigt jedoch, daß eine solche Therapie nicht wünschenswert erscheint. Wird der Herzmuskel nämlich zu kräftigeren Kontraktionen gezwungen, kann es zu einem Energiedefizit kommen, weil die Energiebereitstellung durch den O_2-Stoffwechsel infolge der Minderperfusion eingeschränkt ist. Als Alternative bietet sich der Einsatz energiesparender Substanzen an (Abb. 13.2). Rahimtoola (1985) empfahl die Verwendung von β-Rezeptorenblockern. Das war allerdings vor acht Jahren, als es noch keine vasoselektiven Calciumantagonisten gab. Heute spricht vieles für die Annahme, daß sich vasoselektive Calciumantagonisten unter folgenden Voraussetzungen als wirksam erweisen:

I. Wenn sie im therapeutischen Dosisbereich keine nennenswerte negativ inotrope Wirkung entfalten.

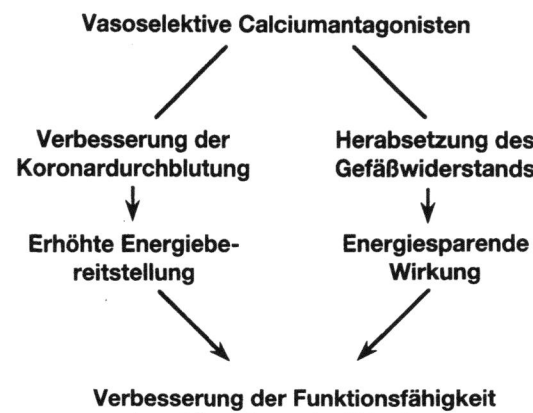

Abb. 13.2. Schematische Darstellung der Mechanismen, durch die vasoselektive Calciumantagonisten die Funktionsfähigkeit des „hibernating" Myokards verbessern könnten

II. Wenn sie keine weitere Beeinträchtigung, sondern vielmehr eine Besserung der Koronardurchblutung verursachen.
III. Wenn sie die Belastung des Herzens durch Verringerung
    a) des peripheren Gefäßwiderstands und
    b) des venösen Rückstroms reduzieren.
IV. Wenn sie keine Aktivierung des sympathischen Nervensystems hervorrufen und dadurch einen vorübergehenden Anstieg der Noradrenalinspiegel im Plasma und eine Erhöhung der Herzfrequenz vermeiden.
V. Wenn sie eine lange Wirkungsdauer haben. Damit ist die Voraussetzung für eine lang anhaltende Schutzwirkung gegeben.

Amlodipin gehört eindeutig zu den Calciumantagonisten, die allen diesen Ansprüchen gerecht werden. Wie bereits besprochen, hat diese Substanz eine lange Wirkungsdauer und verringert den peripheren Gefäßwiderstand, ohne die Durchblutung der Koronargefäße zu beeinträchtigen. Amlodipin besitzt im therapeutischen Dosisbereich keinen nennenswerten negativ inotropen Effekt und verursacht keine deutliche Aktivierung des sympathischen Nervensystems. Überraschenderweise gibt es aber noch keine klinischen Angaben über die Wirksamkeit von Amlodipin oder anderer vasoselektiver Calciumantagonisten bei diesen Zuständen.

Zusammenfassung

1. Als myokardiale Hibernation wird eine durch eine langdauernde Minderdurchblutung der Koronararterien hervorgerufene, anhaltende Kontraktilitätsstörung des Herzmuskels bezeichnet, die durch eine Normalisierung der Koronardurchblutung rasch beseitigt werden kann.
2. Diese Kontraktionsstörung ist weder mit einer Gewebeschädigung noch mit deutlichen EKG-Veränderungen oder Schmerzen verbunden.
3. Sie dürfte auf eine im Gefolge der eingeschränkten Durchblutung entstehende Verringerung der Versorgung mit Ca^{2+}-Ionen zurückzuführen sein, welche die Kontraktion des Herzmuskels fördern.
4. Die Anwendung positiv inotroper Substanzen zur Erhöhung der verfügbaren Ca^{2+}-Menge und damit zur Beseitigung der Kontraktionsstörungen ist wegen dem mit einer verbesserten Funktion des Herzmuskels verbundenen Energieverbrauch nicht als wünschenswert zu betrachten.
5. Eine Alternative wäre der Einsatz vasoselektiver Calciumantagonisten zur Verminderung der Belastung des Herzens. Auf diese Weise könnte sich ein günstigeres Verhältnis zwischen Energiebereitstellung und Energieverbrauch herstellen lassen.
6. Negativ inotrope Calciumantagonisten, die keine Gefäßselektivität besitzen, dürften hier kaum von Nutzen sein, weil sie die kontraktile Aktivität des bereits hibernating Myokards weiter beeinträchtigen.

7. Auch Calciumantagonisten, die zwar vasoselektiv sind, aber eine plötzliche Aktivierung des neurohormonalen Systems bewirken, kommen nicht in Betracht. Sie verursachen nämlich einen Anstieg der Katecholaminspiegel im Plasma, vor allem von Noradrenalin, was zu einer weiteren Erhöhung des kardialen O_2-Bedarfs führt, schon allein wegen der damit einhergehenden Tachykardie. Ebensowenig empfiehlt sich die Verwendung von Substanzen, die das Renin-Angiotensin-System anregen. Auf diese Weise kommt es nämlich zu einer Erhöhung des peripheren Gefäßwiderstands und damit zu einer stärkeren Belastung des Herzens.
8. Amlodipin könnte sich bei der Behandlung solcher Zustände als wirksam erweisen. Zum Nachweis seiner Wirksamkeit sind allerdings klinische Daten erforderlich.

Kapitel 14

Calciumantagonisten und die Behandlung der Hypertonie

> „*Irrationale Wahrheiten können schädlicher sein als wohlüberlegte Irrtümer.*"
> T. H. HUXLEY in „The Coming of Age of the Origin of Species"

Ist Bluthochdruck behandlungsbedürftig?

In einer Vielzahl groß angelegter epidemiologischer Studien konnte der Nachweis dafür erbracht werden, daß Hypertonie mit einer erhöhten Häufigkeit folgender Krankheitszustände verbunden ist:

I. koronare Herzkrankheit,
II. Druchblutungsstörungen des Gehirns,
III. Herzinsuffizienz,
IV. Niereninsuffizienz und
V. periphere Durchblutungsstörungen.

Ein Verzicht auf die Behandlung des Bluthochdrucks kommt also gar nicht in Betracht (Mancia 1991, McMahon et al. 1990, Collins et al. 1990). Die ersten Studien dieser Art wurden in den sechziger Jahren durchgeführt. Damals wurden Hunderte von Patienten männlichen Geschlechts, die an hochgradiger Hypertonie litten, fünf Jahre lang mit einem Plazebo oder einem Antihypertonikum behandelt (Veterans Administration Co-operative Study Group on Antihypertensive Agents 1970). Erwartungsgemäß diente diese Studie als Vorbild für die Behandlung von Hochdruckpatienten. Während die kardiovaskuläre Morbidität in der Plazebogruppe bei 55% lag, betrug sie bei den behandelten Patienten nur 18%. Zudem wurde in der Verumgruppe die kardiovaskuläre Mortalität verringert. Daß in die erste Langzeitstudie über die günstige Wirkung von Antihypertonika nur Patienten mit *hochgradiger* Hypertonie aufgenommen wurden, nicht aber Fälle von leichtem oder mäßig schwerem Bluthochdruck, ist vielleicht als Glücksfall zu bezeichnen. Bei Patienten mit leichter bis mäßiger Hypertonie ist

I. das Risiko einer kardiovaskulären Morbidität oder Mortalität nicht so hoch.
II. Ferner wären weit mehr Versuchspersonen erforderlich gewesen, um über eine statistisch auswertbare Zahl tödlich oder nicht tödlich verlaufender, kardiovaskulärer Ereignisse zu verfügen.

Aber auch solche Untersuchungen wurden inzwischen durchgeführt, zum Beispiel die MRC (Medical Research Council)-Studie, an der über 17 000 Patienten teilnahmen, die ANBPS (Australian National Blood Pressure Study) mit über 2000 Teilnehmern und die HDFP (Hypertension Detection and Follow-up Programme Co-operative Group), an der nahezu 8000 Patienten beteiligt waren. Diese drei Studien umfaßten also insgesamt 27397 Fälle. Die Bemühungen der Untersucher waren gerechtfertigt, denn die hierbei erzielten Ergebnisse lassen deutlich erkennen, daß

I. die Behandlung der leichten bis mäßig schweren Hypertonie zu einem Rückgang der von kardiovaskulären Erkrankungen ausgehenden Morbidität und Mortalität führt und daß
II. auch Patienten über 60 oder 65 Jahre von einer Behandlung der Hypertonie profitieren.

Andere Untersuchungen befaßten sich speziell mit den Vorteilen einer antihypertensiven Therapie bei älteren Patienten (Amery et al. 1986, Coope und Warrender 1986). Auch die Befunde dieser Autoren bringen eine klare Bestätigung dafür, daß die kardiovaskuläre Morbidität und Mortalität durch eine solche Behandlung reduziert werden kann.

Wenn man bedenkt, daß leichter bis mäßiger Hochdruck eine weitverbreitete Krankheit ist und in Verbindung mit Risikofaktoren wie Rauchen, Herz-Kreislauf-Erkrankungen in der familiären Anamnese und hoher Cholesterinspiegel im Plasma eine erhebliche Gefahr darstellt, grenzt die Verweigerung einer Behandlung nachgerade an Pflichtversäumnis, natürlich nicht im juristischen Sinn, sondern im Hinblick auf die Erhaltung der Lebenserwartung und des Wohlbefindens des Patienten. Diese Schlußfolgerung läßt sich durchaus mit den Angaben der einschlägigen Literatur belegen. So führt zum Beispiel die Behandlung der leichten wie auch der hochgradigen Hypertonie zu

I. einer Verringerung der Inzidenz zerebrovaskulärer Zwischenfälle (Collins et al. 1990),
II. einer geringeren Inzidenz von Herz- und Niereninsuffizienz (Collins et al. 1990),
III. einem verlangsamten Fortschreiten des Nierenleidens von Diabetikern (Parving et al. 1987) und zu
IV. einer signifikanten Verringerung von Morbidität und Mortalität durch Herz-Kreislauf-Erkrankungen, auch bei älteren Patienten (Dahlof et al. 1991).

Auch drei relativ umfangreiche Studien neueren Datums geben einen Hinweis auf die Tragweite der Wirkungen einer Hochdrucktherapie. Eine in Schweden durchgeführte Untersuchung älterer Hochdruckpatienten (STOP-Hypertension-Studie) umfaßte 1627 Fälle, die in 116 Prüfzentren behandelt wurden. Unter dem Verum (β-Blocker und Diuretika) kam es zu einer signifikanten Verringerung der Todesfälle (p = 0,0079), der Zahl der primären Endpunkte (p = 0,0031) und der Morbidität und Mortalität durch Apoplexie (p = 0,0081) (Dahlof et al. 1991). Im Rahmen einer anderen Studie (SHEP), an der 4736 Hypertoniker (Durchschnittsalter: 72 Jahre) teilnahmen und bei der die untere Altersgrenze auf 60 Jahre festgelegt wurde, sollte das Risiko tödlich oder nicht tödlich verlaufender Schlaganfälle herabgesetzt werden. Hier kam es zu ähnlich eindrucksvollen Ergebnissen: Die Häufigkeit von Schlaganfällen wurde um 36% reduziert. Gleichzeitig hatten auch andere kardiovaskuläre Ereignisse einen signifikanten Rückgang zu verzeichnen (SHEP Cooperative Research Group 1991). Bei einer dritten Studie an 4396 Patienten im Alter zwischen 65 und 74 Jahren kam als Verum ein Diuretikum in Verbindung mit Amilorid oder dem β-Blocker Atenolol zur Anwendung (MRC Working Party 1992). Auch hier wurden positive Ergebnisse erzielt. Das Risiko von Apoplexie, Koronarerkrankungen und sämtlicher kardiovaskulärer Vorfälle war signifikant reduziert. Offensichtlich lautet die Frage, die jetzt beantwortet werden muß, nicht mehr, ob eine Hypertonie behandelt werden muß, sondern wann und womit dies zu geschehen hat.

Für die Behandlung von Patienten mit essentieller Hypertonie steht heute eine Vielfalt von Arzneimitteln zur Verfügung. Am häufigsten werden Diuretika, β-Rezeptorenblocker, α-Rezeptorenblocker, zentral wirksame Pharmaka, ACE-Hemmer und natürlich auch Calciumantagonisten verwendet (Nayler 1991). Es besteht kein Zweifel daran, daß diese Aufstellung in naher Zukunft noch zu ergänzen ist. Sobald ein wirksamer und bezahlbarer Endothelin-1-Antagonist verfügbar wird, ist er vermutlich ebenfalls dieser Gruppe zuzuordnen. Weitere Kandidaten sind einige der Substanzen, welche die Funktion der Kaliumkanäle beeinflussen und zur Zeit das Stadium der klinischen Prüfung durchlaufen. Anstatt sich darüber Gedanken zu machen, welche Pharmaka für diesen Zweck noch entwickelt werden, sollte man sich vielleicht überlegen,

I. welche Merkmale ein ideales Antihypertonikum besitzen müßte und
II. welche unerwünschten Eigenschaften die derzeit verfügbaren Antihypertonika gegebenenfalls aufweisen (oder sind sie alle schon ideal?)

Eigenschaften eines idealen Antihypertonikums

Ein ideales Antihypertonikum sollte wahrscheinlich folgende Eigenschaften besitzen:

I. Er muß sowohl den systolischen als auch den diastolischen Blutdruck herabsetzen.
II. Er darf keine orthostatische Hypotonie hervorrufen.
III. Ein ungünstiges metabolisches Profil (Anhebung der Lipide sowie der Harnsäure im Plasma, Erhöhung des Blutzuckerspiegels, Auslösung einer Hypokaliämie) ist nicht wünschenswert (Tabelle 14.1).

Tabelle 14.1. Unerwünschte Nebenwirkungen der heute üblichen Antihypertensiva (ohne Calciumantagonisten). Modifiziert nach Nayler 1991 (Tabelle 13.4) und Osterloh 1989

Stoffklasse	Unerwünschte Nebenwirkung
ACE-Hemmer	Husten
	Gesteigerter Glucose-Stoffwechsel
Zentral wirksame Pharmaka	Depressive Verstimmung
α-Rezeptorenblocker	Orthostatische Hypotonie
	Natrium- und Flüssigkeitsretention
β-Rezeptorenblocker	Veränderung der Plasmalipide
	Beeinträchtigung des Herzminutenvolumens
	Bronchokonstriktion
	Apathie
Diuretika	Hypokaliämie
	Erhöhung des Blutzuckerspiegels
	Erhöhung der Plasmalipidkonzentration
	Herzrhythmusstörungen
	Erhöhung des Harnsäurespiegels im Plasma

IV. Unerwünschte Nebenwirkungen wie Apathie, Husten und depressive Verstimmung sollten nicht auftreten (Tabelle 14.1).
V. Die betreffende Substanz sollte eine lange Wirkungsdauer haben, so daß die Tagesdosis als einmalige Gabe verabreicht werden kann.
VI. Eine Langzeittherapie darf nicht zu einer Tachyphylaxie führen.
VII. Die Blutdrucksenkung darf nicht über eine Verringerung des Herzminutenvolumens zustande kommen, sondern vielmehr durch eine Relaxation der peripheren Gefäße.
VIII. Das ideale Antihypertonikum muß einen günstigen Einfluß auf die Nierenfunktion ausüben.
IX. Er muß sich auch im Rahmen einer Monotherapie als wirksam erweisen.
X. Das Wohlbefinden des Patienten muß durch eine solche Substanz verstärkt werden.
XI. Manche Folgezustände des Bluthochdrucks müssen abgeschwächt werden. Dazu gehören
   a) Atherosklerose (fünfzehntes Kapitel),
   b) Gehirnschlag,
   c) Nierenschäden (zehntes Kapitel) und
   d) Hypertrophie des Herzens.
XII. Ein ideales Antihypertensivum muß auch bei Diabetikern und bei eingeschränkter Nieren- oder Leberfunktion unbedenklich verwendet werden können.
XIII. Es muß kosteneffektiv sein.

Eine Prüfung, inwieweit die gebräuchlichen Antihypertonika dieser langen Listen von Ansprüchen gerecht werden, ist von erheblichem Interesse. So üben zum Beispiel Diuretika einen ungünstigen Einfluß auf das Lipid- und Harnsäureprofil im Plasma aus (Tabelle 14.1). Darüber hinaus verursachen manche Diuretika Herzrhythmusstörungen, beeinträchtigen die Glucosetoleranz und steigern die Insulinresistenz (Mancia 1991). Manche, aber nicht alle (Langdon 1991a) α-Rezeptorenblocker verursachen eine orthostatische Hypotonie, und viele ACE-Hemmer rufen Husten hervor. Zahlreiche β-Blocker haben einen ungünstigen Einfluß auf die Cholesterinspiegel im Serum und auf den Blutzucker sowie auf die Insulinempfindlichkeit. Diese Nebenwirkungen können sogar die therapeutischen Vorteile ihrer blutdrucksenkenden Aktivität ausgleichen. Uns geht es hier darum, ob die Calciumantagonisten in dieser Hinsicht besser abschneiden und, wenn dies der Fall ist, welche Calciumantagonisten in erster Linie als Antihypertonikum in Betracht kommen. Bevor wir den Versuch unternehmen, diese Fragen zu beantworten, sollten wir uns vielleicht noch einmal mit den an der Kontraktion der glatten Muskulatur beteiligten Vorgängen befassen wie auch mit der Ca^{2+}-Abhängigkeit dieser Vorgänge. Auf dieser Grundlage ist nämlich die Wirkungsweise eines Antihypertonikums zu beurteilen.

Ca^{2+} und die Kontraktion der glatten Muskulatur

Wie im zweiten Kapitel bereits erwähnt, gilt die Beteiligung von Ca^{2+}-Ionen an der Kontraktion der glatten Muskelfaser heute als gesichert. Abb. 14.1 zeigt, daß das an diesen Vorgängen teilnehmende Ca^{2+} aus zwei Quellen stammt, einer extrazellulären und einer intrazellulären. Aus dem Extrazellulärraum wird Ca^{2+} hauptsächlich über die Ca^{2+}-Kanäle vom L-Typ bereitgestellt. Im Zellinnern gespeichertes Ca^{2+} wird als Reaktion auf ein entsprechendes Signal, beispielsweise den Neurotransmitter Noradrenalin, freigesetzt. Unabhängig von ihrer Herkunft werden die als Aktivator-Ca^{2+} bezeichneten Ca^{2+}-Ionen an Calmodulin, ein regulatorisch wirksames Protein, gebunden. Nach dem Zustandekommen dieser Komplexbindung aktiviert Calmodulin eine Proteinkinase, also ein die Myosin-Phosphorylierung förderndes Enzym. Die Phosphorylierung von Myosin stellt hier das Schlüsselereignis dar. Phosphoryliertes Myosin kann nämlich eine Wechselwirkung mit Aktin eingehen. Auf diese Weise kommt es zur Muskelkontraktion. Aus der Tatsache, daß ein erhöhter peripherer Gefäßwiderstand das Hauptmerkmal der Hypertonie ist (Lund-Johansen 1979) und daß die Kontraktion der glatten Muskelfaser von Ca^{2+} abhängt (Abb. 14.1), kann der Schluß gezogen werden, daß sich Calciumantagonisten bei diesen Zuständen als wirksam erweisen müßten. *Voraussetzung* dafür ist allerdings, daß

I. der Großteil der an den zur Kontraktion führenden Vorgängen beteiligten Ca^{2+}-Ionen über die Ca^{2+}-Kanäle vom L-Typ in das Zytosol gelangt und daß
II. die Calciumantagonisten einigen Begleitumständen der Hypertonie entgegenwirken, zum Beispiel der Hypertrophie des Herzens und der Atherosklerose.

Mehrere Umstände sprechen dafür, daß der massive Einstrom von Ca^{2+}-Ionen durch die selektiven Ca^{2+}-Kanäle vom L-Typ (viertes Kapitel) zu der durch den Bluthochdruck hervorgerufenen Zunahme des Gefäßwiderstands beiträgt (Nayler 1988):

I. Es konnte gezeigt werden, daß ein übermäßiger Influx von Ca^{2+} durch die Ca^{2+}-Kanäle vom L-Typ (van Breeman et al. 1986) in der glatten Gefäßmuskulatur möglicherweise auf eine länger dauernde Öffnung der einzelnen Kanäle zurückzuführen ist. Auf diese Weise vergrößert sich der Bestand an austauschbaren Ca^{2+}-Ionen im Zellinnern (Frithz und Ronquist 1992).
II. Die glatte Muskelzelle ist durch eine steil verlaufende Ca^{2+}-Konzentrations-Spannungskurve gekennzeichnet. Aus diesem Grunde kann schon eine geringe Menge zusätzlicher Ca^{2+}-Ionen eine überschießende Reaktion auslösen (Morgan 1987).

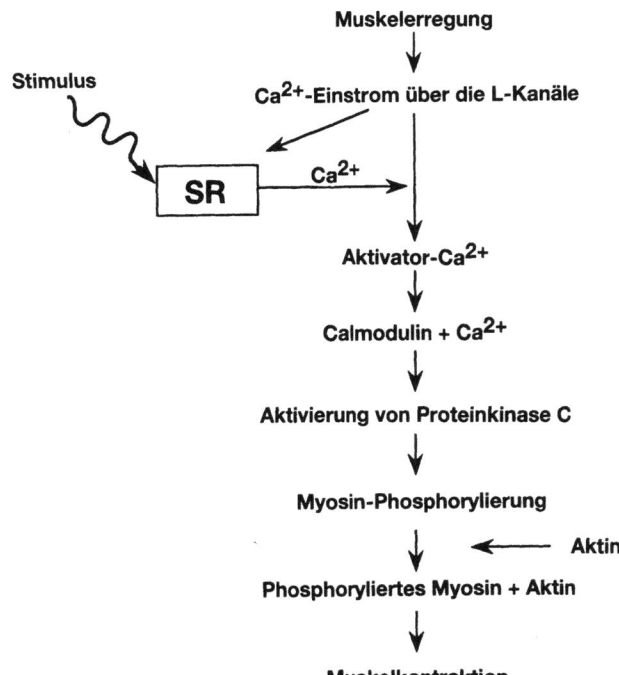

Abb. 14.1. Schematische Darstellung der Beteiligung von Ca^{2+} an der Kontraktion der glatten Muskelfaser (*SR* = sarkoplasmatisches Retikulum)

III. Die Erhöhung des Tonus der Arteriolen kann durch den Zusatz eines Calciumantagonisten aufgehoben werden (van Breeman et al. 1986, Fleckenstein 1977).

Ganz allgemein kann man mit Sicherheit davon ausgehen, daß die Ätiologie der Hypertonie komplexer und multifaktorieller Natur ist. Zu den Faktoren, die an der Entstehung des Bluthochdrucks beteiligt sein sollen, gehören:

I. eine genetische Prädisposition zu dieser Erkrankung;
II. eine Funktionsstörung der Ca^{2+}-Kanäle vom L-Typ, zum Beispiel eine relative Erhöhung der Anzahl funktionierender Kanäle und eine Verlängerung ihrer Öffnungsdauer;
III. eine überschießende sympathische Aktivität, die entweder mit einer erhöhten Konzentration von zirkulierendem Noradrenalin oder mit einer Hypersensibilität gegen zirkulierende Katecholamine verbunden ist;
IV. eine abnorm starke Freisetzung lokal gebildeter Autocoide und Paracoide wie Angiotensin II, Endothelin-1 und Vasopressin;
V. druckbedingte strukturelle Veränderungen in den Widerstandsgefäßen (Mulvany 1992);
VI. ein erhöhter Ca^{2+} Spiegel in der glatten Muskelzelle (Papageoriou und Morgan 1990, 1991).

Angesichts dieses Datenmaterials können die Calciumantagonisten kaum aus der Gruppe der Pharmaka ausgeschlossen werden, die für eine Verwendung als Antihypertonikum in Betracht kommen, vorausgesetzt, daß ihre Nebenwirkungen den therapeutischen Nutzen dieser Substanzen nicht überwiegen. Demnach gilt es nun, folgende Fragen zu beantworten:

I. Sind gewisse Calciumantagonisten für eine solche Therapie besser geeignet als andere?
II. Kann die Behandlung der Hypertonie mit diesen Substanzen unter Umständen kontraindiziert sein?
III. Sind Calciumantagonisten in der Lage, den Begleiteffekten des Bluthochdrucks, wie Linksventrikuläre Hypertrophie und Atherosklerose entgegenzuwirken (fünfzehntes Kapitel)?

Calciumantagonisten als Antihypertonika

Aufgrund der mit den Prototypen der Calciumantagonisten (Verapamil, Nifedipin und Diltiazem) gemachten Erfahrungen stellte sich rasch heraus, daß diese drei Substanzen wirksame Antihypertonika sind (Tabelle 14.2). Sie senken sowohl den systolischen als auch den diastolischen Blutdruck,

I. ohne eine orthostatische Hypotonie hervorzurufen,
II. ohne eine Natrium- oder Wasserretention zu verursachen,

Tabelle 14.2. Antihypertensive Wirksamkeit von Verapamil, Nifedipin und Diltiazem bei oraler Verabreichung als Monotherapie

Studie	Dosierung	Fallzahl	Behandlungsdauer (Wochen)	Herabsetzung des systolischen Blutdrucks (mm Hg)
Verapamil				
Buhler et al. (1982)	240-720 mg/die	43	13	25
Lewis (1980)	3mal täglich 80-120 mg	23	4	27
Gould et al. (1982)	3mal täglich 120-160 mg	20	6	22
Diltiazem				
Moser (1987)	120-360 mg/die	97	18	13
Nifedipin				
Kiowski et al. (1983)	3mal täglich 20 mg	11	6	24
McLeay et al. (1983)	10 mg (alle 8 h)	9	16	35

In der Literatur finden sich noch zahlreiche weitere Studien dieser Art. Die hier aufgeführten Arbeiten dienen lediglich zur Veranschaulichung der antihypertensiven Eigenschaften dieser Stoffklasse.

III. ohne den Tag-Nacht-Rhythmus des arteriellen Drucks zu beeinträchtigen,
IV. ohne das Lipidprofil im Plasma zu verändern und
V. ohne eine Harnsäure-Retention oder eine Blutzucker-Veränderung auszulösen. Vielmehr
VI. wird die renale Durchblutung auftrechterhalten und sogar verbessert, während
VII. der von Calciumantagonisten bewirkte Blutdruckabfall nicht zwangsläufig mit einer lang anhaltenden Erhöhung der Renin- oder Angiotensin-Konzentrationen im Plasma verbunden ist. *Allerdings*
VIII. können Calciumantagonisten bei akuter Anwendung eine Erhöhung der Plasmaspiegel von Noradrenalin hervorrufen (Tabelle 14.3). Dafür gibt es zwei Gründe:

Tabelle 14.3. Wirkung der akuten und chronischen Behandlung mit den Calciumantagonisten Verapamil, Nifedipin und Diltiazem auf die Plasmakonzentrationen von Noradrenalin, Renin, Angiotensin und LDL-Cholesterin (↑ Zunahme, – keine Veränderung)

Calciumantagonist Veränderung des Plasmaspiegels	Verapamil		Nifedipin		Diltiazem	
	Akut	Chronisch	Akut	Chronisch	Akut	Chronisch
Noradrenalin	–	–	↑	↑	↑	–
Renin	–	–	↑	–	–	–
Angiotensin	–	–	–	–	–	–
LDL-Cholesterin	–	–	–	–	–	–

a) Freisetzung sympathischer Neurotransmitter als Reaktion auf das plötzliche Absinken des peripheren Gefäßwiderstands und
b) direkte stimulierende Wirkung auf die Freisetzung von Noradrenalin aus den im zweiten Kapitel beschriebenen Speichergranula. In dieser Hinsicht gilt folgende Reihenfolge: Felodipin > Nicardipin > Nifedipin > Verapamil > Amlodipin (Terland et al. 1991).

Bei der klinischen Verwendung der Prototypen der Calciumantagonisten zur Behandlung der essentiellen Hypertonie zeigten sich bald die Grenzen, die diesen Substanzen hier gesetzt sind und die sich wie folgt zusammenfassen lassen:

I. Wegen ihrer negativ inotropen Wirkung sind die Prototypen für die langfristige Behandlung von Patienten mit eingeschränkter Linksventrikelfunktion weitgehend ungeeignet (Elkayam et al. 1985).
II. Bei Nifedipin führt das rasche Absinken des Blutdrucks gewöhnlich zu einer reflektorischen Tachykardie und zu einer Aktivierung des sympathischen Nervensystems wie auch des Renin-Angiotensin-Systems, sofern die Substanz nicht in Retardform verabreicht wird. Solche Reaktionen sind aber unerwünscht.
III. Verapamil und in geringerem Maße auch Diltiazem beeinträchtigen die Erregungsleitung im Sinusknoten und die AV-Überleitung. Auf diese Weise kann es zu einer lang anhaltenden und zuweilen unerträglichen Bradykardie kommen.
IV. Wegen ihrer relativ kurzen Halbwertzeiten im Plasma müssen diese Substanzen mehrmals täglich oder als Retardpräparate verabreicht werden.
V. Bei den für eine signifikante Herabsetzung des Blutdrucks erforderlichen Dosen entstehen häufig unerwünschte und unangenehme Nebenwirkungen (achtzehntes Kapitel). So kommt es zum Beispiel unter Verapamil zu Obstipation. Diltiazem kann eine Bradykardie auslösen. Nifedipin verursacht Knöchelödeme und Tachykardie.
VI. Wenn der Blutdruck mit den Prototypen der Calciumantagonisten alleine nicht ausreichend herabgesetzt werden kann, ist zuweilen die gleichzeitige Verabreichung von β-Blockern angezeigt. Die gleichzeitige Gabe solcher Substanzen mit Verapamil und Diltiazem ist jedoch mit dem Risiko eines AV-Blocks verbunden.

Bei Verwendung vasoselektiver Calciumantagonisten wären einige dieser Probleme offenbar gelöst. Dies gilt insbesondere für die Schwierigkeiten im Zusammenhang mit der von Verapamil und Diltiazem ausgehenden Verlangsamung der Herzfrequenz wie auch mit der Beeinträchtigung der Herzfunktion durch Nifedipin, Diltiazem und Verapamil. Wenn man bedenkt, daß der Bluthochdruck eine Gefäßerkrankung ist, die in der Regel mit einer Verminderung, nicht einer Erhöhung des Minutenvolumens und

Tabelle 14.4. Tagesdosen und Plasmaspiegel von Calciumantagonisten der zweiten Generation, die zur Behandlung der essentiellen Hypertonie verwendet werden

Calciumantagonist	Tagesdosis	Plasmaspiegel
Amlodipin	5–10 mg/die	1–12 ng/ml
Felodipin Retard	5–20 mg/die (Bei älteren Patienten 2,5 mg/die)	5–40 ng/ml
Nitrendipin	5–40 mg/die	9–42 ng/ml

Man beachte den relativ niedrigen Amlodipinspiegel im Plasma, der bei Hochdruckpatienten zur Herabsetzung des systolischen und diastolischen Blutdrucks erforderlich ist.

des Schlagvolumens einhergeht (Lund-Johansen et al. 1990, 1992), bietet sich natürlich die Wahl eines vasoselektiven Calciumantagonisten an, durch den die Freisetzung von Katecholaminen nicht angeregt wird. Trotzdem bleibt noch die Frage offen, ob solche Substanzen hier tatsächlich wirksam sind.

Vasoselektive Calciumantagonisten als Antihypertonika

Vasoselektive Calciumantagonisten haben heute zwei gemeinsame Merkmale: Sie stammen alle aus der Gruppe der Dihydropyridine und sind wegen ihrer Vasoselektivität zur Behandlung von Hochdruckpatienten offenbar geeignet. Zur Zeit verwendete Dosierungen sind in Tabelle 14.4 aufgelistet. Es gibt aber auch Unterschiede zwischen diesen Substanzen. So hat beispielsweise Amlodipin keinen Einfluß auf den Noradrenalinspiegel im Plasma (Kaplan 1991), während die unter Felodipin beobachtete Erhöhung dieses Parameters oft im Verlaufe einer Langzeittherapie bestehen bleibt (Elmfeldt et al. 1987). Die blutdrucksenkende Wirkung von Amlodipin (Hernandez et al. 1991) ist nicht mit einer Beschleunigung der Herzfrequenz verbunden. Felodipin löst hingegen häufig eine akute Reflextachykardie aus (Aberg et al. 1987). Wegen seiner langen Halbwertzeit im Plasma und seiner hohen Bioverfügbarkeit (siebtes Kapitel) kann die Tagesdosis von Amlodipin als einmalige Gabe verabreicht werden. Spezielle Retardpräparate sind hier nicht erforderlich. Wegen des langsamen Einsetzens ihrer Wirkung ist es kaum möglich, daß diese Substanz reflektorisch bedingte Veränderungen der Herzfrequenz hervorruft. Die gleichzeitige Verabreichung eines β-Blockers erübrigt sich also. Schon allein aus diesem Grund ist eine weitere Erörterung der bisher vorliegenden Daten über die Wirksamkeit und Sicherheit von Amlodipin als Antihypertonikum von Interesse.

Antihypertensive Eigenschaften von Amlodipin

Wirkungsstärke: Die bei der Behandlung der essentiellen Hypertonie verwendeten Tagesdosen einiger Calciumantagonisten der zweiten Generation sind Tabelle 14.4 zu entnehmen. Die bei Amlodipin erforderlichen Dosen sind relativ *niedrig* und bestätigen damit die *hohe Wirksamkeit* dieses Pharmakons. Diese Beobachtung läßt darauf schließen, daß

I. wir es bei Amlodipin mit einem hochwirksamen vasoselektiven Calciumantagonisten zu tun haben und
II. die Substanz im Vergleich zu anderen heute verfügbaren Calciumantagonisten ungewöhnliche pharmakokinetische Eigenschaften besitzt, nämlich eine weitgehende Resorption nach oraler Verabreichung, eine lange Halbwertzeit im Plasma und eine hohe Bioverfügbarkeit (siebtes Kapitel, Kaplan 1991, Abernethy 1991). Dazu kommt noch, daß
III. Amlodipin mehrere andere Eigenschaften aufweist, die vielleicht zu seiner Wirksamkeit als Antihypertensivum beitragen:
    a) Unter Amlodipin wird die von Angiotensin II und Noradrenalin ausgehende Blutdruckerhöhung abgeschwächt, insbesondere bei Hochdruckpatienten (Donati et al. 1992).
    b) Amlodipin hemmt die von Agonisten hervorgerufene Gefäßverengung. Die vasokonstriktorisch bedingte Bildung von Prostacyclin bleibt erhalten. Darin gleicht Amlodipin anderen Calciumantagonisten, zum Beispiel Verapamil und Felodipin (Vallotton et al. 1990). Diese Eigenschaft ist insofern von Bedeutung, als es sich bei Prostacyclin um einen hochwirksamen Vasodilatator handelt. Ferner wird die vasokonstriktorische Antwort auf die Wirkung einer ganzen Reihe von Vasokonstriktoren durch Amlodipin abschwächt (Vane 1983).

Wirkungsdauer: Zahlreiche Studien brachten eine Bestätigung dafür, daß der Blutdruck bei täglich einmaliger Verabreichung von Amlodipin 24 Stunden lang unter Kontrolle gehalten werden kann (Julius 1988, Kaplan 1991, Raftery 1991, Hernandez et al. 1991, 1992, Coca et al. 1992, Torok und Farsang 1992, Waeber et al. 1992, Lund-Johansen et al. 1990, 1991, 1992). In Anbetracht des pharmakokinetischen Profils dieses speziellen Calciumantagonisten (siebtes Kapitel) kommt dies nicht unerwartet. Auch aufgrund der positiven Korrelation zwischen den Plasmaspiegeln dieser Substanz und ihrer antihypertensiven Aktivität ist dieser Befund keine Überraschung (Donnelly et al. 1992). Die Feststellung, daß erwartete Ergebnisse in der Praxis wirklich eintreten, ist aber immer wieder beruhigend.

Da eine auf der einmal täglichen Verabreichung eines Antihypertonikums basierende Therapie benötigt wird, ist es genauso wichtig, daß die blutdrucksenkende Wirkung von Amlodipin durch eine Herabsetzung des

Tabelle 14.5. Volumina von Körperflüssigkeiten im Verlaufe einer Langzeitbehandlung der essentiellen Hypertonie mit Amlodipin. (Aus Lund-Johansen et al. 1990)

	Plasma-volumen (l)	Volumen der Extrazellulärflüssigkeit (l)
Kontrolle	3,70 ± 0,5	14,0 ± 1,5
Amlodipin	3,50 ± 0,5	14,3 ± 2,1

Die Patienten wurden elf Monate lang mit einem Plazebo oder mit täglich 5–10 mg Amlodipin behandelt. Der Blutdruck ging um 14 % zurück, der gesamte periphere Gefäßwiderstand wurde um 19 % herabgesetzt. Die Herzfrequenz blieb unverändert. Nebenwirkungen traten nur selten auf (Knöchelödem bei zwei von 18 Patienten).

gesamten peripheren Gefäßwiderstands zustande kommt und *nicht* durch eine Beeinträchtigung der Pumpleistung des Herzens (Lund-Johansen et al. 1990). Zum Absinken des peripheren Gefäßwiderstands kommt es ohne eine Veränderung

I. des Plasmavolumens,
II. des Volumens der Extrazellulärflüssigkeit (Tabelle 14.5), was darauf schließen läßt, daß der Blutdrucksenkung keine Volumenverringerung zugrunde liegt (Leonetti et al. 1991).
III. Ferner bleibt der blutdrucksenkende Effekt von Amlodipin auch unter körperlicher Belastung bestehen (Lund-Johansen et al. 1992). Unter diesen Bedingungen übt Amlodipin sogar eine stärkere antihypertensive Wirkung aus als Nifedipin (Toyoda et al. 1992).

Wirkung auf das Herzminutenvolumen

Wie bereits erwähnt, ist der blutdrucksenkende Effekt von Amlodipin auf eine Herabsetzung des peripheren Gefäßwiderstands und nicht auf eine Verminderung der Herzleistung zurückzuführen. Ein typisches Bild der Reaktion der kardialen Parameter ist Abb. 14.2 zu entnehmen. In dieser Abbildung sind die Ergebnisse einer zwölfmonatigen Behandlung von 18 Patienten mit leichter bis mäßiger essentieller Hypertonie (mindestens drei Monate vor Beginn der Behandlung 172/108 mm Hg, Lund-Johansen et al. 1990) veranschaulicht. Die Tagesdosis lag zwischen 5 mg und 10 mg und betrug im Mittel 9 mg. Aus diesen Ergebnissen können mehrere Schlußfolgerungen gezogen werden:

I. Amlodipin senkt sowohl den systolischen als auch den diastolischen Blutdruck.
II. Die Herzfrequenz erfährt dabei keine Veränderung.
III. Der Herzindex wird (gegebenenfalls) erhöht und
IV. der periphere Gefäßwiderstand geht zurück.

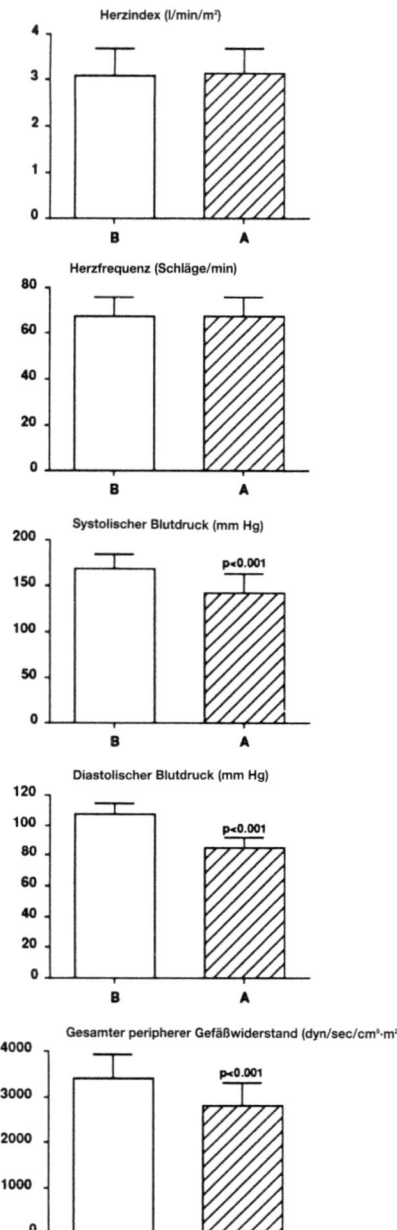

Abb. 14.2. Hämodynamische Wirkung von Amlodipin (mittlere Tagesdosis: 9 mg) auf Herzindex, Herzfrequenz, systolischen und diastolischen Blutdruck sowie auf den gesamten peripheren Gefäßwiderstand bei 18 Patienten mit leichter bis mäßiger Hypertonie (172/108 mm Hg). Die Behandlung dauerte ein Jahr (aus Lund-Johansen et al. 1992). Man beachte, daß es unter Amlodipin zu keiner Beschleunigung der Herzfrequenz und zu keinem Absinken des Herzindex kam (Angaben in Mittelwerten ± Standardabweichung)

Die blutdrucksenkende Wirkung von Amlodipin (Abb. 14.2) geht nicht mit einer Veränderung der Herzfrequenz oder einer Einschränkung der Herzleistung einher. Durch diese Wirkungsweise unterscheidet sich die Substanz deutlich von den β-Rezeptorenblockern. Bei der chronischen Behandlung mit β-Blockern kommt es nämlich zu einer Verminderung des Herzminutenvolumens und einer Verlangsamung der Herzfrequenz (Lund-Johansen 1983).

Einsetzen der Wirkung

Einer der für die Akzeptanz einer antihypertensiven Therapie und damit auch für die Compliance des Patienten entscheidenden Faktoren ist die Geschwindigkeit der Herabsetzung des Blutdrucks. Das ist leicht verständlich, da die durch ein plötzliches Absinken des Perfusionsdrucks reflektorisch ausgelösten Veränderungen der Herzfrequenz durch ein langsames Einsetzen der Wirkung eines Antihypertonikums vermieden werden können. Bei einer langsam einsetzenden antihypertensiven Wirkung bleibt genügend Zeit für eine Umstellung der Barorezeptoren, und die Ausbildung peripherer Ödeme wird vermindert. In dieser Hinsicht ist Amlodipin den anderen

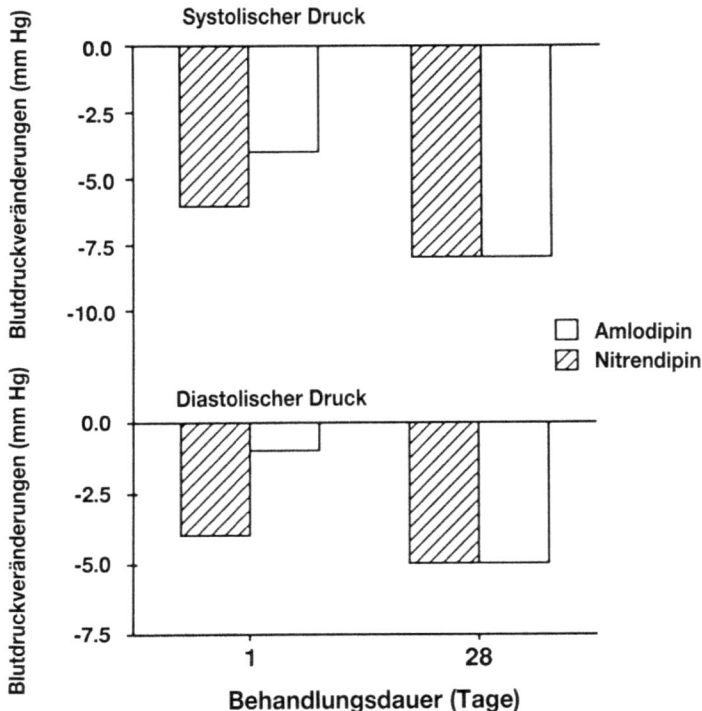

Abb. 14.3. Herabsetzung des systolischen und diastolischen Blutdrucks nach eintägiger und 28tägiger Behandlung der leichten Hypertonie mit täglich 5 mg Amlodipin oder 20 mg Nitrendipin. 40 Patienten wurden mit Amlodipin behandelt, und 35 erhielten Nitrendipin. Man beachte, daß der Effekt von Nitrendipin rascher einsetzt als die Wirkung von Amlodipin (aus Waeber et al. 1992)

176 Calciumantagonisten und die Behandlung der Hypertonie

Calciumantagonisten deutlich überlegen. Die Substanz bewirkt nämlich ein *allmähliches* Absinken des arteriellen Drucks. Dadurch kommt es

I. nur selten oder überhaupt nicht zu vasodilatatorischen Nebenwirkungen (achtzehntes Kapitel) und zu
II. einer guten Compliance des Patienten.

Dies läßt sich durch einen Vergleich der Wirksamkeit von Amlodipin und anderer Calciumantagonisten aus der Dihydropyridin-Gruppe veranschaulichen, zum Beispiel von Nitrendipin (Waeber et al. 1992) und Nifedipin (Hosie et al. 1992). In einer dieser vergleichenden Studien wurden 40 Patienten mit Amlodipin und 35 mit Nitrendipin behandelt. Um eine vergleichbare Blutdrucksenkung herbeizuführen, erhielten die Patienten einmal täglich 5 mg Amlodipin oder 20 mg Nitrendipin (Waeber et al. 1992). Bei Nitrendipin (Abb. 14.3) trat der blutdrucksenkende Effekt beinahe in seiner vollen Stärke schon nach der *ersten* Gabe ein und war mit eine Erhöhung der Herzfrequenz verbunden. Bei Amlodipin war *keine* Veränderung der Herzfrequenz zu beobachten. Vier bis zehn Stunden nach der ersten Verabreichung kam es zu einer geringfügigen Herabsetzung des Blutdrucks. Die volle Wirkung dieser Substanz kam erst nach mehreren Wochen zur Geltung. Auf dieses langsame Einsetzen des antihypertensiven Effekts von Amlodipin wird in der Literatur immer wieder hingewiesen (zum Beispiel bei Leonetti et al. 1991).

Die von Waeber et al. (1992) in einer Studie an Patienten mit leichter Hypertonie (146/95 ± 13/9 mm Hg vor der Behandlung) beobachteten Nebenwirkungen sind insofern von Interesse, als sie ebenfalls zu der Schluß-

Tabelle 14.6. Häufigkeit unerwünschter Nebenwirkungen während der antihypertensiven Monotherapie mit Amlodipin (5 mg/die) oder Nitrendipin (20 mg/die). (Aus Waeber et al. 1992)

	In den ersten Tagen der Behandlung		Während der vierwöchigen Behandlung	
	Amlodipin	Nitrendipin	Amlodipin	Nitrendipin
Patienten mit Nebenwirkungen (%)	5	39,5	27,5	47,4
Zahl der Nebenwirkungen				
Kopfschmerzen	1	9	3	9
Flush-Symptome	0	7	3	8
Tachykardie	0	3	0	2
Herzklopfen	0	1	1	1
Müdigkeit			2	2
Ödem			2	3

40 Patienten wurden mit Amlodipin behandelt und 38 erhielten Nitrendipin.
Die Ergebnisse wurden nach drei und nach 28 Tagen ausgewertet. Nach 28 Tagen war in beiden Gruppen eine Blutdrucksenkung gleichen Umfangs zu verzeichnen (Abb. 14.3).

folgerung führen, daß infolge des langsam einsetzenden, vasodilatatorischen Effekts von Amlodipin die von einer Gefäßerweiterung ausgehenden Nebenwirkungen nur in abgeschwächter Form und relativ selten auftreten. Dies im Vergleich zu den rasch wirksamen Dihydropyridinen wie Nitrendipin und Felodipin (Tabelle 14.6 und 14.8).

Eine Vielzahl weiterer Untersucher kommen auch zu dem Ergebnis, daß

I. die blutdrucksenkende Wirkung von Amlodipin relativ langsam einsetzt und daß sie
II. mit einer relativ geringen Häufigkeit von Begleiteffekten verbunden ist (Osterloh 1991, achtzehntes Kapitel).

In einer überkreuzten Dreiwege-Studie vergleichen Hosie et al. (1992) die antihypertensive Wirkung von Amlodipin mit dem Effekt von Nifedipin in Retardform. Bei dieser Untersuchung wurden die Patienten mit täglich 5 mg Amlodipin oder zweimal täglich 20 mg Nifedipin Retard behandelt. 97 Patienten erhielten Amlodipin, 96 wurden mit Nifedipin Retard behandelt und 98 dienten zur Kontrolle (Plazebo). In der Plazebogruppe schied nur ein Patient wegen unerwünschter Nebenwirkungen vorzeitig aus der Studie aus (Abb. 14.4). In der Nifedipin-Gruppe waren 7%, in der Amlodipin-Gruppe hingegen nur 2% Therapieabbrüche zu verzeichnen, obwohl in den beiden Gruppen eine vergleichbare Blutdrucksenkung erzielt wurde.

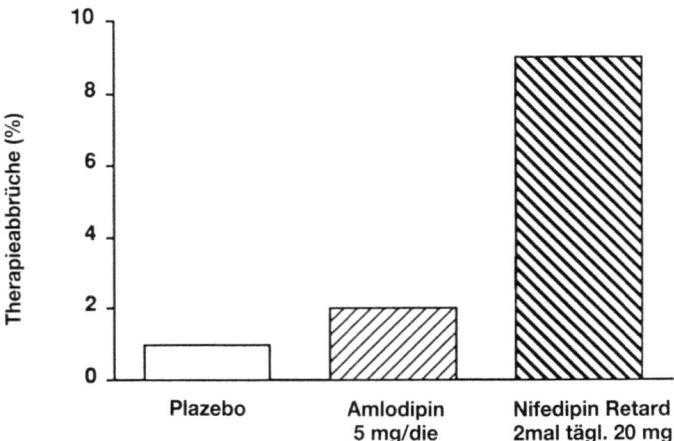

Abb. 14.4. Häufigkeit von Therapieabbrüchen wegen Nebenwirkungen in einer überkreuzten Dreiwege-Studie bei der Behandlung der leichten Hypertonie mit einem Plazebo sowie mit Amlodipin (5 mg/die) oder Nifedipin Retard (zweimal täglich 20 mg). Die Plazebogruppe umfaßte 98 Fälle. 96 Patienten wurden mit Nifedipin Retard behandelt, 97 erhielten Amlodipin. Mit den hier verwendeten Dosen wurde eine vergleichbare Herabsetzung des systolischen und diastolischen Blutdrucks erzielt. Man beachte, daß es bei den mit Amlodipin behandelten Patienten im Vergleich zur Nifedipin Retard-Gruppe nur zu wenig Therapieabbrüchen kam (aus Hosie et al. 1992)

178 Calciumantagonisten und die Behandlung der Hypertonie

Tabelle 14.7. Klinische Prüfungen zur blutdrucksenkenden Wirkung von Amlodipin bei Verwendung als Monotherapie (MW = Mittelwert)

Studie	Behandlungsdauer (Wochen)	Fallzahl	Tagesdosis (mg)
Bieniaszewskiet al. (1992)	4	9	5
Coca et al. (1992)	6	14	5–10
de Bruijin (1988)	8	65	2,5–10
Englert et al. (1991)	8	74	8,3 (MW)
Fodor et al. (1992)	16	12	5–10
Frick et al. (1988)	8	205	2,5–10
Frishman et al. (1988)	8	41	2,5–10
Hernandez et al. (1992)	12	10	5–10
Lund-Johansen et al. (1991)	52	19	5–10
Mroczek et al. (1988)	4	16	5
Ranieri et al. (1992)	12	15	10
Rofman (1988)	12	139	2,5–10
Torok und Farsang (1992)	6	24	6,9 (MW)
Vandewoude et al. (1991)	10	25	5–10
Varrone et al. (1991)	8	320	10
Velasco et al. (1991)	10	40	5–10
Webster et al. (1988)	8	14	2,5–10

Diese Aufstellung erhebt keinen Anspruch auf Vollständigkeit. Sie enthält lediglich repräsentative Beispiele für die Vielzahl von Studien, in denen Amlodipin alleine verwendet wurde.

Die Behandlung der leichten bis mäßigen Hypertonie mit Amlodipin war auch Gegenstand zahlreicher ähnlicher Untersuchungen. Nähere Angaben zu einigen dieser Studien sind Tabelle 14.7 zu entnehmen. Die Behandlungsdauer schwankte zwischen einigen Wochen [zum Beispiel zwölf Wochen bei Ranieri et al. (1992), sechs Wochen bei Torok und Farsang (1992) sowie bei Fodor et al. (1992)] und einem Jahr oder mehr (Julius 1988 und Lund-Johansen et al. 1992). Die bei diesen und anderen Untersuchungen mit Amlodipin erzielten Ergebnisse sind bemerkenswert einheitlich:

I. Es zeigte sich, daß Amlodipin eine dosisabhängige Blutdrucksenkung herbeiführt (Abb. 14.5), ohne eine signifikante, reflektorisch bedingte Erhöhung der Herzfrequenz auszulösen. Dies gilt sowohl für die akute Behandlung als auch für die Langzeittherapie.
II. Hinweise auf eine Tachyphylaxie waren nicht zu erkennen (Julius 1988).
III. Die Wirkung von Amlodipin setzt langsam ein (Leonetti et al. 1991).
IV. Nebenwirkungen treten nur selten auf. Ihre Häufigkeit ist geringer als bei einer vergleichbaren Blutdrucksenkung durch Nitrendipin (Waeber et al. 1992), Nifedipin Retard (Hosie et al. 1992) oder Felodipin (Thulin 1992) (Tabelle 14.8).

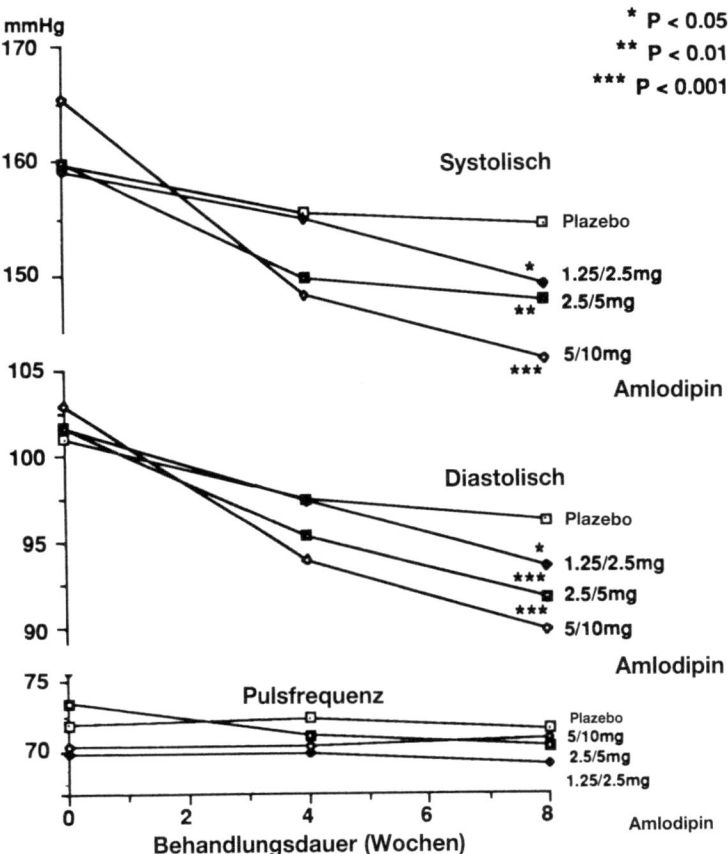

Abb. 14.5. Wirkung einer oralen Monotherapie mit Amlodipin (1,25–10 mg/die) auf den arteriellen Mitteldruck (im Liegen) und auf die Pulsfrequenz von Patienten mit leichter bis mäßiger Hypertonie (aus Frick et al. 1988)

V. Die Compliance des Patienten ist gut, unabhängig davon, ob die Tagesdosis am Morgen oder abends verabreicht wird (Mengden et al. 1992). Dafür gibt es in der Literatur eine große Zahl von Hinweisen. Als Beispiel dienen die in Tabelle 14.8 aufgeführten Studien, in denen unter Felodipin und Nitrendipin stets mehr Patienten vorzeitig aus der Prüfung ausschieden als unter Amlodipin, obwohl die blutdrucksenkende Wirkung in allen Gruppen vergleichbar war.

Wirkung von Amlodipin auf den Tag-Nacht-Rhythmus des Blutdrucks

Heute besteht allgemeine Übereinstimmung darüber, daß der Blutdruck im Tag-Nacht-Rhythmus physiologischen Schwankungen unterworfen ist. Die-

Tabelle 14.8. Angaben zur Zahl von Fällen, in denen eine Monotherapie der leichten bis mäßig schweren Hypertonie mit Amlodipin oder Felodipin wegen der Entstehung inakzeptabler Nebenwirkungen abgebrochen wurde

Substanz	Tagesdosis	Behandlungsdauer (Wochen)	Fallzahl	Therapieabbrüche	Literatur
Felodipin	5–20 mg	8	46	5	Thulin (1992)
Felodipin*	5 mg	12	53	12	Hammond (1992)
Amlodipin	6,9 mg	6	24	0	Torok und Farsang (1992)
Nitrendipin	29 mg	6	16	7	Torok und Farsang (1992)

* Die wichtigsten, unter Felodipin auftretenden Nebenwirkungen waren:
I. Ödem (in 32% aller Fälle)
II. Flush-Symptome (in 30% aller Fälle)
III. Kopfschmerzen (in 40% aller Fälle)
Die Behandlung wurde wegen inakzeptabler Nebenwirkungen abgebrochen.

se als zirkadianer Rhythmus bezeichneten Veränderungen sind durch zwei Peaks am Tage, einen progressiven Abfall des Blutdrucks in der Nacht und einen raschen Anstieg zu einem Maximalwert zwischen sechs Uhr früh und zehn Uhr vormittag gekennzeichnet. Vor diesem raschen Anstieg kommt es zwischen drei und sechs Uhr zu einer langsamen, kontinuierlichen Erhöhung (Raftery 1991). Solche Veränderungen lassen sich am plausibelsten mit den zirkadianen Schwankungen der sympathischen Aktivität erklären (Linsell et al. 1985). Ganz abgesehen von ihrer Ursache ist festzustellen, daß sie von Amlodipin *nicht* beeinflußt werden (Raftery 1991, Raftery et al. 1991). Ähnliche Beobachtungen wurde bei Nifedipin gemacht (Raftery 1991).

Wirkung auf das Plasmaprofil

Auch im Rahmen einer Langzeittherapie kommt es unter Amlodipin in Dosen, die bei leichter bis mäßiger Hypertonie eine Normalisierung des systolischen und diastolischen Drucks herbeiführen, nur zu geringfügigen Veränderungen oder überhaupt zu keiner Veränderung der Konzentration von Noradrenalin, Adrenalin, Renin oder des atrionatriuretischen Faktors im Plasma (Tabelle 14.9). Eine geringfügige, nicht signifikante Anhebung des Aldosteronspiegels im Plasma ist hingegen nicht auszuschließen (Abernethy et al. 1988). Dieser Effekt ist auch bei anderen Calciumantagonisten zu beobachten. Unter Amlodipin tritt er vor allem bei älteren Hochdruckpatienten in Erscheinung (Abernethy et al. 1990). Gelegentlich kommt es zu einer leichten, nicht signifikanten Erhöhung des Blutzuckerspiegels (Osterloh 1989). Wie aus Tabelle 18.1 hervorgeht, erfahren die Plasmalipide keine Veränderung. Der Gesamtcholesterinspiegel sinkt um 2% ab. Die Herabsetzung des Triglyzeridspiegels liegt in der gleichen Größenordnung (Osterloh 1989).

Tabelle 14.9. Humorale Wirkungen einer chronischen Behandlung von Hochdruckpatienten mit Amlodipin nach einer 14wöchigen Behandlungsdauer. (Aus Abernethy et al. 1988)

	Vor der Behandlung	Nach 14 Wochen
Noradrenalinspiegel im Plasma (pg/ml)	640 ± 224	454 ± 118
Adrenalinspiegel im Plasma (pg/ml)	69,7 ± 9,8	60,3 ± 14,0
Reninaktivität im Plasma (ng/ml/h)	1,47 ± 0,49	2,00 ± 0,55
ANF (pg/ml)	71,1 ± 13,7	68,3 ± 12,2
Aldosteronspiegel im Plasma (pg/ml)	66,8 ± 7,8	104,0 ± 26,5

Die Angaben in der Tabelle sind Mittelwerte ± SEM von acht Patienten, die vierzehn Wochen lang mit Amlodipin als Monotherapie behandelt wurden.

Wirksamkeit bei älteren Patienten

Hypertonie ist einer der wichtigsten Risikofaktoren für Apoplexie und koronare Herzkrankheit, also für Erkrankungen, die im fortgeschrittenen Alter eine häufige Todesursache darstellen (Kannel und Gordon 1978). Aus diesem Grunde haben wir uns nun der Frage zuzuwenden, ob sich Calciumantagonisten auch unter diesen Bedingungen als wirksam erweisen. Für den Ausschluß älterer Personen von der Behandlung mit Calciumantagonisten gibt es keinen Grund, vor allem, weil die Gruppe der Calciumantagonisten in der Lage ist, der Erhöhung des systemischen und regionalen Gefäßwiderstands, dem Hauptmerkmal der Hypertonie, entgegenzutreten.

Bei ein und derselben Plasmakonzentration übt Amlodipin auf jüngere und ältere Patienten die gleiche blutdrucksenkende Wirkung aus (Kaplan 1991). Ältere Patienten sprechen *anscheinend* auf diesen Effekt etwas stärker an. Dies liegt ganz einfach daran, daß es bei ihnen wegen der altersbedingten Verringerung der Clearance zu etwas höheren Plasmaspiegeln kommt (Abernethy et al. 1988). Auch im Alter erweist sich die Behandlung mit Amlodipin als gut verträglich. Nebenwirkungen sind nicht häufiger zu beobachten als bei jüngeren Patienten (Vandewoude et al. 1991). Auch viele andere Untersucher kommen zu dem Schluß, daß Amlodipin ein wirksames Antihypertensivum ist, selbst wenn es als Monotherapie bei älteren Patienten verwendet wird. Eine dieser Studien wurde kürzlich zum Abschluß gebracht (Landon 1992). An ihr beteiligten sich 1507 Patienten im Alter von zumindest 65 Jahren. Bei diesem Krankengut konnte der Blutdruck in 84 % aller Fälle normalisiert werden. Wie zu erwarten war (siehe achtzehntes Kapitel), traten nur geringfügige Nebenwirkungen auf. 89 % der Patienten und der behandelnden Ärzte bezeichneten die Verträglichkeit von Amlodipin unter diesen Bedingungen als ausgezeichnet. Nebenwirkungen wurden in 22 % aller Fälle angegeben. Diese Begleiteffekte waren jedoch von *geringem Schweregrad*, so daß sich 85 % der Patienten entschlossen, Amlodipin nach Abschluß der Studie weiter zu verwenden. Diese umfangreiche, offene, nicht vergleichende, multizentrische Studie aus der allgemeinmedizinischen Praxis ist demnach ein weiterer Beweis für die Wirksamkeit und Sicherheit von Amlodipin als Antihypertonikum bei leichter bis mäßiger Hypertonie, unabhängig davon, ob die Substanz als Monotherapie oder in Kombination mit einem anderen Pharmakon eingesetzt wird.

Wirkung auf die Nierenfunktion

In den bei der Behandlung des leichten bis mäßigen Bluthochdrucks verwendeten Dosen dürfte Amlodipin einen günstigen Einfluß auf die Nierenfunktion ausüben. Dafür sprechen folgende Beobachtungen:
I. Die Substanz steigert die Inulin-Clearance.
II. Die Clearance von p-Aminohippursäure wird ebenfalls erhöht.
III. Der Gefäßwiderstand in der Niere geht zurück.
IV. Die Filtrationsfraktion bleibt unverändert (Reams et al. 1987).
V. Eine Na^+-Retention ist nicht zu verzeichnen (Leonetti et al. 1991).

Aus diesem Grunde ist die Verwendung von Amlodipin bei niereninsuffizienten Patienten nicht kontraindiziert. Diese Aspekte der Wirkung von Amlodipin auf die Nierenfunktion wurden bereits im zehnten Kapitel beschrieben. Es ist aber immer deutlicher zu erkennen, daß die Schutzwirkung der Calciumantagonisten auf die Nierenfunktion von Hochdruckpatienten weit über die Aufrechterhaltung der Filtrationsrate trotz Herabsetzung des renalen Gefäßwiderstands hinausgeht. In Studien neueren Datums konnte nämlich gezeigt werden, daß die mit einer Proliferation der Mesangiumzellen einhergehende, progressive Glomerulosklerose eine der Komplikationen der systemischen Hypertonie ist. Die Geschwindigkeit der Proliferation von Mesangiumzellen läßt sich heute recht einfach durch die Messung der Aufnahme von radioaktiv markiertem Thymidin bestimmen. Dabei kommt gewöhnlich $^3[H]$-Thymidin zur Anwendung. Neuere Untersuchungen an humanen Mesangiumzellen ergaben, daß Amlodipin eine lang anhaltende Hemmwirkung auf die Proliferation solcher Zellen ausübt, selbst wenn
I. diese Proliferation durch Endothelin-1 ausgelöst worden ist und
II. Amlodipin im Rahmen einer Vorbehandlung verabreicht wurde, sofern die Hemmwirkung zumindest 24 Stunden lang bestand (Shultz und Raij 1992).

Da die Proliferation der Mesangiumzellen fast sicher zur Entstehung einer hypertoniebedingten Glomerulusschädigung und damit zum Auftreten von Nierenschäden beiträgt, ist die Hemmwirkung eines Calciumantagonisten auf diesen Folgezustand des Bluthochdrucks offenbar für die Behandlung solcher Patienten von Bedeutung. Das heißt aber nicht etwa, daß Amlodipin der einzige Calciumantagonist ist, der eine solche Wirkung entfaltet.

Über einen ähnlichen Effekt wird auch bei Nifedipin und Nitrendipin berichtet. Aus folgenden Gründen ist Amlodipin aber von besonderem Wert:

I. Die Substanz erweist sich als wirksam.
II. Ihre Wirkung hält nach oraler Gabe 24 Stunden lang an.
III. Die dabei auftretenden Nebenwirkungen sind minimal.
IV. Die von Amlodipin ausgelöste Blutdrucksenkung ist nicht mit einer Verminderung des Herzminutenvolumens, einer Volumenabnahme oder einer reflektorisch bedingten Steigerung der Herzfrequenz verbunden.
V. Das biochemische Profil des Plasmas bleibt unverändert.

In diesem Zusammenhang ist noch einmal darauf zu verweisen, daß sich Amlodipin durch seine lang anhaltende und langsam einsetzende Wirkung in Verbindung mit seiner Vasoselektivität von anderen Calciumantagonisten unterscheidet, die eine ähnliche Verlangsamung der Proliferation der Mesangiumzellen hervorrufen.

Wirkung von Amlodipin auf die linksventrikuläre Hypertrophie

Die Hypertrophie des linken Ventrikels stellt eine häufige und schwerwiegende Komplikation des Bluthochdrucks dar. Zwischen der Entstehung einer solchen Hypertrophie, der Häufigkeit von Herzinsuffizienz und dem Auftreten kardiovaskulärer Komplikationen besteht eine positive Korrelation (Levy et al. 1988). Ferner treten Herzrhythmusstörungen anscheinend mit größerer Häufigkeit auf (Messerli et al. 1984). Erwartungsgemäß ist der Rückgang der Häufigkeit der linksventrikulären Hypertrophie mit einem signifikant selteneren Auftreten kardiovaskulärer Komplikationen vergesellschaftet (Kannel et al. 1988). Manchmal, aber nicht immer wird die Linksherzhypertrophie unter der Behandlung mit einem Antihypertonikum abgeschwächt. Ein solcher Effekt konnte beispielsweise bei einer Langzeittherapie mit Atenolol (Sau et al. 1982) und anderen β-Blockern (Franz et al. 1986) nachgewiesen werden. Methyldopa (Fouad et al. 1982) und der ACE-Hemmer Enalapril (Nakashima et al. 1984) erweisen sich in dieser Hinsicht ebenfalls als wirksam. Man könnte meinen, die Abschwächung der hypertoniebedingten Hypertrophie des linken Ventrikels durch diese Substanzen sei lediglich darauf zurückzuführen, daß sie den systemischen Gefäßwiderstand herabsetzen. Die Verhältnisse müssen jedoch wesentlich komplizierter sein, da Methyldopa hier kaum eine Wirkung zeigt (Drayer et al. 1982). Die Tatsache, daß Calciumantagonisten der hochdruckbedingten Linksherzhypertrophie entgegenwirken kann damit zusammenhängen, daß es in der hypertrophierten Herzmuskelzelle zu einem gesteigerten Einwärtstransport von Ca^{2+}-Ionen über die Ca^{2+}-Kanäle vom L-Typ kommt (Keung 1989). Durch den verstärkten Influx von Ca^{2+} werden möglicherweise zusätzliche Ca^{2+}-Ionen aus den Beständen imZellinnern freigesetzt, auch aus dem sarkoplasmatischen Retikulum. Damit könnte im Zytosol die für eine Anregung des Zellwachstums erforderliche Ca^{2+}-Konzentration erreicht werden.

Für alle Prototypen der Calciumantagonisten, also für Nifedipin (Fouad-Tarazi und Libson 1987), Verapamil (Fouad-Tarazi und Libson 1987) und Diltiazem (Frohlich 1987) wie auch für einige Vertreter der zweiten Generation, zum Beispiel für Isradipin (Torok et al. 1992) konnte der Nachweis dafür erbracht werden, daß sie in der Lage sind, beim Menschen die hypertoniebedingte linksventrikuläre Hypertrophie zurückzudrängen. Damit bleibt noch die Frage offen, ob Amlodipin mit seinen einzigartigen pharmakokinetischen Eigenschaften einen ähnlichen Effekt besitzt. Zur Beantwortung dieser Frage müssen wir uns zunächst einmal Tiermodellen der Hypertonie zuwenden und danach die beim Menschen erzielten Ergebnisse erörtern.

Frühere Studien mit anderen Dihydropyridintyp-Ca-Antagonisten haben gezeigt, daß diese Substanzen in Tiermodellen der Hypertonie den Blutdruck herabsetzen und die Entstehung einer Hypertrophie des linken Ventrikels verhindern oder abschwächen (Kazda et al. 1987) oder den Rückgang einer bereits bestehenden Hypertrophie verursachen (Phillips et al. 1992). In diesem Punkt besteht eine Ähnlichkeit zwischen Amlodipin und den anderen Dihydropyridinen. So kam es bei der spontan hypertensiven Ratte (Nayler und Gu 1991a,b) im Verlaufe einer 30wöchigen Behandlung mit Amlodipin zu einer signifikanten Verringerung ($p < 0,001$) des Ausmaßes der linksventrikulären Hypertrophie. Zur Zeit werden die ersten Angaben über die Wirkung von Amlodipin auf die hypertoniebedingte Linksherzhypertrophie beim Menschen veröffentlicht. Aber auch aus einer Vielzahl weiterer Tierversuche sind ähnliche Befunde bekannt. So berichten beispielsweise Siddiq et al. (1992), daß Amlodipin bei der Ratte die Hypertrophie des linken Ventrikels reduziert. In dieser Studie wurden Hypertonie und Hypertrophie durch eine Konstriktion der Aorta ausgelöst. Trotz einer 30tägigen Konstriktion konnte die Entstehung einer Hypertrophie durch die tägliche Verabreichung von 10 mg Amlodipin pro kg K.G. praktisch verhindert werden (Abb. 14.7). Da Amlodipin bei Kontrolltieren mit normalem Blutdruck weder die tägliche Nahrungsaufnahme (Siddiq et al. 1992a) noch das Gewicht des Herzens (Siddiq et al. 1992a) beeinflußte, läßt sich diese Beobachtung nur mit einem antihypertrophischen Effekt dieser Substanz erklären. Auch der Umstand, daß Amlodipin die Anlagerung kontraktiler und nicht kontraktiler Proteine im Ventrikel der hypertensiven Ratte inhibiert, spricht für diese Schlußfolgerung (Siddiq et al. 1992b).

Daß Amlodipin unter normotensiven Verhältnissen die linksventrikuläre Muskelmasse (oder die ventrikuläre DNA) nicht verändert, ist ein bemerkenswerter Befund, der darauf schließen läßt, daß es sich bei der Abschwächung der hypertoniebedingten Linksherzhypertrophie um einen positiven Effekt handelt. Im Gegensatz zu diesem Effekt steht die Wirkung des ACE-Hemmers Lisinopril, der auch unter normotensiven Verhältnissen die linksventrikuläre Muskelmasse sowie Gesamtprotein, RNA und DNA verringert (Siddiq et al. 1992a) und gleichzeitig die Konzentration von Harnstoff und alkalischer Phosphatase im Plasma erhöht. Der Amlodipin-Effekt sollte vielleicht auch der Wirkung von Nifedipin gegenübergestellt werden. Während Amlodipin die hypertoniebedingte Ventrikelhypertrophie abschwächt und die Masse des linken Ventrikels unter normalen Blutdruckverhältnissen nicht verändert, was darauf schließen läßt, daß kein direkter Einfluß auf die Eiweißsynthese genommen wird, konnte für Nifedipin eine Beeinträchtigung der Proteinsynthese nachgewiesen werden (Zahringer et al. 1985).

Welchen Nachweis gibt es also dafür, daß Amlodipin bei Patienten mit essentieller Hypertonie den Schweregrad der Linksherzhypertrophie verringert? Dieser Nachweis stammt aus einer randomisierten, einfach blinden Untersuchung, die zwei Jahre lang an Patienten mit essentieller Hypertonie durchgeführt wurde. Gegenstand dieser Studie war ein Vergleich zwischen Amlodipin und dem ACE-Hemmer Enalapril hinsichtlich der Wirkung dieser Substanzen auf Funktion und Hypertrophie des linken Ventrikels (Picca et al. 1992). Unter den beiden Behandlungen kam es zu einer vergleichbaren Blutdrucksenkung ($p < 0,001$) und zu einer signifikanten Verringerung ($p < 0,01$) der Masse des linken Ventrikels. Diese Studie bringt also einen Nachweis dafür, daß

I. Amlodipin bei Patienten mit essentieller Hypertonie den Blutdruck ebenso wirksam zu senken vermag wie der ACE-Hemmer Enalapril und daß
II. die Substanz unter solchen Bedingungen auch die gleiche Abschwächung der Linksherzhypertrophie herbeiführt wie der ACE-Hemmstoff.

Studien neueren Datums lassen erkennen, daß nicht alle Calciumantagonisten in dieser Hinsicht ebenso wirksam sind wie Amlodipin. So scheint Felodipin zum Beispiel weit weniger wirksam zu sein (Leenen et al. 1992). Dies hängt möglicherweise damit zusammen, daß die blutdrucksenkende Wirkung dieses Pharmakons mit einer Anhebung der Noradrenalinspiegel im Plasma und einer Beschleunigung der Herzfrequenz einhergeht. Amlodipin reduziert nicht nur den Umfang der im Verlaufe einer essentiellen Hypertonie entstehenden Linksherzhypertrophie, sondern sorgt auch für die Erhaltung der Funktion des linken Ventrikels (Picca et al. 1992).

Organschutz

In zumindest drei Studien (Nayler und Gu 1991a, Nayler 1990, Suzuki et al. 1992) konnte nachgewiesen werden, daß Amlodipin die Überlebensdauer der von Apoplexie bedrohten, hypertensiven Ratte verlängert (Abb. 14.6).

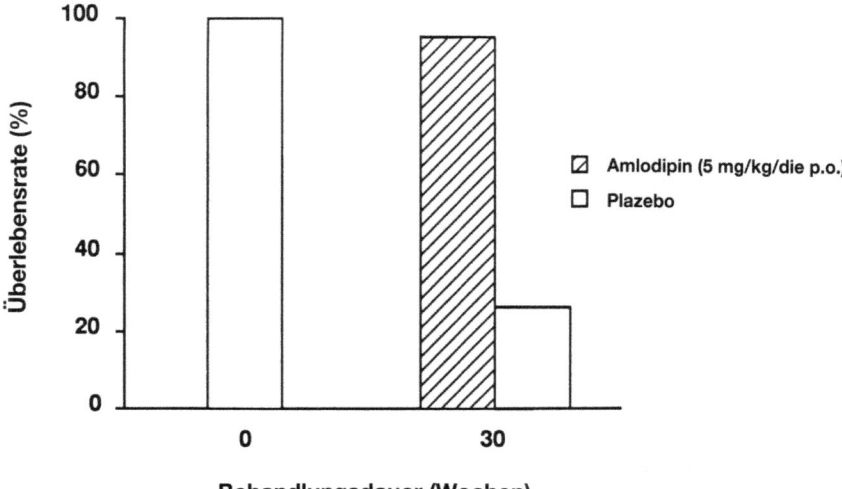

Abb. 14.6. Wirkung von täglich 5 mg/kg Amlodipin auf die Überlebensrate Apoplexiebedrohter, hypertensiver Ratten. Alter der Tiere zu Beginn der Behandlung: fünf Wochen. Arterieller Mitteldruck zu diesem Zeitpunkt: Kontrollratten, 152±6 mm Hg; Amlodipin-Gruppe, 153±9 mm Hg. Nach 30wöchiger Behandlung: Kontrollratten, 248±26 mm Hg; Amlodipin-Gruppe, 166±9 mm Hg (p<0,001)

Eine Interpretation dieser Ergebnisse könnte dahin gehen, daß die Substanz auf den Gefäßapparat eine Schutzwirkung ausübt. Vielleicht hängt diese Schutzwirkung auch mit ihrem antiatherogenen Effekt zusammen. Ferner könnte man eventuell auch an eine Beeinflussung der durch den Bluthochdruck hervorgerufenen Umgestaltung der Widerstandsgefäße denken (Mulvany 1992). Isradipin verursacht ebenfalls eine solche Wirkung, Felodipin jedoch nicht (Mulvany 1992).

Wirkung von Amlodipin auf die Thrombozytenaggregation des Hochdruckpatienten

An dieser Stelle könnte man noch viele andere Beobachtungen anführen, die dafür sprechen, daß Amlodipin ein wirksames und besonders sicheres Antihypertonikum ist. Eine dieser Beobachtungen betrifft die Hemmwirkung dieser Substanz auf die Blutplättchenaggregation des Hochdruckpatienten. „Hemmwirkung" ist wahrscheinlich nicht der richtige Ausdruck. In Wirklichkeit wird dieser Parameter nämlich *verlangsamt*, und zwar gleichzeitig mit der Herabsetzung des Blutdrucks, ohne daß es dabei zu einer Veränderung der normalen physiologischen Reaktionen auf eine körperliche Belastung kommt (Hernandez et al. 1991, 1992). Eine solche Wirkung ist offensichtlich von erheblicher Bedeutung, insbesondere bei Patienten mit einer Neigung zu Herzinsuffizienz oder Atherosklerose. Freilich wäre

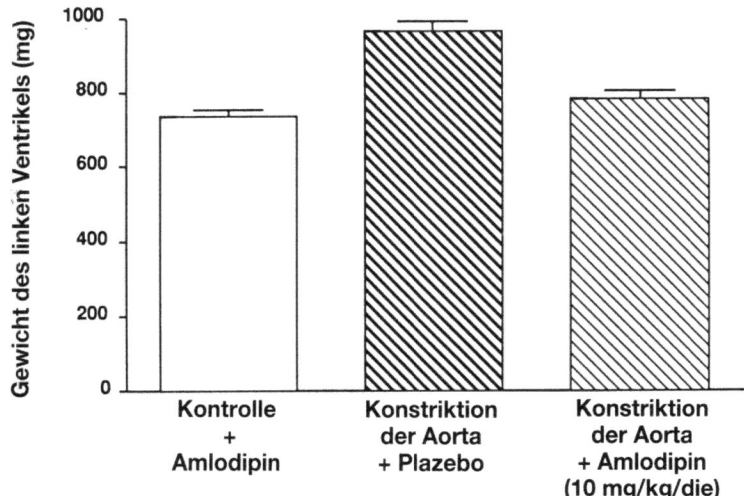

Abb. 14.7. Wirkung von Amlodipin (täglich 10 mg/kg K.G.) auf das Gewicht des linken Ventrikels der Ratte nach 30tägiger Konstriktion der Aorta. Bei den Kontrolltieren übt Amlodipin auf diesen Parameter keinen Einfluß aus (Siddiq et al. 1992a). Eine direkte Wirkung auf die Proteinsynthese liegt also nicht vor

es falsch anzunehmen, Amlodipin sei der einzige Calciumantagonist mit einer solchen Wirkung. Zum Beispiel Isradipin besitzt diesen Effekt ebenfalls (Ding et al. 1991). Hier geht es vielmehr darum, daß bei Amlodipin diese Eigenschaft trotz eines außergewöhnlichen chemischen und pharmakokinetischen Profils erhalten blieb. Ebenso wichtig ist die Tatsache, daß auch die Thrombozytenaggregation einen Tag-Nacht-Rhythmus aufweist (Tofler et al. 1987). Eine maximale Aggregation ist am Morgen zu beobachten, also in der Zeit, in der plötzlicher Herztod und Myokardinfarkt am häufigsten sind (Selwyn et al. 1991). Unter solchen Voraussetzungen müßte sich ein Antihypertensivum, das bei einmal täglicher Verabreichung 24 Stunden lang die Blutplättchenaggregation verlangsamt bei der Behandlung der leichten bis mäßigen Hypertonie als nützlich erweisen. Ein solcher Effekt läßt sich mit Amlodipin wegen seiner langsamen Clearance und seiner hohen Bioverfügbarkeit erzielen (siebtes Kapitel).

Verabreichung von Amlodipin in Kombination mit anderen Antihypertonika: Welche Arzneikombinationen ermöglichen eine sichere Therapie?

Bei Patienten mit leichter bis mäßig schwerer Hypertonie vermag Amlodipin als Monotherapie bei einmal täglicher Verabreichung den Blutdruck zu senken (Tabelle 14.7). Es gibt aber zumindest drei Situationen, in denen eine Kombination dieser Substanz mit anderen Antihypertonika angezeigt erscheint:

Calciumantagonisten und die Behandlung der Hypertonie

I. Dies gilt zunächst für Fälle, in denen eine *sofortige* Blutdrucksenkung erforderlich ist. Bekanntlich setzt die Wirkung von Amlodipin nur langsam ein.
II. Ferner für Patienten, die eine Zusatztherapie benötigen, weil sich bereits bestehende Therapiemaßnahmen als nicht ausreichend erwiesen haben.
III. Arzneikombinationen sind auch erforderlich, wenn sich der Blutdruck mit Amlodipin alleine nicht einstellen läßt. Dies kann bei einer schweren Hypertonie der Fall sein.

In einer Vielzahl von Studien wurden folgende Beobachtungen gemacht:

I. Amlodipin potenziert die blutdrucksenkende Wirkung der Diuretika (Glasser et al. 1989). In diesem Zusammenhang ist zu bemerken, daß bei Verwendung von Amlodipin oder eines anderen Calciumantagonisten als Zusatztherapie im Verlaufe einer Behandlung mit Diuretika die blutdrucksenkende Wirkung des Diuretikums verstärkt wird. Die zusätzliche Verabreichung eines Diuretikums während einer bereits im Gang befindlichen Behandlung mit einem Calciumantagonisten wie Amlodipin, bringt hingegen keinen weiteren Vorteil (Cappuccio und MacGregor 1991). Durch eine solche Maßnahme kann sogar eine Hypokaliämie hervorgerufen werden (Cappuccio et al. 1991c).
II. Die Kombination von Amlodipin mit dem β-Blocker Atenolol ist unschädlich und mit einer additiven blutdrucksenkenden Wirkung verbunden (Burris et al. 1988, Julius 1988). In diesem Zusammenhang ist vielleicht zu erwähnen, daß die zusätzliche Verabreichung eines β-Blockers im Verlaufe einer Behandlung mit Amlodipin *nicht* darauf abzielt, eine Beschleunigung der Herzfrequenz auszugleichen, wie das beispielsweise bei Nifedipin und Felodipin der Fall ist. Amlodipin setzt nämlich den peripheren Gefäßwiderstand herab, ohne eine reflektorisch bedingte Erhöhung der Herzfrequenz auszulösen (Burris et al. 1988).
III. Bei gleichzeitiger Verabreichung von Amlodipin und des ACE-Hemmers Captopril wird der blutdrucksenkende Effekt des ACE-Hemmers potenziert (Maclean et al. 1988). Amlodipin kann also unbedenklich als Zusatztherapie verwendet werden, um eine stärker ausgeprägte Blutdrucksenkung zu erreichen, wenn sich die Behandlung mit einem ACE-Hemmstoff als nicht ausreichend erwiesen hat. Captopril ist nicht der einzige ACE-Hemmer, der zusammen mit Amlodipin verwendet werden kann. So behandelte Jensen et al. (1990) eine Gruppe von Hochdruckpatienten, die auf Enalapril nicht ausreichend angesprochen hatten, zusätzlich mit Amlodipin. Diese Therapie hatte eine positive Wirkung, ohne zusätzliche Begleiteffekte hervorzurufen.
IV. Vielleicht fragt sich mancher Kliniker, welche Vorteile der Zusatz eines weiteren Calciumantagonisten bei Patienten mit essentieller Hypertonie bieten soll, die bereits Amlodipin erhalten. Da es sich bei

Amlodipin um eine hochwirksame Substanz handelt, ist es kaum verständlich, warum eine solche Arzneikombination überhaupt erforderlich ist. Manches spricht jedoch dafür, daß eine additive Wirkung eintritt. Kiowski et al. (1990) berichteten zum Beispiel, daß es unter Verapamil nach der zusätzlichen Gabe von Amlodipin zu einer weiteren Verstärkung der Durchblutung des Unterarms kam. Dies ist ein Hinweis auf eine stärker ausgeprägte Gefäßerweiterung. Ob ein solcher Befund auch klinisch bedeutsam ist, konnte noch nicht geklärt werden. Es stellt sich nämlich die Frage, warum nicht von Anfang an mit Amlodipin therapiert wird.

Im allgemeinen kann Amlodipin also ohne Bedenken mit den verschiedensten Antihypertonika kombiniert werden. Im Gegensatz zu Verapamil führt die gleichzeitige Verabreichung mit β-Rezeptorenblockern nicht zu elektrophysiologischen Störungen der Reizleitungsbahnen. Da Amlodipin in den zur Behandlung des Bluthochdrucks verwendeten Dosen keinen negativ inotropen Effekt besitzt, wird eine Kombination mit β-Blockern kaum die Kontraktilität des Herzens beeinträchtigen. Für diese Schlußfolgerungen sprechen auch die von Vetrovec et al. (1991) erzielten Resultate. In dieser Studie, erhielten bereits mit β-Blockern behandelte Patienten Amlodipin, ohne daß es zu einer Verschlechterung der Funktion des linken Ventrikels kam. Dies kann für die Behandlung von Hochdruckpatienten mit eingeschränkter Linksventrikelfunktion von Belang sein. Im großen und ganzen kann Amlodipin aber als Monotherapie zum Einsatz kommen, weil es selbst ein wirksames Antihypertensivum ist, keine reflektorische Tachykardie auslöst und den Katecholaminspiegel im Plasma nicht anhebt. Voraussetzung für die alleinige Verabreichung dieser Substanz ist allerdings, daß eine sofortige Senkung des Blutdrucks nicht erforderlich ist. Im Vergleich zu anderen Antihypertonika hat Amlodipin ferner den Vorteil, daß es die HDL/Cholesterin-Relation im Plasma leicht erhöht (Burris et al. 1988). Dieser Effekt ist zwar nur schwach ausgeprägt, aber als Schritt in die richtige Richtung zu betrachten.

Wirkung von Amlodipin auf die Insulinresistenz

Die Behandlung eines insulinresistenten Hochdruckpatienten kann den Wirkung von Amlodipin auf verantwortlichen Arzt vor erhebliche Probleme stellen. Amlodipin bietet hier eine zuverlässige Therapieform, weil es durch einen Trend zur Normalisierung der Insulinreaktion auf eine Glucosebelastung gekennzeichnet ist (Beer et al. 1992).

Calciumantagonisten und die Behandlung diabetischer Hochdruckpatienten

Hypertonie und Diabetes treten oft gemeinsam auf (Klein et al. 1985). Eine mit einem Diabetes einhergehende Hypertonie erfordert ohne Zweifel sorgfältige und in vielen Fällen hochwirksame Therapiemaßnahmen (Guintoli et al. 1992). Bei solchen Zuständen sind Diuretika und β-Blocker keine ideale Behandlungsform, weil

I. diese Substanzen eine Hyperglykämie verursachen (siehe Tabelle 14.10) und
II. die Plasmalipidspiegel erhöhen (Weidmann et al. 1985, Bengtsson et al. 1984, Tabelle 14.10).

Die Frage, ob Calciumantagonisten unter solchen Bedingungen eine sichere Therapie ermöglichen, wurde nicht wegen einer ungünstigen Wirkung auf das Plasmalipidprofil aufgeworfen, sondern weil manche dieser Pharmaka (zum Beispiel Nifedipin) einen Trend zur Erhöhung des Blutzuckers und zur Verminderung der Insulinsekretion aufweisen (Bhatnagar et al. 1984, Zezulka et al. 1984). Allerdings ist diese Wirkung nicht allen Calciumantagonisten gemein. Bei Patienten, die an einem nicht insulinpflichtigen Diabetes und an Bluthochdruck leiden, verursacht beispielsweise Nitrendipin keine Anhebung des Blutzuckerspiegels (Giuntoli et al. 1992) und nimmt auch keinen Einfluß auf das Plasmalipidprofil.

Wie verhält sich nun Amlodipin in dieser Hinsicht? Nach Osterloh (1989, 1991) ruft diese Substanz nur eine nicht signifikante Erhöhung des Blutzuckerspiegels hervor und ist im Gegensatz zu den Thiaziddiuretika und den meisten β-Blockern „lipidneutral". Sie verursacht also keine Veränderung der Plasmalipide (Osterloh 1991) oder allenfalls eine Besserung der HDL/Cholesterin-Relation (Burris et al. 1988). Zusammen mit der Normalisierung der Insulinreaktion auf eine Glucosebelastung bei insulinresistenten Hochdruckpatienten (Beer et al. 1992) ist das die Grundlage für die unbedenkliche Verwendung von Amlodipin als Antihypertonikum, sogar bei Diabetikern. Unter normalen Blutdruckverhältnissen haben 5 mg

Tabelle 14.10. Übersicht über die Wirkungen einiger Antihypertonika auf Plasmalipide und Blutzucker [n.s. nicht signifikant, ↑ Anstieg, – keine Veränderung, HCTZ: Hydrochlorothiazid (Diuretikum)]

Substanz	Amlodipin	HCTZ	Nadolol	Nifedipin
Plasmaspiegel				
Glucose	↑ (n.s.)	↑	↑	↑
Triglyzeride	–	↑	↑	–

Amlodipin und Nifedipin sind Calciumantagonisten, Nadolol ist ein nichtselektiver β-Rezeptorenblocker.

Amlodipin keinen Einfluß auf Insulinempfindlichkeit oder Insulinausscheidung (Ferrari et al. 1991). Selbst wenn diese Parameter beeinflußt würden, wäre dies wegen der Geringfügigkeit dieser Wirkung kaum klinisch bedeutsam.

Wirkung von Amlodipin auf die Natriumausscheidung

Obgleich Amlodipin auf die Plasmaelektrolyte keine signifikante Wirkung ausübt, wird beim narkotisierten Hund nach Verabreichung physiologischer Kochsalzlösung über einen schwach ausgeprägten natriuretischen Effekt dieses Pharmakons berichtet (Carter et al. 1988). Dieser Effekt kam bei Dosen zustande, die den Widerstand der Koronargefäße vermindern, den systemischen Gefäßwiderstand aber nur geringfügig herabsetzen. Die Beeinflussung der Natriumausscheidung dürfte beim Menschen nicht zur Geltung kommen. Hier soll Amlodipin keine solche Wirkung besitzen, weder bei akuter Verabreichung noch im Rahmen einer Langzeittherapie (Leonetti et al. 1991).

Relative Wirksamkeit von Amlodipin als Antihypertonikum

Amlodipin dürfte bei der Behandlung des Bluthochdrucks eine Reihe von Vorteilen aufweisen:

I. Durch das langsame Einsetzen seiner Wirkung treten die von einer peripheren Gefäßerweiterung ausgehenden Nebenwirkungen seltener auf.
II. Die lange Halbwertzeit im Plasma und die hohe Bioverfügbarkeit (siebtes Kapitel) eröffnet die Möglichkeit einer Verabreichung der Tagesdosis als einmalige Gabe.
III. Amlodipin hat ein günstiges Plasmaprofil.
IV. Die Substanz verbessert oder erhält die renale Durchblutung.
V. Das Herzminutenvolumen wird nicht beeinträchtigt.
VI. Die Wirksamkeit von Amlodipin ist nicht von einem volumenreduzierenden oder natriuretischen Effekt abhängig.
VII. Die Bioverfügbarkeit der Substanz wird von der Nahrungsaufnahme kaum beeinflußt (neuntes Kapitel, zum Beispiel im Gegensatz zu Felodipin).

Alle diese Vorzüge hätten aber keinerlei Bedeutung, wenn sich die Substanz als wirkungslos erwiesen hätte. Dies trifft jedoch nicht zu. Wie aus Tabelle 14.7 zu ersehen ist, läßt sich schon mit relativ niedrigen Dosen eine Wirkung erzielen, auch im Vergleich zu anderen vasoselektiven Calciumantagonisten wie Nitrendipin (Tabelle 14.4 und 14.11).

Zum Wirksamkeitsvergleich zwischen Amlodipin als Antihypertonikum und herkömmlichen Therapieverfahren wurden zahlreiche klinische Prü-

Tabelle 14.11. Vergleichende Prüfungen zur Wirksamkeit von Amlodipin als Antihypertonikum (MTD = mittlere Tagesdosis)

Studie	Behandlung		
Coca et al. (1992)	Amlodipin (10 mg)	÷	Nitrendipin (20 mg)
Englert et al. (1991)	Amlodipin (10 mg)	÷	Nitrendipin (20–40 mg)
Fodor et al. (1992)	Amlodipin (5–10 mg)	÷	Atenolol (50–100 mg)
Torok und Farsang (1992)	Amlodipin (6,9 mg (MTD))	÷	Nitrendipin (29 mg (MTD))
Velasco et al. (1991)	Amlodipin (8 mg (MTD))	÷	Captopril (82 mg (MTD))
Waeber et al. (1992)	Amlodipin (5 mg)	÷	Nitrendipin (20 mg)

Die angegebenen Dosierungen beziehen sich auf die Tagesdosis.
Hier sind lediglich repräsentative Untersuchungen aufgeführt. Auf weitere Studien wird im Text verwiesen. Mit diesen Angaben soll gezeigt werden, daß sich bei einer Behandlung mit Amlodipin schon mit niedrigen Dosen eine ausreichende Blutdrucksenkung erzielen läßt.

fungen durchgeführt, die in der Regel unter Doppelblind-Bedingungen stattfanden. Eine der ersten Studien dieser Art wurde von Burris et al. (1988) vorgenommen. Dabei handelte es sich um eine Doppelblind-Studie zum Vergleich der blutdrucksenkenden Wirkung von Amlodipin und Hydrochlorothiazid. Die Patienten erhielten einmal täglich 2,5–10 mg Amlodipin oder 25–100 mg des Diuretikums. Hinsichtlich ihrer antihypertensiven Wirkung erwiesen sich die Prüfpräparate als ebenbürtig. Allerdings kam es in der Thiazidgruppe wesentlich häufiger zu abnormen Laborwerten (Hypokaliämie und Hyperurikämie) als bei den mit Amlodipin behandelten Patienten. Eine Veränderung der Pulsfrequenz war in keinem Fall zu erkennen.

Cappuccio et al. (1991b) berichten über eine ähnliche Doppelblind-Studie, in der Amlodipin mit Nifedipin verglichen wurde. Beide Calciumantagonisten erwiesen sich als wirksam. Am wichtigsten ist hier der Befund, daß es unter Amlodipin zu einer gleichmäßigen und anhaltenden Herabsetzung des Blutdrucks kam, während unter Nifedipin erhebliche Schwankungen zu beobachten waren.

Eine weitere vergleichende Prüfung wurde von Lorimer et al. (1988) durchgeführt. Gegenstand dieses Vergleichs war die blutdrucksenkende Wirkung von Amlodipin und Verapamil. Es zeigte sich, daß Amlodipin wirksamer war als Verapamil und daß es in der Verapamil-Gruppe häufiger zu Nebenwirkungen kam. Andere Untersucher (Thaulow et al. 1992) verglichen die Wirksamkeit von Amlodipin und Enalapril bei 239 Männern und 222 Frauen. Erwartungsgemäß kam es unter beiden Prüfpräparaten zu einer Blutdrucksenkung. Allerdings mußte bei 20% der mit Enalapril behandelten Patienten zusätzlich ein Diuretikum verabreicht werden, um einen ausreichenden Therapieeffekt zu erzielen. In der Amlodipin-Gruppe war dies nur bei 11% aller Patienten der Fall. Nach 50 Behandlungswochen betrug die mittlere Amlodipin-Dosis 7,2 mg/die, im Vergleich zu täglich 28 mg bei Enalapril. Der Schweregrad der Begleiteffekte war in der Enalapril-Gruppe höher als bei den mit Amlodipin behandelten Patienten ($p < 0,01$). Unter Enalapril kam es hauptsächlich zu Husten, unter Amlodipin zu peripheren Ödemen (Omvik et al. 1992). Es wurden noch zahlreiche weitere Untersuchungen durchgeführt. In einer dieser Studien (Grimm 1990) wurde Amlodipin mit einer ganzen Reihe anderer Substanzen verglichen. Dazu gehörten Doxasozin, ein selektiver α-Blocker, der β-Blocker Acebutolol, das Diuretikum Chlortalidon und der ACE-Hemmer Enalapril. Nach Grimm wurde Amlodipin „am besten vertragen. In dieser Gruppe kam es zu den wenigsten Abbrüchen wegen Nebenwirkungen."

Die Wirksamkeit und Akzeptanz von Amlodipin dürfte also zweifelsfrei nachgewiesen sein, auch bei alleiniger Anwendung dieser Substanz. In dieser Hinsicht und insbesondere in bezug auf seine Wirksamkeit bei Verwendung als Monotherapie, unterscheidet sich Amlodipin von anderen Dihydropyridintyp-Ca-Antagonisten wie Felodipin, bei dem häufig eine Zusatztherapie mit einem β-Blocker erforderlich ist (Dahlof und Hosie 1990).

Wirkung von Amlodipin auf die pulmonalen Widerstandsgefäße

Gegenstand des vorliegenden Kapitels war in erster Linie die Wirkung von Amlodipin auf die systemischen Gefäße. In diesem Bereich entfaltet die Substanz einen ausgeprägten vasodilatatorischen Effekt. Das gleiche gilt für die Lungenarterien. Hier kommt es unter Amlodipin zu einer Entspannung der großen und kleinen Widerstandsgefäße (Woodmansey et al. 1992). Diese Wirkung kann für die Behandlung der essentiellen pulmonalen Hypertonie von Bedeutung sein.

Zusammenfassung

1. Amlodipin (Abb. 14.8) ist ein wirksames Antihypertonikum. Bei leichter bis mäßiger Hypertonie senkt die Substanz sowohl den systolischen als auch den diastolischen Blutdruck.
2. Wegen seines außergewöhnlichen pharmakokinetischen Profils läßt sich mit Amlodipin schon mit relativ niedrigen Dosen (5–10 mg/die) und bei einmal täglicher Verabreichung eine lang anhaltende Herabsetzung des Blutdrucks erzielen.

194 Calciumantagonisten und die Behandlung der Hypertonie

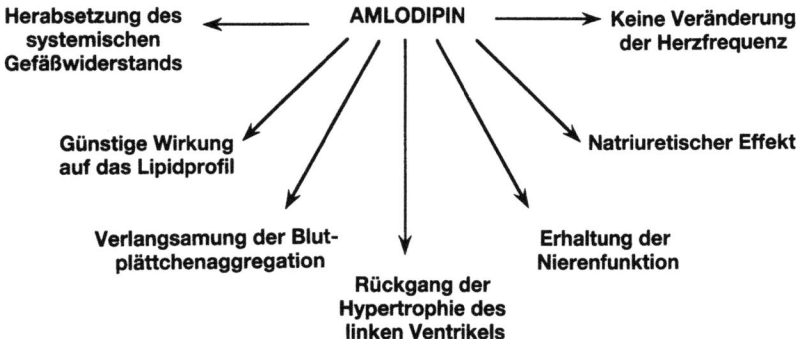

Abb. 14.8. Schematische Darstellung der antihypertensiven Eigenschaften von Amlodipin

3. Die blutdrucksenkende Wirkung von Amlodipin geht nicht mit einer signifikanten Beschleunigung der Herzfrequenz einher. Dies gilt sowohl für die akute Verabreichung als auch für die Langzeittherapie.
4. Der antihypertensive Effekt dieser Substanz setzt langsam ein und ist weder mit einer Veränderung des Plasmavolumens noch mit einer Na$^+$-Retention oder einer signifikanten Beeinflussung des Plasmalipidprofils verbunden. Als Veränderung dieses Parameters kommt allenfalls eine Erhöhung der HDL/Cholesterin-Relation in Betracht.
5. Die von Amlodipin verursachte Herabsetzung des systemischen Blutdrucks ist auf eine Verringerung des peripheren Gefäßwiderstands zurückzuführen, und nicht etwa auf eine Veränderung des Herzminutenvolumens oder eine Verkleinerung des Plasmavolumens.
6. Amlodipin erweist sich auch im Rahmen einer Monotherapie als wirksam. Die Substanz wird gut vertragen und ruft keine unangenehmen Nebenwirkungen hervor.
7. Sie hat einen günstigen Einfluß auf die Nierenfunktion und verlangsamt die Proliferation der Mesangiumzellen.
8. Manche Folgezustände der Hypertonie wie Atherosklerose (fünfzehntes Kapitel), Nierenschäden (zehntes Kapitel) und Hypertrophie des Herzens werden unter Amlodipin abgeschwächt.
9. Amlodipin verlangsamt die Thrombozytenaggregation und könnte damit auch die Häufigkeit von Myokardinfarkten bei Hochdruckpatienten einschränken.
10. Die blutdrucksenkenden Eigenschaften von Amlodipin kommen auch bei älteren Patienten zur Geltung, die auf die Substanz wegen der im Alter verlangsamten Stoffwechselvorgänge möglicherweise stärker ansprechen.
11. In allen Fällen setzt die blutdrucksenkende Wirkung von Amlodipin langsam ein. Dies ist vermutlich auch der Grund dafür, daß die von rascher wirkenden vasoselektiven Calciumantagonisten (Nifedipin, Felodipin) verursachten Begleiteffekte unter Amlodipin nicht in Erscheinung treten.

12. Der geringfügige, aber günstige Einfluß, den Amlodipin auf die Plasmalipide ausübt und sein nicht signifikanter Effekt auf den Blutzucker sowie die unter gewissen Bedingungen vorliegende stimulierende Wirkung auf die Insulinsekretion sprechen dafür, daß die Substanz auch für die Behandlung diabetischer Hochdruckpatienten geeignet ist.
13. Hinsichtlich seiner Wirkungsstärke schneidet Amlodipin im Vergleich zu selektiven α-Rezeptorenblockern, Diuretika, ACE-Hemmstoffen und β-Blockern gut ab. Unter Amlodipin ist eine signifikant geringere Häufigkeit von Nebenwirkungen zu verzeichnen.

Kapitel 15

Antiatherogenes Potential der Calciumantagonisten einschließlich Amlodipin

> „Mein Rat, wenn Sie unbedingt abnehmen wollen: Essen Sie soviel Sie wollen, aber schlucken Sie es nicht hinunter."
> SIR HARRY SECOMBE, Daily Herald, Oktober 1962

Im ersten Kapitel dieses Buches wurde erwähnt, daß die Hemmung der Entstehung atherosklerotischer Läsionen zu den unvorhergesehenen, aber positiven Wirkungen der Calciumantagonisten gehört. Die Atherosklerose ist keine neue Krankheit. In den Arterien ägyptischer Mumien, die aus der Zeit um 1500 v. Chr. stammen, finden sich bereits deutliche Hinweise auf typische, atherosklerotische Plaques. In neuerer Zeit dürfte eine Abbildung in dem posthum erschienenen Werk „Observationes medico-practicae de affectibus capitis internis et externis" (1727) des berühmten Arztes Johann Jakob Wepfer die erste bekannte Beschreibung atherosklerotischer Läsionen sein. Diese Abbildung zeigt die 1695 bei der Sektion des Verfassers in der Aorta festgestellten Verkalkungen. Die Schäden wurden als „knochenhart" beschrieben, die innere Schicht der Aorta wurde als „aufgebrochen, eingerissen und verfallen" bezeichnet. Nur wenige Jahre später erkannte Edward Jenner, der Entdecker der Schutzimpfung, einen Zusammenhang zwischen der Inzidenz der Koronarsklerose und den Symptomen des heute als Angina pectoris bezeichneten Zustands. Dies geschah bereits im Jahre 1771. Erst 1850 stellte Cruveilhier eine Verbindung zwischen Schädigungen der Arterienwand und der Entstehung intraluminaler, obstruktiver Thromben her. Damit war die Entwicklung natürlich noch lange nicht abgeschlossen. Die Bedeutung der Fissuren atherosklerotischer Plaques wurde erst viel später erkannt.

Tabellarisch läßt sich der zeitliche Ablauf der „Geschichte der Atherosklerose" wie folgt darstellen:

1695: Sektion der verfallenen und „knochenharte" Läsionen enthaltenden Aorta von Johann Jakob Wepfer
1771: Edward Jenner beschreibt den Zusammenhang zwischen Koronarsklerose und den Symptomen des heute als Angina pectoris bezeichneten Zustands.
1850: Cruveilhier beschreibt den Zusammenhang zwischen Schäden der Arterienwand und intraluminalen, obstruktiven Thromben.
1856: Von Virchow beobachtet eine Zellproliferation im Stadium der Entwicklung solcher Schäden.

1862: Von Virchow postuliert, daß in atheromatösen Läsionen aus dem Plasma durch „Insudation" in die Arterienwand eingedrungene Lipide akkumuliert werden.
1913: Anitschkov beobachtet, daß es bei Kaninchen, die eine cholesterinreiche Nahrung erhalten, zur Entstehung atherosklerotischer Schäden kommt.

Im Jahre 1913 waren anscheinend alle Vorgänge, die zur Bildung atherosklerotischer Läsionen beitragen, schon bekannt. Warum dauerte es dann weitere 80 Jahre, bis die an der Entstehung solcher Schäden beteiligten biochemischen Ereignisse enträtselt wurden? Und warum nimmt die Entwicklung einer Strategie für die Vermeidung solcher Läsionen noch mehr Zeit in Anspruch? Dies läßt sich teilweise mit der Kompliziertheit der beteiligten Vorgänge erklären, zum Teil aber auch damit, daß bis vor kurzem die technischen Voraussetzungen für die Untersuchung der einzelnen Ereignisse nicht gegeben waren. Im Hinblick auf die Behandlung war vielleicht die Erkenntnis von ausschlaggebender Bedeutung, daß Therapiemaßnahmen auf einer sicheren Grundlage ruhen müssen und sich nicht nur nach den Erfordernissen des jeweiligen Falls richten dürfen. Auf dieser Basis wurden viele der neueren Untersuchungen durchgeführt. Allerdings wurde die Wirkung von Calciumantagonisten auf die Atherosklerose nur in einer kleinen Zahl solcher Studien geprüft (Waters et al. 1990, Lichtlen et al. 1990, Borhani et al. 1992).

Ätiologie der atherosklerotischen Läsion: Übersicht

Die natürlich entstehende Atherosklerose ist eine fortschreitende, komplizierte und multifaktorielle Erkrankung, die letztendlich zu dem Aufbrechen der bei der Sektion nachweisbaren fibrösen und kalzifizierten Plaques führt (Schwartz et al. 1989). Der genaue Ausgangspunkt der Erkrankung ist aber selbst nach jahrelangen, intensiven Forschungsbemühungen noch nicht ganz geklärt. Folgende Faktoren spielen nachweislich eine Rolle:

I. hohe Plasmaspiegel von Lipoproteinen geringer Dichte (LDL) oder abnorm niedrige Plasmakonzentrationen von Lipoproteinen hoher Dichte (HDL),
II. Endothelschäden oder lediglich gesteigerte Durchlässigkeit der Membran der Endothelzellen,
III. Veränderung der Oberflächenadhäsion von Endothelzellen, in der Umgangssprache häufig als erhöhte „Klebrigkeit" dieser Zellen bezeichnet,
IV. gesteigerte „Klebrigkeit" von Monozyten und Thrombozyten, die an der Oberfläche der Endothelzellen haften,
V. LDL-Oxidation,
VI. Zellprolifertion und -migration in der glatten Gefäßmuskulatur,

VII. überschießende Synthese von Grundsubstanz und Kollagen,
VIII. Kalzifizierung, Fibrose und Nekrose.

Dazu gehört noch eine Reihe eindeutig definierter Risikofaktoren:

I. Nahrung mit hohem LDL-Gehalt, da die LDL-Aufnahme in die Arterie hauptsächlich von der Plasmakonzentration dieser Substanzen abhängt;
II. Hypertonie (vierzehntes Kapitel), da die Permeabilität und Fragilität der Endothelzellmembran durch die mit Bluthochdruck verbundene Scherbeanspruchung und Gefäßwandschädigung gefördert wird;
III. Zigarettenrauchen;
IV. übermäßiger Alkoholgenuß;
V. Anomalien des LDL-Stoffwechsels, die zuweilen, wenn auch nicht immer, mit Störungen der LDL-Rezeptoren vergesellschaftet sind;
VI. abnorme „Irritabilität" der Koronararterien, wie sie bei der vasospastischen Angina pectoris oder bei erhöhten Endothelin-1-Konzentrationen im Plasma zu beobachten ist (Lüscher 1991);
VII. eingeschränkte vasodilatatorische Reaktion auf eine ganze Reihe von Stimuli wie Noradrenalin- und Thrombozyten-abhängige Faktoren, so daß es zu einer unerwünschten Vasokonstriktion kommt (Vanhoutte und Shimokawa 1989);
VIII. Diabetes;
IX. erhöhte Katecholaminspiegel im Plasma, wie sie unter Streßbedingungen auftreten und die mit einer akuten Bildung von Thrombozytenthromben verbunden sind (Hamilton et al. 1992).

In dieser Aufstellung sind wahrscheinlich nicht alle Risikofaktoren erfaßt. Manche lassen sich leicht regulieren, wie LDL-reiche Nahrung, Rauchen und übermäßiger Alkoholgenuß. Wie im vierzehnten Kapitel dargelegt, gilt dies in diesem Zusammenhang auch für die Hypertonie. Andere Risikofaktoren sind hingegen schwieriger zu beseitigen. Daher befassen wir uns im folgenden mit Therapiemaßnahmen, die dazu geeignet sind, dem Fortschreiten der mit der Entstehung solcher Läsionen verbundenen Vorgänge Einhalt zu gebieten. Bevor wir uns einigen möglichen Maßnahmen zuwenden, sind noch die Bedeutung solcher Schäden und die zur ihrer Entstehung beitragenden Ereignisse zu erörtern.

Atherosklerotische Läsionen und der Myokardinfarkt: Welche Läsionen sind gefährlich?

Der Begriff der atherosklerotischen Plaques, die einreißen oder aufbrechen und damit zur Bildung von Thrombosen oder zum Verschluß von Koronararterien führen, ist nicht neu (Davies und Thomas 1984, 1985, Davies et al. 1989), findet aber heute wieder größere Beachtung (Fuster et al. 1990).

Dies ist vor allem darauf zurückzuführen, daß durch verbesserte angiographische Techniken ein deutlicher Zusammenhang zwischen der Fissur (oder Ulzeration) der Plaques und der Entstehung der instabilen Angina pectoris, des akuten Myokardinfarkts und des plötzlichen Herztods nachgewiesen werden konnte (Ambrose et al. 1985, 1986, 1988a,b). Mit anderen Worten ist das Fortschreiten der koronaren Herzkrankheit nicht mehr nur unter dem Gesichtspunkt des Gefäßverschlusses zu betrachten, der zwangsläufig aus der kontinuierlichen Vergrößerung der Läsion resultiert; vielmehr sind auch die Folgezustände einer *Ruptur oder Ulzeration dieser Schädigung zu berücksichtigen, die zu einem Zeitpunkt geschieht, zu dem das Volumen der Läsion für einen Totalverschluß noch zu klein ist.* Diese beiden Folgezustände sind in Abb. 15.1 schematisch dargestellt. Grundsätzlich könnte man davon ausgehen, daß der Totalverschluß einer Koronararterie durch eine dauernde Zunahme des Läsionsvolumens die am wenigsten wünschenswerte Folge dieser Entwicklung ist. Aber immer mehr spricht dafür, daß diese Schlußfolgerung nicht zutrifft. Obgleich stark stenosierende Läsionen eine Tendenz zum Totalverschluß aufweisen, kommt es in dessen Gefolge meist nicht zum Infarkt. Dies hängt vermutlich damit zusammen, daß für die Bildung eines leistungsfähigen Kollateralkreislaufs im betroffenen Bereich genügend Zeit zur Verfügung stand (Webster et al. 1990). Die symptomatisch als akut ischämisches Ereignis zum Ausdruck kommende Okklusion wird aber oft von einer viel kleineren Läsion ausgelöst. Die in mehreren angiographischen Studien neueren Datums erzielten Ergebnisse sprechen für diese Schlußfolgerung. Wie in Tabelle 15.1 zusammenfassend dargestellt, sind nach akuten ischämischen Ereignissen oft gefäßverengende Läsionen zu beobachten, welche das betroffene Gefäß im Anschluß an eine thrombolytische Therapie nur zum Teil verlegen.

Bei der Betrachtung der Ätiologie einer atheromatösen Läsion und ihrer Folgezustände dürfen wir uns also nicht mehr auf die biochemischen Vorgänge beschränken, die zu einem stetigen Wachstum der Läsion und damit letztendlich zum Totalverschluß der betroffenen Arterie führen, wenn ihnen nicht Einhalt geboten wird. Bei den anderen, ebenfalls zu berücksichtigenden Faktoren handelt es sich um diejenigen Zustände, die für

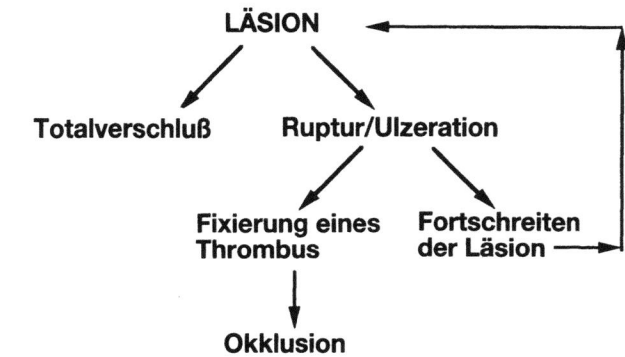

Abb. 15.1. Schematische Darstellung der Bedeutung der Ruptur einer atherosklerotischen Läsion für den Ablauf der Vorgänge, die schließlich zum Gefäßverschluß führen

Tabelle 15.1. Reststenose nach thrombolytischer Therapie im Anschluß an einen akuten Myokardinfarkt

Fallzahl	Mittlerer Durchmesser der Stenose (%)	Literatur
75	58	Serruys et al. 1983
32	55	Brown et al. 1986
68	56	Serruys et al. 1987
60	58	Hackett et al. 1988

Diese Angaben lassen erkennen, daß bei insgesamt 235 Infarktpatienten die atherosklerotische Plaque als zugrunde liegende Schädigung nur etwa die Hälfte des Gefäßlumens einnahm. Ambrose et al. (1988a) und Little et al. (1988) kamen zu ähnlichen Ergebnissen.

die Ulzeration, Blutung und Fissur relativ kleiner Läsionen verantwortlich sind und auf diese Weise eine Oberfläche schaffen, von der Thromben angezogen werden und an der sie sich festsetzen können.

I. *Entstehung einer atherosklerotischen Läsion*,
II. *Ruptur, Fissur und Ulzeration der Plaque sowie*
III. *Thrombosebildung*

sind also die drei entscheidenden Ereignisse, die schließlich einen Infarkt herbeiführen. Wenn

I. das Wachstum der atherosklerotischen Läsion und die anschließende
II. Ruptur, Ulzeration oder Blutung dieser Läsion und schließlich
III. die Verankerung eines Thrombus in einer Fissur der Läsion

entsprechend den obigen Ausführungen die Vorläufer einer akuten, ischämischen Phase im Herzmuskel sind, stellt das Wachstum der Läsion offenbar das primäre Ereignis in dieser Kaskade dar. Die an dieser Entwicklung beteiligten Vorgänge sind komplexer Natur. Ausgangspunkt ist wahrscheinlich ein unkontrollierter Anstieg des Plasmaspiegels der Lipoproteine geringer Dichte (LDL, Abb. 15.2). Aus einem noch unbekannten Grund dringt ein Teil der überschüssigen LDL durch das makroskopisch normale und intakte, aber wahrscheinlich fragile und abnorm durchlässige Endothel der betreffenden Arterie in die Subintima ein, wo es zu einer Akkumulation und Oxidation von LDL kommt (Abb. 15.2). An der nächsten Phase dieser Entwicklung nehmen bereits Monozyten teil, die nicht mehr im Plasma zirkulieren, sondern an der Oberfläche des Endothels haften bleiben, als ob sich die Beschaffenheit ihrer Außenschicht oder der zytosolischen Oberfläche der Endothelzellen geändert hätte und „klebrig" geworden wäre. Möglicherweise als Reaktion auf ein Signal der jetzt im Zellinnern befindlichen und oxidierten LDL beginnen die am Endothel haftenden Monozyten das Endothel zu durchdringen. Dabei benützen sie vielleicht die „Lücken" zwischen benachbarten Endothelzellen. Nachdem sie sich

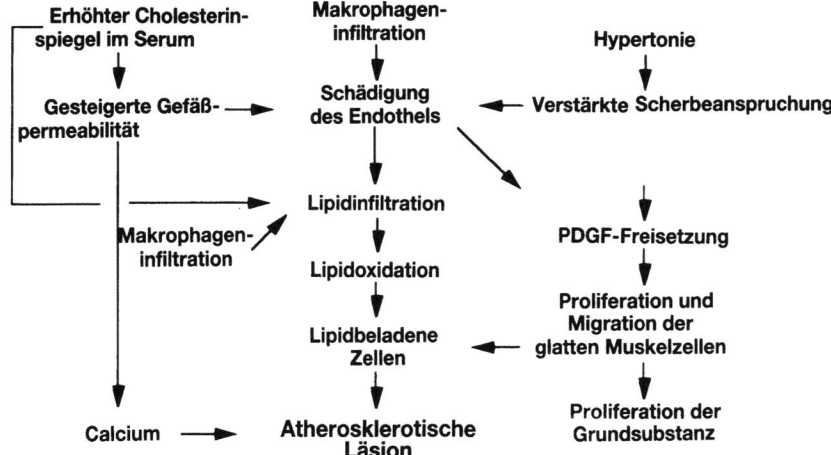

Abb. 15.2. Schematische Darstellung der Kaskade von Ereignissen, die an der Entstehung einer atherosklerotischen Läsion (Plaque) beteiligt sind

Zugang in den subintimalen Bereich verschafft haben, bleiben sie dort nicht untätig. Sie erfahren eine Umwandlung ihres Phänotyps, werden zu Makrophagen und laden sich rasch mit oxidierten LDL auf. Zu diesem Zeitpunkt entstehen die sogenannten „Fettstreifen". Dabei handelt es sich lediglich um asymptomatische Anhäufungen von Schaumzellen, also um durch Lipide aufgeblähte Makrophagen.

Diese Vorgänge scheinen einem logischen Ablauf der Dinge zu entsprechen. In Wirklichkeit gibt es aber noch viele offene Fragen:

I. Warum kommt es zu einer Akkumulation der LDL in der Subintima und warum wird die Endothelschranke für zirkulierende LDL plötzlich abnorm durchlässig? Oder beruht die Aufnahme der LDL auf einer Phagozytose?

II. Warum bleiben Monozyten und Blutplättchen an der Oberfläche der Endothelzellen haften? Sind die betroffenen Zellen etwa geschädigt, vielleicht durch eine übermäßige Scherbeanspruchung im Gefolge einer Hypertonie, übersteigerter Gefäßspasmen oder eines anderen Traumas? Oder haben die Lipide in der Doppelschicht der Endothelzellen eine Veränderung erfahren, möglicherweise infolge einer durch Sauerstoffradikale hervorgerufenen Oxidation? Könnte dieser hyperpermeable Zustand des Endothels ganz einfach auf einen Anstieg des Cholesterinspiegels im Plasma zurückzuführen sein (Kytruk et al. 1991)? Daß die Membranpermeabilität durch eine Hypercholesterinämie erhöht wird, insbesondere in bezug auf Ca^{2+}, steht außer Zweifel.

Wie bereits erwähnt, ist das Stadium der Fettstreifenbildung asymptomatisch und kann auch im Angiogramm noch nicht nachgewiesen werden.

Tabelle 15.2. An der Entstehung atherosklerotischer Läsionen beteiligte Wachstumsfaktoren

Substanz	Quelle	Literatur
Thrombozyten-Wachstumsfaktor (PDGF)	Thrombozyten Makrophagen Endothelzellen Glatte Muskelzellen	Ross 1986
Endothelin-1	Endothelzellen	Hirata et al. 1989
Interleukin-1 (IL-1)	Makrophagen	Nathan 1987
Transformierender Wachstumsfaktor β (TGFβ)	Makrophagen	Nathan 1987
Tumornekrosefaktor α (TNFα)	Makrophagen	Nathan 1987
Angiotensin II	Renin-Angiotensin	Daemen et al. 1991

1. Hinsichtlich der Proliferation glatter Muskelzellen spielt der PDGF wahrscheinlich die wichtigste Rolle.
2. In den Makrophagen werden auch Substanzen gebildet, welche die Leukozyten „klebrig" machen. Eine dieser Substanzen ist Leukotrien β (LTB$_4$), das auch als Mitogen für glatte Muskelzellen wirkt.

Kürzlich durchgeführte Versuche mit ^{99m}Tc-markierten Substanzen (Vallabhajosula et al. 1988, Lees et al. 1988) lassen jedoch darauf schließen, daß der Nachweis von LDL-beladenen Fettstreifen bald möglich sein wird. Damit eröffnet sich auch die Möglichkeit einer Prüfung ihrer Verteilung und ihres Wachstums, lange bevor die atherosklerotische Läsion symptomatisch wird.

Atherosklerotische Schäden könnten im relativ gutartigen Stadium der Fettstreifenbildung bleiben, wenn nicht ein weiterer Vorgang abliefe, nämlich die Freisetzung von *Wachstumsfaktoren*. Solche Wachstumsfaktoren entstehen in verschiedenen Geweben wie aggregierenden Blutplättchen, Monozyten und zirkulierenden Hormonen. Es handelt sich unter anderem um Angiotensin II, das erst kürzlich definierte Polypeptid Endothelin-1, den Thrombozyten-Wachstumsfaktor (platelet derived growth factor = PDGF) usw. (Tabelle 15.2). Diese Wachstumsfaktoren stimulieren die Proliferation und Migration glatter Muskelzellen. Dadurch nimmt die Zahl solcher Zellen zu, und es kommt zur Migration aus der Media in die Gefäßintima. In diesem Zustand gewinnt die Läsion an Volumen. Das Endstadium ist aber noch nicht erreicht. Durch die dauernde Freisetzung von Wachstumsfaktoren nimmt nämlich die Masse der eingeschlossenen glatten Muskelzellen so stark zu, daß die Läsion allmählich aus dem Endothel herausragt und dessen Form verändert. Dazu kommt noch, daß die Synthese von Grundsubstanz und Kollagen beschleunigt wird. Etwa zur gleichen Zeit kommt es in einigen Zellen zur Akkumulation von Calcium. Hierbei handelt es sich möglicherweise um einen nekrotischen Folgezustand der Zellschädigung. Zu diesem Zeitpunkt besitzt die Läsion ein gewisses Volumen und ist durch ein nekrotisiertes und kalzifiziertes Gewebe abgedeckt, das kurz vor der Ruptur steht.

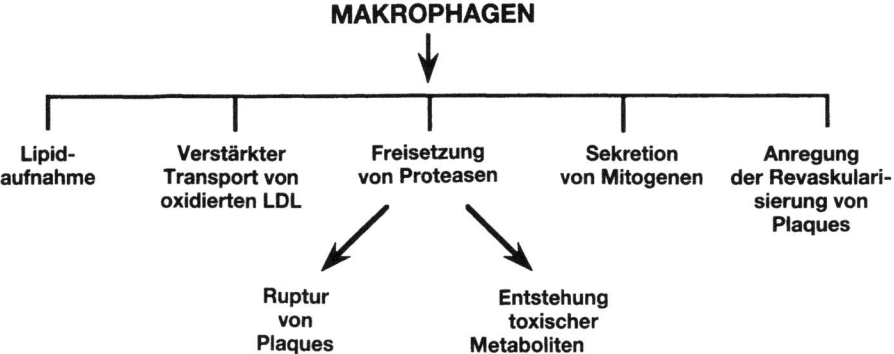

Abb. 15.3. Schematische Darstellung der Makrophagen-Beteiligung an den zur Entstehung einer atherosklerotischen Läsion führenden Vorgängen

Die Rolle, welche die Makrophagen bei diesen Vorgängen spielen, ist hier von besonderem Interesse (Mitchinson und Ball 1987, Steinberg et al. 1989), weil (Abb. 15.3) diese Organellen

I. an der Aufnahme und am Stoffwechsel der Lipide beteiligt sind (Abb. 15.3),
II. den Transport und die Oxidation der LDL aktivieren (Fuster et al. 1990),
III. einen mitogenen Faktor absondern, der eine Ähnlichkeit mit dem Thrombozyten-Wachstumsfaktor aufweist,
IV. die Gefäßbildung in den Plaques anregen und
V. Proteasen wie Elastase und Kollagenase freisetzen. Proteasen und Kollagenasen wie auch die abnorme „Irritabilität" des Gefäßapparates fördern wahrscheinlich die Ruptur der Plaques und die Schädigung der Gefäßwand. Beide Vorgänge sind für den Ablauf des atherosklerotischen Geschehens von grundsätzlicher Bedeutung (Steinberg et al. 1989).

Diese Beschreibung die Beteiligung der Makrophagen an den Endstadien der Entstehung und Ruptur atherosklerotischer Läsionen hört sich vielleicht wie ein Kindermärchen an. Immerhin wurden bei der Sektion in histologischen Proben aufgebrochener Plaques in der obersten Schicht Makrophagen festgestellt (Davies 1990). Eine ebenso wichtige Rolle spielen aber die freien Radikale. Dies hängt zum Teil damit zusammen, daß es erst nach der Oxidation der LDL zu ihrer ungehemmten Akkumulation in den Makrophagen kommt (Steinberg et al. 1989) und daß Zellmembranen erst nach ihrer Oxidation besonders anfällig gegen Schädigungen und abnorm durchlässig sind, unabhängig davon, ob es sich um Endothelzellen oder glatte Muskelzellen handelt.

Lipoproteine

Da die Aufnahme von Lipoproteinen geringer Dichte in der Ätiologie der atherosklerotischen Läsionen eine wichtige Rolle spielt, empfiehlt es sich, diese Lipidkomplexe näher zu betrachten.
  Die wichtigsten Lipide im Blut sind Cholesterin, Triglyzerid, Cholesterylester und Phosphatide. Zum Transport werden Cholesterin und Triglyzerid an Proteine gebunden. Die lipidgebundenen Proteinkomplexe sind große, kugelförmige Partikel und werden als Lipoproteine bezeichnet. Entsprechend ihrer Größe und ihrem Lipidgehalt lassen sie sich in Lipoproteine geringer Dichte (low density lipoproteins = *LDL*) und Lipoproteine hoher Dichte (high density lipoproteins = *HDL*) unterteilen. Die wichtigsten Lipide in den LDL sind die Cholesterinester. Cholesterylester ist das wichtigste Lipid in den HDL. LDL-Komplexe sind viel größer als die recht kleinen HDL-Komplexe.
  Die LDL sollen die Endothelschranke in Plasmalemmvesikeln durch Trancytose passieren (Simionescu et al. 1986). Wir haben es hier also nicht mit einem rezeptorvermittelten Vorgang zu tun. Wie bereits erwähnt, hängt die Aufnahme von LDL in die Arterie hauptsächlich von der LDL-Konzentration im Plasma ab. Die erst kürzlich gemachte Beobachtung, daß die LDL-Aufnahme auch von erhöhten Katecholaminspiegeln im Plasma gefördert wird, ist in diesem Zusammenhang von erheblichem Interesse (Shafi et al. 1989). Auf ihrem Weg aus dem Plasma in die Intima werden die LDL wahrscheinlich oxidiert, weil sie im subendothelialen Gewebe mit Makrophagen und glatten Muskelzellen in Berührung kommen (Morel et al. 1984, Steinberg et al. 1989). Wie oben ausgeführt, kommt es bei der Entstehung atherosklerotischer Läsionen zur Akkumulation oxidierter LDL in den Makrophagen (Abb. 15.2).

Makrophagen

Im Zusammenhang mit der Bildung atherosklerotischer Läsionen haben wir es bei den Makrophagen mit Monozyten zu tun, die nicht mehr im Blut zirkulieren, sondern an den Endothelzellen haften und dann in die Arterienwand eindringen. Einer der für die Adhäsion der Monozyten an das Endothel verantwortlichen Faktoren dürfte die Hypercholesterinämie sein (Gerrity et al. 1979). Danach gelangen die Monozyten in den subintimalen Raum, indem sie durch die Kontaktzonen zwischen den Endothelzellen „kriechen". Die Richtung ihrer Migration wird von spezifischen Chemoattraktanzien beeinflußt. Zu ihnen gehören:

I. oxidierte LDL (Quinn et al. 1987) und
II. ein monomeres, kationisches Peptid (MSC-CF, molekulare Masse: 14 kD), das von glatten Muskelzellen und Endothelzellen abgesondert wird (Valente et al. 1988).

Im subendothelialen Raum differenzieren sich die Monozyten zu Makrophagen, die sich durch Beladung mit Lipiden in Schaumzellen verwandeln. Sie sezernieren auch Mitogene (Abb. 15.3), setzen Proteasen frei und stimulieren den Transport oxidierter LDL.

Zur Adhäsion von Monozyten an die Endothelzellen vor ihrem Eindringen in den subintimalen Raum kommt es nicht nur infolge erhöhter LDL-Konzentrationen im Plasma. Vielmehr spielen hier auch „*Adhäsionsmoleküle*" eine Rolle. Manche dieser Moleküle befinden sich an der Oberfläche von Leukozyten und werden als *Zelldeterminantenkomplex* (CD11/CD18) bezeichnet. Andere sind mit dem Endothel verbunden (zum Beispiel ELAM-1). Weitere adhäsionsfördernde Faktoren wie Interleukin-1 werden von den Makrophagen produziert.

Wachstumsfaktoren: Wie bereits erwähnt (Tabelle 15.2), dürfte an den zur Entstehung atherosklerotischer Läsionen führenden Vorgängen eine ganze Reihe von Wachstumsfaktoren beteiligt sein. Der erste Faktor, dessen Beteiligung an dieser Entwicklung nachgewiesen werden konnte, war der Thrombozyten-Wachstumsfaktor (platelet-derived growth factor = PDGF). Hierbei handelt es sich um ein stark kationisches Protein mit zwei Peptidketten. Glatte Muskelzellen enthalten Rezeptoren mit hoher Affinität zu PDGF.

Eine weitere Quelle von Wachstumsfaktoren sind die Makrophagen. Von ihnen stammt ein ähnlicher Thrombozyten-Wachstumsfaktor wie PDGF, der sowohl die Migration glatter Muskelzellen als auch deren Proliferation anregt (Abb. 15.3).

Thrombozytenaggregation: Die Aggregation von Blutplättchen an der rauhen und möglicherweise rissigen Oberfläche einer entstehenden atherosklerotischen Läsion dürfte einer der vorletzten Vorgänge in der Kaskade der hier zu beschreibenden Ereignisse sein. Aus diesem Grunde kann man davon ausgehen, daß Faktoren, welche die Thrombozytenaggregation beeinflussen (zum Beispiel Prostacyclin (PGl_2) und Thromboxan A_2), auch an den mit der Atherogenese verbundenen Vorgängen beteiligt sind. Umgekehrt müßten Substanzen mit Hemmwirkung auf die Blutplättchenaggregation hier von Vorteil sein, weil sie den Ablauf der zur Entstehung atherosklerotischer Läsionen führenden Vorgänge verlangsamen. Manche Calciumantagonisten wie Amlodipin (Hernandez et al. 1991) und Isradipin (Ding et al. 1991) besitzen eine solche Wirkung.

Beteiligung von Calcium: Calcium spielt bei der Entstehung atherosklerotischer Läsionen eine entscheidende Rolle, die weit über die Ablagerung dieser Substanz in den nekrotisierten Zellen der fortgeschrittenen Läsion hinausgeht. Calcium ist vor allem auch erforderlich für

I. die Thrombozytenaggregation,
II. die Proliferation und Migration der glatten Muskelzellen,

III. die Adhäsion von Monozyten und
IV. die Bildung von Grundsubstanz.

Im übrigen ist Calcium aus folgenden Gründen ein wichtiger Risikofaktor:

I. Bei der Entstehung der Hypertonie kommt ihm eine Schlüsselrolle zu. Hypertonie ist einer der wichtigsten Risikofaktoren der Atherosklerose.
II. Calcium ist hauptverantwortlich für den erhöhten Tonus der Koronararterien, der als Angina pectoris oder als vasospastische Angina zum Ausdruck kommt. Diese Zustände können eine Schädigung des Endothels hervorrufen und begünstigen damit das Aufbrechen der atherosklerotischen Plaques.

Vorkommen und Verteilung atherosklerotischer Läsionen

Atherosklerotische Läsionen treten nicht nur bei Erwachsenen auf. Bei Völkern mit fettreicher Nahrung sind „Fettstreifen" als Frühstadium der Läsion oft schon bei kleinen Kindern als Sektionsbefund zu beobachten, sogar schon bei Feten nach einem Abortus (Helletzgruer et al. 1975). Zunächst handelt es sich um einzelne Läsionen geringer Größe, die mit zunehmendem Alter immer größer werden und zusammenwachsen.

Am anfälligsten für solche Läsionen sind

I. Aorta,
II. Koronargefäße und
III. Karotiden.

In der Regel sind also die großen Arterien betroffen. Innerhalb dieser Arterien entsteht die Läsion gewöhnlich an einer Abzweigung, zum Beispiel am Beginn des Ramus interventricularis anterior der linken Koronararterie. Eine eindeutige Erklärung für das selektive Auftreten solcher Läsionen an diesen Stellen gibt es nicht. Mögliche Erklärungen wären:

I. Hyperpermeabilität des Endothels an diesen Stellen, so daß das Eindringen von LDL erleichtert wird;
II. Wirkung lokaler hämodynamischer Faktoren im Zusammenhang mit den verschiedenen Formen des Blutstroms (Wirbelbildung, ungleichmäßige Strömung, rascher oder langsamer Blutstrom), die zur Entstehung verschiedener Arten von Scherbeanspruchung führen.

Unabhängig von der jeweiligen Ursache, gelten die folgenden Erkenntnisse zur Ätiologie und Verteilung atherosklerotischer Schäden heute als gesichert:

I. Die beteiligten Vorgänge sind komplexer und multifaktorieller Natur.
II. Läsionen dieser Art können schon in jungen Jahren entstehen, sogar schon vor der Geburt.
III. Sie treten am häufigsten in den großen Arterien auf, und zwar gegenüber von Gabelungen und Abzweigungen.
IV. Ca^{2+} kommt bei der Entstehung solcher Läsionen eine entscheidende Rolle zu.

Fortschreiten und Klassifizierung der Läsionen

Die Entwicklung atherosklerotischer Läsionen wird aus praktischen Gründen in mehrere Stadien eingeteilt. Sie beginnt mit der intrazellulären Akkumulation von LDL aus dem Plasma und der Adhäsion von Monozyten an das Endothel. Aus morphologischer Sicht ist diese Frühphase wahrscheinlich abgeschlossen, wenn Schaumzellen (lipidbeladene Monozyten) zu erkennen sind (Abb. 15.2). Nach der WHO-Klassifikation handelt es sich hier um das *erste Stadium* der Atherogenese.

Das nächste Stadium (*zweites Stadium* in der Stadieneinteilung nach der WHO) ist erreicht, wenn fibröse Plaques entstehen. Im ersten Stadium sind die Plaques gelb gefärbt und labil, im zweiten sind sie weiß und von festerer Konsistenz. Sie enthalten eine cholesterinreiche Porenöffnung mit ineinander verflochtenen Kollagensträngen, die bis in den Kern reichen. Dieses Gebilde wird schließlich von einer fibrösen Schicht abgedeckt.

Im letzten Stadium der Entstehung einer atherosklerotischen Läsion (*drittes Stadium* nach der WHO-Klassifikation) kommt es zur Bildung voluminöser und rigider Schäden, die nekrotisieren, ulzerieren und zu Blutungen neigen. Es ist kein Wunder, daß das zur Entstehung solcher Läsionen führende klinische Syndrom als „Atherosklerose" bezeichnet wurde. Die Bezeichnung kommt aus dem Griechischen. „athere" bedeutet Mehlbrei, „skler" bedeutet hart. Diese Bezeichnung paßt gut zu den bei der Sektion beobachteten krustigen Flecken, die schon vor 200 Jahren genau beschrieben worden sind.

Mit dem Atherom der Koronararterien verbundene Syndrome

Durch die Bildung atherosklerotischer Läsionen in den Koronararterien kommt es hauptsächlich zu folgenden Erkrankungen:
I. Myokardinfarkt,
II. stabile Angina pectoris,
III. instabile Angina pectoris,
IV. gelegentlich auftretende Schmerzen im Brustkorb ohne Infarkt,
V. plötzlicher Herztod und
VI. Herzinsuffizienz.

Die koronare Herzkrankheit tritt bei Völkern, die sich überwiegend vegetarisch ernähren und deren Lebensweise durch eine starke körperliche Betätigung gekennzeichnet ist, viel seltener auf. So sterben zum Beispiel in Japan, wo der durchschnittliche Plasmacholesterinspiegel unter 200 mg/dl liegt, weniger als 80 von 100 000 Menschen an koronarer Herzkrankheit. In der BRD liegt der mittlere Plasmacholesterinspiegel zur Zeit bei 210 mg/dl. Hier wird die koronare Herzkrankheit bei über 300 von 100.000 Todesfällen als Todesursache registriert. Tod durch KHK ist in Deutschland also fast viermal so häufig wie in Japan. In Finnland sterben nahezu 600 von 100.000 Menschen an koronarer Herzkrankheit. Der Plasmacholesterinspiegel liegt dort nahezu bei 275 mg/dl. Diese Daten lassen bereits darauf schließen, daß eine Herabsetzung der Plasmalipidkonzentrationen und eine geringere Aufnahme von LDL mit der Nahrung nicht nur zu einer Abschwächung des Schweregrades atherosklerotischer Prozesse, sondern auch zur Reduzierung der Mortalität führen müßte. Für diese Auffassung sprechen im wesentlichen auch die Ergebnisse von Versuchen mit Cholesterinsenkern und cholesterinarmer Diät (Tabelle 15.3). Diese Untersuchungen lassen erkennen, daß schon die Einschränkung eines einzigen Risikofaktors (erhöhte Cholesterinspiegel im Plasma) zu einem Rückgang atherosklerotischer Schäden in den Herzkranzgefäßen führen. So erfreulich diese Ergebnisse sind (Tabelle 15.3), die Verwendung von Cholesterinsenkern kann nicht der einzige Weg zur Bekämpfung der Atherosklerose sein. Andere Möglichkeiten sind in Tabelle 15.4 zusammengestellt. Sie beruhen auf der Anwendung von Substanzen, welche die Verfügbarkeit von Ca^{2+} einschränken, die Proliferation der glatten Muskelzellen verlangsamen oder durch Blutdrucksenkung einem der anerkannten Risikofaktoren entgegentreten, nämlich der Hypertonie.

Tabelle 15.3. Wirkung einer Behandlung mit Cholesterinsenkern auf das Fortschreiten der koronaren Herzkrankheit

Studie	Fallzahl (n)	Behandlungs- dauer (Jahre)	Cholesterin- spiegel	Rückgang der KHK (%)
NHLBL	116	5	↓ 17%	n.s.
CLAS	162	2	↓ 26%	16
FATS	103*	2,5	↓ 30%	42

* Gesamtergebnis in den beiden Behandlungsgruppen (Colestipol + Niazin und Colestipol + Lovastatin).
NHLBL = National Heart, Lung and Blood Institute (Brensike et al. 1984)
CLAS = Cholesterol Lowering Atherosclerosis Study (Blankenhorn et al. 1987)
FATS = Familial Atherosclerosis Treatment Study (Brown 1990)

Tabelle 15.4. Zielgrößen für Therapiemaßnahmen zur Beherrschung der Atherosklerose

1. Herabsetzung des Cholesterinspiegels
2. Einschränkung der Verfügbarkeit von Ca^{2+}
3. Hemmung der Chemotaxis
4. Verlangsamung der Proliferation und Migration glatter Muskelzellen
5. Verhinderung der Adhäsion von Monozyten an das Endothel
6. Prophylaxe der Lipid-Peroxidation
7. Vermeidung der Lipidaufnahme durch die Makrophagen
8. Förderung der LDL-Rezeptor-Aktivität und -Dichte in der Leber
9. Verlangsamung der Freisetzung oder der Wirkung von Wachstumsfaktoren (Tabelle 15.2)
10. Einschränkung von Risikofaktoren, zum Beispiel durch Anti hypertonika mit günstigem Plasmalipidprofil (siehe achtzehntes Kapitel)

Restenosierung nach perkutaner transluminaler Koronarangioplastie (PTCA)

Seit einigen Jahren wird die perkutane transluminale Koronarangioplastie (PTCA) immer mehr als wirksame Behandlung für ausgewählte Fälle von koronarer Herzkrankheit anerkannt (Hober und Kubler 1991). Die primäre Erfolgsquote der PTCA liegt heute bei nahezu 90%. Der langfristige Erfolg wird jedoch dadurch geschmälert, daß es in einer erheblichen Zahl von Fällen erneut zu einer Obstruktion der Koronargefäße kommt (Burkhard-Meier und Ischinger 1992). Oberflächlich betrachtet besteht eine gewisse Ähnlichkeit zwischen einer solchen Restenosierung und der natürlich entstehenden Atherosklerose. In beiden Fällen erfahren glatte Muskelzellen eine Umwandlung aus einem im wesentlichen ruhenden, kontraktilen Zustand in einen sezernierenden Phänotyp, der aus der Media in die Intima einwandert und dort proliferiert, möglicherweise als Reaktion auf die Freisetzung von PDGF (Ross et al. 1986). Wie bei der natürlichen Entstehung atherosklerotischer Läsionen, spielt die Schädigung des Endothels der Koronargefäße auch hier fast sicher eine entscheidende Rolle. Bei der Angioplastie haben wir es hingegen mit einer akuten Schädigung zu tun. Der dadurch ausgelöste Ablauf der einzelnen Vorgänge muß nicht unbedingt mit einem erhöhten LDL-Spiegel im Plasma verbunden sein (Currier et al. 1992). Restenosierung und Atherosklerose laufen aber auf dasselbe Ergebnis hinaus: eine vollständige oder teilweise Okklusion der betroffenen Koronararterie.

Eine ganze Reihe von Zusatztherapien wurde bereits auf ihre Wirksamkeit bei der Bekämpfung der Restenosierung nach einer PTCA geprüft. Dazu gehören Nifedipin (Whitworth et al. 1986), Diltiazem (Corcos et al. 1985), n-3-Fettsäure-Supplementierung (Dehmer et al. 1988), Aspirin und Dipyridamol (Schwartz et al. 1988) sowie Heparin (Ellis et al. 1987). Bei diesen Untersuchungen wurden jedoch nur negative oder widersprüchliche Resultate erzielt. Die negativen Ergebnisse von Studien, in denen Calcium-

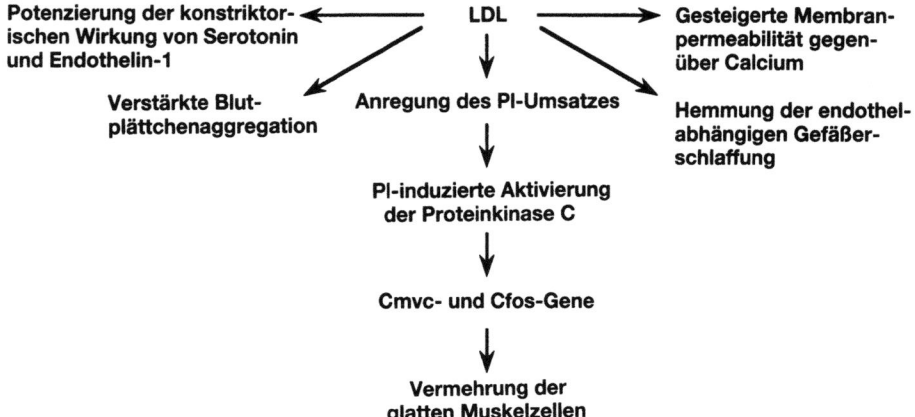

Abb. 15.4. Schematische Darstellung der Beteiligung von LDL am atherosklerotischen Geschehen (*PI* = Phosphoinosit)

antagonisten geprüft wurden, lassen sich leicht erklären. Einerseits fanden zu niedrige Dosen Verwendung, andererseits wurden Calciumantagonisten mit kurzer Wirkungsdauer eingesetzt. Weitere Untersuchungen sind zur Zeit im Gange. In einer dieser Studien kommt Verapamil in Retardform und in höherer Dosierung bei hochgradig gefährdeten Patienten zur Anwendung (Hoberg und Kubler 1991). In Norwegen wird zur Zeit die Wirkung von Amlodipin im Rahmen einer Restenosierungsstudie geprüft. Ob diese Behandlungsmaßnahmen wirksam sind, muß sich noch erweisen.

Rolle der LDL bei der Atherogenese

Lipoproteine geringer Dichte (LDL) spielen bei den Vorgängen, die zur Entstehung einer atherosklerotischen Läsion führen, ohne Zweifel eine entscheidende Rolle (Abb. 15.4). Wie sie die Endothelschranke passieren, wurde bereits besprochen. Sie haben aber auch noch eine heimtückische Funktion:

I. LDL stimulieren den Phosphoinosit (PI)-Umsatz (Block und Bühler 1992). Dieser Vorgang hat den zusätzlichen Effekt einer Aktivierung von Thrombozyten, glatten Muskelzellen, Fibroblasten, Endothelzellen und Lymphozyten. Über die PI-induzierten Veränderungen der Aktivität von Proteinkinase C wird die Transkription der Cmyc- und Cfos-Gene in den glatten Muskelzellen angeregt (Scott-Burden et al. 1989). Dadurch kommt es zwangsläufig zu einer gesteigerten Zellteilung und -vermehrung. Darüber hinaus

II. fördern die LDL auch die Aktivierung der Blutplättchen (Fetkovska 1992),

III. beeinträchtigen die endothelabhängige Relaxation der Koronargefäße und verursachen deren abnorme Permeabilität (Andrews et al. 1987, Shimokawa und Vanhoutte 1989),
IV. steigern die Durchlässigkeit der Zellmembran für Ca^{2+}, vor allem nach ihrer Oxidation (Kutryk et al. 1991) und
V. potenzieren die vasokonstriktorische Aktivität von Serotonin, Histamin und Endothelin-1 (Shimokawa et al. 1983, Lopez et al. 1990).

Strategien, welche die Entstehung atherosklerotischer Läsionen verhindern oder bereits bestehende Läsionen zurückdrängen sollen

Wenn man bedenkt, wie kompliziert die zur Bildung atherosklerotischer Schäden führenden Vorgänge sind, ist es leicht verständlich, daß zu ihrer Bekämpfung eine Vielzahl unterschiedlicher Strategien entwickelt wurde. Diese Strategien lassen sich wie folgt darstellen:

I. Einschränkung der Risikofaktoren: geeignete Diät, geringer Alkoholgenuß, Verzicht auf Rauchen, gegebenenfalls in Verbindung mit einer Behandlung des Bluthochdrucks und gesteigerter körperlicher Bewegung;
II. Anwendung von Substanzen wie Probucol, welche die Lipidperoxidation hemmen (Witzum 1990);
III. Verwendung von Cholesterinsenkern wie Lovastatin (Zhu et al. 1992). Die Wirkung solcher Pharmaka beruht hauptsächlich auf einer Hemmung der 3-Hydroxy-3-methyl-glutaryl-Coenzym A (HMG-CoA)-Reduktase, eines Enzyms, von dem der Umfang der Biosynthese von Cholesterin abhängt. Darüber hinaus verändern diese HMG-CoA-Reduktase-Hemmstoffe die Strömungsverhältnisse im Blut und besitzen einen leichten calciumantagonistischen Effekt (Zhu et al. 1992). Zu dieser Stoffklasse gehören auch Simvastatin und Colestipol. Auch Calciumantagonisten erweisen sich hier als wirksam. Ihr Effekt beruht aber auf der Hemmung der Ausprägung des für HMG-CoA kodierten Gens (Block et al. 1991).
IV. Ferner können Calciumantagonisten aus den im nächsten Abschnitt zusammenfassend dargestellten Gründen zum Einsatz kommen, am besten zur Prophylaxe atherosklerotischer Läsionen.

Calciumantagonisten als antiatherogene Substanzen

Die Vorstellung, Calciumantagonisten könnten zur Bekämpfung der Atherombildung eingesetzt werden, beruhte ursprünglich auf der Annahme, daß diese Pharmaka die Verfügbarkeit von Ca^{2+} für die Bildung reifer Plaques verringern, weil sie den Ca^{2+}-Influx einschränken. Im nachhinein wissen wir, daß die Verhältnisse nicht so einfach sind. Allerdings stammt diese Vorstellung auch aus einer Zeit, in der die Komplexität der zur Bildung atherosklerotischer Läsionen führenden Ereignisse weitgehend unbekannt war und in der noch kaum jemand wußte, daß eine Vielfalt von Zelltypen wie Endothelzellen, Monozyten, Makrophagen, Blutplättchen und vielleicht auch T-Lymphozyten sowie glatte Muskelzellen an diesen Vorgängen beteiligt ist.

Die potentiellen antiatherogenen Eigenschaften der Calciumantagonisten lassen sich wie folgt zusammenfassen:

I. Calciumantagonisten hemmen die Migration glatter Muskelzellen (Nomoto et al. 1988, McMurray und Chahwala 1991, 1992).
II. Manche inhibieren auch die Proliferation dieser Zellen (Nilsson et al. 1985, Betz et al. 1991) im Bereich der Transkription von Cfos MRNA (Block et al. 1991).
III. Einige Calciumantagonisten wie Amlodipin (Tulenko 1991) hemmen die mitogene Aktivität mehrerer Wachstumsfaktoren (zum Beispiel PDGF und freies Cholesterin).
IV. Die Lipidaufnahme wird von den Calciumantagonisten ebenfalls inhibiert (Stein et al. 1985).
V. Calciumantagonisten steigern die Aktivität der Cholesterylesterhydrolase (Etingin und Hajjar 1990) und verändern den Cholesterylester-Stoffwechsel (Bernini et al. 1991, Stein und Stein 1987, Daugherty et al. 1987).
VI. Sie hemmen die Freisetzung von Wachstumsfakoren (Ca^{2+}-abhängiger Vorgang).
VII. Sie verlangsamen die Synthese von Grundsubstanz (Heider et al. 1987). Manche Calciumantagonisten wie Amlodipin verringern auch die Kollagensynthese (Chichester und Rodgers 1987).
VIII. Calciumantagonisten inhibieren die Thrombozytenaggregation (Ware et al. 1986, Hernandez et al. 1991).
IX. Manche dieser Substanzen verlangsamen die Lipidperoxidation (Nayler 1991, Mak et al. 1992).
X. Zumindest einige Calciumantagonisten schützen vor Schäden durch Ischämie und folgende Reperfusion, in dem sie die endothelabhängige Relaxation der Koronararterien erhalten (Sobey et al. 1992). Diese Eigenschaft kann durchaus mit einer Schutzwirkung gegen das Aufbrechen oder Einreißen der Plaques verbunden sein.
XI. Durch Herabsetzung des Blutdrucks (vierzehntes Kapitel) wirken sie einem der wichtigsten Risikofaktoren entgegen, nämlich der Hypertonie. Aber damit noch nicht genug. Calciumantagonisten haben noch weitere antiatherogene Eigenschaften:
XII. Sie schwächen die durch übermäßige Cholesterinzufuhr mit der Nahrung entstehenden Funktionsstörungen des Endothels ab (Becker et al. 1991). Dieser Effekt beruht zuweilen auf einer Förderung der PGI_2-Freisetzung (Sinzinger und Fitscha 1992).

XIII. Die gesamte Gruppe der Calciumantagonisten übt kaum eine Wirkung auf das Lipidprofil im Plasma aus. In manchen Fällen, beispielsweise bei Amlodipin (Caponnetto et al. 1991), dürfte jedoch die HDL/LDL-Relation eine wünschenswerte, wenn auch geringfügige Veränderung erfahren. In der Studie von Caponnetto et al. wurde zum Beispiel eine 16%ige Anhebung des Quotienten HDL-Cholesterin/Gesamtcholesterin beobachtet, während Diltiazem diesen Parameter herabsetzt. Beide Veränderungen gingen mit einer geringfügigen Verringerung von Gesamtcholesterin einher. Diese Veränderungen sind jedoch so geringfügig, daß sie klinisch kaum bedeutsam sein können. Jedenfalls sind sie als Schritt in die richtige Richtung zu betrachten. Das ist mehr als man von manchen Therapiemaßnahmen verlangen kann. Vielleicht hängen diese Veränderungen damit zusammen, daß manche Calciumantagonisten wie Amlodipin die Ausprägung des HMG-CoA-Redukatase-Gens inhibieren und die Ausprägung des Gens für das LDL-Rezeptorprotein fördern. Dieses Rezeptorprotein ist für die Beseitigung von LDL aus dem Kreislauf verantwortlich (Block et al. 1991, Paoletti und Bernini 1990, Bernini et al. 1989). Daß Calciumantagonisten den Lipidstoffwechsel im Rezeptorbereich modulieren ist vielleicht eine Erklärung dafür, daß sie oder zumindest einige dieser Substanzen den Cholesteringehalt der Gefäßwand reduzieren (Abb. 15.7B).

In Anbetracht der unter II. und XIII. aufgeführten Tatbestände kann man davon ausgehen, daß Calciumantagonisten wie Amlodipin neben vielen anderen antiatherogenen Eigenschaften die beiden für die Steuerung des Cholesterinstoffwechsels entscheidenden Gene modifizieren und auch das

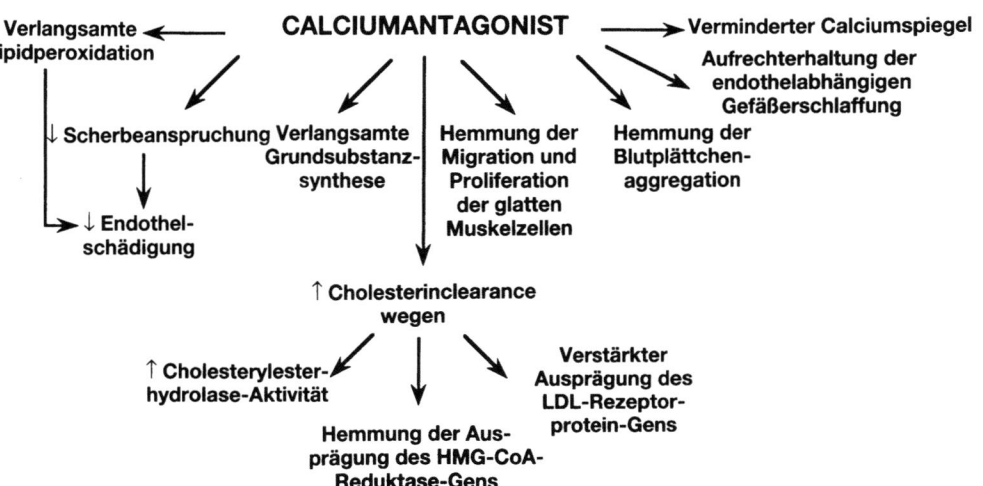

Abb. 15.5. Schematische Darstellung der an der antiatherogenen Aktivität der Calciumantagonisten beteiligten Mechanismen

für die Replikation der glatten Muskelzellen verantwortliche Gen verändern. Die antiatherogene Aktivität einiger Calciumantagonisten läßt sich jetzt also auch mit molekularen Mechansimen erklären. Amlodipin ist ein Beispiel dafür.

Wenn man bedenkt, wie vielfältig der Einfluß der Calciumantagonisten auf die zur Entstehung atherosklerotischer Läsionen führenden Vorgänge ist (Abb. 15.5), kommt es nicht unerwartet, daß diese Pharmaka oder zumindest einige von ihnen, das Fortschreiten atherosklerotischer Schäden verlangsamen. Diese Schlußfolgerung basiert auf den Ergebnissen von Tierexperimenten und von klinischen Studien am Menschen.

Laboruntersuchungen: Die meisten Experimente dieser Art wurden an Kaninchen durchgeführt, die cholesterinreiche Nahrung erhielten. Einige dieser Untersuchungen sind in Tabelle 15.5 aufgelistet. Nach einer sorgfältigen Prüfung der hierbei erzielten Ergebnisse können über die antiatherogene Wirkung der Calciumantagonisten (Abb. 15.6 und 15.7) unter anderem folgende Aussagen gemacht werden:

I. Der antiatherogene Effekt dieser Substanzen ist dosisabhängig.
II. Er ist nicht mit merklichen Veränderungen der Plasmalipide verbunden.
III. In der Gefäßwand kommt zu einer Herabsetzung des Gehalts an
    a) cholesterin und
    b) Ca^{2+}.
IV. Ferner hält dieser Effekt auch nach mehrmaliger Zufuhr von Cholesterin an (Abb. 15.8).

Tabelle 15.5. Laboruntersuchungen zum Nachweis der Verlangsamung einer experimentell im Tiermodell herbeigeführten Atherosklerose durch Calciumantagonisten

Calciumantagonist	Versuchsmodell	Literatur
Nifedipin	Kaninchen (cholesterinreiche Nahrung)	Henry und Bentley 1981 Willis et al. 1985 Nayler und Panagiotopoulos 1986
Verapamil	Kaninchen (cholesterinreiche Nahrung)	Blumein et al. 1984 Rouleau et al. 1983 Sievers et al. 1987
Diltiazem	Kaninchen (cholesterinreiche Nahrung)	Ginsburg et al. 1983
Amlodipin	Kaninchen (cholesterinreiche Nahrung)	Nayler 1991b
Isradipin	Kaninchen (cholesterinreiche Nahrung)	Habib et al. 1986
Nilvadipin	Kaninchen (Karotismanschette)	Nomoto et al. 1987
Verapamil/ Nifedipin	Humane Endothelzellkulturen	Orekhov 1990

Hier sind lediglich einige für solche Untersuchungen repräsentative Studien aufgeführt.

Calciumantagonisten als antiatherogene Substanzen 215

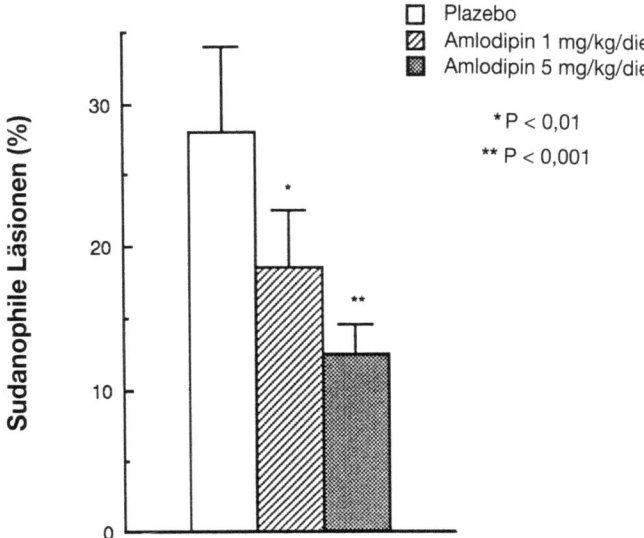

Abb. 15.6. Wirkung von Amlodipin (1 und 5 mg/kg/die p.o.) auf die Entstehung atherosklerotischer Läsionen in der Aorta thoracica von Kaninchen, die eine cholesterinreiche Nahrung erhielten. Jede Säule stellt den Mittelwert ± SEM von sechs Einzelexperimenten dar. Die Tiere erhielten sechs Wochen lang mit der Nahrung Cholesterin. Die Signifikanz der Ergebnisse bezieht sich auf den Unterschied zwischen den mit Amlodipin behandelten Kaninchen und den Kontrolltieren (Nayler und Gu 1990). Cholesteringehalt der Nahrung: 2%

Die der antiatherogenen Aktivität der Calciumantagonisten zugrunde liegenden Mechanismen sind ohne Zweifel komplexer Natur. Der antiatherogene Effekt dieser Pharmaka dürfte aber wohl kaum lediglich auf ihrer blutdrucksenkenden Wirkung beruhen. Dies konnte in mehreren Studien nachgewiesen werden. In einer dieser Studien wurde Nifedipin in einer Dosierung verwendet, mit der im gleichen Versuchsmodell keine Blutdrucksenkung mehr erzielt werden konnte (Henry und Bentley 1981). Bei einer anderen Untersuchung (Nayler und Panagiotopoulos 1986) wurde mit Methyldopa eine vergleichbare Herabsetzung des Blutdrucks hervorgerufen. Die Hemmwirkung auf die Entstehung atherosklerotischer Läsionen war aber nicht vergleichbar. In weiteren Studien (Orekhov 1990) wurde der antiatherogene Effekt der Calciumantagonisten an Endothelzellkulturen aus der humanen Aorta nachgewiesen. Hier kann die Wirkung nicht auf ein Absinken des Perfusionsdrucks zurückzuführen sein. Ein wichtiger Faktor für die antiatherogene Aktivität von Amlodipin ist wahr-scheinlich die Hemmwirkung dieser Substanz auf die Migration der glatten Muskelzellen der Aorta. Diese Wirkung ist auch bei Nifedipin zu beobachten (Abb. 15.9, McMurray und Chahwala 1992).

Klinische Studien: Trotzdem in so vielen Laborversuchen (Tabelle 15.5) gezeigt werden konnte, daß Calciumantagonisten das Fortschreiten athero-

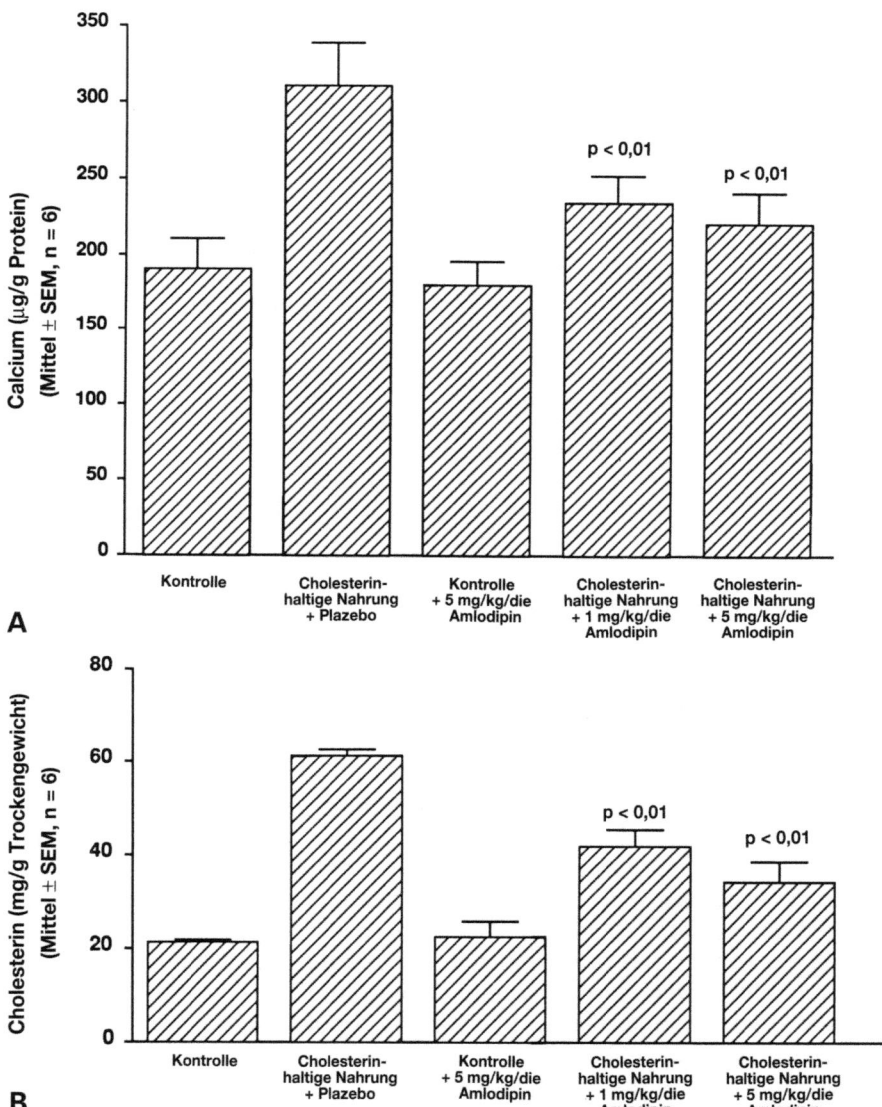

Abb. 15.7A, B. Wirkung von 1 und 5 mg/kg/die Amlodipin auf den Calcium- **(A)** und Cholesteringehalt **(B)** der Aorta thoracica von Kaninchen, die eine 2% Cholesterin enthaltende Nahrung erhielten (mit und ohne Amlodipin). Jede Säule stellt den Mittelwert ± SEM von sechs Einzelexperimenten dar. Man beachte die Dosisabhängigkeit der Wirkung von Amlodipin

matöser Schäden im Tiermodell verlangsamen, wird der Wert solcher Studien von Skeptikern häufig in Zweifel gezogen, und zwar nicht wegen eines Mangels an wissenschaftlichen Methoden sondern aus folgenden Gründen:

Calciumantagonisten als antiatherogene Substanzen 217

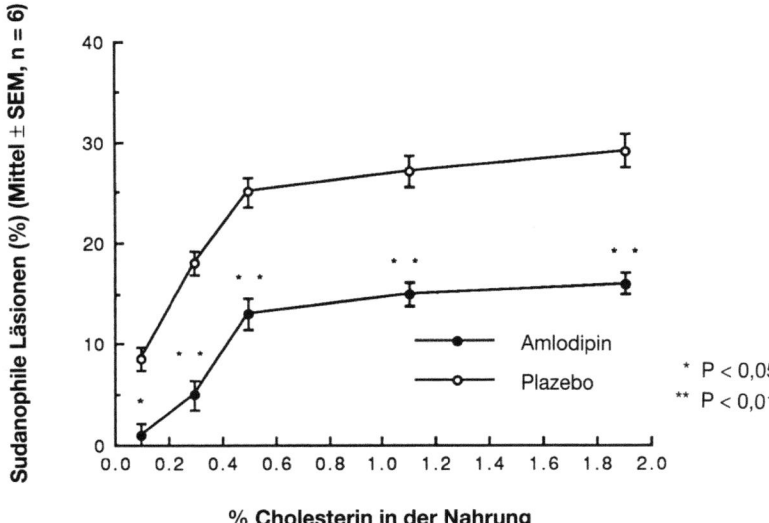

Abb. 15.8. Wirkung von Amlodipin (1 mg/kg/die p.o.) auf die Entstehung atherosklerotischer Läsionen in der Aorta thoracica von Kaninchen, die eine cholesterinreiche Nahrung erhielten (0,1–2,0 % Cholesterin). Der Umfang der Schäden ist in % der geschädigten Aortafläche angegeben. Jeder Punkt stellt den Mittelwert ± SEM von sechs Einzelexperimenten dar (Nayler und Gu 1990)

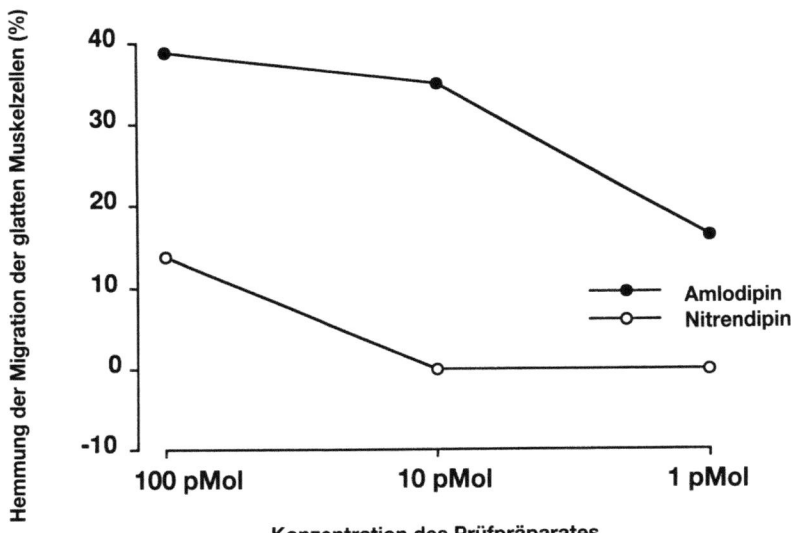

Abb. 15.9. Wirkung von Amlodipin und Nitrendipin auf die durch den Thrombozyten-Wachstumsfaktor (PDGF) aktivierte Migration der glatten Muskelzellen der Aorta (mit freundlicher Genehmigung aus McMurray und Chahwala 1992)

I. Im Tiermodell entsteht eine Atherosklerose innerhalb weniger Wochen, beim Menschen kann es bis zu fünfzig Jahre dauern, bevor sie manifest wird.
II. Hinsichtlich der Plaques herrschen im Tiermodell andere histologische Verhältnisse.
III. Im Tiermodell liegt der Atherosklerose keine Stoffwechselstörung zugrunde. Es besteht lediglich eine Überladung mit Cholesterin (Tabelle 15.5), oft in Verbindung mit einer künstlichen oder akut herbeigeführten Schädigung der Gefäßwand (Bertz et al. 1991).

Jedenfalls konnten die im Tierversuch erzielten Ergebnisse bei den bisher durchgeführten klinischen Prüfungen bestätigt werden. Es ergab sich nämlich, daß das Fortschreiten der natürlichen Atherosklerose durch Calciumantagonisten verlangsamt werden kann. An einer dieser Studien (INTACT-Studie, The International Nifedipine Trial on Antiatherosclerotic Therapy) (Lichtlen et al. 1990) waren 425 Patienten beteiligt. Auf 50% des Krankenguts trafen mehr als zwei Risikofaktoren für koronare Herzkrankheit zu. Die Patienten stammten aus neun verschiedenen Prüfzentren (sechs in Deutschland und drei in Holland). Vor und nach der dreijährigen Behandlung mit Nifedipin (80 mg/die) wurde ein Angiogramm der Herzkranzgefäße aufgezeichnet. Die Ergebnisse dieser Studie lassen deutlich erkennen, daß

I. es während der Behandlung weder zu einem weiteren Fortschreiten noch zu einer Rückbildung der zu Beginn der Studie festgestellten atherosklerotischen Läsionen kam, daß
II. jedoch die Zahl neuer Läsionen signifikant zurückging.

Wie bereits eingangs in diesem Kapitel ausgeführt, sind gerade die neu entstandenen atherosklerotischen Schäden fragil und neigen in besonderem Maße zur Ruptur. Unter diesen Umständen ist eine signifikante Verminderung der Zahl neuer Läsionen im Verlaufe einer dreijährigen Behandlung ein sehr bemerkenswertes Ergebnis.

Bei der zweiten Untersuchung handelt es sich um die sogenannte Montreal-Studie (Waters et al. 1990), die der INTACT-Studie ähnlich ist, abgesehen davon, daß ein anderer Calciumantagonist zur Anwendung kam (Nicardipin) und die Resultate nicht nach drei, sondern schon nach zwei Jahren ausgewertet wurden. Aber auch hier war bei der Entstehung neuer Läsionen ein Rückgang festzustellen.

Zusammenfassung

1. Die Atherosklerose ist eine komplexe, aber keine neue Krankheit.
2. Die atherosklerotischen Plaques lassen sich nach ihrem Alter und Entwicklungsstadium klassifizieren. Neu entstandene Plaques sind besonders fragil und neigen daher in hohem Maße zur Ruptur.

3. Die an der Entstehung solcher Schäden beteiligten Faktoren sind komplizierter Natur. Dazu gehören ein erhöhter LDL-Spiegel im Plasma, LDL-Oxidation, eine möglicherweise traumatisch bedingte, gesteigerte Permeabilität des Endothels, eine verstärkte Klebrigkeit von Blutplättchen und Monozyten, Proliferation und Migration der glatten Muskelzellen, überschießende Bildung von Grundsubstanz und Kalzifizierung. Auch Veränderungen der Reaktivität der Herzkranzgefäße spielen eine Rolle.
4. Im Versuchsmodell wirken Calciumantagonisten wie Nifedipin und Amlodipin der Entstehung atherosklerotischer Schäden entgegen. Dieser Hemmwirkung liegen komplexe und multifaktorielle Mechanismen zugrunde. Selbst eine Beeinflussung der Gentranskription für die Ausprägung des HMG-CoA-Reduktase-Gens und des LDL-Rezeptor-Proteins könnten eine Rolle spielen. HMG-CoA-Reduktase und LDL-Rezeptor-Protein haben die Aufgabe, eine Akkumulation von LDL im Kreislauf zu verhindern.
5. Manche der antiatherogenen Eigenschaften der Calciumantagonisten werden nun auf molekularer Ebene geprüft. Dies gilt zum Beispiel für die Hemmung der PDGF-Aktivierung von Cfos MRNA, die Stimulierung der Ausprägung des Gens für das LDL-Rezeptor-Protein und die Hemmung der Ausprägung des Gens für die HMG-CoA-Reduktase. Diese drei Gene spielen wahrscheinlich in der Ätiologie der atherosklerotischen Plaques eine Schlüsselrolle. Auch hier übernehmen also die Molekularbiologen den Fortgang dieser Untersuchungen und liefern Daten, die auf molekularer Ebene eine Erklärung dafür bieten, daß sich Calciumantagonisten unter solchen Umständen als wirksam erweisen.

Kapitel 16

Amlodipin und der Koronarkreislauf: Ist Amlodipin ein wirksames Mittel gegen Angina pectoris?

"Die Patienten erleiden einen Anfall beim Gehen, besonders wenn sie aufwärts gehen, oft auch nach dem Essen."
WILLIAM HEBERDEN, 1772

Wie die Atherosklerose (fünfzehntes Kapitel) ist auch die Angina pectoris keine neue Erkrankung. Das diesen Zustand umfassende Syndrom wurde um 1770 zum ersten Mal ausführlich beschrieben (Heberden 1772). Schon wenige Jahre danach wurden die zugrunde liegenden pathologischen Verhältnisse geklärt, allerdings auf einer ziemlich hypothetischen Basis und ohne die Unterstützung der modernen Technik, die heute eine eindeutige Diagnosestellung ermöglicht. Parry (1755–1822), Jenner (1749–1823) und Pothergill (1712–1780) gehören zu den ersten Forschern auf diesem Gebiet der Herz-Kreislauf-Medizin. Die der Angina pectoris innewohnende Dynamik wird 1809 erstmals erwähnt (Burns 1809). Die emotionale Komponente oder vielmehr der zu diesem Zustand beitragende emotional bedingte Streß dürfte zuerst von Hunter erkannt worden sein. Nach Hurst et al. (1986) litt dieser Untersucher selbst an Angina pectoris. Bis es bei der Behandlung dieser schon damals recht gut dokumentierten und relativ häufigen Erkrankung zu signifikanten Fortschritten kam, sollten weitere 100 Jahre vergehen. Dieser Fortschritt kam mit der fast zufälligen Beobachtung, daß sich Amylnitrit und später Nitroglyzerin (Glyzeryltrinitrat) hier als wirksam erweisen. Jahrelang ging man davon aus, bei Angina pectoris handele es sich um den Folgezustand einer atherosklerotischen Gefäßokklusion, so daß nur eine palliative Therapie in Betracht komme (Kaplinsky 1992). Aufgrund der insbesondere in Verbindung mit der Einführung der β-Rezeptorenblocker und der Calciumantagonisten erzielten therapeutischen Fortschritte kamen zahlreiche Ärzte zu dem Schluß, daß die Angina pectoris trotz der komplexen Ätiologie des zugrunde liegenden pathologischen Defekts einer Behandlung zugänglich ist.

Pathophysiologie der Angina pectoris

Grundlegende Ursache der Angina pectoris ist ein Ungleichgewicht zwischen den Stoffwechselanforderungen des Herzens und der Fähigkeit des Koronarkreislaufs, diesen Anforderungen durch Bereitstellung einer ausreichenden Menge sauerstoffhaltigen Blutes gerecht zu werden. Bis vor kurzem wurde angenommen, dieses Mißverhältnis sei auf ein Strombahnhindernis bei maximal erweiterten distalen Arterien zurückzuführen. Die distale Gefäßerweiterung wurde als Kompensationsmechanismus zum Ausgleich der proximalen Gefäßstenose betrachtet. Heute wissen wir, daß diese Vorstellungen von einer „fixierten Stenose mit peripher reduzierter Dilatationsreserve" völlig abwegig ist (Kaplinsky 1992). Die Angina pectoris dürfte vielmehr dynamischer Herkunft sein, weil sie mit dynamischen Veränderungen im Koronarkreislauf verbunden ist, die ihrerseits wieder auf eine belastungsbedingte oder durch Angst ausgelöste Erhöhung der metabolischen Bedürfnisse des Zielorgans Herzmuskel zurückgehen. Eine plötzlicher regionaler Abfall der Koronardurchblutung kann ebenfalls eine Rolle spielen, zum Beispiel bei der vasospastischen Angina.

Für das Mißverhältnis zwischen dem myokardialen Energiebedarf und der Deckung dieses Bedarfs durch die Sauerstoffzufuhr über den Koronarkreislauf ist wahrscheinlich eine ganze Reihe von Faktoren verantwortlich. Die Vorstellung der fixierten Stenose und der eingeschränkten dilatatorischen Reserve im peripheren Bereich trifft nach wie vor zu. Aber andere Faktoren müssen ebenfalls berücksichtigt werden:

I. Verlust der endothelabhängigen Relaxationsfähigkeit der Koronararterien, eventuell infolge einer Atherosklerose (Vanhoutte und Shimokawa 1989);
II. gesteigerte Adhäsivität der Leukozyten, möglicherweise wegen einer gleichzeitigen Ischämie (de Servi et al. 1990);
III. ischämiebedingte Beeinträchtigung der endothelabhängigen Gefäßrelaxation (Sobey et al. 1992);
IV. unter abnormen Bedingungen Störung der Endothelfunktion nach einer Herztransplantation (Meredith et al. 1992) oder im Gefolge einer Herzinsuffizienz (Kaye et al. 1992);
V. durch Rauchen ausgelöste Konstriktion der Herzkranzgefäße (Perondi et al. 1992).

Calciumantagonisten und die Behandlung von Patienten mit Angina pectoris

Bei der Behandlung von Patienten mit insuffizienter Koronardurchblutung erwiesen sich alle Prototypen der Calciumantagonisten (Nifedipin, Verapamil und Diltiazem) als wirksam (Nayler 1988). Der Anwendung dieser Substanzen sind jedoch aus folgenden Gründen Grenzen gesetzt:

I. durch eine eventuelle negativ inotrope Wirkung;
II. durch eine kurze Wirkungsdauer und den damit verbundenen Schwankungen des Plasmaspiegels und der Wirksamkeit;
III. durch eine möglicherweise entstehende Reflextachykardie.
IV. Bei Nifedipin kann es, bedingt durch unzureichende Koronardurchblutung, zu einer akuten Zunahme der Häufigkeit von Angina pectoris-

Anfällen kommen, da die Substanz zu einer plötzlichen Verringerung des Perfusionsdrucks führt.
V. Die von Nifedipin ausgehende akute Stimulierung des Renin-Angiotensin-Systems und die daraus resultierende Erhöhung des Plasmaspiegels von Angiotensin II kann zu einer zusätzlichen Belastung für das Herz werden und die stenokardischen Beschwerden des Patienten noch verschlimmern.

Es stellt sich nun die Frage, ob Amlodipin für die Behandlung von Patienten mit Angina pectoris besser geeignet ist. Nach den Ausführungen im vierzehnten Kapitel, kann die Substanz bei der Behandlung des leichten bis mäßig schweren Bluthochdrucks vorteilhaft eingesetzt werden. Im fünfzehnten Kapitel wurde dargelegt, daß sie auch ein antiatherogenes Potential besitzt. Man darf sich jedoch nicht vorstellen, eine eventuelle antistenokardische Aktivität sei lediglich auf die langfristige Beeinflussung der Hypertonie und der Atherosklerose zurückzuführen (lang anhaltende Verringerung der Nachlast, Abschwächung der Hypertrophie des Herzens (vierzehntes Kapitel) und langfristige Steigerung der Koronardurchblutung wegen des verlangsamten Wachstums oder Rückgangs atherosklerotischer Läsionen (fünfzehntes Kapitel)). Vielmehr gibt es heute umfangreiches Beweismaterial für die Hypothese, daß Amlodipin auf Patienten mit Erkrankungen der Herzkranzgefäße eine direkte, lang anhaltende, positive Wirkung ausübt (Taylor 1991). Vor einer kurzen Besprechung dieses Materials empfiehlt es sich, auf diejenigen Eigenschaften von Amlodipin einzugehen, welche dafür sprechen, daß die Substanz für die Behandlung der Angina pectoris geeignet ist:

I. Als unmittelbare Folge seiner Aktivität als Ca^{2+}-Antagonist, verringert Amlodipin den Gefäßwiderstand der Koronararterien (Carter et al. 1988, Matlib et al. 1988).
II. Im therapeutischen Dosisbereich besitzt die Substanz keinen negativ inotropen Effekt (achtes Kapitel) und verursacht daher keine weitere Beeinträchtigung der Linksventrikelfunktion.
III. Eine signifikante, reflektorisch bedingte Erhöhung der Herzfrequenz oder Stimulierung des Renin-Angiotensin-Systems geht von Amlodipin nicht aus (vierzehntes Kapitel), obgleich der periphere Gefäßwiderstand durch diese Substanz herabgesetzt wird (vierzehntes Kapitel). Wie an anderer Stelle bereits erörtert, hängt dies vermutlich damit zusammen, daß der periphere Gefäßwiderstand langsam abgesenkt wird (vierzehntes Kapitel).
IV. Durch die lange Wirkungsdauer von Amlodipin (sechstes und siebtes Kapitel) kommt es zu einer ausreichenden, 24stündigen Blockade der Calciumkanäle, ohne daß die Substanz täglich mehrmals verabreicht werden muß und ohne daß erhebliche Schwankungen der Plasmakonzentrationen und damit auch der Wirksamkeit auftreten.
V. Amlodipin wird gut vertragen und verursacht kaum Nebenwirkungen. Dies trägt zur Compliance des Patienten bei (achtzehntes Kapitel).

VI. Amlodipin verursacht keine Tachyphylaxie und beim Absetzen der Medikation keine Verschlechterung des zugrunde liegenden Leidens. Insbesondere durch die Tatsache, daß keine Tachyphylaxie zustande kommt, unterscheidet sich die Substanz deutlich von den Nitraten, bei denen eine solche Wirkungsminderung rasch eintritt (Abrams 1990).

Wirkungsweise

Die Wirksamkeit eines Arzneimittels bei der Behandlung der Angina pectoris kann auf verschiedenen Mechanismen beruhen:

I. Verringerung der Herzarbeit und damit des O_2-Verbrauchs, was zu einer Verbesserung des Verhältnisses zwischen Energiebedarf und Energieangebot führt
II. Verstärkung der Koronardurchblutung
   a) durch eine gefäßerweiternde Wirkung oder
   b) durch Förderung des Blutflusses in Kollateralkreisläufen im betroffenen Bereich.

Zu einer Verringerung des Energieverbrauchs (Abb. 16.1) kann es durch folgende Wirkungen kommen:

I. Verlangsamung der Herzfrequenz,
II. Verminderung der Nachlast,
III. negativ inotroper Effekt.

Eine Verstärkung der Koronardurchblutung kann auf folgenden Mechanismen beruhen:

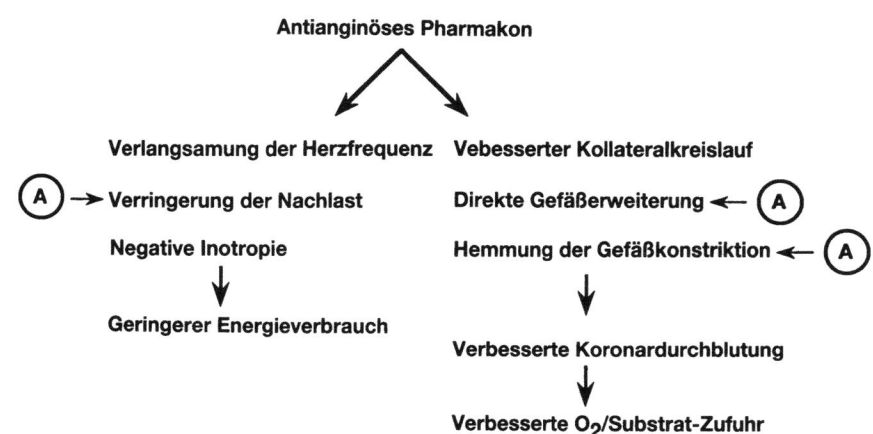

Abb. 16.1. Schematische Darstellung der antianginösen Wirkungsweise verschiedener Pharmaka

I. direkte Erweiterung der Herzkranzgefäße,
II. Hemmung der von zirkulierenden oder lokal freigesetzten Vasokonstriktoren wie Noradrenalin, Prostaglandin F_{2alpha} und Endothelin-1 ausgehenden Verengerung der Koronararterien,
III. Veränderung der Dauer der Diastole im Verhältnis zur Systole.

Experimentelle Untersuchungen zum Nachweis einer direkten Erweiterung der Koronargefäße durch Amlodipin

1. Mit Kalium kontrahierte Koronarsegmente des Schweins

In diesem Versuchsmodell erweist sich Amlodipin eindeutig als hochwirksamer Vasodilatator (Matlib 1989). Die ringförmigen Koronarsegmente werden mit Kalium auf 95% der maximalen Kontraktion kontrahiert. Schon nach Zusatz von 55 nMol Amlodipin kommt es zu einer 50%igen Hemmung dieser Reaktion. In dieser Hinsicht sind Amlodipin und Isradipin ebenbürtig. Allerdings hat Amlodipin eine längere Wirkungsdauer.

2. Mit Kalium kontrahierte proximale und distale Abschnitte von Koronararterien des Menschen

Die erschlaffende Wirkung von Amlodipin auf experimentell kontrahierte Herzkranzgefäße ist natürlich nicht auf die Koronararterien des Schweins beschränkt. Wie aus Abb. 16.2 zu ersehen ist, tritt ein ähnlicher Effekt auch

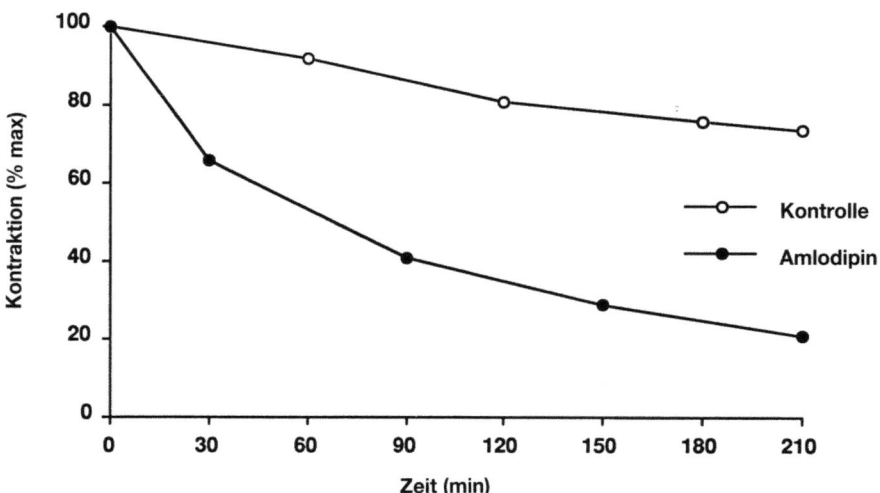

Abb. 16.2. Wirkung von Amlodipin auf proximale Abschnitte humaner Koronararterien nach Kontraktion mit K^+. (Mit freundlicher Genehmigung aus Godfraind et al. 1989)

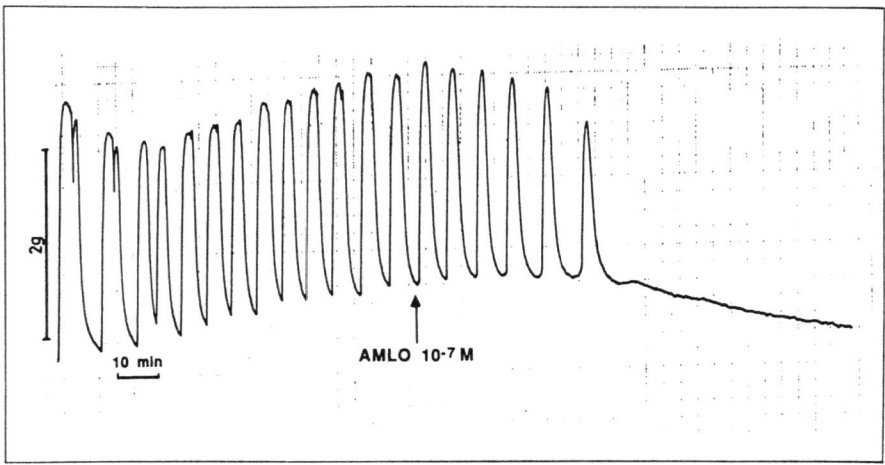

Abb. 16.3. Hemmwirkung von Amlodipin auf die durch Zusatz von PGF$_{2alpha}$ ausgelöste rhythmische Aktivität der isolierten Koronararterie des Menschen (mit freundlicher Genehmigung aus Godfraind et al. 1989)

bei isolierten humanen Koronargefäßen ein (Godfraind et al. 1989). Die Angaben in Abb. 16.2 beziehen sich auf proximale Koronararterien. Distale Arterienabschnitte reagieren noch empfindlicher. Hier kommt es schon unter der Wirkung von 10 nMol Amlodipin zu einer über 50%igen Verringerung der experimentell ausgelösten Kontraktion (Godfraind et al. 1989).

3. Rhythmische Kontraktionen humaner Koronararterien

Ein weiteres Präparat, das von Pharmakologen gerne verwendet wird, ist die isolierte humane Koronararterie, an der durch PGF$_{2alpha}$ rhythmische Kontraktionen ausgelöst werden. Unter diesen Versuchsbedingungen wird die rhythmische Aktivität des Präparates durch Amlodipin deutlich abgeschwächt oder völlig aufgehoben (Abb. 16.3). Gleichzeitig wird der Tonus der Arterie verringert.

4. Durch Endothelin-1 ausgelöste Kontraktionen der Koronararterie des Menschen

Das aus den Zellen des Gefäßendothels freigesetzte Polypeptid Endothelin-1 ist ein hochwirksamer Konstriktor der Koronargefäße. Bei manchen pathologischen Zuständen, zum Beispiel bei der myokardialen Ischämie, kommt es zu erhöhten Endothelin-1-Konzentrationen im Plasma (Nayler 1990). Amlodipin ist zwar nicht in der Lage, den konstriktorischen Effekt dieses Polypeptids vollständig aufzuheben, kann aber die Reaktion abschwächen (Godfraind et al. 1989). Dazu sind allerdings relativ hohe Dosen erforderlich.

Ganz allgemein lassen diese Ausführungen erkennen, daß Amlodipin unter den verschiedensten Versuchsbedingungen eine Erweiterung der Koronargefäße herbeiführt. Vor einer zusammenfassenden Darstellung der Daten, die den Nachweis dafür erbringen, daß die Substanz bei koronarinsuffizienten Patienten eine ähnliche Wirkung erzielt, ist dieser Effekt noch mit der entsprechenden Aktivität anderer Calciumantagonisten zu vergleichen. Diese vergleichenden Angaben stammen aus den Fleckenstein-Laboratorien (Fleckenstein et al. 1989). In einer Reihe von Studien verglichen diese Untersucher die koronardilatatorische Wirkung von Amlodipin mit dem entsprechenden Effekt mehrerer anderer Calciumantagonisten. Dabei kam die Reaktion auf Papaverin als Bezugsgröße zur Anwendung. Testpräparat war der Ramus interventricularis der linken Koronararterie des Schweins und des Kaninchens. Dabei ergab sich, daß Amlodipin in dieser Hinsicht Nifedipin ebenbürtig ist.

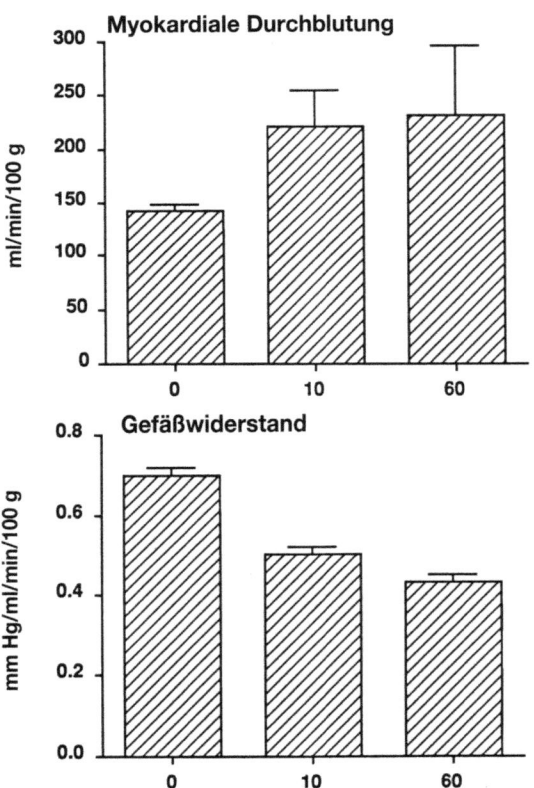

Abb. 16.4. Wirkung von 300 μg/kg i.v. Amlodipin auf die myokardiale Durchblutung und den Gefäßwiderstand des narkotisierten Hundes (aus Dunlap et al. 1989b). Die Zeitangaben beziehen sich auf die Zeitspanne nach der intravenösen Verabreichung des Präparates

Nachweis eines koronardilatatorischen Effekts von Amlodipin am intakten Tier

Die Untersuchungen zur koronargefäßerweiternden Wirkung von Amlodipin beschränken sich nicht auf Studien an isolierten Koronararterien. So beobachteten beispielsweise Dunlap et al. (1989a) am narkotisierten Hund nach intravenöser Verabreichung der Substanz eine erhebliche Verstärkung der Koronardurchblutung und eine Verminderung des koronaren Gefäßwiderstands (Abb. 16.4).

Grundlage der koronardilatatorischen Wirkung von Amlodipin: Sind Ca^{2+}-Kanäle beteiligt?

Diese Frage ist ohne Zweifel zu bejahen. Einerseits kann es heute als gesichert gelten, daß bei den Koronargefäßen wie auch im peripheren Gefäßbereich ein Teil der für die Kopplung von Muskelerregung und Muskelkontraktion erforderlichen Ca^{2+}-Ionen über die Ca^{2+}-Kanäle vom L-Typ in die Zelle gelangt. Andererseits konnten solche Kanäle und die dazugehörigen Bindungsstellen für Dihydropyridine einschließlich Amlodipin auch im Sarkolemm der glatten Muskelzellen der Herzkranzgefäße nachgewiesen werden (Matlib 1989).

Klinischer Nachweis der Wirksamkeit von Amlodipin bei der Behandlung von Patienten mit insuffizienter Koronardurchblutung

Aus den Ergebnissen von Laborstudien über die erschlaffende Wirkung von Amlodipin auf experimentell kontrahierte Koronararterien des Menschen und des Versuchstiers und der Beobachtung, daß es unter dieser Substanz am intakten Tier zu einer verstärkten myokardialen Durchblutung kommt, wurde der Schluß gezogen, daß Amlodipin ein nützliches und wirksames Mittel gegen Angina pectoris sein müßte. In den bisher zur Bestätigung dieser Hypothese durchgeführten klinischen Prüfungen wurden beeindruckende Resultate erzielt. Einige dieser Resultate sind in Tabelle 16.1 aufgelistet. Kriterien für die Beurteilung des Therapieerfolgs waren:

I. Verringerung der Häufigkeit von Angina pectoris-Anfällen (Abb. 16.5A),
II. Verminderung des Nitroglyzerinverbrauchs (Abb. 16.5B),
III. Verlängerung der Dauer der Belastbarkeit bis zum Einsetzen der Angina pectoris (Estrada et al. 1991, Mehta et al. 1992),
IV. Abschwächung der ST-Senkung (Tabelle 16.2),
V. beschleunigte Herzfrequenz durch vorhofgesteuerte Schrittmacher im Verlaufe einer Herzkatheterisierung vor Einsetzen der Angina pectoris oder vor dem Eintreten einer ST-Senkung (Hogg et al. 1991) und

Tabelle 16.1. Wirksamkeit von Amlodipin bei der Behandlung von Patienten mit Angina pectoris

Literatur	Fallzahl	Dosierung (mg/die)	Behandlungsdauer (Wochen)	Ergebnis
Beckerman et al. (1989)	64	8,6	10	Positiv
Bernink et al. (1991)	39	2,5–10	8	Positiv
Caponnetto et al. (1991)	20	5–10	10	Positiv
De Weerd et al. (1989)	25	2,5–10	8	Positiv
Deedwania et al. (1989)	43	2,5–10	1	Positiv
Estrada et al. (1991)	21	5–10	12	Positiv
Glasser und West (1988)	22	2,5–10	26	Positiv
Hogg et al. (1991)	21	10	Akut	Positiv
Kinnard et al. (1989)	16	10	5	Positiv
Klein et al. (1991)	37	5–10	6	Positiv
Mehta (1992)	226	5	7–8	Positiv
Mitrovic et al. (1989)	46	5–10	6	Positiv
Singh et al. (1989)	40	7,7	24	Positiv
Taylor (1991)	93	5–10	4	Positiv
Thadani et al. (1989)	24	1,25–10	4	Positiv

Zur Beurteilung der Wirksamkeit der Behandlung wurden folgende Kriterien herangezogen: Häufigkeit von Angina pectoris-Anfällen, Verringerung der ST-Senkung, reduzierter Nitroglyzerinverbrauch, Gesamtdauer der Belastbarkeit bis zum Eintreten von Schmerzen, Gesamtdauer der Belastbarkeit, Produkt aus Herzfrequenz und Blutdruck. „Positiv" bedeutet, daß Amlodipin auf das jeweilige Kriterium eine günstige Wirkung ausübte.

Tabelle 16.2. Wirkung von Amlodipin auf Belastbarkeit und ST-Senkung (Laufband). (Aus Estrada et al. 1991)

Parameter	n	Vor Amlodipin	Unter Amlodipin
Dauer der Belastbarkeit (min)	21	5,12±2,25	9,3 ±4,0 ($p<0,001$)
ST-Senkung (mm)	21	1,88±0,80	0,78±0,68 ($p<0,001$)

Amlodipin: Tagesdosis: 5–10 mg (mittlere Dosierung: 8,42 ± 0,54 mg),
n = Fallzahl (Erkrankung mehrerer Gefäße in 77% aller Fälle),
Dauer der Behandlung mit Amlodipin: vier Wochen.

VI. Aufhebung der durch das Rauchen ausgelösten Konstriktion der Herzkranzgefäße bei starken Rauchern mit angiographisch gesicherter koronarer Herzkrankheit (Perondi et al. 1992).

Die in Tabelle 16.1 zusammengestellten Ergebnisse lassen keinen Zweifel an der Wirksamkeit von Amlodipin bei der Behandlung von Patienten mit Angina pectoris, auch mit vasospastischer und stabiler Angina. Diese Resultate sind für die Gesamtheit der bis heute durchgeführten Studien repräsentativ. Die Substanz wird dabei in einer Dosierung bis zu 10 mg/die verabreicht (Chahine et al. 1989, Watanabe et al. 1992). Watanabe et al. (1992)

Klinischer Nachweis der Wirksamkeit von Amlodipin bei der Behandlung 229

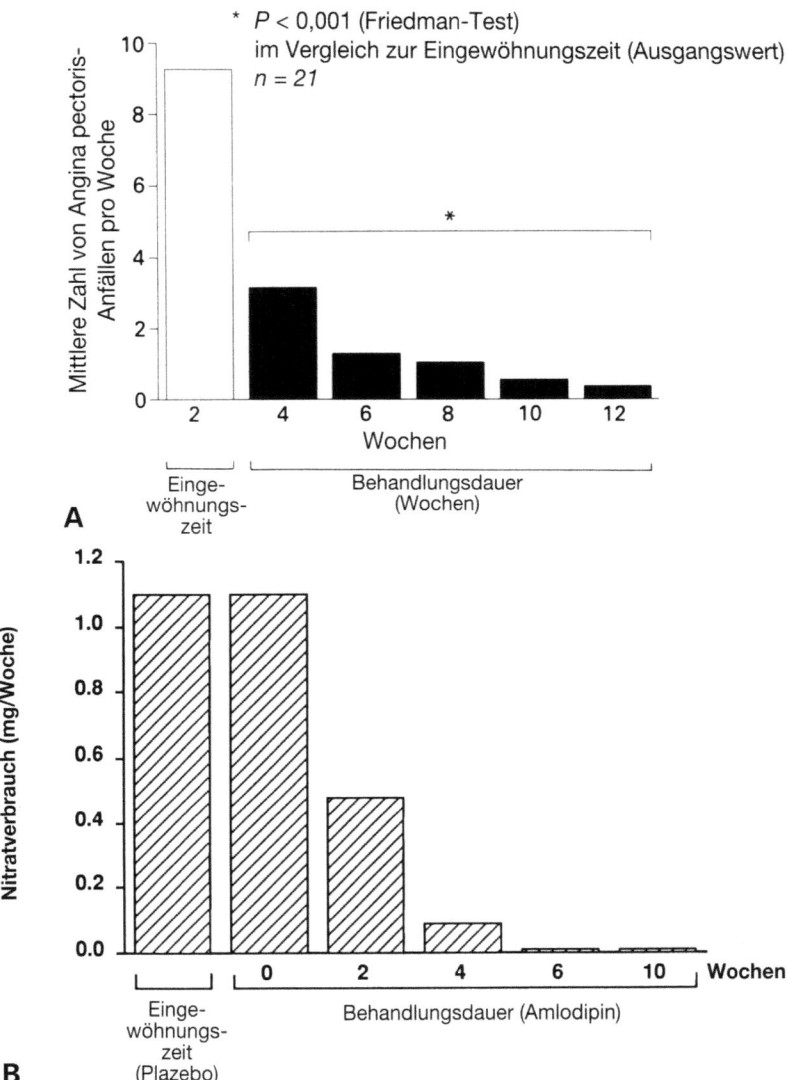

Abb. 16.5 A, B. Wirkung von Amlodipin (mittlere Tagesdosis: 9,25 mg) auf den Nitratverbrauch von 21 Patienten mit symptomatischer Ischämie des Herzmuskels (mit freundlicher Genehmigung aus Estrada et al. 1991). Kriterium für die Beurteilung der Wirksamkeit der Behandlung war die Herabsetzung der Häufigkeit von Angina pectoris-Anfällen (Abb. 16.5A) oder die Einschränkung des Nitroglyzerinverbrauchs (Abb. 16.5B). Mittlere Tagesdosis von Amlodipin: 8,42 ± 0,54 mg (Mittel ± SEM)

erzielten mit oralen Gaben von 5 mg/die eine globale Erfolgsquote von 83,3%. Dabei kam es bemerkenswerterweise weder zu Nebenwirkungen noch zu Laborwertveränderungen. Wie bei der Behandlung der Hypertonie treten auch hier hinsichtlich der Verträglichkeit der Medikation offenbar keine Probleme auf (Glasser und West 1988). Nach dem Absetzen des Präparates war keine größere Häufigkeit von Angina pectoris-Anfällen zu beobachten. Während der Behandlung ging die Häufigkeit der pektanginösen Anfälle um bis zu 95% zurück (Estrada et al. 1991). Dabei wurde die Substanz nur einmal täglich verabreicht. Ein wirklich eindrucksvolles Ergebnis!

Amlodipin, Atherosklerose, Ischämie und abnorme koronare „Irritabilität"

Für den antianginösen Effekt von Calciumantagonisten wie Amlodipin werden üblicherweise folgende Gründe angegeben:

I. Durch Erweiterung der Koronargefäße verbessern sie die Durchblutung im betroffenen Bereich.
II. Durch periphere Gefäßerweiterung entlasten sie das Herz.

Bei Amlodipin geht diese Verminderung der Herzarbeit nicht mit einer Beschleunigung oder Verlangsamung der Herzfrequenz einher. Sie ist auch nicht mit einer Anregung des sympathischen Nervensystems oder des Renin-Angiotensin-Systems verbunden (achtzehntes Kapitel). Dies sind die unmittelbaren Auswirkungen der Therapie. Man kann fast sicher davon ausgehen, daß auch langfristige Effekte im Spiel sind, die ebenfalls berücksichtigt werden müssen. So erhöht die Atherosklerose zum Beispiel die Sensibilität der Koronararterien gegenüber dem konstriktorischen Effekt zirkulierender Substanzen wie Endothelin-1 und Noradrenalin (Selwyn et al. 1991, Vita et al. 1990). Das hängt damit zusammen, daß die endothelabhängige Gefäßerweiterung durch das atherosklerotische Geschehen beeinträchtigt wird, so daß die Reaktion auf konstriktorische Einflüsse unzureichend bleibt (Shimokawa und Vanhoutte 1989). Da Amlodipin das Fortschreiten des atherogenen Prozesses verlangsamt, müßte es auch diese unerwünschte Konstriktion der Koronararterien abschwächen. Noch etwas spricht dafür, daß Amlodipin eine direkte Schutzwirkung gegen die endothelabhängige Komponente der unerwünschten Hyperaktivität der Koronargefäße ausübt: Die Substanz wirkt der durch Ischämie und Reperfusion hervorgerufenen Beeinträchtigung der endothelabhängigen Erschlaffung des Gefäßendothels entgegen (Sobey et al. 1992).

Aller Wahrscheinlichkeit nach ist die von Amlodipin ausgehende Schutzwirkung gegen eine unerwünschte Konstriktion der Herzkranzgefäße nicht nur als akuter vasodilatatorischer Effekt zu betrachten. Vielmehr sind auch langfristige Faktoren in Rechnung zu stellen, die eine Erhaltung der Mechanismen der Gefäßrelaxation in situ bewirken.

Vergleich der antianginösen Wirkung von Amlodipin mit anderen Pharmaka

Zum Vergleich der antianginösen Wirkung von Amlodipin mit dem entsprechenden Effekt

I. anderer Calciumantagonisten, vor allem Diltiazem sowie von
II. β-Rezeptorenblockern, insbesondere Nadolol,

wurden bereits einige Untersuchungen durchgeführt.

Vergleich mit Diltiazem

Die antistenokardische Wirksamkeit von Amlodipin und des Calciumantagonisten Diltiazem war Gegenstand von zumindest zwei Studien (Caponnetto et al. 1991, Bernink et al. 1991). Bei diesen Untersuchungen wurde Amlodipin in Dosen bis zu 10 mg/die verabreicht. Bei Diltiazem kamen Dosen zwischen 180 mg/die und 360 mg/die zur Anwendung. Die Tagesdosis von Diltiazem wurde in drei Gaben verabfolgt. Amlodipin wurde trotz der niedrigeren Dosierung einmal täglich gegeben. Dies entspricht dem pharmakokinetischen Profil dieser Substanz. Bei dieser Dosierung kam es unter beiden Behandlungen

I. zu einer Verlängerung der Dauer der körperlichen Belastbarkeit und
II. zu einer Verlängerung der Zeitspanne bis zum Auftreten stenokardischer Beschwerden.

Vergleich mit Nadolol, einem β-Rezeptorenblocker mit langer Wirkungsdauer

Im Rahmen einer Doppelblindstudie an 61 Patienten mit stabiler, belastungsbedingter Angina pectoris (Singh et al. 1989) wurde die Wirksamkeit von Amlodipin mit Nadolol verglichen. Beide Präparate führten zu einer Abnahme

I. der Häufigkeit von Angina pectoris-Anfällen und
II. des Nitroglyzerinverbrauchs.

Die Zeitspanne bis zum Eintreten pektanginöser Beschwerden bei Belastungsprüfungen wurde jedoch nur unter Amlodipin verlängert. Bei den mit dem β-Blocker behandelten Patienten war ferner eine weit größere (beinahe doppelt so große) Häufigkeit von Nebenwirkungen zu beobachten.

Ist eine Zusatztherapie mit Amlodipin bei bereits bestehender Behandlung mit einem β-Blocker sinnvoll?

Diese Frage ist zu bejahen. Durch die zusätzliche Verabreichung von Amlodipin an Patienten, die bereits mit einem β-Blocker behandelt wurden, kam es zu folgenden positiven Wirkungen:

I. Besserung der gesamten Herzarbeit,
II. Verlängerung der Gesamtdauer der körperlichen Belastbarkeit,
III. weitere Herabsetzung der Häufigkeit von Angina pectoris-Anfällen (Taylor et al. 1989, Taylor 1989, DiBianco et al. 1992).

Im Rahmen der von DiBianco et al. (1992) durchgeführten, multizentrischen, plazebokontrollierten, randomisierten Doppelblindstudie wurden wahrscheinlich die umfangreichsten Untersuchungen zu der Frage unternommen, ob sich mit Amlodipin bei Patienten, die unter β-Blockern nicht symptomfrei werden, ein zusätzlicher Therapieeffekt erzielen läßt. In dieser Studie klagten über 100 Patienten mit chronisch stabiler Angina pectoris während einer Behandlung mit einem β-Blocker weiterhin über stenokardische Beschwerden und erhielten daher zusätzlich 2,5–10 mg/die Amlodipin. Dabei zeigte sich, daß es bei Verabreichung von täglich 5–10 mg Amlodipin zu einer erheblichen Verringerung der Häufigkeit pektanginöser Anfälle und zu einer Erhöhung der Belastbarkeit kam. Erwartungsgemäß waren die Nebenwirkungen dieser Therapie kaum nennenswert. In seltenen Fällen kam es zu Übelkeit, Kopfschmerzen und Schwindelgefühlen. Nur in 2% aller Fälle mußte die Medikation aus diesen Gründen abgesetzt werden. Damit wurden die Ergebnisse vorausgehender Studien bestätigt, in denen sich Amlodipin bei Patienten, die auf β-Blocker nicht ausreichend angesprochen hatten, ebenfalls als wirksam erwies, ohne daß es zu erheblichen Begleiteffekten kam. Die Wirksamkeit der zusätzlichen Verabreichung von Amlodipin an bereits mit β-Blockern behandelte Patienten läßt sich vielleicht am besten mit der unterschiedlichen Wirkungsweise der beiden Substanzen erklären. Der antianginöse Effekt der β-Blocker beruht in erster Linie auf einer Verlangsamung der Herzfrequenz. Beim Hochdruckpatienten bewirken sie möglicherweise auch eine Verringerung der Nachlast. Im Bereich des Koronarkreislaufs üben sie hingegen eine *direkte*, konstriktorische Wirkung auf die Herzkranzgefäße aus. Trotzdem kann es zu einer bedarfsdeckenden Koronardurchblutung kommen, allerdings nur infolge metabolischer Veränderungen. Bei einer Behandlung mit einem vasoselektiven Calciumantagonisten haben wir es mit einer völlig anderen Situation zu tun. Hier beruht die Verbesserung der Koronardurchblutung auf einer direkten Erweiterung der Herzkranzgefäße.

Können nach Beendigung der Amlodipin-Behandlung Schwierigkeiten auftreten?

Zuweilen gibt es zwingende Gründe für ein Absetzen der antianginösen Medikation. Dies kann beispielsweise vor gewissen Untersuchungen oder infolge unerwünschter Nebenwirkungen der Fall sein. Bei Amlodipin kommen solche Nebenwirkungen wegen der guten Verträglichkeit dieser Substanz allerdings kaum in Betracht (achtzehntes Kapitel). Bei vielen antianginös wirksamen Substanzen wie β-Blockern führt das Absetzen der Medikation häufig zu einem Rebound-Phänomen im Sinne einer erhöhten Häufigkeit von Angina pectoris-Anfällen. Nach Beendigung einer Behandlung mit β-Blockern dürfte diese Erscheinung mit einer übermäßigen Aktivierung adrenerger α-Rezeptoren zusammenhängen. Bei einer Gruppe von Patienten mit belastungsbedingter, stabiler Angina pectoris war nach Abschluß der Verabreichung von Amlodipin keine Verschlechterung, sondern nur das erneute Auftreten der zugrunde liegenden Erkrankung zu beobachten (Glasser und West 1988). Die neueste Studie eventueller Nebenwirkungen nach Abschluß einer Amlodipin-Behandlung stammt von Mehta (1992). Bei dieser Untersuchung von Patienten mit nachgewiesener Angina pectoris wurde das Präparat nach einer sieben- bis achtwöchigen Behandlung abgesetzt. Auch hier ergab sich keinerlei Hinweis auf ein Rebound-Phänomen. Selbst drei bis vier Wochen nach Beendigung der Therapie war die Zeitspanne bis zum Auftreten von Schmerzen unter Belastung noch nicht zu den Ausgangswerten zurückgekehrt. Das gleiche gilt für die Zeit bis zum Eintreten einer ST-Senkung von 1 mm. Damit steht eindeutig und unumstritten fest, daß es nach Abschluß der Behandlung mit Amlodipin zu keinem Rebound-Phänomen kommt. Das gleiche gilt für andere Calciumantagonisten. Trotz der langen Wirkungsdauer, die zwangsläufig mit einer verlängerten Besetzung des „Rezeptors" verbunden ist, tritt also keine derartige Erscheinung ein. Bei Patienten mit insuffizienter Koronardurchblutung wurde jedenfalls keine solche Beobachtung gemacht.

Zusammenfassung

1. Amlodipin erweist sich bei der Langzeittherapie der Angina pectoris, sowohl der stabilen, belastungsbedingten als auch der Prinzmetal-Angina, als wirksam (Abb. 16.5). In dieser Hinsicht besteht eine Ähnlichkeit mit anderen Calciumantagonisten.
2. Infolge der ungewöhnlichen pharmakokinetischen Eigenschaften dieser Substanz kann die Tagesdosis (5–10 mg) als einmalige Gabe verabreicht werden (Tabelle 16.1).
3. Bei zusätzlicher Verabreichung von Amlodipin im Verlaufe einer Behandlung mit β-Rezeptorenblockern kann die Häufigkeit stenokardischer Beschwerden weiter verringert werden.

234 Amlodipin und der Koronarkreislauf

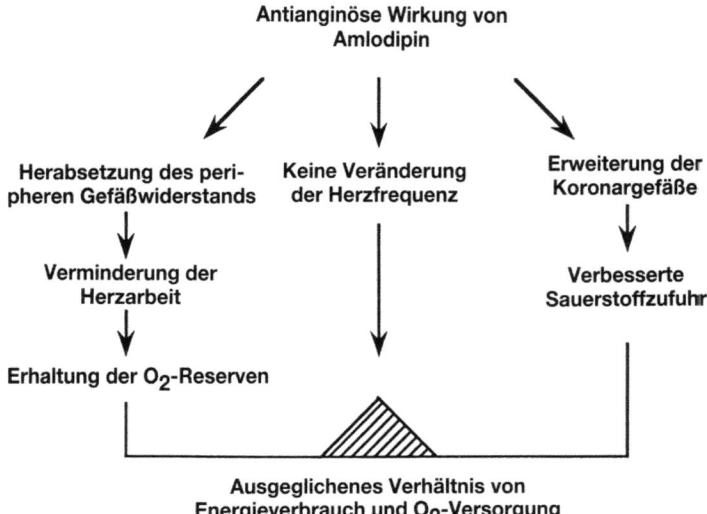

Abb. 16.6. Physiologische Grundlage der antianginösen Wirkung von Amlodipin

4. Hinsichtlich seiner Wirkungsstärke als antianginöses Pharmakon ist die Behandlung mit einmal täglich 10 mg Amlodipin der Verabreichung von dreimal täglich 60–120 mg Diltiazem ebenbürtig.
5. Die Verabreichung von Amlodipin über einen längeren Zeitraum führt nicht zur Tachyphylaxie (Wirkungsminderung). Nach Beendigung der Behandlung kommt es zu keinem Rebound-Phänomen.
6. Der antianginöse Effekt von Amlodipin beruht wahrscheinlich auf mehreren pharmakologischen Eigenschaften dieser Substanz. Dazu gehören die sofortige Verringerung der Herzarbeit infolge einer Herabsetzung des peripheren Gefäßwiderstands und eine direkte Erweiterung der Koronargefäße (Abb. 16.6).
7. Dazu kommen noch lang anhaltende Schutzwirkungen, die wahrscheinlich auch zur Wirksamkeit dieses Pharmakons gegen Angina pectoris beitragen. Bei diesen Wirkungen handelt es sich um
   a) eine Verlangsamung des Fortschreitens der Atherosklerose, wobei das Risiko eines Gefäßverschlusses infolge der Ruptur einer Läsion verringert und die Wiederherstellung der dilatatorischen Reaktion des Gefäßendothels gefördert wird,
   b) den Schutz des Endothels der Koronararterien, der zur Wiederherstellung der endothelabhängigen Gefäßrelaxation führt.
8. Wegen des langsamen Einsetzens seiner Wirkung (siebtes Kapitel) ist Amlodipin nicht für die Akutbehandlung von Patienten mit Angina pectoris geeignet. Die Substanz unterscheidet sich hinsichtlich ihrer Wirkungsweise also deutlich von den Nitraten, die zur akuten Beseitigung stenokardischer Beschwerden geeignet sind. Aufgrund des pharmakokinetischen Profils von Amlodipin kann es mehrere Tage dauern, bis der

antianginöse Effekt dieses Pharmakons voll zur Geltung kommt. Das Warten auf diesen Effekt dürfte sich jedoch lohnen, und zwar wegen der langen Wirkungsdauer, der nur langsam einsetzenden Wirkung und auch wegen der konstanten Plasmakonzentration bei einmal täglicher Verabreichung.

Kapitel 17

Calciumantagonisten und die Herzinsuffizienz

> *„Alles was geschieht, geschieht so wie es geschehen soll,*
> *und bei genauer Betrachtung siehst du, daß dem so ist."*
> MARK AUREL (121–180 n. Chr.) in „Selbstbetrachtungen", 2. Buch

Trotz der Fortschritte bei der Behandlung von Patienten mit Herz-Kreislauf-Erkrankungen ist die Herzinsuffizienz nach wie vor eine häufige Ursache von Morbidität und Mortalität. In den USA leidet zum Beispiel bereits 1% der Bevölkerung an Herzinsuffizienz, und jedes Jahr kommen etwa 400.000 weitere Fälle hinzu (Sonnenblick et al. 1991). Noch beunruhigender ist die Voraussage, daß die Zahl überlebender Patienten mit Linksventrikelfunktionsstörung und drohender Herzinsuffizienz infolge der verbesserten Therapiemöglichkeiten für Myokardinfarkt und Gefäßerkrankungen sogar noch zunehmen wird (Gheorghiade 1992). Obwohl wir die Pathophysiologie der Herzinsuffizienz immer besser verstehen, liegt die jährliche Mortalitätsrate je nach Schweregrad und Krankheitsursache leider noch zwischen 15% und 50% (Franciosa et al. 1983, Gheorghiade 1992).

Definitionen

Definitionsgemäß spricht man von Herzinsuffizienz, wenn *das Herz nicht mehr imstande ist, eine den metabolischen Anforderungen des Körpers entsprechende Förderleistung zu erbringen*„. Dabei kann es sich um verschiedene Krankheitszustände handeln, zum Beispiel um

I. Myokardinsuffizienz und um
II. Stauungsherzinsuffizienz.

Die Myokardinsuffizienz (oder Ventrikelfunktionsstörung) kann die verschiedensten Ursachen haben:

I. Drucküberlastung,
II. Volumenüberlastung,
III. primäre Myokarderkrankung und
IV. akuter Myokardinfarkt.

Die *Drucküberlastung* kann ihrerseits wieder auf mehrere Affektionen wie Aortenstenose und schwere, lang anhaltende Hypertonie zurückgehen. Zur Überwindung des Widerstands gegen den Auswurf von Blut in das arteriel-

le Gefäßsystem kommt es unter diesen Bedingungen zwangsläufig zu einem erhöhten Ventrikeldruck. Auf diese Weise kann das Herzminutenvolumen zwar aufrechterhalten werden, aber nur auf Kosten einer Steigerung der Ventrikelwandspannung, einer Ventrikelhypertrophie und einer Dilatation der linken Kammer. Dadurch entsteht ein geschwächter und hypertrophierter Ventrikel.
Auch die *Volumenüberlastung* hat eine ganze Reihe von Ursachen:
I. Mitralklappen- und Aortenklappenfehler,
II. hartes körperliches Training über einen längeren Zeitraum, wie es heute von Leistungssportlern betrieben wird.

In beiden Fällen muß entweder das Innenvolumen des linken Ventrikels oder seine Kontraktionskraft zunehmen, um das abnorm große Blutvolumen aufzunehmen, das ausgetrieben werden muß. Auch hier kommt es zu Hypertrophie, Erweiterung und Insuffizienz des Ventrikels, und zwar sowohl in der Systole als auch in der Diastole (Schwinger et al. 1992, Grossman 1990). Diese Konstellation ist für das sogenannte „Leistungsherz" charakteristisch.

Bei der *primären Myokarderkrankung* sind Druck- und Volumenbelastung normal, zumindest im Anfangsstadium. Der Defekt läßt sich am besten als degenerative Herzmuskelerkrankung beschreiben. Dabei kann es sich um folgende Zustände handeln:
I. Das überschießende Wachstum der Myozyten führt zu einer *hypertrophischen Kardiomyopathie*.
II. Bei einer Funktionseinschränkung der Myozyten kommt es zu einer *dilatativen Kardiomyopathie*.
III. Bei der *restriktiven Kardiomyopathie* verhindert ein infiltrierender Prozeß eine normale diastolische Ventrikelfüllung.

In jedem Fall ist der linke Ventrikel nicht mehr in der Lage, den Anforderungen des Kreislaufs gerecht zu werden.

Bei der *Stauungsherzinsuffizienz* handelt es sich um einen progressiven und komplizierten Vorgang. Ausgangspunkt ist eine Funktionsstörung des Myokards, die auf einen oder auf mehrere der oben aufgeführten Zustände zurückzuführen ist (Abb. 17.1). Im weiteren Verlauf kommt es zur Hypertrophie und oft zur Erweiterung der linken Herzkammer. Dieser Prozeß führt schließlich zur Herzinsuffizienz, wenn ihm nicht Einhalt geboten wird. Die Symptome dieser Erkrankung sind bekannt: Atemnot, Tachykardie, Natrium- und Flüssigkeitsretention, Kardiomegalie, Rasselgeräusche der Lunge und Galopprhythmus des Kammertons. Die Erkrankung ist in der Regel durch eine langsame Entwicklung gekennzeichnet, sofern sie nicht durch akute Ischämie des Ventrikels, Myokardinfarkt, Ruptur einer Aortenklappe oder ähnliche Störungen ausgelöst wird. In diesem Fall tritt sie sofort in Erscheinung.

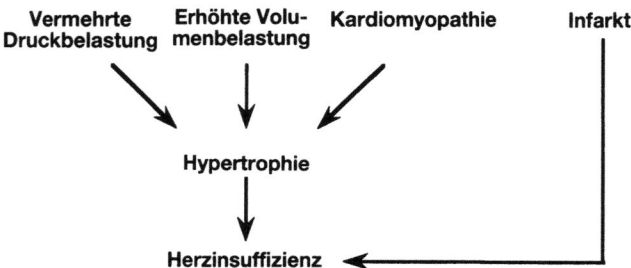

Abb. 17.1. Kaskade der Ereignisse, die zur Entstehung einer Herzmuskelinsuffizienz führen

Pathophysiologie der Herzinsuffizienz

Unabhängig von der jeweiligen Ursache (Herzklappenerkrankung, hypertoniebedingte Hypertrophie, Myokardinfarkt oder genetische Defekte) ist die Pathophysiologie der Herzinsuffizienz ein unglaublich komplexes Geschehen (Morgan und Baker 1991, Katz 1990a,b). Die im folgenden beschriebenen Vorgänge dürften zu den ursächlich beteiligten Faktoren gehören:

I. Eine überproportional große Masse der Myofibrillen in bezug auf die Masse der Mitochondrien (Page und McCallister 1973) läßt auf ein Mißverhältnis zwischen energieproduzierenden und energieverbrauchenden Komponenten des Herzens schließen.

II. Die Abnahme der Adenosintriphosphat- und Kreatinphosphat-Bestände im Gewebe ist zuweilen beeindruckend, dürfte aber keine entscheidende Rolle spielen (Pool et al. 1967).

III. Durch das Versagen der für die Aufrechterhaltung der intrazellulären Ca^{2+}-Homöostase verantwortlichen Systeme liegen auch in der Diastole hohe Ca^{2+}-Konzentrationen im Zytosol vor, weswegen es zu keiner vollständigen diastolischen Relaxation kommt (Gwathmey et al. 1987, Morgan 1988, Packer 1990b, Schwinger et al. 1992).

IV. Die Erschöpfung der endogenen Katecholaminbestände ist auf eine besonders starke Aktivierung des sympathischen Nervensystems zurückzuführen (Chidsey et al. 1965).

V. eingeschränkte Empfindlichkeit gegen β-adrenerge Stimulierung (Bristow et al. 1982),

VI. mangelhafte Bildung von zyklischem AMP (Rosendorff 1991),

VII. Beschleunigung der Kollagensynthese (Caspari et al. 1977),

VIII. Desorganisation des Zytoskeletts (Schaper et al. 1991),

IX. Erscheinen abnormer Isoformen von Myosin (Cummins 1982, Izumo et al. 1988),

X. Entstehung kritischer neurohumoraler Störungen (Porter et al. 1990, Mancia et al. 1992),

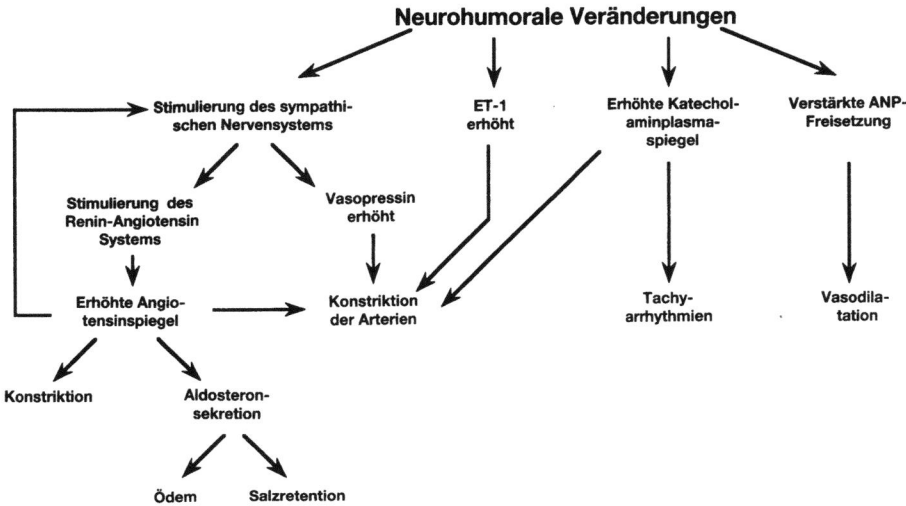

Abb. 17.2. Zur Pathophysiologie der Herzinsuffizienz beitragende, neurohumorale Störungen

XI. Störungen der Ca^{2+}-Freisetzungskanäle im sarkoplasmatischen Retikulum des Herzens (Brillantes et al. 1992).

Die *neurohumoralen Störungen* sind komplex und umfangreich (Abb. 17.2 und 17.3) und tragen ohne Zweifel zur Pathophysiologie der Herzinsuffizienz bei:

I. Die Aktivität des sympathischen Nervensystems ist gesteigert, die Aktivität des parasympathischen Systems hingegen vermindert (Porter et al. 1990).

II. Die baroreflektorische Aktivität im arteriellen und kardiopulmonalen Bereich ist eingeschränkt. Daher kommt es, daß Herzfrequenz, systemischer Gefäßwiderstand und Plasmaspiegel von Noradrenalin bei herzinsuffizienten Patienten im Kipptischtest weniger stark zunehmen als beim Gesunden (Creager 1992, Mancia et al. 1992).

III. Die Sekretion von Katecholaminen (Rutenberg und Spann 1966) sowie

IV. der Vasopressinspiegel im Plasma werden erhöht (Goldsmith et al. 1983).

V. Die Konzentration von Noradrenalin im Herzen geht zurück, allerdings erst, wenn die klinischen Symptome der Herzinsuffizienz bereits in Erscheinung getreten sind (Chidsey et al. 1965, Pierpont et al. 1987). Warum das so ist, wissen wir nicht. Mögliche Erklärungen wären Abfall der Noradrenalinsynthese infolge einer verminderten Tyrosinhydroxylase-Aktivität oder Störungen beim Transport der Vorstufen durch die Membran der Speichergranula.

VI. Ferner ist eine Erhöhung der Endothelin-1-Konzentrationen im Plasma zu beobachten (Cavero et al. 1990).
VII. Das Renin-Angiotensin-System wird aktiviert (Watkins et al. 1976), so daß es zur Bildung von zusätzlichem Angiotensin II und damit zu einer Anhebung des peripheren Gefäßwiderstands kommt.
VIII. Die erhöhten Angiotensin-II-Spiegel im Plasma fördern
   a) die Vasokonstriktion,
   b) die Aldosteronsekretion, was zur Vergrößerung des Körperflüssigkeitsvolumens sowie zur Natriumretention und zur Ödembildung führt und
   c) die weitere Aktivierung des sympathischen Nervensystems, was eine Verstärkung der vasokonstriktorischen Aktivität dieses Systems mit sich bringt.
   Dazu kommt noch, daß
IX. die Prostacyclin-Freisetzung gesteigert wird (Newman et al. 1983) und
X. das atrionatriuretische Peptid (ANP) verstärkt freigesetzt wird, wobei der Umfang der Erhöhung der ANP-Freisetzung zum Anstieg des Drucks im Vorhof (Raine et al. 1986) und zum Schweregrad der Herzinsuffizienz (Gottlieb et al. 1989) proportional ist. Die Freisetzung von ANP hat aber auch positive Auswirkungen (Abb. 17.3):
   a) ANP ist ein Diuretikum und steigert daher die Harnausscheidung.
   b) ANP hemmt die Aldosteronsekretion und verringert dadurch indirekt Ödembildung und Salzretention.

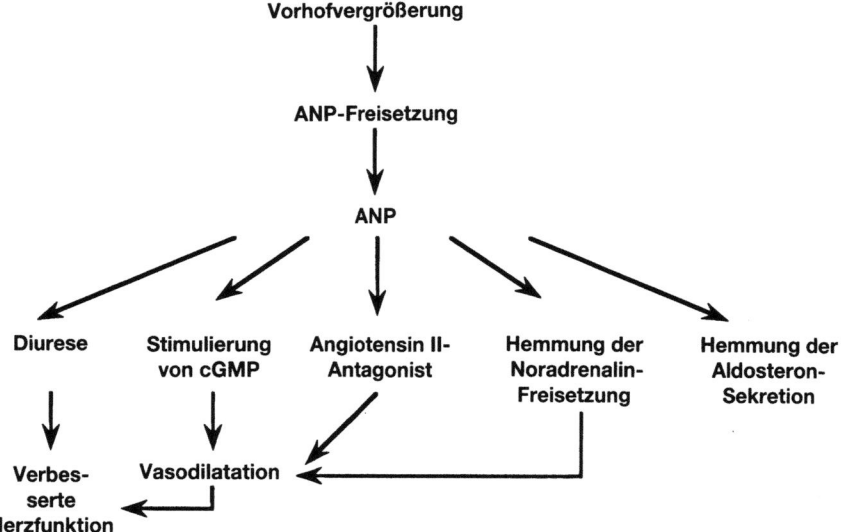

Abb. 17.3. Folgen einer durch eine Herzinsuffizienz bedingten Anregung der ANP-Freisetzung

c) ANP ist ein endogener Angiotensin II-Antagonist.
d) ANP inhibiert die Freisetzung von Noradrenalin aus den neuronalen Speichergranula (Ferrari und Anand 1989).
e) Im zellulären Bereich erhöht ANP durch Aktivierung der Guanylzyklase die Verfügbarkeit von Zyklo-GMP und bewirkt dadurch eine Gefäßerweiterung.

Zusammenfassend kann gesagt werden, daß die mit der Herzinsuffizienz verbundenen neurohumoralen Störungen komplexer Natur sind. Eine Hauptrolle dürfte hier die überschießende Aktivierung des sympathischen Nervensystems spielen. Auf diese Weise kommt es nämlich zu einer Anregung des Renin-Angiotensin-Systems und damit zu einer verstärkten Aldosteronsekretion und der daraus resultierenden Akkumulation von Salz und Wasser. Andererseits wirkt die erhöhte ANP-Freisetzung mit ihrem günstigen Einfluß auf den Kreislauf des Patienten mit beginnender Herzinsuffizienz den Folgen einer Aktivierung des Renin-Angiotensin-Systems entgegen (Abb. 17.3). Die Freisetzung von ANP ist daher ohne Zweifel als wünschenswert zu bezeichnen. Leider wird die ANP-Freisetzung jedoch nicht in dem Umfang erhöht, wie sie bei einem herzinsuffizienten Patienten für die Deckung des zusätzlichen Bedarfs erforderlich wäre (Athanassopoulos und Cokkinos, 1991).

Die Entstehung solcher neurohumoraler Störungen kann in der Ätiologie und im weiteren Verlauf der Herzinsuffizienz durchaus eine Schlüsselrolle spielen. Aber auch andere Faktoren wie die Kontraktilität der hypertrophierten Myozyten (Katz 1989), deren abnormes Verhalten gegenüber Ca^{2+} (Morgan 1988) und die β-Down-Regulation in diesen Zellen müssen noch berücksichtigt werden.

Kontraktile Proteine

Von einer Insuffizienz des Ventrikels spricht man dann, wenn das Schlagvolumen durch eine beeinträchtigte Kontraktilität des Myokards zu gering für den venösen Rückstrom ist. Die Grundlage für die Verringerung der Kontraktionskraft der Myozyten ist multifaktorieller Natur. Folgende Faktoren kommen in Betracht:

I. Bildung abnormer Isoenzyme von Myosin (Lompre et al. 1979);
II. verminderte Aktivität der Myosin-ATPase (Pagani et al. 1988). Dieses Enzym ist für die Freisetzung der für die Muskelkontraktion erforderlichen Energie verantwortlich. Demnach muß ein Abfall der Aktivität der Myosin-ATPase zur Beeinträchtigung der Kontraktilität des Herzmuskels beitragen.

Störungen der Calcium-Homöostase

Daß die bei der Herzinsuffizienz vorliegende Verminderung der Kontraktionskraft mit einer Ca^{2+}-Überladung verbunden ist, mag für manchen Leser eine Überraschung sein. Diese Überladung mit Ca^{2+}-Ionen scheint mit Störungen des sarkoplasmatischen Retikulums verbunden zu sein (Morgan et al. 1990), die dazu führen daß

I. der Rücktransport dieser Ionen aus dem Zytosol verlangsamt ist und daß
II. es aus dem sarkoplasmatischen Retikulum zu einer verminderten Freisetzung der für die Kopplung von Muskelerregung und Muskelkontraktion erforderlichen Ca^{2+}-Ionen kommt. Diese reduzierte Ca^{2+}-Freisetzung ist wahrscheinlich Ausdruck einer beeinträchtigten Funktion der Ca^{2+}-Freisetzungskanäle (Brillantes et al. 1992). Unter solchen Voraussetzungen kommt es schließlich zu einer erhöhten Ca^{2+}-Konzentration im Zytosol, was zu einer Anhebung des diastolischen Drucks beiträgt, während für die Kopplung von Muskelerregung und Muskelkontraktion weniger Ca^{2+} zur Verfügung steht. Dies führt zu einer Abnahme der Kontraktionskraft des Herzmuskels.

Bei der Diskussion der Rolle von Ca^{2+} in der Pathogenese der Herzinsuffizienz und der damit verbundenen Störungen der Ca^{2+}-Homöostase erhebt sich natürlich die Frage, ob die Ca^{2+}-Kanäle und ihre Bindungsstellen ebenfalls ein abnormes Verhalten zeigen. Hier stoßen wir wieder auf eine bemerkenswerte Diskrepanz zwischen den Ergebnissen von Tierexperimenten und den bei der spontan entstandenen Herzinsuffizienz des Menschen gemachten Beobachtungen. Tierversuche zur Herzinsuffizienz werden in der Regel am syrischen Hamster durchgeführt, bei dem diese Erkrankung genetisch bedingt ist. In diesem Versuchsmodell kommt es zu einer Zunahme der Bindungsstellen für Calciumantagonisten, wobei die Affinität der Bindungsstellen jedoch keine Veränderung erfährt (Wagner et al. 1986). Bei den aus insuffizienten Herzen des Menschen isolierten Myozyten bleiben die Merkmale der Ca^{2+}-Kanäle von L-Typ, nämlich die Leitfähigkeit für Ca^{2+}-Ionen und die Anzahl der Bindungsstellen für Calciumantagonisten unverändert (Beuckelmann und Erdmann 1992). Obgleich die verminderte Kontraktionskraft des Herzmuskels zumindest teilweise auf eine eingeschränkte Verfügbarkeit von Ca^{2+} zurückzuführen ist, spielen Funktionsstörungen der Ca^{2+}-Kanäle vom L-Typ im Sarkolemm hier offenbar keine Rolle. Ebensowenig liegt ein Hinweis dafür vor, daß wir es mit einer veränderten Sensibilität dieser Kanäle gegenüber den Calciumantagonisten zu tun haben, denn Zahl und Affinität von Bindungsstellen für Calciumantagonisten erfahren keine Veränderung, jedenfalls nicht beim Menschen.

Energiezufuhr

Obwohl die Konzentrationen von Adenosintriphosphat (ATP) und Kreatinphosphat (CP) zurückgehen und obgleich es wegen der zunehmenden Hypertrophie zu einer entsprechenden Herabsetzung der Relation „myokardiale Durchblutung/Masse des Herzmuskels" kommen kann (und damit zu einer entscheidenden Verringerung der O_2-Verfügbarkeit), gibt es keinen Nachweis dafür, daß eine unzureichende Energiezufuhr in Form von ATP in der Ätiologie der Herzinsuffizienz eine Schlüsselrolle spielt.

Überschießende Katecholaminsekretion

Eine überschießende Sekretion von Katecholaminen hat zweifelsohne eine ungünstige Auswirkung auf das insuffiziente Herz, vor allem, wenn es zu einer Down-Regulation der β_1-Rezeptoren gekommen ist (siehe nächsten Abschnitt). Unter diesen Bedingungen hat eine zu starke Katecholaminsekretion folgende Konsequenzen:

I. übermäßiger Sauerstoffverbrauch des Herzmuskels (Opie et al. 1979);
II. eingeschränkte Relaxation in der Diastole wegen der stimulierenden Wirkung der Katecholamine auf den Ca^{2+}-Einstrom;
III. Zunahme der Belastung des Herzens durch
   a) eine Beschleunigung der Herzfrequenz und
   b) eine Erhöhung des peripheren Gefäßwiderstands;
IV. Aktivierung des Renin-Angiotensin-Systems und
V. Herzrhythmusstörungen.

Eingeschränkte Empfindlichkeit gegen β_1-adrenerge Stimulierung

Zunächst könnte man meinen, die Verminderung der Empfindlichkeit gegen eine β_1-adrenerge Stimulierung wäre unter diesen Bedingungen von Vorteil, da auf diese Weise die positiv inotropen und chronotropen Wirkungen der Katecholamine vermittelt werden. Das Problem liegt aber darin, daß es gleichzeitig zu einer *gesteigerten Empfindlichkeit* gegen eine α_1-adrenerge Stimulierung kommt (Bristow et al. 1985), die für die Vermittlung des konstriktorischen Effekts der Katecholamine verantwortlich ist. Dies führt zu einer Zunahme der Gesamtbelastung des Herzens und möglicherweise auch zu einer Konstriktion der Koronargefäße.

Zusammenfassend kann also festgestellt werden, daß die Ätiologie der Herzinsuffizienz ein komplexes Geschehen ist. Einige, wenn auch nicht alle beteiligten Faktoren wurden in den vorausgehenden Abschnitten dieses Kapitels besprochen. Auf andere sind wir nicht näher eingegangen, zum Beispiel auf die verminderte cAMP-Produktion. Insgesamt kann jedoch die

Aussage gemacht werden, daß wir es zumindest mit drei wichtigen ätiologischen Komponenten zu tun haben:
I. Das kontraktile Verhalten des Myokards ist beeinträchtigt.
II. Infolge dieser Abschwächung der Inotropie des Herzmuskels kommt es bei gleichbleibendem Schlagvolumen zu einer Erhöhung des Füllungsdrucks und damit zur Stauung im pulmonalen Bereich und zum Anstieg des venösen Drucks.
III. Ferner entstehen neurohumorale Veränderungen, nämlich eine Steigerung des sympathischen Tonus und eine Aktivierung des Renin-Angiotensin-Systems. Daraus resultieren Flüssigkeitsretention und periphere Ödeme (Opie 1991).

Pharmakotherapie des insuffizienten Herzens

Zur Beantwortung der Frage, ob eine Arzneibehandlung der Herzinsuffizienz angezeigt ist und welche Substanzen zu verwenden sind, kann man von verschiedenen Überlegungen ausgehen. Prinzipiell lassen sich die in Betracht kommenden Pharmaka in vier Gruppen einteilen. Nach den heutigen Erkenntnissen schließen sich diese Gruppen nicht gegenseitig aus. Ganz allgemein ist folgende Klassifizierung denkbar:
I. inotrop wirksame Substanzen, welche die Kontraktionskraft des Herzmuskels unterstützen oder anregen, vorausgesetzt, daß dieser über ausreichende Energiereserven verfügt und eine solche Therapie nicht durch eine mangelhafte Koronardurchblutung auf Grenzen stößt;
II. Diuretika, welche die Harn- und Natriumausscheidung erhöhen und dadurch Flüssigkeitsretention und Stauungserscheinungen im pulmonalen Bereich abschwächen;
III. ACE-Hemmer, welche die durch die verstärkte Aktivität des Renin-Angiotensin-Systems hervorgerufene Vasokonstriktion und die überhöhte Nachlast vermindern;
IV. Vasodilatatoren wie Nitrate und theoretisch auch vasoselektive Calciumantagonisten, vorausgesetzt, daß sie
   a) keinen nennenswerten negativ inotropen Effekt besitzen und
   b) weder das sympathische Nervensystem noch das Renin-Angiotensin-System stimulieren.

Verwendung von Digitalis

Bis vor kurzem wurden Digitalispräparate unter diesen Bedingungen lediglich wegen ihrer leichten positiv inotropen Wirkung verwendet. Diese Auffassung ist jedoch heute überholt, da bekannt ist, daß Herzglykoside wie Digitalis auf die mit der Herzinsuffizienz einhergehenden neurohumoralen

Veränderungen einen stark ausgeprägten, günstigen Einfluß ausüben. Im einzelnen bewirken diese Pharmaka

I. eine tiefgreifende und lang anhaltende Hemmung des sympathischen Nervensystems (Ferguson 1992) und
II. eine Normalisierung der beeinträchtigten baroreflektorischen Steuerungsmechanismen des Kreislaufs.

Die Entdeckung dieser zusätzlichen Eigenschaften von Digitalis führte verständlicherweise dazu, daß der Behandlung der Herzinsuffizienz mit solchen Substanzen wieder mehr Interesse entgegengebracht wird (Yusuf et al. 1992).

Rolle der Diuretika

Die von den Diuretika ausgehende Erhöhung der Natriumausscheidung und Abschwächung der Flüssigkeitsretention könnte für die Verwendung dieser Substanzen bei herzinsuffizienten Patienten sprechen. Andererseits löst diese Stoffklasse jedoch eine Reninsekretion aus und fördert damit eine durch Angiotensin II vermittelte Erhöhung der Nachlast. Ein solcher Effekt ist hier sicherlich nicht wünschenswert (Francis et al. 1990).

ACE-Hemmstoffe

ACE-Hemmer schränken die Bildung von Angiotensin II ein, während zahlreiche Vasodilatatoren wie Prazosin (Bayliss et al. 1985) und manche Calciumantagonisten (Elkayam et al. 1986) das Renin-Angiotensin-System anregen, wenn auch nur infolge einer Stimulierung des sympathischen Nervensystems. Angesichts der wichtigen Rolle, die das Renin-Angiotensin-System im Verlaufe der Herzinsuffizienz spielt (Packer et al. 1987a), ist dieser Unterschied eine Erklärung dafür, daß ACE-Hemmer das Krankheitsbild solcher Patienten zu verbessern vermögen, während unter manchen Calciumantagonisten wie Nifedipin (Agostoni et al. 1986) und unter dem α-Blocker Prazosin (Bayliss et al. 1985) der gegenteilige Effekt eintreten kann.

Prototypen der Calciumantagonisten (Verapamil, Diltiazem und Nifedipin) und das insuffiziente Herz

Verapamil: Theoretisch müßte sich Verapamil wegen der von dieser Substanz hervorgerufenen Entlastung des peripheren Gefäßsystems bei der Behandlung von Patienten mit Herzinsuffizienz als wirksam erweisen. Der negativ inotrope Effekt dieses Pharmakons spricht jedoch gegen seine Anwendung unter solchen Bedingungen.

Diltiazem: Auch mit diesem Calciumantagonisten wurden bei der Herzinsuffizienz keine zufriedenstellenden Ergebnisse erzielt, obwohl seine negative Inotropie nicht so stark ausgeprägt ist wie bei Verapamil. Trotzdem wurde das Krankheitsbild solcher Patienten unter Diltiazem verschlechtert (Packer et al. 1987b).

Nifedipin: Hinsichtlich der Verwendung von Calciumantagonisten bei der Behandlung der Herzinsuffizienz war Nifedipin Gegenstand der umfangreichsten Prüfungen (Kimchi und Lewis 1991). Auch diese Substanz verursachte trotz erfolgreicher Vasodilatation eine Verschlechterung der hämodynamischen Verhältnisse und des Krankheitsbildes (Gilmer und Kark 1980, Kimchi und Lewis 1991).

Da bei der Behandlung der Herzinsuffizienz mit keinem der drei Prototypen der Calciumantagonisten zufriedenstellende Ergebnisse erzielt wurden, obwohl diese Substanzen den peripheren Gefäßwiderstand herabsetzen, muß man sich fragen,

I. warum sie unter diesen Bedingungen so erfolglos waren und
II. ob einer der neueren Calciumantagonisten hier eine zuverlässigere Wirkung erzielt.

Die ungünstige Wirkung von Nifedipin auf Patienten mit Herzinsuffizienz ist auf mehrere Faktoren zurückzuführen:

I. Nifedipin verursacht häufig ein plötzliches Absinken des arteriellen Drucks. Wenn der Koronarkreislauf den Anforderungen des hypertrophierten Herzens gerade noch gerecht werden kann, entsteht auf diese Weise unter Umständen eine Koronarinsuffizienz.
II. Nifedipin hat eine negativ inotrope Wirkung, auch wenn dieser Effekt nicht so stark ausgeprägt ist wie bei Verapamil.
III. Die gefäßerweiternde Wirkung von Nifedipin führt zu einer raschen Herabsetzung des Blutdrucks, die mit einem Anstieg der Katecholaminspiegel im Plasma einhergeht. Dabei kommt es auch zu
IV. einer verstärkten Renin-Aktivität im Plasma (Opie 1991).

Die unter III. und IV. beschriebenen Wirkungen führen zwangsläufig zu einer weiteren Belastung des insuffizienten Herzens. Damit werden die Voraussetzungen für eine Verschlechterung der hämodynamischen Verhältnisse und des Krankheitsbildes des mit Nifedipin behandelten, herzinsuffizienten Patienten geschaffen (Packer 1990a,b).

Sind vasoselektive Calciumantagonisten der zweiten Generation unter diesen Bedingungen von Nutzen?

Mehrere Gründe sprechen dafür, daß manche Calciumantagonisten der zweiten Generation unter solchen Bedingungen von Nutzen sein könnten:

I. Viele von ihnen verhalten sich, verglichen mit myokardialen Wirkungen, in hohem Maß vasoselektiv (Tabelle 17.1).
II. Manche bewirken eine Wiederherstellung der baroreflektorischen Sensibilität, zum Beispiel Nisoldipin (Schofer et al. 1990).
III. Nicht alle verursachen bei herzinsuffizienten Patienten eine Erhöhung der Katecholaminspiegel im Plasma. Bei Felodipin war beispielsweise sogar eine Herabsetzung der Noradrenalin-Konzentration im Plasma von $5{,}34 \pm 1{,}11$ auf $4{,}01 \pm 1{,}14$ mMol/l zu verzeichnen (Kassis und Amtorp 1990).

Der im Hinblick auf eine eventuelle Wirksamkeit bei Patienten mit Herzinsuffizienz am meisten untersuchte vasoselektive Calciumantagonist der zweiten Generation ist Nisoldipin (Schofer et al. 1990, Rousseau et al. 1990). Dabei wurden ermutigende Ergebnisse erzielt: Es ergab sich nämlich eine Verbesserung von Herzindex und Schlagvolumenindex unter Belastung und gleichzeitig eine Erhöhung der zentralvenösen O_2-Sättigung sowie eine Herabsetzung des enddiastolischen Drucks. Diese Wirkungen waren nicht mit einer Veränderung der Herzfrequenz verbunden.

Wie verhält sich nun *Amlodipin* bei dieser Indikation? Rein theoretisch müßte die Substanz aus folgenden Gründen wirksam sein:

I. Sie verursacht ein langsam einsetzendes Absinken des arteriellen Drucks.
II. Von Amlodipin geht keine nennenswerte Anregung des sympathischen Nervensystems und des Renin-Angiotensin-Systems aus (siehe achtzehntes Kapitel).
III. Im therapeutischen Dosisbereich besitzt die Substanz keinen negativ inotropen Effekt (sechstes und siebtes Kapitel).
IV. Sie ist durch eine lang anhaltende Wirkung gekennzeichnet.
V. Gleichsam als Zugabe verlangsamt Amlodipin das Fortschreiten der Hypertrophie des Herzens (Picca und Pelosi 1992). Die kardiale Hypertrophie ist eine wichtige Komponente der Kaskade von Ereignissen, die schließlich zur Entstehung einer Herzinsuffizienz führen (Abb. 17.1).

Tabelle 17.1. Vasoselektivität der Calciumantagonisten aus der Dihydropyridingruppe

Calciumantagonist	Selektivität (Gefäße ÷ Myokard)
Nifedipin	20
Amlodipin	80
Nitrendipin	80
Felodipin	103

Unter Selektivität ist die Relation zwischen der Wirkung des betreffenden Calciumantagonisten auf den Gefäßapparat und seinem Effekt auf das Myokard zu verstehen (siehe Literaturverweise in Tabelle 8.4).

Konkrete Angaben über die Sicherheit einer Behandlung herzinsuffizienter Patienten mit Amlodipin werden von derzeit durchgeführten klinischen Prüfungen erwartet. In der Literatur wird jedoch bereits über Beobachtungen berichtet, die für eine Wirksamkeit von Amlodipin in solchen Fällen sprechen. So stellten Lund-Johansen et al. (1990) bei der Auswertung der Ergebnisse einer Langzeittherapie von Hochdruckpatienten mit Amlodipin fest, daß die Herabsetzung des peripheren Gefäßwiderstands mit einer *Steigerung der Herzleistung* vergesellschaftet war. Über das Fehlen einer negativ inotropen Wirkung unter Amlodipin wurde auch von anderen Untersuchern berichtet, zum Beispiel von Hogg et al. (1989). Im Rahmen einer Studie, bei der vor allem die hämodynamischen Wirkungen von Verapamil, Diltiazem und Amlodipin an Patienten mit koronarer Herzkrankheit verglichen werden sollten, von denen 90% an einer mehr oder weniger starken Ventrikelfunktionsstörung litten, erzielten Silke et al. (1990) mit täglich 20 mg Amlodipin folgende Ergebnisse:

I. Herabsetzung des systemischen Gefäßwiderstands,
II. Verminderung des pulmonalen Kapillardrucks und
III. Verbesserung der Leistung des linken Herzens.

Diese Resultate bringen in mancher Hinsicht eine Bestätigung der Befunde von Packer et al. (1991). Diese Autoren untersuchten die hämodynamischen und neurohumoralen Wirkungen von Amlodipin auf Patienten mit Herzinsuffizienz vom klinischen Schweregrad II und III und machten dabei folgende Beobachtungen:

I. statistisch signifikante Zunahme der Gesamtdauer der Belastbarkeit und der Belastungsfähigkeit;
II. Trend zur Erhöhung der Auswurffraktion, insbesondere bei gleichzeitiger Verabreichung eines ACE-Hemmers;
III. signifikantes Absinken des Noradrenalinspiegels im Plasma (von 344 auf 249 pg/ml innerhalb einer achtwöchigen Behandlung) im Vergleich zu einer Plazebogruppe (Anstieg von 391 auf 421 pg/ml im gleichen Zeitraum);
IV. Besserung der Lebensqualität mit einer signifikanten Verringerung von Atemnot und Ermüdung unter Belastung.

Es gibt also gute Gründe für die Ungeduld, mit der die Resultate einer umfassenden klinischen Prüfung erwartet werden, die speziell auf die Beantwortung der Frage ausgerichtet ist, ob dieser vasoselektive Calciumantagonist mit seiner langen Wirkungsdauer eine erfolgreiche Behandlung von Patienten mit Herzinsuffizienz ermöglicht.

Pharmakokinetik von Amlodipin bei Patienten mit Herzinsuffizienz

Wenn die Verwendung von Amlodipin bei der Behandlung der Herzinsuffizienz in Betracht kommt, muß natürlich festgestellt werden, ob die Substanz auch unter diesen Bedingungen eine lange Halbwertzeit im Plasma besitzt. Eine solche Untersuchung wurde erfreulicherweise bereits durchgeführt (Jain et al. 1992). Die hierbei erzielten Ergebnisse lassen erkennen, daß die Halbwertzeit im Plasma unverändert bleibt (52,1 Stunden nach oraler Gabe von 2,5 mg an Patienten mit Herzinsuffizienz vom klinischen Schweregrad I–III nach der Einteilung der New York Heart Association). Demnach erfährt die Pharmakokinetik von Amlodipin unter den Bedingungen einer Herzinsuffizienz keine Veränderung. Da Amlodipin den Digoxinstoffwechsel nicht beeinflußt (neuntes Kapitel), spricht nichts gegen die gleichzeitige Verabreichung dieser beiden Substanzen. Dies ist insofern von Bedeutung, als der Stoffwechsel der Herzglykoside durch manche Calciumantagonisten dergestalt verändert wird, daß es zu erhöhten Plasmaspiegeln und den damit verbundenen toxischen Nebenwirkungen kommt (siehe siebtes Kapitel). Verapamil verhindert zum Beispiel die tubuläre Sekretion von Digoxin, was zu einem signifikanten Anstieg des Plasmaspiegels dieser Substanz führt (Klein et al. 1982). Die gleiche Erscheinung war auch unter Diltiazem zu beobachten, wenn auch in geringerem Umfang (Kuhlmann 1985). Nifedipin verursacht eine ähnliche Wirkung, wobei die 15%ige Zunahme der Plasmakonzentration hier auf eine verlangsamte Clearance durch die Leber zurückzuführen ist (Belz et al. 1983). Felodipin macht da keine Ausnahme. Unter dieser Substanz wurde regelmäßig eine Anhebung des Digoxinplasmaspiegels um 40% festgestellt (Rehnqvist 1987).

Zusammenfassung

1. Die Herzinsuffizienz ist durch eine komplexe Pathophysiologie gekennzeichnet.
2. Folgende Faktoren sind an der Entstehung dieses Zustands beteiligt:
   a) Beeinträchtigung der Kontraktionskraft der Myozyten,
   b) Funktionsstörungen in der Systole und in der Diastole,
   c) Verlust der intrazellulären Ca^{2+}-Homöostase,
   d) übermäßige Aktivierung des sympathischen Nervensystems und des Renin-Angiotensin-Systems und
   e) überschießende Sekretion von Noradrenalin, Vasopressin, Aldosteron, Prostacyclin und Endothelin-1.
3. Calciumantagonisten, welche die Funktion der Barorezeptoren wiederherstellen und weder das sympathische Nervensystem noch das Renin-Angiotensin-System stimulieren, könnten unter solchen Bedingungen zur Verminderung der Nachlast eingesetzt werden.

250 Calciumantagonisten und die Herzinsuffizienz

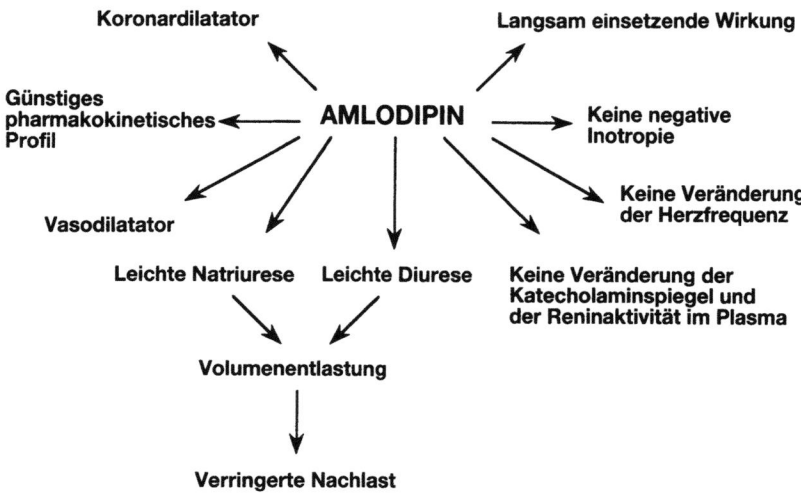

Abb. 17.4. Eigenschaften von Amlodipin, welche die Verwendung dieser Substanz zur Nachlastreduktion bei herzinsuffizienten Patienten rechtfertigen könnten

4. Amlodipin könnte sich hier aus folgenden Gründen als wirksam erweisen (Abb. 17.4):
   a) Die Substanz ist vasoselektiv.
   b) Sie hat eine lange Halbwertzeit.
   c) Im Gegensatz zu vielen anderen vasoselektiven Calciumantagonisten wie Felodipin, löst sie keine signifikante Zunahme der Renin-Aktivität im Plasma aus und verursacht auch keine Stimulierung des neurohumoralen Systems.
   d) Der Stoffwechsel der Herzglykoside erfährt unter Amlodipin keine Veränderung.
5. Bei Überlegungen zur Verwendbarkeit eines Pharmakons bei der Behandlung der Herzinsuffizienz spielt die Wirkung des betreffenden The-

Tabelle 17.2. Eigenschaften von Calciumantagonisten bei der Behandlung von Patienten mit Herzinsuffizienz

Calcium-antagonist	Herz-frequenz	Noradrenalin im Plasma	Renin-Angio-tensin II-Aktivität im Plasma	Negative Inotropie
Nifedipin	↑	↑	↑	+ +
Amlodipin	0	0	0	0
Felodipin	↑	↑	↑	0

Diese Vergleiche beruhen auf Beobachtungen nach Verabreichung therapeutischer Dosen der genannten Präparate.

rapeutikums auf das neruohumorale System eine entscheidende Rolle. Eine negative Inotropie ist nicht wünschenswert. Diese Faktoren müssen auch im Zusammenhang mit einer eventuellen Anwendung von Calciumantagonisten bei der Behandlung von Patienten mit Herzinsuffizienz Berücksichtigung finden (Tabelle 17.2).

Kapitel 18

Nebenwirkungen der Behandlung mit Calciumantagonisten: Verhält sich Amlodipin anders?

„*Je größer die Ignoranz, um so größer der Dogmatismus.*"
Sir WILLIAM OSLER, Medical Journal of Montreal, 1902

In Utopien würde es keine Herz-Kreislauf-Krankheiten geben. Und wenn es welche gäbe, würden Heilmittel entwickelt werden, die keinerlei nennenswerte Nebenwirkungen verursachen. Aber leider ist schon der Begriff „Utopien", so attraktiv er ist, der Phantasie entsprungen. Das gleiche gilt für die Wahrscheinlichkeit, daß jemals wirksame Therapeutika entstehen, die keinerlei Begleiteffekte hervorrufen. In Wirklichkeit müssen sich die Ärzte schon jahrhundertelang mit Nebenwirkungen nützlicher Medikamente auseinandersetzen. So wurden beispielsweise die von Digitalis hervorgerufenen Nebenwirkungen (Übelkeit, Erbrechen und Diarrhoe) schon bei der Einführung dieser Substanz vor über 200 Jahren beschrieben. Trotzdem wird Digoxin auch heute noch verwendet. In neuerer Zeit gilt der von ACE-Hemmern ausgelöste Husten als unerwünschter und unangenehmer Begleiteffekt dieser Therapie, der wahrscheinlich auf die Erhöhung der Plasmaspiegel des hochwirksamen Bronchokonstriktors Thromboxan A_2 zurückzuführen ist (Naomi et al. 1992). Das gleiche gilt für die bronchospastische Wirkung der β-Rezeptorenblocker. Aber auch diese Pharmaka finden weitgehend Verwendung. In manchen Fällen sind Arzneimittelnebenwirkungen wie Hautreizungen, Apathie, Kopfschmerzen und Schlafstörungen so schwerwiegend und werden als so unerträglich empfunden, daß die betreffende Medikation abgesetzt werden muß. Die Existenz von Nebenwirkungen läßt sich also nicht einfach ignorieren und muß auch bei den Calciumantagonisten in Betracht gezogen werden. Im Rahmen der vorliegenden Monographie sind folgende Fragen zu beantworten:

I. Verursachen Calciumantagonisten unerwünschte Nebenwirkungen?
II. Ist das Nebenwirkungsprofil von Substanz zu Substanz verschieden? Unterscheidet sich Amlodipin in dieser Hinsicht von anderen vasoselektiven Calciumantagonisten?

Worin besteht eine Nebenwirkung?

Bevor wir die Nebenwirkungen derzeit verfügbarer Calciumantagonisten wie Amlodipin miteinander vergleichen, ist dieser Begriff eindeutig zu de-

Tabelle 18.1. Vergleich der Wirkung einer Behandlung mit Hydrochlorothiazid (HCTZ) und Amlodipin auf die Cholesterin- und Triglyzeridspiegel im Plasma. (Aus Osterloh 1989)

Lipid	Behandlung (Veränderung in %)		
	Plazebo	HCTZ	Amlodipin
Gesamtcholesterin	−2,4	+4,4	−2,2
Gesamttriglyzeride	−1,9	+6,7	−1,9

Die Ergebnisse sind als prozentuale Veränderung ausgedrückt und auf die mittleren Ausgangswerte bezogen.

finieren. Im Rahmen unserer Überlegungen ist unter einer Nebenwirkung *„eine Reaktion zu verstehen, die nicht Teil der erwünschten Wirkung ist"*. So ist es zum Beispiel kaum vorstellbar, daß der von ACE-Hemmern hervorgerufene Husten zu der mit diesen Medikamenten angestrebten Blutdrucksenkung beiträgt. Auch die von manchen β-Blockern verursachten Schlafstörungen tragen nicht dazu bei, daß das Therapieziel (Blutdrucksenkung, Besserung der Angina pectoris oder Verminderung der Mortalität nach Myokardinfarkt) erreicht wird. Manchmal ist sogar ein verändertes biochemisches Profil des Plasmas als Nebenwirkung zu beobachten, beispielsweise eine Veränderung der Plasmalipidspiegel unter Hydrochlorothiazid (HCTZ) (Tabelle 18.1) oder eine Erhöhung der Noradrenalinkonzentration im Plasma bei der Behandlung mit manchen Calciumantagonisten (zum Beispiel Tabelle 18.5).

Im allgemeinen lassen sich Begleiteffekte therapeutisch wertvoller Medikamente als Wirkungen beschreiben, die

I. gewöhnlich unerwünscht sind,
II. keinen Beitrag zur angestrebten Wirkung leisten und
III. von der Dosierung der betreffenden Substanz abhängen.

Nebenwirkungen der ersten Generation von Calciumantagonisten (Verapamil, Nifedipin und Diltiazem)

Die wichtigsten Nebenwirkungen dieser Substanzen sind in Tabelle 18.2 aufgelistet. Zwei Fakten sind hier festzuhalten:

I. Die Nebenwirkungen sind von Substanz zu Substanz verschieden. So ist beispielsweise Obstipation eine wichtige Nebenwirkung von Verapamil, kommt aber bei Nifedipin überhaupt nicht vor.
II. Knöchelödeme sind bei allen Substanzen zu beobachten und gelten daher als Nebenwirkung der gesamten Stoffklasse, obwohl sie bei manchen Substanzen nicht so stark ausgeprägt sind (siehe die folgenden Ausführungen über Nifedipin).

Tabelle 18.2. Nebenwirkungen der Prototypen der Calciumantagonisten. (Aus Opie 1990, Krakoff et al. 1990, Gueret et al. 1990 und Hosie et al. 1992)

Nebenwirkung	Calciumantagonist		
	Verapamil (%)	Nifedipin (%)	Diltiazem (%)
Gesichtsrötung	6,7	6–25	0–3
Kopfschmerzen	6	1–34	4–9
Tachykardie	0	<25	0
Schwindel	7	3–12	6–7
Obstipation	34	0	4
Knöchelödem	6	7–22	6–10

Man beachte, wie häufig es unter Nifedipin zu Tachykardie kommt.

Viele der in Tabelle 18.2 aufgeführten Nebenwirkungen wie Flush-Symptome, Kopfschmerzen und Knöchelödem hängen offenbar mit der von Calciumantagonisten ausgehenden, peripheren Gefäßerweiterung zusammen. Das Knöchelödem ist als lokale Erscheinung von besonderem Interesse. Seine Ursache konnte noch nicht ganz geklärt werden. Generalisierte Flüssigkeitsretention und Herzinsuffizienz scheiden aber als Ursachen aus. Möglicherweise ist der Grund für diese Erscheinung in einer präkapillaren Vasodilatation infolge einer Venenerweiterung zu suchen (Gustafsson 1987).

Verapamil: Obstipation ist ohne Zweifel die unangenehmste Nebenwirkung dieser Substanz. Bei Verabreichung von ca. 400 mg/die klagen mehr als 60% aller Patienten über diesen Begleiteffekt (Pepine et al. 1983). Kopfschmerzen, Schwindelgefühle und Gesichtsrötung (Tabelle 18.2) treten relativ häufig auf und lassen sich eindeutig auf die gefäßerweiternde Wirkung dieser Substanz zurückführen. In seltenen Fällen kommt es zu Hepatotoxizität (Brodsky et al. 1981), gelegentlich zu Hautausschlag (Subramanian 1983).

Zwei weitere Aspekte des pharmakologischen Profils von Verapamil sind hier noch zu erwähnen, obwohl sie nicht unbedingt zu diesem Thema gehören. Es handelt sich darum, daß Verapamil ein nicht selektiver Calciumantagonist ist und damit sowohl im Myokard und den Bahnen der AV-Überleitung als auch im Gefäßapparat auf Ca^{2+}-Kanäle vom L-Typ einwirkt (Nayler 1988). Unter gewissen Umständen wäre die daraus resultierende negative Inotropie und die Verlangsamung der Herzfrequenz als unerwünschte Nebenwirkung zu betrachten. Patienten mit Sick-Sinus-Syndrom oder Herzinsuffizienz werden eine solche Nebenwirkung sicher nicht begrüßen.

Diltiazem: Dieser Calciumantagonist soll bei Verabreichung niedriger Dosen „außerordentlich gut verträglich" sein (Lindenberg et al. 1983). Daraus ist zu schließen, daß Diltiazem ein schwaches Nebenwirkungsprofil besitzt. Bei den jetzt empfohlenen hohen Dosierungen (360 mg/die), werden allmählich Nebenwirkungen beobachtet, die mit den Begleiteffekten von Verapamil vergleichbar sind. Knöchelödem, Obstipation, Schwindelerscheinungen und Kopfschmerzen (Prida et al. 1987, Moser 1987, Pool et al. 1986) sind zuweilen so stark ausgeprägt, daß ein Absetzen der Medikation erforderlich wird.

Nifedipin: Bei dieser Substanz sind die Nebenwirkungen in erster Linie auf ihre peripher vasodilatatorische Aktivität und auf das plötzliche Zustandekommen dieser gefäßerweiternden Wirkung zurückzuführen. Akut werden Flush-Symptome, Schwindel und Tachykardie beobachtet. Die Tachykardie ist offenbar reflektorisch bedingt und ist dem plötzlichen, mit einem Anstieg der Katecholaminspiegel im Plasma verbundenen Blutdruckabfall zuzuschreiben (Tabelle 18.5). Zu den chronischen Wirkungen gehören Kopfschmerzen und hartnäckiges Knöchelödem. Wie bei Verapamil und Diltiazem hängt das Knöchelödem hauptsächlich mit einer Erweiterung der kleinsten Blutgefäße zusammen (Gustafsson et al. 1988). Die Häufigkeit dieser unangenehmen Nebenwirkung konnte bei Nifedipin auch durch Einführung einer Depot- und Retardform nicht reduziert werden. Nach Gueret et al. (1990) kam es bei Patienten mit leichter Hypertonie unter der retardierten Form in 15 von 68 Fällen zu diesem Begleiteffekt (22%). Hosie et al. (1992) registrierten Knöchelödeme bei Verabreichung der Retardform in 14% aller Fälle. Im Rahmen einer multizentrischen Studie kam Nifedipin als GITS-Präparat (GITS = gastrointestinal therapeutic system) bei Patienten mit leichtem bis mäßig schwerem Bluthochdruck zur Anwendung. Hier traten Knöchelödeme bei 8–16% der 1155 in die Prüfung aufgenommenen Patienten auf (Krakoff et al. 1990) und ca. 10% schieden aus diesem Grund aus der Studie aus. Ein so hoher Prozentsatz von Therapieabbrüchen ist bei Nifedipin nichts Ungewöhnliches. So kam es zum Beispiel in einer anderen größeren Studie (Marley 1989) unter Nifedipin Tabletten in 14% aller Fälle zum Absetzen der Medikation. Über Nebenwirkungen wie Knöchelödem kann man bei einer Behandlung mit Nifedipin also nicht einfach hinwegsehen. Besonders zu beachten ist hierbei, daß diese Nebenwirkungen auch bei den neuen Arzneiformen von Nifedipin auftreten. Ein weiterer und ebenso unerwünschter Begleiteffekt dieser Substanz ist die Anhebung der Reninaktivität im Plasma (Bauer und Reams 1987, Romero et al. 1987).

Die Nebenwirkungen von Nifedipin und anderer Dihydropyridintyp-Calciumantagonisten mit kurzer Wirkungsdauer sind dosisabhängig und zum Teil den raschen Veränderungen der Plasmaspiegel dieser Substanzen und ihren hohen Gipfelkonzentrationen zuzuschreiben (Kleinbloesem et al. 1987, Mroczek et al. 1988).

Tabelle 18.3. Nebenwirkungsprofil von Nisoldipin im Vergleich zu einem Plazebo. (Aus Opie 1990)

Nebenwirkung	Plazebo (n=32)	Nisoldipin (n=32)
Kopfschmerzen	7,3	12,5
Flush-Symptome	3,5	9,0
Knöchelödem	2,8	6,5
Apathie	3,0	2,0
Schwindel	1,0	1,5
Obstipation/Übelkeit	1,2	0,5

n ist die Zahl der Patienten in der jeweiligen Behandlungsgruppe. Die übrigen Zahlenangaben beziehen sich auf die Häufigkeit von Nebenwirkungen bei den 32 Patienten.

Nebenwirkungen von Calciumantagonisten der zweiten Generation

Die Calciumantagonisten der zweiten Generation verursachen ebenfalls Nebenwirkungen, die in vielen Fällen mit den Begleiteffekten der ersten Generation dieser Pharmaka (Verapamil, Nifedipin und Diltiazem) vergleichbar sind.

Unter *Nisoldipin* (Tabelle 18.3) kommt es zu Kopfschmerzen, Gesichtsrötung und Knöchelödem. Ebenso wie der Prototyp dieser Gruppe (Nifedipin), ruft diese Substanz keine signifikante Obstipation hervor. Auch *Isradipin* verursacht Knöchelödem und Gesichtsrötung. Das gleiche gilt für *Felodipin*. Hier ist das Knöchelödem aber häufig stärker ausgeprägt.

Hinweise auf die Häufigkeit unerwünschter Begleiteffekte von Calciumantagonisten der zweiten Generation sind einer ganzen Reihe neuerer klinischer Prüfungen zu entnehmen. Unter *Isradipin* in seiner retardierten Form wurden in der Studie von Holmes und Moullet (1992) in 28 % aller Fälle unerwünschte Nebenwirkungen angegeben. Am häufigsten handelte es sich um Kopfschmerzen und Gesichtsrötung. In diese Studie waren 191 Patienten aufgenommen worden. In einer Vergleichsuntersuchung, in der 189 Patienten die Retardform erhielten, war beinahe dieselbe Häufigkeit von Nebenwirkungen zu verzeichnen (23 %). Hier klagten die meisten Patienten über Kopfschmerzen und periphere Ödeme (Holmes und Moullet 1992). Die Prüfung von Isradipin auf Wirksamkeit und Nebenwirkungsprofil brachte ähnliche Ergebnisse. Eine Vielzahl solcher Befunde wurde kürzlich von Miller zusammengestellt (Miller 1991). Aus dieser Übersichtsarbeit ist zu ersehen, daß bei 934 kurzfristig mit Isradipin unter Doppelblind-Bedingungen behandelten Hochdruckpatienten Kopfschmerzen (13,7 %), Schwindel (über 7 %) und Ödem (7 %) die häufigsten Begleiteffekte waren. Bei der Langzeittherapie (bis zu zwei Jahre) kam es sogar in 18 % aller Fälle zur Kopfschmerzen und in 13 % zu Schwindelgefühlen. Knöchelödeme waren häufiger festzustellen, nämlich bei über 18 % aller Patienten. Bei einer Behandlung mit Isradipin sind also Kopfschmerzen, Knöchelödem und Schwindel selbst nach zwei Jahren nach wie vor häufige Begleiterscheinungen.

Weitere Angaben über die Häufigkeit von Nebenwirkungen unter Calciumantagonisten stammen von zahlreichen Studien mit Felodipin. Hier kommen Begleiteffekte wie Knöchelödem und Kopfschmerzen nicht zum Verschwinden, wenn retardierte Formen eingesetzt werden, um die bei nicht retardierten Präparaten auftretenden Spitzenkonzentrationen im Plasma zu vermeiden (Hedner et al. 1987). In einer multizentrischen Studie an 151 Patienten aus zwölf Prüfzentren unterbrachen 17 Patienten die Behandlung wegen Nebenwirkungen. Dabei handelte es sich hauptsächlich um Kopfschmerzen und Knöchelödem (Liedholm und Melander 1989). Ähnliche Ergebnisse (Tabelle 18.7) erzielten Wester et al. (1991) ebenfalls mit Felodipin Retard. Hier wurde am häufigsten über periphere Ödeme geklagt. 14 der 44 mit 20 mg Felodipin Retard behandelten Patienten waren davon betroffen. Dies entspricht einer Nebenwirkungsquote von ca. 30% bei dieser Dosierung! Selbst bei Verabreichung von 10 mg kam es noch bei 11 der 44 Patienten zu einem peripheren Ödem. Dieser unangenehme Begleiteffekt tritt also sehr häufig auf. Kopfschmerzen wurden ebenfalls häufig angegeben, und zwar von beinahe der Hälfte der mit 10 mg Felodipin Retard behandelten Patienten (Wester et al. 1991).

Aus diesen Beobachtungen kann eine Reihe von Schlußfolgerungen gezogen werden:

I. Durch die Verwendung von Retardformen wird die Nebenwirkungshäufigkeit bei diesen Substanzen nicht unbedingt reduziert.

II. Die Art der Begleiteffekte kann davon abhängig sein, ob die nicht retardierte Arzneiform oder die Retardform einer Substanz zur Anwendung kommt.

III. Nisoldipin, Felodipin und Isradipin verursachen eindeutig nachgewiesene Nebenwirkungen wie Kopfschmerzen, Schwindel und Knöchelödem. Bei Felodipin treten Knöchelödeme in Verbindung mit Kopfschmerzen besonders häufig auf, auch bei Verabreichung der Retardform (Wester et al. 1991). Dieses Nebenwirkungsprofil ist offenbar ein Merkmal von Felodipin und läßt sich nicht einfach mit Schwankungen der Plasmakonzentration erklären.

Amlodipin: Das Nebenwirkungsprofil von Amlodipin wurde gründlich geprüft, oft im Rahmen einer Behandlung mit täglich 5–10 mg über einen Zeitraum von über sechs Monaten (Osterloh 1989, 1991, Circo et al. 1992, Höfling et al. 1991, Heynen 1992). In den Studien, die von Osterloh beschrieben wurden, traten bei 29,8% der 1775 mit Amlodipin behandelten Patienten Nebenwirkungen auf. In der Plazebogruppe (1213 Fälle) lag die Nebenwirkungshäufigkeit bei 22,1%. Dies läßt darauf schließen, daß Amlodipin ein ziemlich günstiges Nebenwirkungsprofil aufweist. Wie aus Tabelle 18.4 zu ersehen ist, ist der Unterschied zwischen der Nebenwirkungs-

Tabelle 18.4. Nebenwirkungsprofil von Amlodipin im Vergleich zu Plazebo. (Aus Osterloh 1989)

Nebenwirkung (%)	Amlodipin (n = 1775)	Plazebo (n = 1213)	Signifikanzgrad
Knöchelödem	9,8	2,3	p < 0,001
Kopfschmerzen	8,1	8,1	n.s.
Schwindel	3,0	3,4	n.s.
Übelkeit	2,8	1,9	n.s.
Flush-Symptome	2,4	0,5	p < 0,001
Therapieabbruch wegen Nebenwirkungen	1,1	0,7	n.s.

n.s. = nicht signifikant bei $p \geq 0,10$.
Die in dieser Studie beobachtete Häufigkeit von Nebenwirkungen stimmt mit den Angaben von Varrone et al. (1991), Langdon (1991), Heynen (1992), Circo et al. (1992) und Höfling et al. (1991) überein.

quote bei Verum und Plazebo in erster Linie auf das Auftreten von Ödemen unter Amlodipin zurückzuführen. Nach Osterloh (1989) und vielen anderen Untersuchern kommt es unter diesem Präparat jedoch lediglich zu leichten Ödemen, die nur selten ein Absetzen der Medikation erforderlich machen. Nimmt man alle von Osterloh beschriebenen Fälle zusammen (2573 Patienten), so zeigt sich, daß nur in 2% aller Fälle ein Therapieabbruch zu verzeichnen war. Dieser Wert liegt weit unter den entsprechenden Angaben für Felodipin (11% in der Studie von Wester et al. (1991), 23% in der Studie von Hammond (1992) und 17% in der Studie von Liedholm und Melander (1989). Unter Amlodipin kam es auch seltener zu Therapieabbrüchen als unter Nifedipin Tabletten (bis zu 14% bei insgesamt knapp 4000 Patienten) (Marley 1989).

Obstipation ist keine Nebenwirkung von Amlodipin, gilt jedoch als häufiger Begleiteffekt von Verapamil und in geringerem Maße auch von Diltiazem (Tabelle 18.2).

Die Angaben von Osterloh und Langdon über die Geringfügigkeit der Nebenwirkungen unter Amlodipin werden in vielen anderen klinischen Arbeiten bestätigt. In der Studie von Varrone et al. (1991) wurden Patienten aus 36 Prüfzentren und 873 Patientenmonate zusammengefaßt. Bei dieser Untersuchung wird Ödem als häufigster Begleiteffekt angegeben (13,8%). In 91% aller Fälle war die Verträglichkeit des Präparates „ausgezeichnet oder gut". Zwischen älteren und jüngeren Patienten war kein wesentlicher Unterschied zu erkennen. Ähnliche Befunde wurden bei einer Population von über 4000 Patienten in der allgemeinmedizinischen Praxis erhoben (Langdon 1991b). Hier klagten 1,1% der Patienten über Übelkeit, 2,1% über Schwindel und nur 5,6% über Ödem. Im Vergleich zu den Angaben über Isradipin oder Felodipin haben wir es hier mit einer sehr niedrigen Nebenwirkungsquote zu tun.

Amlodipin unterscheidet sich in mancher Hinsicht von anderen Calciumantagonisten aus der Dihydropyridin-Gruppe (zum Beispiel von Nifedipin). Einer dieser Unterschiede besteht darin, daß der blutdrucksenkende Effekt dieser Substanz bei der Behandlung der Hypertonie *nicht mit einer nennenswerten Reflextachykardie verbunden ist* (Estrada et al. 1991, Hernandez et al. 1991, Varrone et al. 1991). Tachykardie findet sich also nicht unter den in Tabelle 18.4 aufgeführten Nebenwirkungen von Amlodipin, während dieser unangenehme Begleiteffekt unter Nifedipin relativ häufig auftritt (Tabelle 18.2). Warum Amlodipin den Blutdruck zu senken vermag, ohne eine signifikante, reflektorisch bedingte Beschleunigung der Herzfrequenz auszulösen, läßt sich leicht erklären. Folgende Umstände spielen dabei eine Rolle:

I. Nach der oralen Gabe gelangt Amlodipin nur langsam in den Kreislauf. Dadurch kann es nicht zu einem plötzlichen Anstieg der Plasmakonzentration kommen (siebtes Kapitel) und ebensowenig zu einer plötzlichen Vasodilatation, die zu einer Reflextachykardie führen könnte.
II. Amlodipin wird an seinen Rezeptor nur langsam gebunden. Auch dies führt zwangsläufig zu einem allmählichen Einsetzen der Wirkung. Für eine Einstellung der Barorezeptoren bleibt damit genügend Zeit.
III. In gewissem Maße kann die geringe Nebenwirkungshäufigkeit von Amlodipin auch darauf zurückzuführen sein, daß die Substanz neben der primären Wechselwirkung mit den Dihydropyridin-Bindungsstellen auch in der Lage ist, im Ca^{2+}-Kanal-Komplex mit den Bindungsstellen für Verapamil und Diltiazem in Wechselwirkung zu treten (sechstes Kapitel). Theoretisch könnte sie dadurch eine schwach ausgeprägte, aber wertvolle Hemmwirkung auf die AV-Überleitung ausüben, die normalerweise keine Rolle spielt (Vetrovec et al. 1991), bei überschießender Aktivierung des sympathischen Nervensystems aber durchaus von Belang sein kann. Solche Verhältnisse können bei einem plötzlichen Blutdruckabfall herrschen. Andererseits ist ein solcher Vorgang unter Amlodipin wegen der langsam einsetzenden Wirkung dieses Pharmakons kaum vorstellbar.
IV. Der vierte Grund für das günstige Nebenwirkungsprofil von Amlodipin ist in der langen Plasmahalbwertzeit dieser Substanz zu suchen. Durch diese Eigenschaft ist ein konstanter Plasmaspiegel gewährleistet, im Gegensatz zu den erheblichen Schwankungen dieses Parameters bei den Prototypen der Calciumantagonisten.

Das Fehlen einer signifikanten Beschleunigung der Herzfrequenz ist nicht der einzige interessante Aspekt im Nebenwirkungsprofil von Amlodipin. Im Gegensatz zu vielen anderen Calciumantagonisten verursacht diese Substanz nämlich bei der Behandlung der Hypertonie keine Stimulierung des sympathischen Nervensystems und des Renin-Angiotensin-Systems, wenn sie oral in Dosen verabreicht wird, die den arteriellen Druck herab-

Tabelle 18.5. Wirkung von Amlodipin und anderer Calciumantagonisten auf das Renin-Angiotensin-System im Plasma. (Aus Opie 1991, Abernethy et al. 1990 und Ishikawa et al. 1992)

Calciumantagonist	Reninaktivität im Plasma	Noradrenalinspiegel im Plasma
Calciumantagonisten der ersten Generation		
Diltiazem	Keine Veränderung	Erhöhung
Nifedipin	Zunahme	Erhöhung
Verapamil	Keine Veränderung	Erhöhung
Calciumantagonisten der zweiten Generation		
Amlodipin	Keine Veränderung	Keine Veränderung
Felodipin	Zunahme	Erhöhung
Nisoldipin	Keine Veränderung/Zunahme	Erhöhung
Manidipin	Zunahme	Erhöhung

setzen. Die Reninaktivität und die Noradrenalinspiegel im Plasma bleiben also trotz der Blutdrucksenkung weitgehend unverändert (Abernethy et al. 1988, 1990, Reams et al. 1987, Leonetti et al. 1991). Unter diesen Bedingungen rufen viele Calciumantagonisten wie Felodipin und das erst kürzlich entwickelte, langsam wirkende Manidipin (Tabelle 18.5) eine Erhöhung der Noradrenalinkonzentrationen und der Reninaktivität im Plasma hervor. Wenn es bei einer Behandlung mit Calciumantagonisten zu einer Anhebung des Noradrenalinplasmaspiegels kommt, zum Beispiel bei Felodipin (Leenen und Holliwell 1992), beruht diese Erscheinung auf komplexen Wirkungsmechanismen und kann mit einer reflektorisch bedingten Aktivierung des sympathischen Nervensystems einhergehen. Bemerkenswerterweise ist bei Felodipin die Erhöhung der Katecholaminspiegel im Plasma nach einjähriger Behandlung immer noch zu beobachten. Damit wird auch verständlich, warum dieser Calciumantagonist bei der Behandlung der Linksherzhypertrophie von Hochdruckpatienten nicht besonders erfolgreich ist (Leenen und Holliwell 1992). In diesem Zusammenhang sei erwähnt, daß es bei Patienten mit Herzinsuffizienz unter Felodipin zu einer Besserung des neurohumoralen Profils kommen kann. Eine solche Besserung ist an einem geringfügigen Absinken des Noradrenalinspiegels im Plasma zu erkennen (Kassis und Amtorp 1990). Man darf also nicht außer acht lassen, daß das Nebenwirkungsprofil jedes Therapeutikums von den pathologischen Verhältnissen abhängig ist, zu deren Behandlung es eingesetzt wird.

Der Umstand, daß Amlodipin in Dosen, die eine Blutdrucksenkung hervorrufen, weder das adrenerge noch das Renin-Angiotensin-System anregt, ist fast sicher auf die langsam einsetzende Wirkung und den konstanten Plasmaspiegel dieser Substanz zurückzuführen. Es gibt aber noch andere interessante Aspekte des biochemischen Nebenwirkungsprofils dieses Pharmakons:

Tabelle 18.6. Vergleich zwischen dem biochemischen Nebenwirkungsprofil von Amlodipin und Hydrochlorothiazid (HCTZ). (Aus Osterloh 1989)

Labortest	Veränderung Amlodipin	Häufigkeit (%)	HCTZ	Signifikanzgrad
Plasmaspiegel von				
Kreatinin	Erhöhung	1,6	7,4	<0,05
Harnsäure	Erhöhung	2,2	30,5	<0,001
Kalium	Abnahme	1,6	27,4	<0,001
Nüchternblutzucker	Erhöhung	6,5	9,5	n.s.

185 Patienten erhielten Amlodipin und 95 wurden mit HCTZ behandelt.
Die p-Werte beziehen sich auf den Signifikanzgrad des Unterschiedes zwischen den beiden Behandlungsgruppen. Man beachte das im Vergleich zu HCTZ günstigebiochemische Nebenwirkungsprofil von Amlodipin. Diese Substanz verursacht keine signifikanten Veränderungen der Kalium- und Harnsäurespiegel im Plasma.

I. Amlodipin verursacht keine Veränderung der Cholesterin- und Triglyzeridspiegel im Serum und erhöht gegebenenfalls sogar die Relation HDL/Gesamtcholesterin (Caponnetto et al. 1991). Dies im Gegensatz zur Anhebung der Plasmakonzentrationen von Cholesterin und Triglyzeriden unter einer Behandlung mit β-Blockern oder Thiazid-Diuretika (Tabelle 18.1, Osterloh 1989).
II. Die Serumspiegel von Kalium, Harnsäure und Kreatinin sowie der Nüchternblutzuckerwert erfahren unter Amlodipin nur eine unerhebliche Veränderung.

Aus biochemischer Sicht haben wir es bei Amlodipin demnach mit einem „benutzerfreundlichen" Medikament zu tun.

Therapieabbrüche wegen Nebenwirkungen

Zur Beantwortung der Frage, ob der Verwendung eines Arzneimittels durch sein Nebenwirkungsprofil Grenzen gesetzt sind oder ob eine Behandlung mit der betreffenden Substanz unangenehm und schwierig ist, stellt man vielleicht am besten die Zahl von Therapieabbrüchen fest oder noch besser den prozentualen Anteil von Patienten, die wegen inakzeptabler Begleiteffekte aus der Behandlung genommen wurden. In einer kürzlich durchgeführten Untersuchung wurde die Häufigkeit von Therapieabbrüchen bei Verabreichung von einmal täglich 5 mg Amlodipin mit dem prozentualen Anteil von Patienten verglichen, die eine Behandlung mit einmal täglich 10 mg Felodipin Retard, zweimal täglich 20 mg Nifedipin Retard oder mit 20 mg/die Nitrendipin abgebrochen hatten (Heynen 1992, Waeber et al. 1991). Die nach einer vierwöchigen Behandlung erzielten Ergebnisse sind in Abb. 18.1 veranschaulicht. Weitere Angaben über die

262 Nebenwirkungen der Behandlung mit Calciumantagonisten

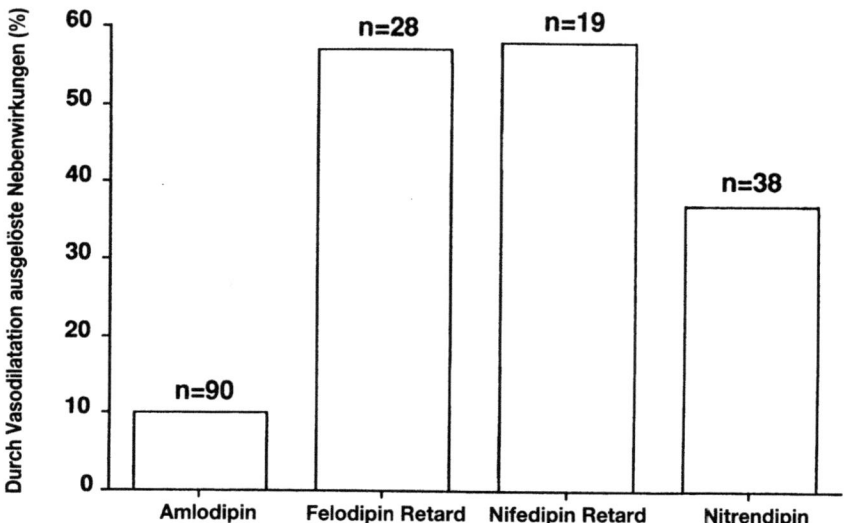

Abb. 18.1. Prozentualer Anteil von Patienten, die eine vierwöchige Behandlung mit Amlodipin (5 mg/die), Felodipin Retard (10 mg/die), Nifedipin Retard (zweimal täglich 20 mg) oder Nitrendipin (20 mg/die) abbrachen. Mit allen Dosierungen wurde die gleiche blutdrucksenkende Wirkung erzielt (Norvasc-Symposium 1990; n = Zahl der in der jeweiligen Studie behandelten Patienten)

Häufigkeit, mit der eine Amlodipin-Behandlung wegen ungünstiger oder unerwünschter Nebenwirkungen abgesetzt wurde, sind Tabelle 18.4 zu entnehmen. Diese Daten deuten ohne Frage darauf hin, daß Amlodipin kaum erhebliche Nebenwirkungen verursacht. Da mit den in der oben genannten Studie verwendeten Dosen eine vergleichbare Blutdrucksenkung erzielt wurde, könnte man zu der Schlußfolgerung kommen, daß Calciumantagonisten mit sofort einsetzender und stark ausgeprägter vasodilatatorischer Wirkung (Felodipin, Nifedipin und Nitrendipin) weniger gut verträglich sind. Für diese Schlußfolgerung sprechen auch die Angaben über die Häufigkeit von Begleiteffekten, die nach nur dreitägiger Behandlung im Gefolge dieser Gefäßerweiterung entstanden (Kopfschmerzen, Flush-Symptome und Herzklopfen). Zu solchen Erscheinungen kam es in 10% der mit Amlodipin behandelten Fälle und bei 57%, 58% sowie 37% der Patienten, die Felodipin Retard, Nifedipin Retard bzw. Nitrendipin erhalten hatten (Abb. 18.2). Ein weiterer Hinweis auf einen Zusammenhang zwischen einem günstigen Nebenwirkungsprofil und einem langsamen Einsetzen der Wirkung sind auch die Ergebnisse einer Studie neueren Datums mit Manidipin, einem anderen langsam wirkenden Calciumantagonisten. Bei dieser Untersuchung mußten nur fünf von 164 Hochdruckpatienten wegen Nebenwirkungen (Kopfschmerzen, Gesichtsrötung und Herzklopfen) aus der Studie ausscheiden (Ishikawa et al. 1992). Im Gegensatz zu Amlodipin verursacht Manidipin jedoch eine Erhöhung des Noradrenalinspiegels und der Reninaktivität im Plasma (Tabelle 18.5).

Therapieabbrüche wegen Nebenwirkungen 263

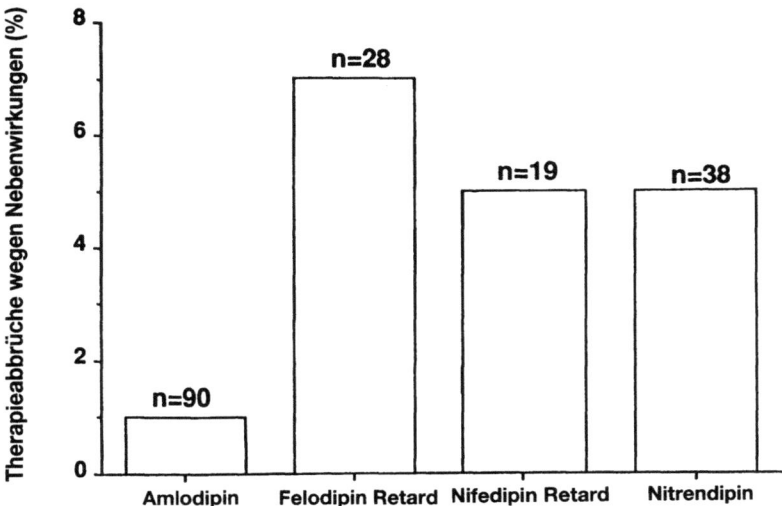

Abb. 18.2. Häufigkeit (%) von Nebenwirkungen durch den vasodilatatorischen Effekt einer dreitägigen Behandlung mit Amlodipin, Felodipin Retard, Nifedipin Retard oder Nitrendipin (vgl. Abb. 18.1).

Zusammenfassend kann gesagt werden, daß Amlodipin ein günstiges Nebenwirkungsprofil besitzt, und daß es unter diesem Präparat nur selten zu einem Therapieabbruch wegen unerwünschter Begleiteffekte kommt (Tabelle 18.7). Dieses relativ günstige Nebenwirkungsprofil hängt vermutlich mit der langsam einsetzenden und lange anhaltenden Wirkung dieses Calciumantagonisten zusammen (Abb. 18.3). Seine häufigsten Nebenwirkungen (Gesichtsrötung, Kopfschmerzen und periphere Ödeme) sind nur

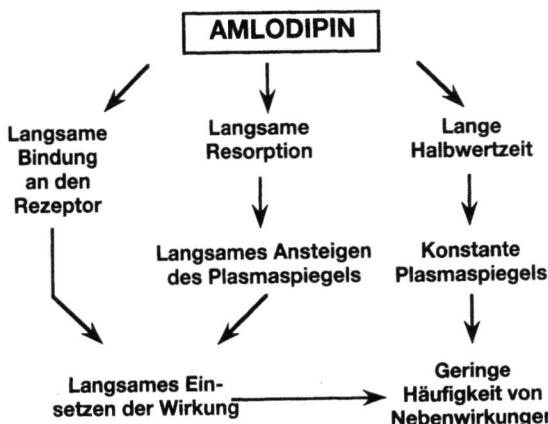

Abb. 18.3. Schematische Darstellung der Grundlagen für das günstige Nebenwirkungsprofil von Amlodipin

Tabelle 18.7. Häufigkeit von Therapieabbrüchen wegen Nebenwirkungen unter Amlodipin, Isradipin und Felodipin

Studie	Fallzahl	Diagnose	Behandlungsdauer	Therapieabbrüche Zahl	(%)
Amlodipin					
Bernink et al. 1991	39	Angina pectoris	8 Wochen	0	(0)
Caponnetto et al. 1991	40	Myokardischämie	10 Wochen	0	(0)
Estrada et al. 1991	21	Angina pectoris	12 Wochen	0	(0)
Hernandez et al. 1991	10	Hypertonie	12 Wochen	0	(0)
Hosie et al. 1992	97	Hypertonie	2 Wochen	3	(3)
Lund-Johansen et al. 1991	18	Hypertonie	11 Monate	1	(6)
Varrone et al. 1991	220	Hypertonie	12 Wochen	0	(0)
Osterloh 1991	2573	Hypertonie (gesammelte Daten)	>6 Monate	51	(2)
Felodipin					
Hammond 1992	53	Hypertonie	16 Wochen	12	(23)
Wester et al. 1991	134	Hypertonie	4 Wochen	15	(11)*
Liedholm und Melander 1989	100	Hypertonie	4 Wochen	17	(17)
Isradipin					
Hammond 1992	57	Hypertonie	16 Wochen	10	(18)
Miller 1991	934	Hypertonie	2 Jahre	46	(5)

Die Tabelle enthält nur einige der Studien mit Angaben über das Nebenwirkungsprofil. Die Arbeit Hosie et al. (1992) gibt Auskunft über akute Wirkungen und ist deshalb von besonderem Interesse. Bei dieser Prüfung (überkreuzte Drei-Wege-Studie) kam es bei 41% der mit Nifedipin Retard behandelten Patienten zu Nebenwirkungen, im Vergleich zu 16% in der Plazebogruppe und 27% bei Amlodipin. Man beachte auch den relativ hohen Anteil von Patienten, die eine Behandlung mit Isradipin oder Felodipin wegen Nebenwirkungen abbrachen.
* Berechneter Wert.

schwach ausgeprägt und auf die Vasoselektivität dieses Pharmakons zurückzuführen. Im Verlaufe einer Langzeittherapie kommen sie oft ganz zum Verschwinden. In diesem Zusammenhang ist zu betonen, daß das Problem der Nebenwirkungen durch die neu entwickelten Retardformen der älteren Calciumantagonisten nicht gelöst werden konnte. So kam es in der Studie von Circo et al. (1992) unter Nifedipin Retard in 43% aller Fälle zu unerwünschten Begleiteffekten, im Vergleich zu 11% der mit Amlodipin behandelten Patienten. Auch durch die retardierte Form von Felodipin konnte das Nebenwirkungsproblem offenbar nicht überwunden werden: Beinahe 19% der mit diesem Präparat behandelten Patienten zeigten ein Knöchelödem und 13% klagten über Kopfschmerzen (Dahlof und Hosie 1990).

Eine Reflextachykardie ist bei einer Behandlung mit Amlodipin nur selten festzustellen. Im Gegensatz dazu tritt dieser Begleiteffekt bei manchen anderen vasoselektiven Calciumantagonisten (zum Beispiel bei Felodipin und Nifedipin) häufig auf. Dies entspricht der Beobachtung, daß es unter Amlodipin zu keinem Anstieg des Noradrenalinspiegels im Plasma kommt.

Im Gegensatz zu den Hydrochlorothiaziden und einigen β-Rezeptorenblockern und ähnlich wie andere Calciumantagonisten übt Amlodipin keinen ungünstigen Einfluß auf das Plasmalipidprofil aus. Bei einem Medikament, das für die Behandlung verschiedener Herz-Kreislauf-Erkrankungen empfohlen wird, ist dies sehr erfreulich.

Die in diesem Kapitel eingangs gestellt Frage kann also wie folgt beantwortet werden: *Amlodipin hat ein günstiges Nebenwirkungsprofil, auch im Vergleich zu anderen vasoselektiven Calciumantagonisten. In diesem Nebenwirkungsprofil kommen die wichtigsten Eigenschaften dieser Substanz zum Ausdruck, zum Beispiel seine einzigartigen pharmakologischen Merkmale. Durch die Entwicklung von Retardformen der anderen vasoselektiven Dihydropyridintyp-Calciumantagonisten (Felodipin, Isradipin und Nifedipin) ist es nämlich nicht gelungen, ein vergleichbar günstiges Nebenwirkungsprofil zu schaffen.*

Zusammenfassung

1. Amlodipin hat ein günstiges Nebenwirkungsprofil, wahrscheinlich wegen seiner lange anhaltenden und langsam einsetzenden Wirkung sowie infolge seiner hohen Bioverfügbarkeit (Abb. 18.3).
2. Aus biochemischer Sicht kommt es zu keinen unerwünschten Veränderungen der Cholesterin- und Triglyzeridspiegel im Plasma. Durch diese Eigenschaft unterscheidet sich Amlodipin von vielen anderen Medikamenten für die Behandlung von Herz-Kreislauf-Krankheiten, zum Beispiel von manchen β-Rezeptorenblockern und von den Hydrochlorothiazid-Diuretika. Im Gegensatz zu den Hydrochlorothiaziden verursacht Amlodipin keine Veränderung der Serumkonzentrationen von Kalium, Kreatinin und Harnsäure.
3. Unter Amlodipin erfahren die Katecholaminspiegel und die Reninaktivität im Plasma keine Veränderung. Dies im Gegensatz zur Wirkung anderer vasoselektiver und nicht vasoselektiver Calciumantagonisten.
4. Obwohl Amlodipin ein wirksames Antihypertonikum ist, verursacht es keine Tachykardie (oder Palpitationen) und kann daher als Monotherapie verwendet werden.
5. Zu den häufigsten Nebenwirkungen von Amlodipin gehören Knöchelödeme und Kopfschmerzen (Tabelle 18.4). Diese Begleiteffekte sind aber nur selten so stark ausgeprägt, daß die Medikation abgesetzt werden muß (Tabelle 18.7).
6. Das günstige Nebenwirkungsprofil von Amlodipin läßt sich vor allem mit seinem einzigartigen Bindungsverhalten (langsame Bindung an die und Freisetzung aus den Rezeptoren) erklären, ferner mit seiner hohen Bioverfügbarkeit und seiner langsamen Resorption. Diese Eigenschaften tragen dazu bei, daß die Wirkung der Substanz langsam einsetzt

und länger anhält als die Wirkung anderer derzeit verfügbarer Calciumantagonisten.
7. Auch im Vergleich zu den retardierten Formen der anderen vasoselektiven Calciumantagonisten ist das Nebenwirkungsprofil von Amlodipin als günstig zu bezeichnen. Dies gilt auch für die akute Wirkung in der ersten Behandlungsphase.

Kapitel 19

Zukunftsperspektiven des Calciumantagonismus

> „Wenn man von Beginn an die Gewißheit sucht, endet man im Zweifel. Begnügt man sich hingegen zu Beginn mit dem Zweifel, so erreicht man am Ende die Gewißheit."
> FRANCIS BACON (1561–1626) in „Über die Würde und den Fortgang der Wissenschaften"

Ausblick

Als Albrecht Fleckenstein (Fleckenstein 1971) seinen Kollegen zum ersten Mal den Begriff des Calciumantagonismus nahebrachte, gab es so manchen Zweifel. Dies ist leicht verständlich, wenn man bedenkt, daß unser Wissen über Ca^{2+}-selektive Kanäle damals in den Kinderschuhen steckte, ebenso wie unsere Kenntnisse über die entscheidende Bedeutung von Ca^{2+} für das weite Spektrum der Herz-Kreislauf-Krankheiten. Heute wissen wir, daß Störungen der Ca^{2+}-Homöostase bei diesen Erkrankungen eine Rolle, vielleicht sogar die Hauptrolle spielen. Damit stellt sich nun die Frage, ob der Calciumantagonismus hinsichtlich der Entwicklung neuer Substanzen und der Entdeckung klinischer Indikationen seinen Höhepunkt bereits erreicht hat. Selbst beim Überfliegen der vorausgehenden Ausführungen muß jedem klar geworden sein, daß diese Frage zu verneinen ist. Dies hängt vor allem damit zusammen, daß offenbar noch vieles verbessert werden kann, ungeachtet der Fortschritte, die seit der Zeit gemacht wurden, als lediglich die Prototypen zur Verfügung standen und nur zur Behandlung der Angina pectoris eingesetzt wurden. Als Beispiel sei hier nur die Verwendung von Calciumantagonisten bei der Behandlung von Patienten mit essentieller Hypertonie und bei der Konservierung von Spenderorganen angeführt. An solche Verwendungszwecke war bei der Entwicklung der Prototypen nicht zu denken. Wegen seiner langen Wirkungsdauer, seiner hohen Bioverfügbarkeit, seiner relativ konstanten Plasmaspiegel, seiner weitgehenden Nebenwirkungsfreiheit und seiner Wirkungsstärke dürfte Amlodipin einen bedeutenden Fortschritt auf dem Gebiete des Calciumantagonismus darstellen. Noch besser wäre es freilich, wenn Amlodipin oder eine ähnlich Substanz gleichzeitig den LDL-Spiegel im Plasma senken und die HDL-Konzentration anheben könnte. Es gibt bereits Hinweise dafür, daß dies im Bereich des Möglichen liegt, da Amlodipin die HMG-CoA-Reduktase hemmt und die Relation „HDL/Cholesterin" im Plasma günstig beeinflußt. Allerdings sind diese Wirkungen nur schwach ausgeprägt. Trotz des Nachweises einer geringfügigen Erhöhung der HDL-Spiegel im Plasma (Caponnetto et al. 1991) steht fest, daß dieser Effekt zur Beeinflussung der zur Entstehung atherosklerotischer Läsionen führenden Vorgänge potenziert werden müßte.

Ferner ist eine Verbesserung der Gewebeselektivität der Calciumantagonisten ins Auge zu fassen. Auch hier soll Amlodipin als Beispiel angeführt werden. Die Substanz ist gefäßselektiv; ein entscheidender Vorteil wäre nun die Möglichkeit, diese Selektivität auf ein bestimmtes Gefäßbett auszurichten, beispielsweise auf den Koronarkreislauf oder auf die zerebrale Durchblutung. Nisoldipin und Nimodipin haben bereits einen Teil des Weges zu diesem Ziel zurückgelegt, aber eben nur einen Teil. Eine Kombination der Wirkungsstärke, der langen Wirkungsdauer und der hohen Bioverfügbarkeit von Amlodipin sowie seines günstigen, wenn auch nur geringfügigen Einflusses auf die HDL-Konzentration im Plasma, mit der verbesserten Gewebespezifität von Nisoldipin würde uns dem Ziel der Entwicklung einer Substanz sehr nahebringen, die man als „maßgeschneidert" für den Koronarkreislauf bezeichnen könnte.

Diese an sich wünschenswerten Veränderungen konnten bisher noch nicht verwirklicht werden. Es gibt noch keine Calciumantagonisten dieser Art, die einer klinischen Prüfung unterzogen und in der Klinik verwendet werden könnten. Und wenn es sie einmal gibt, müssen noch andere Überlegungen angestellt werden. So müßten zum Beispiel Calciumantagonisten für einen Indikationsbereich geschaffen werden, der weit über die heute üblichen Indikationen dieser Stoffklasse hinausgeht. Zu den Gebieten, deren Erforschung im Anfangsstadium steht, gehört beispielsweise die Behandlung neurologischer Störungen mit Calciumantagonisten (Peters et al . 1991). Das gleiche gilt für die Therapie der Migräne (Ludin 1991), des Gedächtnisschwunds (Hawxhurst et al. 1992) und der Epilepsie (O'Neil und Bolger 1990).

Derzeitige Lage

Inzwischen müssen die derzeit verfügbaren Calciumantagonisten wirksam eingesetzt werden. Schon allein deswegen ist es wichtig, zwischen den einzelnen Substanzen zu unterscheiden, nicht nur hinsichtlich ihrer Wirkungsstärke und ihres Nebenwirkungsprofils, sondern auch in bezug auf ihre Wirkungsdauer und Gewebeselektivität. Hoffentlich sind die Leser dieser Monographie jetzt davon überzeugt, daß es sehr wohl solche Unterschiede gibt. Vielleicht sind wir heute in einer ähnlichen Lage wie Alice in „Through the Looking Glass", als sich der König an sie mit den Worten wandte: „Wenn es eine Bedeutung hat, erspart es uns eine Unmenge Schwierigkeiten, weil wir dann nicht weitersuchen müssen. Ich weiß nicht, ich glaube, irgendeine Bedeutung liegt jedenfalls darin."

„Wenn nur ein einziger Mensch in Unwissenheit stirbt, obwohl er die Fähigkeit hätte, sich Wissen anzueignen, das würde ich eine Tragödie nennen."
THOMAS CARLYLE

Literatur

Aberg H, Lindsjo M, Morlin B (1984) Comparative trial of felodipine and nifedipine in refractory hypertension. Drugs 29 (Suppl 2):117–123
Abernethy DR (1989) The pharmacokinetic profile of amlodipine. Am Heart J 118:1100–1103
Abernethy DR (1991) Amlodipine: Pharmacokinetic profile of a low-clearance calcium antagonist. J Cardiovasc Pharmacol 17 (Suppl 1):S4–S7
Abernethy DR, Schwartz JB, Todd EL, Luchi R, Snow E (1986) Verapamil pharmacodynamics and disposition in young and elderly hypertensive patients. Ann Intern Med 5:329–336
Abernethy DR, Gutkowska J, Lambert MD (1988) Amlodipine in elderly hypertensive patients: pharmacokinetics and pharmacodynamics. J Cardiovasc Pharmacol 12 (Suppl 7):S67–S71
Abernethy DR, Gutkowski J, Winterbottom LM (1990) Effects of amlodipine, a long-acting dihydropyridine calcium antagonist in aging hypertension: pharmacodynamics in relation to disposition. Clin Pharmacol Ther 48:76–86
Abrams J (1990) Nitrate tolerance and dependence. Am Heart J 99:113
Agnew WS (1989) Cloning of the SR foot. Nature 339:422–423
Agostoni PG, De Cesare N, Doria E, Pulese A, Tamborini G, Guazzi MD (1986) Afterload reduction: a comparison of captopril and nifedipine in dilated cardiomyopathy. Br Heart J 55:391–399
Ahr G, Wingender W, Kuhlmann J (1987) Pharmacokinetics of nisoldipine. In: Hugenholtz PG, Meyer J (eds) Nisoldipine. Springer, Heidelberg, pp 59–66
Akpogemeh BA, Johns EJ (1991) The characteristics of alpha adrenoceptors mediating the renal nerve induced antinatriuresis and antidiuresis in hypertensive rats. J Hypertens 9:373–384
Alker D, Arrowsmith JE, Campbell SF, Cross PE (1991) Long acting dihydropyridine calcium antagonists. Structure activity relationships around amlodipine. Eur J Med Chem 26:907–913
Ambrose JA, Winters SL, Stern A, Eng A, Teichholz LE, Gorlin R, Fuster V (1985) Angiographic morphology and the pathogenesis of unstable angina pectoris. J Am Coll Cardiol 5:609–616
Ambrose JA, Winters SL, Arora RR, Eng A, Riccio A, Gorlin R, Fuster V (1986) Angiographic evolution of coronary artery morphology in unstable angina. J Am Coll Cardiol 7:472–478.
Ambrose JA, Hjemdahl-Monsen CE, Borrico S, Gorlin R, Fuster V (1988a) Angiographic demonstration of a common link between unstable angina pectoris and non-Q wave acute myocardial infarction. Am J Cardiol 61:244–247
Ambrose JA, Tannenbaum MA, Alexopoulos D, Hjemdahl-Monsen CE, Leavy J, Weiss M, Borrico S, Gorlin R, Fuster V (1988b) Angiographic progression of coronary artery disease and the development of myocardial infarction. J Am Coll Cardiol 12:56–62

Amery A, Birkenhäger W, Brixto P, Bulpitt C, Clement D, Deruyttere M, De Schaepdryver A, Dollery C, Fagard R, Forette F, Forte J, Hamdy R, Henry JF, Joosens JV, Leonetti G, Lund Johansen P, O'Malley K, Petrie J, Strasser T, Tuomilehto J, Williams B (1985) Mortality and morbidity results from the European Working Party on High Blood Presure in the Elderly Trial. Lancet I:1349–1354

Amery, Birkenhäger W, Brixto P, Bulpitt C, Clement D, Deruyttere M, De Schaepdryver A, Dollery C, Fagard R (1986) Efficacy of antihypertensive drug treatment according to age, sex, blood pressure and previous cardiovascular disease in patients over the age of 60. Lancet II:589–592

Anderson S, Meyer TW, Rennke HG, Brenner BM (1985) Control of glomerular hypertension limits glomerular injury in rats with reduced renal mass. J Clin Invest 76: 612–619

Anderson S, Rennke HG, Brenner BM (1986) Therapeutic advantage of converting enzyme inhibitors in arresting progressive renal disease associated with systemic hypertension in the rat. J Clin Invest 77:1993–2000

Andrews HE, Bruckdorfer KR, Dunn RC, Jacobs M (1987) Low density lipoproteins inhibit endothelium-dependent relaxation in rabbit aorta. Nature 274:237–239

Ar'Rajab AA, Ahren B, Bengmark S (1991) Improved liver preservation for transplantation due to calcium channel blockade. Transplantation 51:965–967

Athanassopoulos G, Cokkinos DV (1991) Atrial natriuretic factor. Prog Cardiovasc Dis 33:313–328

The Australian Therapeutic Trial on Mild Hypertension (ANBPS) (1980) Report by the Management Committee. Lancet I:1261–1267

Bailey DG, Spence JD, Bayliff CD, Arnold JMO (1988) Ethanol enhances the hemodynamic effect of felodipine. Clin Pharmacol Ther 43:182 (PIII I-I)

Bailey DG, Spence JD, Munoz C, Arnold JMO (1991) Interaction of citrus juices with felodipine and nifedipine. Lancet 337:268–269

Bartlomiejczyk-Majchrowicz K, Bieniaszewski L, Rynkiewicz A, Kusiak E, Wojcikowski C, Krupa-Wojciechowska B (1992) The influence of 3 months monotherapy with amlodipine on renal function, urinary albumin excretion, beta-2-microglobulin and 24 hour ambulatory blood pressure. J Hypertens 10 (Suppl 4):183 (Abstr)

Bauer JH, Reams G (1987) Short and long-term effects of calcium entry blockers on the kidney. Am J Cardiol 59:66A–71A

Bauerle HD, Seelig J (1991) Interaction of charged and uncharged calcium channel antagonists with phospholipid membranes. Binding equilibrium, binding enthalpy, and membrane location. Biochemistry 30:7203–7211

Bayliss J, Norell MS, Canepa-Anson R, Reid C, Poole-Wilson P, Sutton G (1985) Clinical importance of the renin-angiotensin system in chronic heart failure: double blind comparison of captopril and prazosin. Br Med J 290:1861–1865

Bean BP (1989) Classes of calcium channels in vertebrate cells. Annu Rev Physiol 51: 367–384

Becker LC (1991) Do neutrophils contribute to myocardial stunning? Cardiovasc Drugs Ther 5:909–914

Becker RHA, Linz W, Wiemer G, Nordlander M (1991) Low dose felodipine treatment attenuates endothelial dysfunction in rabbits fed an atherogenic diet. J Cardiovasc Pharmacol 18 (Suppl 10):S36–S41

Beckerman B, and the Investigators of Study AML-NY-87-009 (1989) An open multicenter efficacy and safety evaluation of amlodipine in the treatment of symptomatic myocardial ischaemia. Symposium: "Topics in cardiovascular medicine 24 hour protection and control: a new era of calcium antagonists". Nice, 14–15 Sept, 1989

Beckerman B, and the Investigators of Study AML-NY-87-009 (1992) An open multicenter efficacy and safety evaluations of amlodipine in the treatment of symptomatic myocardial ischaemia. J Cardiovasc Pharmacol 17 (Suppl 1):S61–64

Beer N, Jacubowicz D, Beer R (1992) Effect of amlodipine on insulin resistant hypertensive patients. Am J Hypertens 5:76A (Abstr J14)

Belz GG, Aust PE, Munkes R (1981) Digoxin plasma concentrations and nifedipine. Lancet I:844–845
Belz GG, Doering W, Munkes R, Matthews J (1983) Interaction between digoxin and calcium antagonists and antiarrhythmic drugs. J Clin Pharm Ther 33:410–417
Bengtsson C, Blohne G, Lapidus C (1984) Do antihypertensive drugs precipitate diabetes? Br Med J 289:1495–1497
Beresford AP, Macrae PV, Stopher DA, Wood BA (1987) Analysis of amlodipine in human plasma by gas chromatography. J Chromotogr 420:178–183
Beresford AP, McGibney D, Humphrey MJ, Macrae PV, Stopher DA (1988) Metabolism and kinetics of amlodipine in man. Xenobiotica 18:245–254
Beresford AP, Macrae PV, Alker D, Kobylecki RJ (1989) Biotransformation of amlodipine. Identification and synthesis of metabolites found in rat, dog and human urine. Confirmation by gas chromatography mass spectrometry and liquid chromatography mass spectrometry. Arzneimittelforschung 39:201–209
Bernini F, Catapano L, Corsini A, Fumagalli R, Paoletti R (1989) Effects of calcium antagonists on lipids and atherosclerosis. Am J Cardiol 64:129I–134I
Bernini F, Bellosta S, Didoni G, Fumagalli R (1991) Calcium antagonists and cholesteryl ester metabolism in macrophages. J Cardiovasc Pharmacol 18 (Suppl 10):S42–S45
Bernink P, de Weerd P, Ten Cate FJ, Remme WJ, Barth J, Enthoven R, Haagen FDM, Holwerda NJ, Klomps HC, and Co-investigators (1991) An 8-week double-blind study of amlodipine and diltiazem in patients with stable exertional angina pectoris. J Cardiovasc Pharmacol 17 (Suppl 1):S53–S56
Betz E, Weiss HK, Heinle H, Fotev Z (1991) Calcium antagonists and atherosclerosis. J Cardiovasc Pharmacol 18 (Suppl 10):S71–S75
Beuckelmann DJ, Erdmann E (1992) Ca^{2+} currents and intracellular $[Ca^{2+}]_i$-transients in single ventricular myocytes isolated from terminally failing human myocardium. In: Hasenfuss G, Holubarsch, Ch, Just H, Alpert NR (eds) Cellular and Molecular Alterations in the Failing Human Heart. Springer, Darmstadt, pp 235–243
Bhatnagar SV, Amin MH, Al-Yusuf AR (1984) Diabetogenic effects of nifedipine. Br J Med 289:19
Bia MJ, Tyler K (1991) Evidence that calcium channel blockade prevents cyclosporine-induced exacerbation of renal ischaemic injury. Transplantation 51:293–295
Bieniaszewski L, Bartlomiejczyk-Majchrowicz K, Rynkiewicz A, Furmanski J, Narkiewica K, Krupa-Wojclechowska B (1992) The effect of 4 weeks monotherapay with amlodipine on autonomic activity estimated by spectral analysis in subjects with essential hypertension. Am J Hypertens 5:134A (Abstr Q33)
Blankenhorn DH, Nessim SA, Johnson RL, Sanmarco ME, Azen SP, Cashin-Hemphill L (1987) Beneficial effects of combined colestipol-niacin therapy on coronary atherosclerosis and coronary venous bypass grafts. J Am Med Assoc 257:3233–3240
Block LH, Bühler FR (1992) Atherosclerosis, cell motility, calcium and calcium channel blockers. J Cardiovasc Pharmacol 19 (Suppl 2):S1–S3
Block LH, Matthys H, Emmons LR, Perruchoud A, Erne P, Roth M (1991) Ca^{2+} channel blockers modulate expression of 3-hydroxy-3-methylglutaryl-coenzymeA reductase and low density lipoprotein receptor genes stimulated by platelet-derived growth factor. Proc Natl Acad Sci USA 88:9041–9045
Blumein S, Sievers R, Kidd P, Parmley WW (1984) Mechanisms of protection from atherosclerosis by verapamil in cholesterol-fed rabbit. Am J Cardiol 54:884–889
Blychert E, Hedner T, Dahlof C, Elmfeldt D (1990) Plasma concentration-effect relationships of intravenous and extended-release oral felodipine in hypertensive patients. J Cardiovasc Pharmacol 15:428–435
Bolli R (1990) Mechanism of myocardial "stunning". Circulation 82:723–738
Bolli R (1991) Oxygen-derived free radicals and myocardial reperfusion injury: an overview. Cardiovasc Drugs Ther 5:249–268
Bolli R, Hartley CJ, Rabinovitz RS (1991) Clinical relevance of myocardial "stunning". Cardiovasc Drugs Ther 5:877–890

Borhani NO, Miller St, Brugger SB, Schanper HW, Craven TE, Bond MG, Khoury S, Flack J (1992) MIDAS: Hypertension and atherosclerosis. A trial of the effects of antihypertensive drug treatment on atherosclerosis. J Cardiovasc Pharmacol 19 (Suppl 3): S16–S20

Boulanger CM, Tanner FC, Bea ML, Hahn AWA, Werner A, Luscher TF (1992) Oxidized low density lipoprotein induces mRNA expression and release of endothelin from human and porcine endothelium. Circ Res 70:1191–1197

Boveris A, Chance B (1973) The mitochrondrial generation of hydrogen peroxide. General properties and effect of hyperbaric oxygen. Biochem J 1324:707–716

Braun E, Rohmann S, Schott RJ, Schaper W (1990) Superoxide Dismutase (SOD) und Katalase (Kat) haben keinen Einfluß auf die Infarktgröße nach Prekonditionierung (Abstr) Z Kardiol 79:p130

Braunwald E (1990) Forward. In: Opie LH (ed) Clinical Use of Calcium Channel Antagonist Drugs. Kluwer, London, p ix.

Braunwald E, Kloner RA (1982) The stunned myocardium: prolonged postischaemic ventricular dysfunction. Circulation 66:1146–1149

Breisblatt WM, Stein KL, Wolfe CJ, Follansbee WP, Capozzi J, Armitage JM, Hardesty RL (1990) Acute myocardial dysfunction and recovery: a common occurrence after coronary bypass surgery. J Am Coll Cardiol 15:1261–1269

Brensike JF, Levy RI, Kelsey SF, Passamani E, Richardson J, Loh I, Stone N, Aldrich R, Battaglini J, Moriarty D, Fisher M, Friedman L, Friedwald W, Detre K, Epstein S (1984) Effects of therapy with cholestyramine on progression of coronary arteriosclerosis: results of the NHLBI Type II coronary intervention study. Circulation 69:313–314

Brillantes AM, Allen P, Takahashi T, Izumo S, Marks AR (1992) Differences in cardiac calcium release channel (ryanodine receptor) expression in myocardium from patients with end stage heart failure caused by ischaemic versus dilated cardiomyopathy. Circ Res 71:18–26

Bristow MR, Ginsburg R, Minobe W, Cubicciotti RS, Sagemen WS, Lurie K, Billingham ME, Harrison DC, Stinson EB (1982) Decreased catecholamine sensitivity and β-adrenergic receptor density in failing human hearts. New Eng J Med 307:205–211

Bristow MR, Minobe W, Rasmussen R (1985) Differential regulation of alpha and beta-adrenergic receptors in the failing human heart. Circulation 72 (Suppl III):III-329

Brodsky SJ, Cutler SS, Weiner DA, Moriarty D, Fisher M, Friedman L, Friedwald W, Detre K, Epstein S (1981) Hepatotoxicity due to treatment with verapamil. Ann Intern Med 94:490–491

Brown G (1990) Regression of coronary artery disease as a result of intensive lipid-lowering therapy in man with high levels of apolipoprotein B. N Engl J Med 323:946–955.

Brown DD, Juhl RP (1976) Decreased bioavailability of digoxin due to antacids and kaolin-pectin. N Engl J Med 295:1034–1037

Brown GN, Gallery CA, Badger RS, Kennedy JW, Mathey D, Bolson EL, Dodge HT (1986) Incomplete lysis of thrombus in the moderate underlying atherosclerotic lesion during intracoronary infusion of streptokinase for acute myocardial infarction: quantitative angiographic observations. Circulation 73:653–661

Buhler FR, Hulthen UL, Kiowski W, Bolli P (1982) Greater antihypertensive efficacy of the calcium channel inhibitor verapamil in older and low renin patients. Clin Sci 63: S439–S442

Burges RA (1991) The pharmacological profile of amlodipine in relation to ischaemic heart disease. Postgrad Med J 67 (Suppl 3):S9–S15

Burges RA (1992) Review of the pharmacology of amlodipine. J Cardiovasc Pharmacol 20 (Suppl A):S1–S5

Burges RA, Dodd MG (1990) Amlodipine. Cardiovasc Drug Rev 8:25–44

Burges RA, Dodd MG, Gardiner DG (1989) Pharmacological profile of amlodipine. Am J Cardiol 64:10I–20I

Burges RA, Carter AJ, Gardiner DG, Higgins AJ (1985) Amlodipine, a new dihydropyridine calcium channel blocker with slow onset and long duration of action. Br J Pharmacol 85:281P

Burges RA, Gardiner DG, Gwilt M, Higgins AJ, Blackburn KJ, Campbell SF, Cross PE, Stubbs KJ (1987) Calcium channel blocking properties of amlodipine in vascular smooth muscle in vitro: evidence for voltage modulation of vascular dihydropyridine receptors. J Cardiovasc Pharmacol 9:110–119

Burkhard-Meier C, Ischinger T (1992) Medical regimen for prevention of restenosis after PTCA: a history of failure? In: Ischinger T, Gohlke (eds) Strategies in Primary and Secondary Prevention of Coronary Artery Disease. Zuckschwerdt, Germany, pp 207–233

Burns A (1809) Observations on some of the most frequent and important diseases of the heart. Bryce, Edinburgh

Burris J, Ames R, Applegate W, Ram C, Dadidov M, Mroczek W (1988) Double blind comparison of amlodipine and hydrochlorothiazide in patients with mild to moderate hypertension. J Cardiovasc Pharmacol 12 (Suppl 7): S98–S102

Buyington RP, Worthy J, Craven T, Furber CK (1992) Beta-blockers after a myocardial infarction: do their effects on blood lipids counteract the favourable effect of beta-blockade. In: Ischinger Th, Gohike H (eds) Strategies in Primary and Secondary Prevention of Coronary Artery Disease. Zuckschwerdt, Germany, pp 113–131

Camici P, Araujo LI, Spinks T, Lammertsma A, Kaski J, Shea M, Selwyn A, Jones T, Maseri A (1986) Increased uptake of ^{18}F-fluorodeoxyglucose in postischemic myocardium of patients with exercise-induced angina. Circulation 74:81–88

Canale C, Terrachini V, Masperone MA, Caponnetto S (1991) Open comparative study to assess the efficacy and safety of two calcium antagonists: amlodipine and diltiazem in the treatment of symptomatic myocardial ischaemia. J Cardiovasc Pharmacol 17 (Suppl 1): S57–S60

Capewell S, Freestone S, Critchley JAJH, Pottage A, Prescott LF (1988) Reduced felodipine bioavailability in patients taking anticonvulsants. Lancet II: 480–482

Caponnetto S, Canale C, Terrachini V, Masperone MA, Bruzzone F (1991) Open comparative study to assess the efficacy and safety of two calcium antagonists: amlodipine and diltiazem, in the treatment of symptomatic myocardial ischaemia. Postgrad Med J 67 (Suppl 5):S54–S56

Cappuccio FP, MacGregor GA (1991) Combination therapy in hypertension. J Human Hypertens 5 (Suppl 2):9–15

Cappuccio FP, Markandu ND, Sagnella GA, Singer DRJ, Buckley MG, Miller MA, MacGregor GA (1991a) Effects of amlodipine on urinary sodium excretion, renin-angiotensin-aldosterone system, atrial natriuretic peptide and blood pressure in essential hypertension. J Human Hypertens 5:115–119

Cappuccio FP, Markandu ND, Singer DR, MacGregor GA (1991b) Comparison between nifedipine and amlodipine in the treatment of essential hypertension: a double blind study. Abstract from Fifth European Meeting on Hypertension, 7–10 June 1991. Milan

Cappuccio FP, Markandu N, Singer D, Buckley M, Miller M, Sagnella G, MacGregor G (1991c) A double-blind crossover study of the effect of concomitant diuretic therapy in hypertensive patients treated with amlodipine. Am J Hypertens 4:297–302

Carter AJ, Gardiner DG, Burges RA (1988) Natriuretic activity of amlodipine, diltiazem and nitrendipine in saline-loaded anesthetized dogs. J Cardiovasc Pharmacol 12 (Suppl 7):S34–S38

Caspari PG, Newcomb M, Gibson K, Harris P (1977) Collagen in normal and hypertrophied human ventricle. Cardiovasc Res 11:554–558

Catapano Al (1992) The antiatherogenic potential of calcium antagonists: experimental evidence. J Cardiovasc Pharmacol 20 (Suppl A): S44–S50

Catterall WA (1986) Molecular properties of voltage-sensitive sodium channels. Annu Rev Biochem 35:953–985

Catterall WA (1988) Structure and function of voltage sensitive ion channels. Science 242: 50–61

Catterall WA, Seagar MJ, Takahashi M, Nunoki K (1989) Molecular properties of dihydropyridine-sensitive calcium channels. Ann N Y Acad Sci 560:1–14

Caughey WS, Watkins JA (1985) Oxyradical and peroxide formation by haemoglobin and myoglobin. In: Greenwald RA (ed) CRC Handbook of Methods for Oxygen Radical Research. CRC, Boca Raton, pp 95–104

Cavero PG, Miller WY, Heublein DM, Margulies KB, Burnett JC (1990) Endothelin in experimental congestive heart failure in anesthetized dogs. Am J Physiol 259:F312–F317

Cerasola G, Cotterie S, Nardi E, Novo S, Countorno A (1989) Reversal of cardiac hypertrophy and left ventricular performance in hypertension. 4th European meeting on hypertension, Abstract 139. Milan

Chaffman M, Brogden RN (1985) Diltiazem: a review of its pharmacological properties and therapeutic efficacy. Drugs 29:387–454

Chahine RA, Feldman RL, Giles TD, Raizner AE, Weiss RJ, Nicod P and the Investigators of Study 160 (1989) Efficacy and safety of amlodipine in vasospastic angina: An interim report of a multicenter, placebo-controlled trial. Am Heart J 118:1128–1130

Chellingsworth M, Willis J, Jack D, Kendall M (1988) Pharmacokinetics and pharmacodynamics of isradipine (PN200-110) in young and elderly patients. Am J Med 85 (Suppl 3B):72–79

Chidsey CA, Braunwald EB, Morrow AG, Mason DT (1963) Myocardial norepinephrine concentration in man: effects of reserpine and of congestive heart failure. N Engl J Med 269:653–658

Cheng S, Ragsdale JR, Sasaki AW, Lee RG, Deveney GW, Pinson CW (1991) Verapamil improves rat hepatic preservation with UW solution. J Surg Res 50:560–564

Chichester CO, Rodgers RL (1987) Effect of doxazosin on vascular collagen synthesis, arterial pressure and serum lipids in the spontaneously hypertensive rat. J Cardiovasc Pharmacol 10 (Suppl 9):S21–S26

Chidsey CA, Braunwald E, Morrow AG (1965) Catecholamine excretion and cardiac stores of norepinephrine in congestive heart failure. Am J Med 39:442–451

Chobanian AV (1992) Vascular effects of systemic hypertension. Am J Cardiol 69:3E–7E

Christian TF, Behrenbeck T, Pellika PA, Huber KC, Chesbro JH, Gibbons RJ (1990) Mismatch of left ventricular function and infarct size demonstrated by technetium-99m isonitrile imaging after reperfusion therapy for acute myocardial infarction: identification of myocardial stunning and hyperkinesia. J Am Coll Cardiol 16:1632–1638

Circo A, Scaccianoce G, Platania F, Castelli D, Cardillo R, Mangiameli S (1992) Amlodipine versus nifedipine retard in the treatment of chronic ischaemic heart disease. Clin Ther 140:43–57

Cleeman L, Morad M (1991) Role of Ca^{2+} channel in cardiac excitation-contraction coupling in the rat: evidence from Ca^{2+} transients and contraction. J Physiol 432:283–312

Clozel JP, Banken, Osterrieder W (1989) Effects of R040-5967, a novel calcium antagonist, on myocardial function during ischaemia induced by lowering coronary perfusion pressure in dogs; comparison with verapamil. J Cardiovasc Pharmacol 14:713–721

Cobbold PH, Cuthbertson KSR, Goyns MH, Rice V (1983) Measurements of the free calcium concentration of single quiescent human fibroblasts before and after serum addition. J Cell Sci 61:123–136

Coca A, Aguilera MT, Sierra A De la, Picado MJ, Sanchez M, Lluch MM, Urbano-Marquez A (1992) A double-blind parallel comparative study of the antihypertensive efficacy of once-daily amlodipine (AM) vs nitrendipine (NTR) with 24-hour ambulatory blood pressure (ABP) monitoring in essential hypertension (EH) Am J Hypertens 5:109A (Abstr 011)

Cohn PF, Gibson RS (1992) Introduction to symposium: "The Ischaemic Myocardium: Strategies for Protection". Am J Cardiol 69:1B–3B

Collins R, Peto R, MacMahon S, Herbert P, Fiebach NH, Eberlein KA, Goodwin J, Qizilbash N, Taylor JO, Hennekens CH (1990) Blood pressure, stroke, and coronary heart disease II. Short-term reduction in blood pressure: overview of randomized drug trials in their epidemiological context. Lancet 335:827–838

Coope J, Warrender TS (1986) Randomized trial and treatment of hypertension in elderly patients in primary care. Br Med J 293:1145–1148

Corcos T, David PR, Val PG, Renkin J, Dangoisse V, Rapold HG, Bourassa MG (1985) Failure of diltiazem to prevent restenosis after percutaneous transluminal coronary angioplasty. Am Heart J 109:926–931

Corr PB, Shayman JA, Kramer JB (1981) Increased α adrenergic receptors in ischaemic cat myocardium. J Clin Invest 67:1232–1236

Creager MA (1992) Baroreceptor reflex function in congestive heart failure. Am J Cardiol 69:10G–16G

Cummins P (1982) Transition in human atrial and ventricular myosin light-chain isoenzymes in response to cardiac pressure-overload-induced hypertrophy. Biochem J 205:195–204

Currier JW, Haudenschild C, Faxon DP (1992) Pathophysiology of Restenosis: Clinical Implications. In: Ischinger T, Gohlke (eds) Strategies in Primary and Secondary Prevention of Coronary Artery Disease. Zuckschwerdt, Germany, pp 181–192

Daemen MJAP, Lombardi DM, Bosman FT, Schwartz SM (1991) Angiotensin II induces smooth muscle cell proliferation in normal and injured rat arterial wall. Circ Res 68:450–456

Dahlof B, Hosie J (1990) Antihypertensive efficacy and tolerability of a fixed combination of metropolol and felodipine in comparison with the individual substances in monotherapy. J Cardiovasc Pharmacol 16:910–916

Dahlof B, Lindholm L, Hansson L, Schersten B, Ekbom T, Wester P (1991) Morbidity and mortality in the Swedish trial on old patients with hypertension (STOP-hypertension). Lancet 338:1281–1285

Danish Study Group on Verapamil in Myocardial Infarction (1984) Verapamil in acute myocardial infarction. Eur Heart J 5:516–528

Danish Study Group on Verapamil in Myocardial Infarction (1986) Verapamil in acute myocardial infarction. Br J Clin Pharmacol 21:197S–204S

Danish Study Group on Verapamil in Myocardial Infarction (1990) Effect of verapamil on mortality and major events after acute myocardial infarction (The Danish Verapamil Infarction Trial II – DAVIT II). Am J Cardiol 66:779–785

Daugherty A, Rateri DL, Schonfeld G, Sobel BE (1987). Inhibition of cholesteryl ester deposition in macrophages by calcium entry blockers: an effect dissociable from calcium entry blockade. Br J Pharmacol 91:113–118

Davies K (1987) Protein damage and degradation by oxygen radicals. I. general aspects. J Biol Chem 262:9898–9901

Davies MJ (1988) Thrombosis and coronary atherosclerosis. In: Julian DG, Kubler W, Norris RM, Swan HJ, Collen D, Verstraete M (eds) Thrombolysis in Cardiovascular Disease. Dekker, New York, pp 25–43

Davies MJ (1990) A macro and micro view of coronary vascular insult in ischaemic heart disease. Circulation 77 (Suppl II):II-38–II-46

Davies MJ, Thomas AC (1984) Thrombosis and acute coronary artery lesion in sudden cardiac ischaemic death. N Engl J Med 310:1137–1140

Davies MJ, Thomas AC (1985) Plaque fissuring – the cause of acute myocardial infarction, sudden ischaemic death, and crescendo angina. Br Heart J 53:363–373

Davies MJ, Bland JM, Hangartner JWR, Angelini A, Thomas AC (1989) Factors influencing the presence or absence of acute coronary artery thrombi in sudden ischaemic death. Eur Heart J 10:203–208

Dawidson I, Rooth P (1990) Effects of calcium antagonists in ameliorating cyclosporine A nephrotoxicity and post transplant ARF. In: Epstein M, Loutzenhiser R (eds) Calcium Antagonists and the Kidney. Hanley and Belfus, Philadelphia, pp 233–246

Dawidson I, Rooth P, Fisher D, Fry WR, Alway C, Coorpender L, Reisch J (1989) Verapamil ameliorates acute cyclosporine A (CsA) nephrotoxicity and improves immunosuppression after cadaver renal transplantation. Transplant Proc 21:1511–1513

de Bruijn B, Cocco G, Tyler HM and Co-investigators (1988) Multicenter placebo-controlled comparison of amlodipine and atenolol in mild to moderate hypertension. J Cardiovasc Pharmacol 12 (Suppl 7): S107–S109

de Jongh KS, Warner C, Catterall WA (1990) Subunits of purified calcium channels α_1 and σ re-encoded by the same gene. J Biol Chem 265: 14738–14751

De Servi S, Mazzone A, Ricevuti G, Fioravanti A, Branmucci E, Angoli L, Stefano G, Specchia G (1990) Granulocyte activation after coronary angioplasty in humans. Circulation 82: 140–146

De Weerd P, Tencate FJ, Bernink PJLM, Remme WJ, Barth J (1989) An 8-week evaluation of amlodipine and diltiazem in patients with stable exertional angina pectoris. Symposium. "Topics in cardiovascular medicine, 24 hour protection and control: a new era of calcium antagonists" Nice 14–15 Sept 1989

Deedwania P, Cheitlin M, Das S, Pool P, Singh J, Pasternak P, Carabello B (1989) Double-blind cross-over comparison of amlodipine in three dose levels and placebo in chronic stable angina. Am Heart J 118: 1132–1133

Deloron P, Basco LK, Dubois B, Gaudin C, Clavier F, Le Bras J, Verdier F (1991) In vitro and in vivo potentiation of chloroquine against malaria parasites by an enantiomer of amlodipine. Antimicrob Agents Chemother 35: 1338–1442

Dehmer GJ, Pompa JJ, van der Berg EG, Eichhorn EJ, Prewitt JB, Campbell WB, Jennings L, Willerson J, Schmitz JM (1988) Reduction in the rate of early restenosis after coronary angioplasty by a diet supplemented with n-3 fatty acids. N Engl J Med 319: 733–740

DiBianco R, Schoomaker FW, Singh JB, Awan NA, Bennett T, Canosa FL, Kawanishi DT, Bamran VS, Glasser, SP (1992). Amlodipine combined with beta blockade for chronic angina: results of a multicenter, placebo-controlled, randomized double-blind study. Clin Cardiol 15: 519–524

Dillon JS, Nayler WG (1987) [^{3}H]verapamil binding to rat cardiac sarcolemmal membrane fragments: an effect of ischaemia. Br J Pharmacol 90: 99–109

Dillon JS, Nayler WG (1988) The Ca^{2+} antagonist and binding properties of the phenylalkylamine, anipamil. Brit J Pharmacol 94: 253–263

Ding Y-A, Han C-L, Chou Tz-C, Lai WY, Shio MF (1991) Effect of isradipine on platelet aggregation and oxygen free radicals in hypertension. J Hypertens 9 (Suppl 6): S370–S371

Dodd MG, Gardiner DG, Carter AJ, Sutton MR, Burges RA (1989) The haemodynamic properties of amlodipine in anesthetized and conscious dogs: comparison with nitrendipine and influence of beta-adrenergic blockade. Cardiovasc Drugs Ther 3: 545–555

Doerjing W (1979) Quinidine-digoxin interaction: pharmacokinetics underlying mechanism and clinical implications. N Engl J Med 301: 400–404

Donati L, Buhler F, Beretta Piccoli C, Kusch F, Heinen G (1992) Antihypertensive mechanism of amlodipine in essential hypertension: role of pressor reactivity to norepinephrine and angiotensin II. Clin Pharmacol Ther 52: 50–59

Donnelly R, Elliott HL, Meredith PA, Howie CA, Reid JL (1992) Kinetic-dynamic relations and individual responses to amlodipine in essential hypertension. J Hypertens 10 (Suppl 4): S130 (Abstr p 100)

Drayer JI, Gardin JM, Weber MA, Aranow WS (1982) Increases and decreases in ventricular septal thickness during diuretic therapy. Clin Pharmacol Ther 32: 283

Dunlap ED, Plowden JS, Lathrop DA, Millard RW (1989a) Hemodynamic and electrophysiological effects of amlodipine, a new calcium channel blocker. Am J Cardiol 64: 71I–77I

Dunlap ED, Matlib MA, Millard RW (1989b) Protection of regional mechanics and mitochondrial oxidative phosphorylation by amlodipine in transiently ischaemic myocardium. Am J Cardiol 64: 84I–93I

Dworkin LD, Benstein JA (1989) Impact of antihypertensive therapy on progressive kidney damage. Am J Hypertens 2: 162S–172S

Dylewicz P, Kirch W, Santos SR, Hutt HJ, Mönig H, Ohnhaus EE (1987) Bioavailability and elimination of nitrendipine in liver disease. Eur J Clin Pharmacol 32: 563–568

Echizen H, Eichelbaum M (1986) Clinical pharmacokinetics of verapamil, nifedipine and diltiazem. Clin Pharmacokinet 11:425–449

Eckberg DL, Drabinsky M, Braunwald E (1971) Defective cardiac parasympathetic control in patients with heart disease. New Engl J Med 385:877–883

Edgar B, Hoffmann KJ, Lundborg P, Regårdh CG, Rönn O, Weidolf L (1985) Absorption, distribution and elimination of felodipine in man. Drugs 29 (Suppl 2):9–15

Edgar B, Lundborg P, Regardh CG (1987) Clinical pharmacokinetics of felodipine: a summary. Drugs 34 (Suppl 3):16–27

Eibahie N, Edgar B, Allen E, Hill, TWK, Johansson L, Wilson JF, Routledge PA (1985) Food and the pharmacokinetics of felodipine. Br J Clin Pharmacol 20:299p–300p

Eichelbaum M, Somogyi A (1984) Inter- and intra-subject variations in the first-pass elimination of highly cleared drugs during chronic dosing. Studies with deuterated verapamil. Eur J Clin Pharmacol 26:47–53

Eichelbaum M, Mikus G, Mast V, Fischer C, Kuhlmann U, Machleidt C (1988) Pharmacokinetics and pharmacodynamics of nitrendipine in healthy subjects and patients with kidney and liver disease. J Cardiovasc Pharmacol 12 (Suppl 4):S6–S10

Elkayam U, Weber L, McKay C, Rahimtoola S (1985) Spectrum of acute hemodynamic effects of nifedipine in severe congestive heart failure. Am J Cardiol 56:560–566

Elkayam U, Roth A, Hsueh W, Weber L, Friedenberger L, Rahimtoola SH (1986) Neurohumeral consequences of vasodilator therapy with hydralazine and nifedipine in severe congestive heart failure. Am Heart J 111:1130–1138

Elliott HL, Meredith PA (1991) The clinical consequences of the absorption, distribution, metabolism and excretion of amlodipine. Postgrad Med J 67 (Suppl 3):S20–S23

Elliott HL, Meredith PA, Reid JL, Faulkner JK (1988) A comparison of the disposition of single oral doses of amlodipine in young and elderly patients. J Cardiovasc Pharmacol 12 (Suppl 7):S64–S66

Elliott HL, Meredith PA, McNally C, Reid JL (1991) The interactions between nisoldipine and two β-adrenoceptor antagonists – atenolol and propranolol. Br J Clin Pharmacol 32:379–385

Ellis SE, Wynne J, Braunwald E, Henschke CI, Sandor T, Kloner RA (1984) Response of reperfused-salvaged, stunned myocardium to inotropic stimulation. Am Heart J 107:9–13

Ellis SG, Roubin GS, Wilentz J, Liu S, Douglas JS, King SB III (1987) Results of a randomized trial of heparin and aspirin versus aspirin alone for prevention of acute closure and restenosis after PTCA. Circulation 76 (Suppl IV):VI-213

Elmfeldt D, Hedner T, Westerling S (1987). Felodipine in hypertension: a review. J Cardiovasc Pharmacol 10 (Suppl 1):S154–S160

Englert R, Beressem P, von Manteuffel E, Stafunsky M, Kramar M (1991) Amlodipine compared to nitrendipine for treatment of mild to moderate hypertension. Postgrad Med J 67 (Suppl 5):S35–S37

Epstein M (1991) Diltiazem and renal hemodynamics: implications for renal protection. J Cardiovasc Pharmacol 18 (Suppl 9):S21–S25

Epstein M, Oster JR (1988) Role of calcium channel blockers in the treatment of hypertension. In: Epstein M (ed) Hypertension. Practical Management, Battersea Medical Publications, Miami, pp 114–126

Epstein M, Loutzenhiser R (1990) The renal haemodynamic effects of calcium antagonists. In: Epstein M, Loutzenhiser R (eds) Calcium Antagonists and the Kidney. Hanley and Belfus, Philadelphia, pp 33–74

Epstein M, Hayashi K, Loutzenhiser R (1989) Direct evidence that thromboxane mimetic U44069 preferentially constricts the afferent arteriole. Kidney Int 35:291 (Abstr)

Estrada JN, Säglietti H, Dimarco M, Casabe H, Oliveri R (1991) Anti-ischaemic properties of amlodipine, a new calcium antagonist, in patients with severe coronary artery disease: a prospective trial. Postgrad Med J 67 (Suppl 5):S52–S53

Etingin OR, Hajjer DP (1990) Calcium channel blockers enhance cholesteryl ester hydrolysis and decrease total cholesterol accumulation in human aortic tissue. Circ Res 66:185–190

Ejvinsson G (1978) Effect of quinidine on plasma concentrations of digoxin. Br Med J 1:279–280

Fabiato A (1983) Calcium-induced release of calcium from cardiac sarcoplasmic reticulum. Am J Physiol 245:C1–C14

Fabiato A, Fabiato F (1979) Calcium and cardiac excitation-contraction coupling. Annu Rev Physiol 41:473–484

Faulkner JK, McGibney D, Chasseaud LF, Perry JL, Taylor IW (1986) The pharmacokinetics of amlodipine in healthy volunteers after single intravenous and oral doses and after 14 repeated oral doses given once daily. Brit J Clin Pharmacol 22:21–25

Faulkner JK, Hayden ML, Chasseaud LF, Taylor T (1989) Absorption of amlodipine unaffected by food. Arzneimittelforschung 39:799–801

Ferguson DW (1992) Digitalis and neurohumoral abnormalities in heart failure and implications for therapy. Am J Cardiol 69:24G–33G

Ferrari R, Anand I (1989) Neurohumoral changes in untreated heart failure. Cardiovasc Drugs Ther 3:979–986

Ferrari R, Ceconi C, Curello S (1985) Oxygen-mediated myocardial damage during ischaemia and reperfusion: role of the cellular defences against oxygen toxicity. J Mol Cell Cardiol 17:937–945

Ferrari R, Giachino D, Weidmann P, Shaw S, Riesen W, Neuner N, Keller U, Heynen G (1991) Unaltered insulin sensitivity during calcium channel blockade with amlodipine. Eur J Clin Pharmacol 41:109–113

Fetkovska N (1992) Platelet activation by low-density lipoprotein and serotonin: effects of calcium antagonists. J Cardiovasc Pharmacol 19 (Suppl 3):S25–S28

Fill M, Ma J, Knudson CM, Imagawa T Campbell KP, Coronado R (1989) Role of the ryanodine receptor of skeletal muscle in excitation-contraction coupling. Ann N Y Acad Sci 560:155–162

Fischer-Hansen J (1992) Myocardial infarction and treatment with calcium antagonists. In: Ischinger Th, Gohike H (eds) Strategies in Primary and Secondary Prevention of Coronary Artery Disease. Zuckschwerdt

Fleckenstein A (1971) Specific inhibitors and promoters of calcium action in the excitation contraction coupling of heart muscle and their role in the prevention or production of myocardial lesions. In: Harris P, Opie L (eds) Calcium and the Heart, Academic Press, London, pp 135–138

Fleckenstein A (1977) Specific pharmacology of calcium in myocardium, cardiac pacemakers and vascular smooth muscle. Annu Rev Pharmacol Toxicol 17:149–166

Fleckenstein A (1988) Historical overview: the calcium channels of the heart. Ann N Y Acad Sci 522:1–15

Fleckenstein A, Frey M, Zorn J, Fleckenstein-Grun G (1989) Amlodipine, a new 1,4-dihydropyridine calcium antagonist with a particularly strong antihypertensive profile. Am J Cardiol 64:21I–34I

Fleg JL (1992) Prevalence of prognostic significance of exercise-induced myocardial ischaemia in apparently healthy subjects. Am J Cardiol 69:14B–18B

Fodor JG, Cifkova R, Gondos G, Syed A, Chockalingam A (1992) Amlodipine and atenolol in the treatment of hypertension (HT) and the effect on plasma betathromboglobulin (BTG). Am J Hypertens 5:108A (Abstr 005)

Fouad FM, Nakashima Y, Tarazi RC, Salcedo EE (1988) Reversal of left ventricular hypertrophy in hypertensive patients treated with methyldopa. Am J Cardiol 49:795–801

Fouad-Tarazi FM, Libson PR (1987) Echocardiographic studies of regression of left ventricular hypertrophy in hypertension. Hypertension 9 (Suppl II):65-II–68-II

Franciosa JA, Wilen M, Ziesche S, Cohn JN (1983) Survival in men with severe chronic left ventricular failure due to either coronary artery disease or idiopathic dilated cardiomyopathy. Am J Cardiol 51:831–835

Francis GS, Benedict C, Johnstone DE, Kirlin PC, Nicklas J, Liang CS, Kuboi SH, Rudin-Torensky E, Yusuf S (1990) Comparison of the neuroendocrine activation in patients with left ventricular dysfunction with and without congestive heart failure. Circulation 82:1724–1729

Franz I-W, Wiewel D, Behr U, Ketelhut R (1986) Regression of myocardial hypertrophy in hypertensives on long-term treatment with beta-blockers. Dtsch Med Wochenschr 111: 530–534

Frick MH, McGibney D, Tyler HM and Co-investigators (1988) Amlodipine: a double blind evaluation of the dose-response relationship in mild to moderate hypertension. J Cardiovasc Pharmacol 12 (Suppl 7): S76–S79

Friedel HA, Sorkin EM (1988) Nisoldipine. A preliminary review of its pharmacodynamic and pharmacokinetic properties, and therapeutic efficacy in the treatment of angina pectoris, hypertension and related cardiovascular disorders. Drugs 36: 682–731

Frishman WH, Brobyn R, Brown RD, Johnson BF, Reeves RL, Wombolt DG (1988) A randomized placebo-controlled comparison of amlodipine and atenolol in mild to moderate systemic hypertension. J Cardiovasc Pharmacol 12 (Suppl 7): S103–S106

Frithz G, Ronquist G (1992) Effect of antihypertensive therapy on ^{45}calcium influx rate in human red blood cells. J Hypertens 10 (Suppl 4): 100 (Abstr)

Frolich ED (1987) Correction of physiological alterations of hypertension. Cardiovasc Drugs Ther 1: 345–348

Fuster V, Stein B, Ambrose JA, Badimon L, Badimon JJ, Chesebro JH (1990) Atherosclerotic plaque rupture and thrombosis: evolving concepts. Circulation 82 (Suppl II): II-47–II-59

Garcha RS, Hughes AD, Sever PS (1992) Action of amlodipine in human resistance arteries. Am J Hypertens 5: 36A (Abstr B04)

Gelmers HJ, Hennerici M (1990) Effect of nimodipine on acute ischaemic stroke: pooled results from five randomized trials. Stroke 21 (Suppl IV): IV-81–IV-84

Gelmers HJ, Corter K, de Weerdt CJ, Wiezer HJA (1988) A controlled trial of nimodipine in acute ischaemic stroke. N Eng J Med 318: 203–207

Gengo FM, Fagan SC, Krol G, Bernhard H (1987) Nimodipine disposition and haemodynamic effect in patients with cirrhosis and age-matched controls. Brit J Clin Pharmacol 3: 47–53

Gerrity RG, Naito HK, Richardson M, Schwartz CJ (1979) Dietary induced atherogenesis in swine. 1. Morphology of the intima in prelesion stages. Am J Pathol 95: 775–792

Gheorghiade M (1992) Introduction to symposium "Management of heart failure in the 1990's. A reassessment of the role of digoxin therapy. Am J Cardiol 6: 1G–3G

Gilmer DJ, Kark P (1980) Pulmonary oedema precipitated by nifedipine. Br Med J 280: 1420–1421

Ginsburg R, Davis K, Bristow MR, McKennett K, Kodsi SR, Billingham EM, Schroeder JS (1983) Calcium antagonists suppress atherogenesis in aorta but not in the intramural coronary arteries of cholesterol-fed rabbits. Lab Invest 49: 154–158

Giuntoli F, Galeone F, Natali A, Gabbani S, Saba P (1992) Antihypertensive and metabolic effects of nitrendipine in non insulin-dependent diabetes mellitus with hypertension. J Cardiovasc Pharmacol 19 (Suppl 2): S39–S40

Glasser SP, West TW (1988) Clinical safety and efficacy of once-a-day amlodipine for chronic stable angina pectoris. Am J Cardiol 62: 518–522

Glasser SP, West TW (1989) Clinical safety and efficacy of once-daily amlodipine for chronic stable angina pectoris. Am Heart J 118: 1127–1128

Glasser SP, Chrysant SG, Graves J, Rafman B, Koehn DK (1989) Safety and efficacy of amlodipine added to hydrochlorothiazide therapy in essential hypertension. Am J Hypertens 2: 154–157

Glossmann H, Striessnig J (1990) Molecular properties of calcium channels. Rev Physiol Biochem Pharm 114: 1–105

Godfraind T, Mennig D, Bravo G, Chalant C, Jaumin P (1989) Inhibition by amlodipine of activity evoked in isolated human coronary arteries by endothelin, prostaglandin $F_{2\alpha}$ and depolarization. Am J Cardiol 64: 58I–64I

Godfraind T, Morel N, Salomone S (1992) Characterization in human coronary arteries of the binding sites responsible for the pharmacologic action of amlodipine: a comparison with animal vascular tissues. J Cardiovasc Pharmacol 20 (Suppl A): S33–S39

Goldmann S, Stoltefuss J, Born L (1992) Determination of the absolute configuration of the active *amlodipine* enantiomer as (-)S: a correction. J Med Chem 35:3341–3344

Goldsmith SR, Francis GS, Gowley AW Jr, Levine TB, Cohn JN (1983) Increased plasma arginine-vasopressin levels in patients with congestive heart failure. Am J Coll Cardiol 1:1385–1390

Gottlieb SS, Kukin ML, Ahern D, Packer M (1989) Prognostic importance of atrial natriuretic peptide in patients with chronic heart failure. J Am Coll Cardiol 13:1534–1539

Gould BA, Hornung RS, Mann S, Balasubramanian B, Raftery EB (1982) Slow channel inhibitors verapamil and nifedipine in the management of hypertension. J Cardiovasc Pharmacol 4 (Suppl 4):S369–S373

Grandis V, Mainini C (1902) Etudes sur les phénomènes chimiques qui ont lieu dans le cartilage épiphysaire durant la période de l'accroissement de l'os. Arch Ital de Biol 38:143–156

Grimm RH (1990) Treatment of mild hypertension study (TOHMS) and its implications in the primary care of hypertension. Abstract for symposium entitled "Protection during the crucial hours: amlodipine, a new calcium antagonist in cardiovascular disease", 26 June, 1990. Montreal

Gronberg M, Terland O, Husebye ES, Flatmark T (1990) The effect of prenylamine and organic nitrates on the bioenergetics of bovine catecholamine storage granules. Biochem Pharmacol 40:351–357

Gross CJ, Farber NE, Pieper GM (1989) Effects of amlodipine on myocardial ischaemia reperfusion injury in dogs. Am J Cardiol 64:94I–100I

Grossman W (1990) Diastolic dysfunction and congestive heart failure. Circulation 81 (Suppl III):III-1–III-7

Grossmann E, Oren S, Garavaglia G, Messerli F, Frohlich E (1988) Systemic and regional hemodynamic and humoral effects of nitrendipine in essential hypertension. Circulation 78:1394–1398

Gueret P, Artigou JY, Benichou M, Berland J, Fressinaud P, Grollier G, Neuyen Cong Duc, and the enalapril versus nifedipine french study group (1990) Comparative efficacy and safety of enalapril and sustained release nifedipine in patients with mild to moderate hypertension. Drugs 39 (Suppl 2):67–72

Gustafsson D (1987) Microvascular mechanisms involved in calcium antagonist edema formation. J Cardiovasc Pharmacol 10 (Suppl 1):S121–S131

Gustafsson D, Grande PO, Borgstrom P, Lundberg L (1988) Effects of calcium antagonists on myogenic and neurogenic control of resistance and capacitance vessels in cat skeletal muscle. J Cardiovasc Pharmacol 12:413–422

Gwathmey JK, Copelas L, MacKinnon R, Schoen FJ, Feldman MD, Grossman W, Morgan JP (1987) Abnormal intracellular calcium handling in myocardium from patients with end-stage heart failure. Circ Res 61:70–76

Habib JB, Bossaller C, Henry PD (1986) Suppression of atherogenesis in cholesterol-fed rabbit with low-dose calcium antagonist (PN200-110). J Am Coll Cardiol 7:58A (abstract)

Hackett D, Davies G, Maseri A (1988) Pre-existing coronary stenosis in patients with first myocardial infarction are not necessarily severe. Eur Heart J 9:1317–1323

Halliwell B, Gutteridge JMC (1985) Free radicals in biology and medicine. Clarendon, Oxford, pp 268–276

Hamilton JW, Stone CK, Folts JD (1992) Amlodipine combined with aspirin inhibits epinephrine-induced acute platelet thrombus formation in stenosed dog coronary arteries. FASEB J 64 (4) part 1:Abstr 3852

Hammond JJ (1992) Isradipine and felodipine in moderate hypertension. Am J Hypertens 5:111A (Abstr 018)

Harder S, Thurmann P, Siewert M, Blume H, Huber Th, Rietbrock N (1991) Pharmacodynamic profile of verapamil in relation to absolute bioavailability: investigations with a conventional and a controlled-release formulation. J Cardiovasc Pharmacol 17:207–212

Hawxhurst A, Quartermain D, Puente J (1992) The calcium channel blocker amlodipine enhances memory consolidation in mice. Abstr Soc Neurosci

Hearse DJ (1991) Stunning: a radical review. Cardiovasc Drugs Ther 5:853–876

Heberden W (1772) Some account of disorder of the breast. Med Trans Roy Coll Phys 2:59

Hedner T, Elmfeldt D, Dahlof C, Sjogren E (1987) Comparison of antihypertensive effect and pharmacokinetics of conventional and extended release felodipine tablets in patients with arterial hypertension. Drugs 34 (Suppl 3):125–131

Heider JG, Weinstein DB, Pickens C, Lan S, Su CM (1987) Antiatherogenic activity of the calcium channel blocker isradipine (PN200-110): a novel effect on matrix synthesis independent of calcium channel blockade. Transplant Proc 19 (Suppl 5):96–101

Held PH, Yusuf S, Furberg CD (1989) Calcium channel blockers in acute myocardial infarction and unstable angina: an overview. Brit Med J 299:1187–1192

Helletzgruber M, Sinzinger H, Fiegl W, Holzner JH (1975) Initial arterial lesions - starting in foetuses. Folia Anat Jugosl 4:83–86

Henry PD, Bentley KI (1981) Suppression of atherosclerosis in cholesterol-fed rabbits treated with nifedipine. J Clin Invest 68:1366–1369

Hermann Ph, Rodger SD, Remones G, Thenot JP, London DP, Morselli PL (1983) Pharmacokinetics of Diltiazem after Intravenous and Oral Administration. Eur J Clin Pharmacol 24:349–532

Hermsmeyer K, Rusch NJ (1989) Calcium channel alterations in genetic hypertension. Hypertension 14:453–456

Hernandez R, Carvajal AR, Armas-de Hernandez MJ, Guerrero-Pajuelo J, Armas-Padilla MC, Barragan O, Machado-de Alvarado I (1991) The effects of the calcium antagonist amlodipine on blood pressure and platelet aggregation in hypertensive patients. Postgrad Med J 67 (Suppl 5):S38–S40

Hernandez R, Carvajal AR, Armas-Padilla MC, Armas-de Hernandez MJ, Guerrero-Pajuelo J, Barragan O (1992) The effects of once-daily amlodipine on platelet aggregation and blood pressure in patients with essential hypertension. Am J Hypertens 5:111A (abstract 017)

Hescheler J, Pelzer D, Trube G, Trautwein W (1982) Does the organic calcium channel blocker D600 act from inside or outside the cardiac cell membrane. Pflüger's Arch 393:287–291

Heyndrickx GR, Millard RW, McRitchie RJ, Maroko PR, Vatner SF (1975) Regional myocardial functional and electrophysiological alterations after brief coronary artery occlusion in conscious dogs. J Clin Invest 56:978–985

Heynen G (1992) Amlodipin: pharmakokinetisches und pharmakodynamisches Profil eines Kalziumantagonisten mit langanhaltender Wirkung. Schweiz Rundsch Med Prax 81:199–203

HINT Research Group (Holland Interuniversity Nifedipine/ Metropolol Trial) (1986) Early treatment of unstable angina in the coronary care unit. A randomized double-blind placebo controlled comparison of recurrent ischaemia in patients treated with nifedipine or metropolol or both. Br Heart J 56:400–413

Hirano Y, Moscucci A, January CT (1992) Direct measurement of L-type Ca^{2+} window current in heart cells. Circ Res 70:445–455

Hirata Y, Takagi Y, Fukuda Y, Marumo F (1989) Endothelin is a potent mitogen for rat vascular smooth muscle cells. Atherosclerosis 78:225–228

Hoberg E, Kubler W (1991) Prevention of restenosis after PTCA: role of calcium antagonists. J Cardiovasc Pharmacol 18 (Suppl 6):S15–S19

Hoff PT, Tamura Y, Lucchesi BR (1989) Cardioprotective effects of amlodipine in the ischaemic-reperfused heart. Am J Cardiol 64:101I–116I

Hofling B, Härringer E, Herrmann W, Pieske H und R, Philippi M (1991) Therapie der leichten bis mittelschweren Hypertonie. Wirksamkeit und Verträglichkeit von Amlodipin im Vergleich zur Fixkombination Nifedipine/Mefrusid. Fortschr Med 109:67–72

Hogg KJ, Hornung RS, Hillis WS, Gupta S, Grant P, Singh SP (1989) Pharmacodynamics of amlodipine. Hemodynamic effects and antianginal efficacy after atrial pacing. Am Heart J 118:1107–1113

Hogg KJ, Hornung RS, Hillis WS, Gupta S, Grant P, Singh SP (1991) Antianginal efficacy of intravenous amlodipine assessed by means of atrial pacing. Postgrad Med J 67 (Suppl 5):S57–S58

Holmberg SRM, Williams AJ (1989) Single channel recordings from human cardiac sarcoplasmic reticulum. Circ Res 65:1445–1449

Holmes D, Moullett C (1992) Clinical eqivalence of once-daily administration of a modified-release formulation of isradipine and twice daily administration of the standard formulation. J Cardiovasc Pharmacol 19 (Suppl 3):S61–S65

Hori M, Gotoh K, Kitakaze M, Iwai K, Iwakura K, Sato H, Koretsune Y, Inoue M, Kitabatake A, Kamada T (1991) Role of oxygen-derived free radicals in myocardial edema and ischaemia in coronary microvascular embolization. Circulation 84:828 840

Hosie J, Bremner AD, Fell PJ, James IGV, Saul PA, Taylor SH (1992) Comparison of early side-effects with amlodipine and nifedipine retard in hypertension. Cardiology 80 (Suppl 1):54–59

Hu XH, Martin JJ, Bell DR, de Luise M, Lalcberg JR (1990) Combined use of cyclosporine A and verapamil in modulating multidrug resistance in human leukemia cells. Cancer Res 15:2953–2957

Humphrey MJ, Smith DA (1992) Hepatic uptake is the main factor in the apparent slow absorption of amlodipine. Brit J Clin Pharmacol 33:219P

Hurst JW, King SB, Friesinger GC, Walter OF, Morris DC (1986) Atherosclerotic coronary heart disease: recognition, prognosis and treatment. In: Hurst JW (ed) The Heart. McGraw Hill, New York, pp 884

Hulthen UL, Katzman PL (1988) Renal effects of acute and long-term treatment with felodipine in essential hypertension. J Hypertens 6:231–237

Hypertension Detection and Follow-up Programme Co-operative Group (HDFP) (1979) Five year findings in the Hypertension Detection and Follow-up Programme. 1. Reduction in mortality of persons with high blood pressure including mild hypertension. J Am Med Assoc 242:2562–2571

Ishikawa H, Nakagawa M, Ogihara T (1992) Effects of long-term manidipine monotherapy on the quality of life. Am Heart J: in press

ISIS-1 (First International Study of Infarct Survival) Collaborative Group (1986) Randomized trial of intravenous altenolol among 16,027 cases of suspected acute myocardial infarction ISIS-1. Lancet 2:57–66

ISIS-2 (Second International Study of Infarct Survival) Collaborative Group (1988) Randomized trial of intravenous streptokinase, oral aspirin, both or neither among 17 187 cases of suspected acute myocardial infarction: ISIS-2. Lancet 2:349–360

Izumo S, Nadal-Ginard B, Mahdavi V (1988) Prooncogene induction and reprogramming of cardiac gene expression produced by pressure overload. Proc Natl Acad Sci USA 85: 339–343

Jain AK, Vargas R, Gardner MJ, Souhrada JF, Lazar JD, McMahon FG (1992) A pharmacokinetic study of oral and intravenous amlodipine in patients with mild to moderate hypertension and congestive heart failure. Clin Pharmacol Ther 51:171 (Abstr)

Janis RA, Silver PJ, Triggle DJ (1987) Drug action and cellular calcium regulation. Adv Drug Res 16:311–536

January CT, Riddle JM (1989) Early after depolarizations. Mechanism of induction and block: a role for L-type Ca^{2+} current. Circ Res 64:977–990

Jay SD, Sharp AH, Kahl SD, Veduick TS, Harpold MM, Campbell KP (1991) Structural characterization of the dihydropyridine-sensitive calcium channel α_1 subunit and the associated peptide. J Biol Chem 266:3287–3293

Jennings RB, Schaper J, Hill ML, Steenbergen C Jr, Reimer KA (1985) Effect of reperfusion late in the phase of reversible ischaemic injury. Circ Res 56:262–278

Jennings RB, Murry CC, Steenbergen C, Reimer KA (1990) Development of cell injury in sustained acute ischaemia. Circulation 82 (Suppl II):II-2–II-12

Jensen H, Garsdal P, Davies J (1990) Amlodipine with enalapril therapy in moderate-severe essential hypertension. J Hum Hypertens 4:541–545

Jeremy RW, Koretsune Y, Marban E, Becker LC (1992) Relation between glycolysis and calcium homeostasis in post-ischaemic myocardium. Circ Res 70:1180–1190

Jespersen CM, Frederiksen M, Fischer Hansen J, Klitgaard NA, Sorum C (1989) Circadian variation in the pharmacokinetics of verapamil. Eur J Clin Pharmacol 37:613–615

Johns EJ (1988a) A study of the action of amlodipine on adrenergically regulated sodium handling by the kidney in normotensive and hypertensive rats. Br J Pharmacol 93:561–568

Johns EF (1988b) A study of the renal actions of amlodipine in the normotensive and spontaneously hypertensive rat. Br J Pharmacol 94:311–318

Julius S (1988) Amlodipine in hypertension: an overview of the clinical dossier. J Cardiovasc Pharmacol 12 (Suppl 7):S27–S33

Kageyama M, Nishimura K, Takada T, Miyawaki N, Yamauchi H (1991) SD3211, a novel benzothiazepine calcium antagonist alone and in combination with a beta-adrenoceptor antagonist, produces antihypertensive effects without affecting heart rate and atrioventricular conduction in conscious renal hypertensive dogs. J Cardiovasc Pharmacol 17:102–107

Kaneko M, Beamish RE, Dhalla NS (1989) Depression of heart sarcolemmal Ca^{2+} pump activity by oxygen free radicals. Am J Physiol 256:H368–H374.

Kann J, Krol GJ, Raemsch KD, Burkholder DE, Levitt MJ (1984) Bioequivalence and metabolism of nitrendipine administered orally to healthy volunteers. J Cardiovasc Pharmacol 6:S968–S973

Kannel WB, Gordon T (1978) Evaluation of the cardiovascular risk in the elderly: the Framingham Study. Bull N Y Acad Med 54:573–591

Kannel WB, d'Agostino RB, Leva D, Belanger HH (1988) Prognostic significance of regression of left ventricular hypertrophy. Circulation 78 (Suppl 2):89

Kaplan NM (1991) Amlodipine in the treatment of hypertension. Postgrad Med J 67 (Suppl 5):S15–S19

Kaplinsky E (1992) Management of angina pectoris: modern concepts. Drugs 43 (Suppl 1):9–14

Kass RS, Arena JP (1989) Influence of pH_0 on calcium channel block by amlodipine, a charged dihydropyridine compound: implication for location of the dihydropyridine receptor. J Gen Physiol 93:1109–1127

Kass RS, Kwan YW (1992) Amlodipine block of heart calcium channels: mechanisms underlying slow kinetics. J Cardiovasc Pharmacol 20 (Suppl A):S6–S13

Kass RS, Arena JP, DiManno D (1988) Block of heart calcium channels by amlodipine: influence of drug charge on blocking activity. J Cardiovasc Pharmacol 12 (Suppl 7):S45–49

Kass R, Arena JP, Chin S (1989) Cellular electrophysiology of amlodipine: probing the cardiac L-type calcium channel. Am J Cardiol 64:35I–42I

Kass R, Arena JP, Chin S (1991) Block of L-type calcium channels by charged dihydropyridines–sensitivity to side of application and calcium. J Gen Physiol 98:63–75

Kassis E, Amtorp O (1987) Cardiovascular and neurohumoral postural responses and baroreceptor abnormalities during a course of adjunctive vasodilator therapy with felodipine for congestive heart failure. Circulation 75:1204–1213

Kassis E, Amtorp O (1990) Long term clinical hemodynamic, angiographic and neurohumoral responses to vasodilation with felodipine in patients with chronic heart failure. J Cardiovasc Pharmacol 15:347–352

Katz AM (1989) Changing strategies in the management of heart failure. J Am Coll Cardiol 13:513–523

Katz AM (1990a) Cardiomyopathy of overload. A major determinant of prognosis in congestive heart failure. N Engl J Med 322:100–110

Katz AM (1990b) Future perspectives in basic science understanding of congestive heart failure. Am J Cardiol 65:468–471

Kaye DM, Angus JA, Jennings GL (1992) Endothelium dependent vasodilation is impaired in heart failure. Proceedings from 40th Annual Scientific Meeting of the Cardiac Society of Australia and New Zealand, Abstr 61

Kazda S, Grunt M, Hirth C, Preis W, Stasch JP (1987) Calcium antagonism and protection of tissues from calcium damage. J Hypertens 5 (Suppl 4):S37–S42

Keefe DL, Yee Y-G, Kates RE (1981) Verapamil protein binding in patients and in normal subjects. Clin Pharmacol Ther 29:21–26

Kern MJ (1992) Perspective: The cellular influences of calcium antagonists on systemic and coronary hemodynamics. Am J Cardiol 69:3B–7B

Keung E (1989) Calcium current is increased in isolated adult myocytes from hypertrophied rat myocardium. Circ Res 64:753 763

Kimichi A, Lewis BS (1991) Calcium antagonists and the management of heart failure. In: Lewis BS, Kimichi A (eds) Heart Failure Mechanisms and Management. Springer, Berlin, pp 281–292

Kinnard DR, Harris M, Hossack KF (1989) Amlodipine in angina pectoris: effect on maximal and submaximal exercise performance. Am Heart J 118:1136–1137

Kiowski W, Bertel O, Erne P, Bolli P, Hulthén UL, Ritz R, Bühler FR (1983) Hemodynamic and reflex responses to acute and chronic antihypertensive therapy with calcium entry blocker nifedipine. Hypertension 5 (Suppl 2):I-70–I-74

Kiowski W, Erne P, Linder L, Bühler FR (1990) Arterial vasodilator effects of the dihydropyridine calcium antagonist amlodipine alone and in combination with verapamil in systemic hypertension. Am J Cardiol 66:1469–1472

Kiowski W, Luscher TF, Linder L, Bühler FR (1991) Endothelin 1 induced vasoconstriction in humans. Circulation 83:469–475

Kirch W, Janisch HD, Heidemann H, Ramsch K, Ohnhaus EE (1983) Einfluß von Cimetidin und Ranitidin auf Pharmakokinetik und antihypertensiven Effekt von Nifedipin. Dtsch Med Wochenschr 108:1757–1761

Kirch W, Hutt HJ, Heidemann H, Ramsch K, Janische HD, Ohnhaus EE (1984) Drug interactions with nitrendipine. J Cardiovasc Pharmacol 6:S982–S985

Kirch W, Stenzel J, Santos SR, Ohnhaus EE (1987) Nisoldipine, a new calcium antagonist elevates plasma levels of digoxin. Arch Toxicol (Suppl 11):310–312

Kitakaze M, Weisman HF, Marban E (1988) Contractile dysfunction and ATP depletion after transient calcium overload in perfused ferret hearts. Circulation 77:685–695

Klein HO, Kaplinsky E (1982) Verapamil and digoxin: their respective effects on atrial fibrillation and their interaction. Am J Cardiol 50:894–902

Klein HO, Lang R, Weiss E, Segni E, Libhaber C, Guerrero J, Kaplinsky E (1982) The influence of verapamil on serum digoxin concentration. Circulation 65:998–1003

Klein R, Klein K, Moss SE, De Mets DL (1985) Blood pressure and hypertension in diabetes. Am J Epidemiol 122:77–89

Klein W, Eber J, Dusleag B, Rotman R, Gasser R, Weinrauch V, Brusse H (1991) New concepts in ischaemia prevention. J Cardiovasc Pharmacol 18 (Suppl 19):S7–S14

Kleinbloesem CH, van Brummelen P, Danhof M, Faber H, Urquhart J, Breimer DD (1987) Rate of increase in the plasma concentration of nifedipine as a major determinant of its hemodynamic effects in humans. Clin Pharmacol Ther 41:26–30

Koretsune Y, Marban E (1989) Cell calcium in the pathophysiology of ventricular fibrillation and in the pathogenesis of post-ischaemic contractile dysfunction. Circulation 80:369–379

Krakoff LR, Bravo EL, Tuck ML, Friedman CP and MATH Study Group (1990) Nifedipine gastrointestinal therapeutic system in the treatment of hypertension. Results of a Multicenter Trial. Am J Hypertens 3:3185–3255.

Kramer JH, Mak IT, Weglicki WB (1984) Differential sensitivity of canine cardiac sarcolemmal and microsomal enzymes to inhibition by free radical-induced lipid peroxidation. Circ Res 55:120–124

Krause SM, Jacobos WE, Becker LC (1989) Alterations in sarcoplasmic reticulum calcium transport in the postischaemic "stunned" myocardium. Circ Res 65:526–530

Kuhlmann J (1985) Effects of verapamil, diltiazem and nifedipine on plasma levels and renal excretion of digitoxin. J Clin Pharm Ther 38:667–673

Kuhlmann J, Graefe KH, Ramsch DD et al., (1986) Clinical Pharmacology. In: Krebs R (ed) Treatment of Cardiovascular Diseases by Adalat. Schattauer, Stuttgart, pp 93–144

Kusuoka H, Porterfield JD, Weisman HF, Weisfeldt ML, Marban E (1987) Pathophysiology and pathogenesis of stunned myocardium. Depressed Ca^{2+} activation of contraction as a consequence of reperfusion-induced cellular calcium overload in ferret hearts. J Clin Invest 79:950–961

Kusuoka H, Koretsune Y, Chacko, VP, Weisfeldt, ML, Marban E (1990) Excitation-contraction coupling in postischemic myocardium: Does failure of activator Ca^{2+} transients underlie "stunning"? Circ Res 66:1268–1276

Kutryk MJB, Maddaford TG, Ramijiawah B, Pierce GN (1991) Oxidation and membrane cholesterol alters active and passive transsarcolemmal calcium movement. Circ Res 68:18–26

Lablanche J-M, Fourrier JL, Gommeaux A, Griener L, Bertand ME (1990) Prevention of coronary artery spasm by nisoldipine. In: Lichtlen PR, Krayenbuhl HP (eds) New Aspects of Nisoldipine. Schattauer, Stuttgart, pp 61–68

Lacerda AE, Kim HS, Ruth P, Perez-Reyes E, Flockerzi V, Hoffmann F, Birnbaumer K, Brown AM (1991) Normalization of current kinetics by interaction between the α_1 and β subunits of the skeletal muscle dihydropyridine-sensitive Ca^{2+} channel. Nature 353:527–530

Laher MS, Kelly JG, Doyle GD, Carmody M, Donohoe JF, Gred H, Volz M (1988) Pharmacokinetics of amlodipine in renal impairment. J Cardiovasc Pharmacol 12 (Suppl 7):S60–S63

Lamping KA, Gross CH (1985) Improved recovery of myocardial segment function following a short coronary occlusion in dogs by nicorandil, a potential new antianginal agent, and nifedipine. J Cardiovasc Pharmacol 7:158–166

Landahl S, Edgar B, Gabrielsson M, Larsson M, Lernfelt B, Lundborg P, Regardh C (1988) Pharmacokinetics and blood pressure effects of felodipine in elderly hypertensive patients, a comparison with young healthy subjects. Clin Pharmacol 14:374–383

Landmark K (1985) Antihypertensive and metabolic effects of long-term therapy with nifedipine slow-release tablets. J Cardiovasc Pharmacol 7:12–17

Langdon C (1991a) Doxazosin: A study in a cohort of patients with hypertension in general practice – an interim report. Am Heart J 121:268–273

Langdon C (1991b) A study of amlodipine in general practice: interim results in 4056 patients: proceedings from The Amlodipine Experience Symposium, Queen Elizabeth II Conference Centre, March 1991, London

Langdon C (1992) High blood pressure in the elderly: a multicentre study of amlodipine, a new calcium antagonist in general practice (unpublished data)

Lee SM, Michael UF (1985) The protective effect on nitrendipine on gentamicin acute renal failure in rats. Exp Mol Pharmacol 43:107–114

Leenen FHH, Holliwell DL (1992) Antihypertensive effect of felodipine associated with persistent sympathetic activation and minimal regression of left ventricular hypertrophy. Am J Cardiol 69:639–645

Lees AM, Lees RS, Schoen FJ, Isaacsohn JL, Fischman AJ, McKusick KA, Strauss HW (1988) Imaging human atherosclerosis with ^{99m}Tc-labelled low density lipoproteins. Arteriosclerosis 8:461–470

Leonetti G, Rupoli L, Chainca R, Catarrasi C, Ruffilli MP, Zanchetti A (1991) Acute, chronic and postwithdrawal antihypertensive and renal effects of amlodipine in hypertensive patients. J Hypertens 9 (Suppl 6):S394–S395.

Lerch R (1991) Oxidative metabolism in reperfused myocardium. Cardiovasc Drugs Ther 5:953

Levy D, Anderson KM, Savage DD, Kannel WB, Christiansen JC, Castelli WP (1988) Echocardiographically detected left ventricular hypertrophy: prevalence and risk factor. Ann Intern Med 1089:7–13

Lew WYW, Hryshko, LV, Bers DM (1991) Dihydropyridine receptors are primarily functional L-type calcium channels in rabbit ventricular myocytes. Circ Res 69:1139–1145

Lewis GRJ (1980) Verapamil in the management of chronic hypertension. Clin Invest Med 3:175–177

Licata G, Scaglione R, Ganguzza A, Parrinello G, Lipari R, Merlino G, Amato P (1992) Amlodipine and renal function in hypertensive patients. J Hypertens 10 (Suppl 4):259 (abstract)

Lichtlen PR, Hugenholtz PG, Rafflenbeul W, Hecker H, Jost S, Deckers JW (1990) Retardation of angiographic progression of coronary artery disease by nifedipine. Lancet 335:1109–1113

Liedholm H, Melander A (1989) A placebo-controlled dose response study of felodipine extended release in hypertensive patients. J Cardiovasc Pharmacol 14:109–113

Limbruno V, Zucchi R, Ronca-Teston S, Galbani P, Ronca G, Mariani M (1989) Sarcoplasmic reticulum function in the "stunned" myocardium. J Mol Cell Cardiol 21:1063–1072

Lindenberg BS, Weiner DA, McCabe CH, Culter S, Ryan T, Klein M (1983) Efficacy and safety of incremental doses of diltiazem for the treatment of stable angina pectoris. J Am Coll Cardiol 2:1129–113

Linsell CR, Lightman SL, Mullen P, Brown MJ, Causon RC (1985) Circadian rhythms of epinephrine and norepinephrine in man. J Clin Endocrinol Metab 60:1210–1215

Little WC, Constantinescu M, Applegate RJ, Kutcher MA, Burrows MT, Kahl FR, Santamore WP (1988) Can coronary angiography predict the site of a subsequent myocardial infarction in patients with mild-to-moderate coronary artery disease? Circulation 78:1157–1166

Liu JJ, Chen DJ, Casley DJ, Nayler WG (1990) Effect of ischaemia and reperfusion on ^{125}I endothelin binding in rat cardiac membranes. Am J Physiol 258:H829–H835

Ljung G, Norlander M (1987) Pharmacodynamic properties of felodipine. Drugs 34 (Suppl 3):7–15

Llinas R, Sugimori M, Lin J-W, Cherksey B (1989) Blocking and isolation of a calcium channel from neurones in mammals and cephalopods utilizing a toxin fraction (FTX) from funnel web spider poison. Proc Natl Acad Sci USA 86:1689–1693

Lompre AM, Schwartz K, d'Ablis A, Lacombe G, Van Thiem N, Swynghedauw B (1979) Myosin isoenzyme redistribution in chronic heart overload. Nature 282:105–107

Lopez JAG, Armstrong ML, Piegors DJ, Heistad DD (1990) Vascular responses to endothelin-1 in atherosclerotic primates. Arteriosclerosis 10:1113–1118

Lorimer AR, Smedsrud T, Walker P, Tyler HM (1988) Comparison of amlodipine and verapamil in the treatment of mild to moderate hypertension. J Cardiovasc Pharmacol 12 (Suppl 7):S89–S93

Loutzenhiser R, Epstein M (1985) Effects of calcium antagonists on renal hemodynamics. Am J Physiol 249:F619–F629

Loutzenhiser R, Epstein M (1987) Modification of the renal hemodynamic response to vasoconstrictors by calcium antagonists. Am J Nephrol 7:7–16

Loutzenhiser R, Epstein M, Horton C, Sonke P (1986) Reversal of renal and smooth muscle actions of the thromboxane mimetic, U44069 by diltiazem. Am J Physiol 250:F619–F626

Loutzenhiser RD, Epstein M, Fischetti F, Horton C (1989) Effects of amlodipine on renal hemodynamics. Am J Cardiol 64:122I–128I

Lucchesi BR, Romson JL, Jolly SR (1984) Do leucocytes influence infarct size? In: Hearse DJ, Yellon DM (eds) Therapeutic approaches to myocardial infarct size limitation. Raven, New York, pp 219–248

Ludin H-P (1991) The place of calcium antagonists in the prophylactic treatment of migraine. J Cardiovasc Pharmacol 18 (Suppl 8):S17–S20

Luft FC (1987) Calcium-channel blocking drugs and renal sodium excretion. Am J Nephrol 7 (Suppl 1):39–43

Lund-Johansen P (1983) Central haemodynamic effects of β-blockers in hypertension. A comparison between atenolol, metoprolol, timolol, penbutolol, alprenolol, pindolol and bunitrolol. Eur Heart J 4:D1–D12

Lund-Johansen P (1987) Treatment of essential hypertension today. The role of beta blockers, calcium antagonists and ACE inhibitors. Med Clin North Am 71:947–957

Lund-Johansen P, Omvik P, White W, Digranes O, Helland B, Jordal O, Stray T (1990)

Long-term haemodynamic effect of amlodipine at rest and during exercise in essential hypertension. J Hypertens 8:1129–1136

Lund-Johansen P, Omvik P, White W, Digranes O, Helland B, Jordal O, Stray T (1991) Long-term haemodynamic effects of amlodipine at rest and during exercise in essential hypertension. Postgrad Med J 67 (Suppl 5):S20–S23.

Lund-Johansen P, Omvik P, White W, Digranes O, Helland B, Jordal O, Stray T (1992) Long-term haemodynamic effects of amlodipine at rest and during exercise in essential hypertension. Cardiology 80 (Suppl 1):37–45

Lupinacci L, Palomino C, Greenberg A, Puschett JB (1988) Chronic effects of nitrendipine on renal hemodynamics and tubular transport. Clin Pharmacol Ther 43:6–15

Luscher TF (1991a) Endothelin. Cardiovasc Pharmacol 18 (Suppl 10):S15–S22

Luscher TF (1991) Endothelin: key to coronary vasospasm. Circulation 83:701–703.

MacGregor GA (1990) Sodium balance and calcium antagonists in hypertension. In: Epstein M, Loutzenhiser R (eds) Calcium Antagonists and the Kidney. Hanley and Belfus, Philadelphia, pp 213–224

Maclean D, Mitchell ET, Wilcox RG, Walker P, Tyler HM (1988) A double-blind crossover comparison of amlodipine and placebo added to captopril in moderate to severe hypertension. J Cardiovasc Pharmacol 12 (Suppl 7):S85–S88

MacMahon S, Peto R, Cutler J, Collins R, Sorlie P, Neaton J Abbott R, Goldwin J, Dyer A, Stamler J (1990) Blood pressure, stroke, and coronary artery disease. 1. Prolonged differences in blood pressure: prospective observational studies for the regression dilution basis. Lancet 335:765–774

Mak IT, Weglicki WB (1990) Comparative antioxidant activities of propranolol, nifedipine, verapamil, and diltiazem against sarcolemmal membrane lipid peroxidation. Circ Res 66:1449–1452

Mak T, Boehme P, Weglicki WB (1992) Antioxidant effects of calcium channel blockers against free radical injury in endothelial cells. Correlation of protection with preservation of glutathione levels. Circ Res 70:1099–1103

Mancia G (1991) Treatment of hypertension and prevention of cardiovascular morbidity. In: Lichtlen PR, Reale A (eds) Adalat: A Comprehensive Review. Springer, Berlin, pp 75–82

Mancia G, Servalle G, Giannattasio C, Bossi M, Preti L, Cattaneo B, Grassi G (1992) Reflex cardiovascular control in congestive heart failure. Am J Cardiol 69:17G–23G

Marban E (1991) Pathogenetic role for calcium in stunning. Cardiovasc Drugs Ther 5:891–895

Marban E (1991a) Myocardial stunning and hibernation. The physiology behind the colloquialisms. Circulation 83:681–688

Marban E, Kitakaze M, Koretsune Y, Yue DT, Chacko UP, Pike MM (1990) Quantification of $[Ca^{2+}]_i$ in perfused hearts. Critical evaluation of the 5F-BAPTA/NMR method as applied to the study of ischaemia and reperfusion. Circ Res 66:1255–1267

Marley JE (1989) Safety and efficacy of nifedipine 20 mg tablets in hypertension using electronic data collection in general practice. J R Soc Med 82:272–275

Mason RP, Moisey DM, Shajenko L (1992) Cholesterol alters the binding of Ca^{2+} channel blockers to the membrane lipid bilayers. Mol Pharmacol 41:315–321

Mathias P, Kerin NS, Blevins RD, Cascade P, Rubenfire M (1987) Coronary vasospasm as a cause of stunned myocardium. Am Heart J 113:383–385

Matlib MA (1989) Relaxation of potassium chloride-induced contractions by amlodipine and its interaction with the 1,4-dihydropyridine-binding site in pig coronary artery. Am J Cardiol 64:51I–57I

Matlib MA, French JF, Grupp IL, Van Gorp C, Grupp G, Schwartz A (1988) Vasodilatory action of amlodipine on rat aorta, pig coronary artery, human coronary artery, and on isolated Langendorff rat heart preparations. J Cardiovasc Pharmacol 12 (Suppl 7):S50–S54

McCord JM (1984) Are radicals a major culprit. In: Hearse DJ, Yellon DM (eds) Therapeutic approaches to myocardial infarct size limitation. Raven, New York, pp 209–218

McGibney D (1991) Efficacy of amlodipine in the management of ischaemic heart disease. Postgrad Med J 67 (Suppl 3):S24–S28

McGrath BP, Langton D, Matthews PG, Syme S, Treloar K, McNeil JJ (1989) Comparison of felodipine extended release and conventional tablets in essential hypertension using ambulatory blood pressure monitoring. J Hypertens 7:645–651

McLeay RAB, Stallard TJ, Watson RDS, Littler WA (1983) The effect of nifedipine on arterial pressure and reflex cardiac control. Circulation 67:1084–1090

McMurray HF, Chahwala SB (1991) Amlodipine exerts a potent antimigrational effect on aortic smooth muscle cells in culture. J Am Coll Cardiol 17:194A (abstract)

McMurray HF, Chahwala SB (1992) Amlodipine exerts a potent antimigrational effect on aortic smooth muscle cells in culture. J Cardiovasc Pharmacol 20 (Suppl A):S54–S56

Medical Research Council Working party (1985) MRC trial of treatment of mild hypertension: principal results. Br Med J 291:97–104

Medical Research Council Working Party (1992) MRC trial of treatment of hypertension in older adults: principal results. Br Med J 304:405–412

Mehta JL (1992) A double-blind evaluation of amlodipine withdrawal in patients with chronic stable angina: proceedings of a symposium on Calcium Antagonists. Their Relevance on the Pharmacokinetics to Disease Management. XIV Congress of European Society of Cardiology. Barcelona, September 1992

Meissner G (1986) Ryanodine activation and inhibition of the Ca^{2+} release channel of the sarcoplasmic reticulum. J Biol Chem 261:6300–6306

Melandri G, Branzi A, Tartagni F, Esposti D, Piazzi S, Motta R, Bargossi A, Fallani F, Magnani B (1991) Myocardial metabolic and hemodynamic effects of a sustained intravenous infusion of nifedipine with and without metoprolol in patients with unstable angina. Am Heart J 121:44–51

Mengden T, Binswanger B, Gruene S, Spühler T, Weisser B, Vetter W (1992) Dynamics of drug compliance and 24 hour blood pressure control of once daily morning vs evening amlodipine. J Hypertens 10 (Suppl 4):S103 (Abstr)

Meredith IT, Anderson T, Ryan T Jr, Mudge G, Selwyn A, Ganz P, Yeung A (1992) Structure-function correlations in accelerated coronary atherosclerosis in cardiac transplant recipients. Proceedings from 40th Annual Scientific Meeting of the Cardiac Society of Australia and New Zealand, Abstract 34

Messerli FH, Ventura HO, Dunn FG, Frohlich EO (1984) Hypertension and sudden death. Am J Med 77:18–22

Mikami A, Imoto K, Tanabe T, Niidome T, Mori Y, Takeshima H, Narumiya S, Numa S (1989) Primary structure and functional expression of the cardiac dihydropyridine-sensitive calcium channel. Nature 340:230–233

Mikus G, Fischer C, Heuer B, Langen C, Eichelbaum M (1987) Application of stable isotope methodology to study the pharmacokinetics, bioavailability and metabolism of nitrendipine after i.v. and p.o. administration. Br J Clin Pharmacol 24:561–569

Miller H (1991) Isradipine: overall clinical experience in hypertension in the United States. Am J Hypertens 4:1364–1395

Miller RJ (1992) Voltage-sensitive Ca^{2+} channels. J Biol Chem 267:1403–1406

Mitchinson MJ, Ball RY (1987) Macrophages and atherogenesis. Lancet 2:146–149

Mitrovic V, Neuss H, Cocco G, Pragea G Fitscha P (1989) A 6 week double-blind comparison of amlodipine and placebo in patients with stable exertional angina pectoris receiving concommitant β-blocker therapy. Symposium: "Topics in cardiovascular medicine: 24 hour protection and control. A new era of calcium antagonists". Nice 14–15 Sept 1989.

Miyauchi T, Yanagisawa M, Tomizawa, T, Sugishita Y, Suzuki N, Fujino M, Ajisaka R, Goto K, Masaki T (1989) Increased plasma concentrations of endothelin-1 and big endothelin-1 in acute myocardial infarction. Lancet I:53

Morel DW, DiCorleto PC, Chisholm GM (1984) Endothelial and smooth muscle cells alter low density lipoprotein in vitro by free radical oxidation. Arteriosclerosis 4:357–364

Morgan KG (1987) Role of calcium ion in maintenance of vascular smooth muscle tone. Am J Cardiol 59:24A–38A

Morgan JP (1988) Intracellular calcium in heart failure. Cardiovasc Drugs Ther 1:621–624
Morgan HE, Baker KM (1991) Cardiac hypertrophy. Mechanical, neural and endocrine dependence. Circulation 83:12–25
Morgan JP, Erny RE, Allen PD, Grossman W, Gwathmey JK (1990) Abnormal intracellular calcium handling, a major cause of systolic and diastolic dysfunction in ventricular myocardium from patients with heart failure. Circulation 81: (Suppl III):III-21–III-32
Moron MA, Stevens CW, Yaksh, TL (1990) The antiseizure activity of dihydropyridine calcium channel antagonists in the conscious rat. J Pharmacol Exp Ther 252:1150–1155
Morris AD, Reid JL (1992) Cardiovascular selectivity and clinical applications of calcium antagonists. J Cardiovasc Pharmacol 20 (Suppl A):S25–S32
Moser M (1986) Historical perspectives in the management of hypertension. Am J Med 80:1–11
Moser M (1987) Calcium entry blockers for systemic hypertension. Am J Cardiol 59:115A–121A
Mroczek WJ, Burris JF, Allenby KS (1988) A double-blind evaluation of the effect of amlodipine on ambulatory blood pressure in hypertensive patients. J Cardiovasc Pharmacol 12 (Suppl 7):S79–S84
Multicenter Diltiazem Postinfarction Trial Research Group (1988) The effect of diltiazem on mortality and reinfarction after myocardial infarction. N Engl J Med 319:385–392
Mulvany MJ (1992) The development and regression of vascular hypertrophy. J Cardiovasc Pharmacol 19 (Suppl 2):S22–S27
Murakami M, Murakami E, Takekoshi N, Tsuchiya M, Kin T, Onoe T, Takeuchi N, Funatsu T, Hara S, Ishise S, Mifune J, Maeda M (1972) Antihypertensive effect of (4(2-nitrophenyl)-2,6-dimethyl 1,4-dihydropyridine-3,5-dicarbonic acid dimethylester (Nifedipine, BAY a 1040) a new coronary dilator. Jpn Heart J 13:128–135
Murata, Kikkawa K, Yabana H, Nagao T (1988) Cardiovascular effects of a 1,5-benzothiazepine calcium antagonist in anaesthetized dog. Arzneimittelforschung 38:521–527
Murdoch D, Heel RC (1991) Amlodipine. A review of its pharmacodynamic and pharmacokinetic properties, and therapeutic use in cardiovascular disease. Drugs 41:478–505
Nakashima Y, Fouad, Tarazi R (1984) Regression of left ventricular hypertrophy from systemic hypertension by enalapril. Am J Cardiol 53:1044–1049
Nakayama H, Taki M, Striessnig J, Glossmann H, Catterall WA, Kanauka Y (1991) Identification of 1,4 dihydropyridine binding regions within the α_1 subunit of skeletal muscle Ca^{2+} channels by photoaffinity labelling with diasipine. Proc Natl Acad Sci USA 88:9203–9207
Naomi S, Umeda T, Iwaoka T, Oisha S, Sato T (1992) Is thromboxane A_2 responsible for dry cough induced by angiotensin converting enzyme inhibitor (ACE). J Hypertens 10 (Suppl 4): abstract P100
Nathan CV (1987) Secretory products of macrophages. J Clin Invest 79:319–326
Natochin YV, Goncharveskaya OA, Johns EJ, Monin YG, Shakhmatova EI (1991) The influence of amlodipine and verapamil on ion and water transport in the nephron, skin and urinary bladder of amphibians. Comp Biochem Physiol 98C:317–322
Naudascher M, Jaillon B, Lecocq V, Lecocq A, Ferry A, Hilaire J, Maria JF (1989) Effects of falipamil (AQ-A39) on heart rate and blood pressure in resting and exercising healthy volunteers. J Cardiovasc Pharmacol 14:1–5
Nayler WG (1988) Calcium Antagonists. Academic Press, London, pp 1–339
Nayler WG (1989) Amlodipine pretreatment in the ischaemic heart. Am J Cardiol 64:65I–70I
Nayler WG (1990) The Endothelins. Springer, Berlin, pp 1–179
Nayler WG (1991) Second Generation of Calcium Antagonists. Springer, Berlin Heidelberg, pp 1–226
Nayler WG (1991b) Vascular injury: Mechanisms and manifestations. Am J Med 90 (Suppl 4B):8S–13S
Nayler WG, Szeto J (1972) Effect of verapamil on contractility, oxygen utilization, and calcium exchangeability in mammalian heart muscle. Cardiovasc Res 6:120–128

Nayler WG, Panagiotopoulos S (1986) Calcium antagonism. In: Kelly DT (ed) Proceedings of II Asian Pacific Adalat Symposium. Adis, New Zealand, pp 3–11
Nayler WG, Gu XH (1990) Protecting the vasculature: an eye towards the future. Am J Cardiol 66:23H–27H.
Nayler WG, Gu XH (1991a) Vascular and myocardial effects of amlodipine: an overview. Postgrad Med J 67 (Suppl 5):S91–S93
Nayler WG, Gu XH (1991b) (-)[^{3}H]Amlodipine binding to rat cardiac membranes. J Cardiovasc Pharmacol 17:587–592
Nayler WG, Gu XH (1991c) The unique binding properties of amlodipine: a long-acting calcium antagonist. J Hum Hypertens 5 (Suppl 1):55–59
Nayler WG, Gu XH (1992) The binding of amlodipine to its receptor. J Cardiovasc Pharmacol 20 (Suppl A):S14–S16
Nayler WG, Ferrari R, Williams A (1980) Protective effect of pretreatment with verapamil, nifedipine and propranolol on mitochondrial function in the ischaemic and reperfused myocardium. Am J Cardiol 46:242–248
Nayler WG, Thompson JC, Jarrott B (1982) The interaction of calcium antagonists (slow channel blockers) with myocardial α-adrenoceptors. J Mol Cell Cardiol 14:185–188
Nayler WG, Ou RC, Gu XH, Casley DJ (1992) Effect of amlodipine pretreatment on ischaemia-reperfusion-induced increase in cardiac endothelin-1 binding site density. J Cardiovasc Pharmacol 20:416–420
Neumayer HH, Wagner K (1987) Prevention of delayed graft function in cadaver kidney transplants by diltiazem. Outcome of two prospective, randomized clinical trials. J Cardiovasc Pharmacol 10:S170–S176
Newman WH, Frankis MB, Halashka BV (1983) Increased myocardial release of prostacyclin in dogs with heart failure. J Cardiovasc Pharmacol 5:194–201
Nilsson J, Sjolund M, Palmberg L, von Euler AM, Jonzon B, Thyberg J (1985) The calcium antagonist nifedipine inhibits arterial smooth muscle cell proliferation. Atherosclerosis 58:109–122
Nixon JV, Brown CN, Sitherman TC (1982) Identification of transient and persistent segmental wall motion abnormalities in patients with unstable angina by two dimensional echocardiography. Circulation 65:1497–1503
Nomoto A, Hirosumi J, Sekiguchi C, Mutoh S, Yamaguchi I, Aoki H (1987) Antiatherogenic activity of FR34235 (Nilvadipine), a new potent calcium antagonist. Atherosclerosis 64:255–261
Nomomoto A, Mutoh S, Hagihara H, Yamaguchi I (1988) Smooth muscle cell migration induced by inflammatory cell products and its inhibition by a potent calcium antagonist, nilvadipine. Atherosclerosis 72:213–219
Northcote RJ (1988) Beta-blockers, lipids and coronary atherosclerosis. Fact or fiction? Brit Med J 296:731–732
Ochs HR, Knuchel M (1984) Pharmacokinetics and absolute bioavailability of diltiazem in humans. Klin Wochenschr 62:303–306
O'Neill SK, Bolger GT (1990) The effects of dihydropyridine calcium channel modulators on pentylenetetrazole convulsions. Brain Res Bull 25:211–214
Opie LH, Thandroyen FT, Muller CA, Bricknell OL (1979) Adrenaline-induced "oxygen-wastage" and enzyme release from working rat heart. Effects of calcium antagonism, beta-blockade, nicotinic acid and coronary artery ligation. J Mol Cell Cardiol II: 1073–1094
Opie LH (ed) (1990) Calcium Channel Antagonists. Part IV: Clinical pharmacokinetics of first and second generation agents. In: Clinical Use of Calcium Channel Antagonist Drugs. Academic Publishers, Boston, pp 245–279
Opie LH (1991) Heart Failure. In: Opie (ed) The Heart Physiology and Metabolism. Raven, New York, pp 396–424
Orekhov AV (1990) In vitro models of antiatherosclerotic effects of cardiovascular drugs. Am J Cardiol 66:23I–28I
Osterloh I (1989) The safety of amlodipine. Am Heart J 188 (Suppl 2):1114–1120

Osterloh I (1991) An update on the safety of amlodipine. J Cardiovasc Pharmacol 17 (Suppl 1):S65–S68
Packer M (1990a) Calcium channel blockers in chronic heart failure. The risks of physiologically rational therapy. Circulation 82:2255–2257
Packer M (1990b) Abnormalities of diastolic function as a potential cause of exercise intolerance in chronic heart failure. Circulation 81 (Suppl III):III78–III86
Packer M, Less WH, Kessler PD, Gottlieb SS, Bernstein JL, Kukin M (1987a) Role of neurohumoral mechanisms in determining the survival of patients with severe chronic heart failure. Circulation 75 (Suppl IV):80–92
Packer M, Kessler PD, Lee WH (1987b) Calcium channel blockade in the management of severe chronic congestive heart failure: a bridge too far. Circulation 75 (Suppl V):V56–V64
Packer M, Nicod P, Khandheria BR, Costello DL, Wasserman AG, Konstam MA, Weiss RJ, Moyer RR, Pinsky DJ, Abittan MH, Souhrada JF (1991) Randomized multicenter, double-blind, placebo-controlled evaluation of amlodipine in patients with mild-to-moderate heart failure. J Am Coll Cardiol 17 (No 2) Abstr 274A
Pagani ED, Alousi AA, Grant AM, Older TM, Dziubaun SW Jr, Allen PD (1988) Changes in myofibrillar content and Mg-ATPase activity in ventricular tissues from patients with heart failure caused by coronary artery disease, cardiomyopathy, or mitral valve insufficiency. Circ Res 63:380–385.
Page E, McCallister LP (1973) Quantitative electron microscopic description of heart muscle cells. Application to normal hypertrophied and thyroxine stimulated hearts. Am J Cardiol 31:172–181
Paoletti R, Bernini F (1990) A new generation of calcium antagonists and their role in atherosclerosis. Am J Cardiol 66:28H–31H
Papageorgiou P, Morgan KG (1990) Changes in $[Ca^{2+}]_i$ following receptor-mediated activation of hypertrophic vascular smooth muscle. Biophys J 57(2):158a (Abstr)
Papageorgiou P, Morgan KG (1991) Increased Ca^{2+} signalling after α adrenoceptor activation in vascular hypertrophy. Circ Res 68:1080–1084
Parmley WW (1990) Vascular protection from atherosclerosis: potential of calcium antagonists. Am J Cardiol 66:16I–22I
Parving HH, Andersen AR, Smidt UM, Hommel E, Mathiesen ER, Svendsen PA (1987) Effect of antihypertensive treatment on kidney function in diabetic nephrotherapy. Br Med J 294:1443 1447
Pedersen KE, Dorph-Pedersen A, Hvidt S, Klitgaard NA, Nielsen Kudsk F (1981) Digoxin-verapamil interaction. Clin Pharmacol Ther 30:311–316
Pepine CJ, Feldman RL, Hill JA, Conti CR, Mehta J, Hill C, Scott E (1983) Clinical outcome after treatment of rest angina with calcium blockers: comparative experience during the initial year of therapy with diltiazem, nifedipine and verapamil. Am Heart J 106:1341–1347
Pepine CJ, Kern MJ, Boden WE (1992) Advisory group reports on silent myocardial ischaemia, acute intervention after myocardial infarction, and postinfarction management. Am J Cardiol 69:41B–46B.
Perez-Reyes E, Castellano A, Kim HS, Bertrand P, Baggstrom E, Lacerda AE, Wei X, Birnbaumer L (1992) Cloning and expression of a cardiac/brain β subunit of the L-type calcium channel. J Biol Chem 267:1792–1797
Perondi R, Saino A, Pomidossi G, Gregorini L, Alessio P, Rimini A, Zanchetti A, Mancia G (1992) Effects of amlodipine on smoking-induced coronary vasoconstriction. Eur Heart J 13 (Abstr Suppl):238
Perry HM Jr, Smith WM, McDonald RH, Black D, Cutler JA, Furberg CD, Greenlick MR, Kuller LH, Schnapper HW, Schoenberger JA, Vogt TM, Wolf PA, Hully SB (1989) Morbidity and mortality and the systolic hypertension in the elderly programme (SHEP) Pilot Study. Stroke 20:4–13
Peters Th, Wilffert B, Vanhoutte PM, van Zwieten PA (1991) Calcium channels in the brain as targets for the calcium channel modulators used in the treatment of neurological disorders. J Cardiovasc Pharmacol 18 (Suppl 8):S1–S5.

Pfeffer MA, Braunwald E, Moye LA, Basta L, Brown EJ, Cuddy TE, Davis BR, Geltman EM, Goldman S (1992) Effect of captopril on mortality and morbidity in patients with left ventricular dysfunction after myocardial infarction. New Engl J Med 327:669–677

Phillips RA, Ardeljan M, Shimabukuro S, Goldman ME, Garbowit DL, Eison HE, Krakoff LR (1992) Effect of nifedipine-GITS on left ventricular mass and left ventricular filling. J Cardiovasc Pharmacol 19 (Suppl 2): S28–S38

Picca M, Pelosi GC (1992) Effects of enalapril and amlodipine on left ventricular hypertrophy and function in hypertension. Eur Heart J 13 (Abstr Suppl): 177 (Abstr p 1056)

Piepho RW, Bloedow DC, Lacz JP, Runser DJ, Dimmit DC, Browne RK (1982) Pharmacokinetics and metabolism of diltiazem in selected animal species and human beings. Am J Cardiol 49: 525–528

Piepho RW, Culberston VL, Rhodes RS (1987) Drug interactions with calcium entry blockers. Circulation 75 (Suppl V): V181–V194

Pierpont GL, Francis GS, DeMaster EG, Olivari MT, Ring WT, Goldberg IF, Reynolds S, Cohn JN (1987) Heterologous myocardial catecholamine concentrations in patients with congestive heart failure. Am J Cardiol 60: 316–321

Pool PE, Spann JB, Buccino RA, Sonnenblick EH, Braunwald E (1967) Myocardial high energy phosphate stores in cardiac hypertrophy and heart failure. Circ Res 21: 365–373

Pool PE, Massie BM, Venkatararaman K, Hirsch A, Samat D, Seagren S, Gaw J, Salei A, Tubau J (1986) Diltiazem as monotherapy for systemic hypertension. A multicenter randomized, placebo-controlled trial. Am J Cardiol 57: 212–217

Porter TR, Eckberg DL, Fritsch JM, Rea RF, Beightol LA, Schmedtje JF Jr, Mohanty PK (1990) Autonomic pathophysiology in heart failure patients. J Clin Invest 85: 1362–1371

Prasad K, Kalra J, Bharadway B, Chaudhary AK (1992) Increased oxygen free radical activity in patients on cardiopulmonary bypass undergoing aorta-coronary bypass surgery. Am Heart J 123: 37–45

Prida XE, Gelman JS, Feldman RL, Hill JA, Pepine CJ, Scott E (1987) Comparison of diltiazem and nifedipine alone and in combination in patients with coronary artery spasm. J Am Coll Cardiol 9: 412–419

Przyklenk K, Kloner RA (1988) Effect of verapamil on postischaemic "stunned" myocardium: importance of timing in treatment. J Am Coll Cardiol 11: 614–623

Przyklenk K, Kloner RA (1991) Calcium antagonists and stunned myocardium: importance for clinicians? Cardiovasc Drugs Ther 5: 947–952

Przyklenk K, Kloner RA (1991a) Calcium antagonists and the stunned myocardium. J Cardiovasc Pharmacol 18 (Suppl 10): S93–S101

Przyklenk K, Ghafari GB, Eitzman D, Kloner RA (1989) Nifedipine administered after reperfusion ablates systolic contractile dysfunction of postischemic "stunned" myocardium. J Am Coll Cardiol 13: 1176–1183

Qureshi S, Laganiere S, McGilveray IJ, Lacasse Y, Caille G (1990) Nifedipine – alcohol interaction J Am Med Assoc 264: 1660–1661

Quinn MT, Parthasarathy S, Fong LG, Steinberg D (1987) Oxidatively modified low density lipoprotein: a potential role in the recruitment and retention of monocytes/macrophages in atherogenesis. Proc Natl Acad Sci USA 84: 2995–2998

Raftery EB (1991) Circadian variation in blood pressure. Considerations for therapy. Postgraduate Med J 67 (Suppl 5): S9–S14.

Raftery EB, Heber ME, Bridgen G, Al-Khawaja I (1991) 24 hour blood pressure control with the once-daily calcium antagonist amlodipine. J Cardiovasc Pharmacol 17 (Suppl 1): S8–S12

Rahimtoola SH (1985) A perspective on the three large multicenter randomized clinical trials of coronary bypass surgery for chronic stable angina. Circulation 72 (Suppl 5): V125–V135

Rahimtoola SH (1989) The hibernating myocardium. Am Heart J 117: 211–221

Raine AEG, Erne P, Burgisser E (1986) Atrial natriuretic peptide and atrial pressure in patients with congestive heart failure. New Engl J Med 315: 533–537

Rameis H, Magometschnigg D, Ganzinger U (1984) The diltiazem digoxin interaction. Clin Pharmacol Ther 36:183–189

Ranieri G, Filitti V, Bonfantino MV, de Cesaris R (1992) Effects of lisinopril and amlodipine on microalbuminuria in hypertensive patients. Am J Hypertens 5:113A (Abstr 027)

Reams GP, Bauer JH (1990) Acute and chronic effects of calcium antagonists on the essential hypertensive kidney. In: Epstein M, Loutzenhiser R (eds) Calcium Antagonists and the Kidney. Hanley and Belfus, Philadelphia, pp 247–255

Reams GP, Lau A, Hamory A, Bauer JH (1987) Amlodipine therapy corrects renal abnormalities encountered in the hypertensive state. Am J Kidney Dis 10:446–451

Reams GP, Hamory A, Lau A, Bauer JH (1988) Effect of nifedipine on renal function in patients with essential hypertension. Hypertension II:452–456

Reeves JP, Bailery CA, Hale CC (1986) Redox modification of sodium-calcium exchange activity in cardiac sarcolemmal vesicles. J Biol Chem 261:4948–4995

Rehnqvist N, Billing E, Moberg L, Lundman T, Olsson G (1987) Pharmacokinetics of felodipine and effect on digoxin levels in patients with heart failure. Drugs 34 (Suppl 3): 33–42

Reid JL, Meredith PA, Donnelly R, Elliot HL (1988) Pharmacokinetics of calcium antagonists. J Cardiovasc Pharmacol 12 (Suppl 7):S22–S26

Reuter H (1984) Ion channels in cardiac cell membranes. Annu Rev Physiol 46:473–484

Rios E, Brum G (1987) Involvement of dihydropyridine receptors in excitation-contraction coupling in skeletal muscle. Nature 325:717–720

Robertson DRC, Walter DG, Renwick AG, George CF (1988) Age related changes in the pharmacokinetics and pharmacodynamics of nifedipine. Br J Clin Pharmacol 25: 297–305

Rofman BA (1988) Long-term open evaluation of amlodipine versus hydrochlorothiazide in patients with essential hypertension. J Cardiovasc Pharmacol 12 (Suppl 7):S94–S97

Romero JC, Raij L, Granger JP, Ruilope LM, Rodicio JL (1987) Multiple effects of calcium entry blockers on renal function in hypertension. Hypertension 10:140–151

Rosendorff C (1991) Autonomic receptor function in congestive heart failure. In: Lewis BS, Kimchi A (eds) Heart Failure Mechanisms and Management. Springer, Berlin, pp 3–14

Ross RN (1986) The pathogenesis of atherosclerosis. New Engl J Med 314:488–490

Ross J Jr (1991) Myocardial perfusion contraction matching. Implications for coronary heart disease and hibernation. Circulation 83:1076–1083.

Ross R, Raines EW, Bowen-Pope DF (1986) The biology of platelet derived growth factor. Cell 46:155–169

Rouleau JL, Parmley WW, Stevens J, Wikman-Coffelt J, Sievers R, Mahley RW, Havel RJ, Brecht W (1983) Verapamil suppresses atherosclerosis in cholesterol-fed rabbits. J Am Coll Cardiol 1:1453–1460.

Rousseau M, Hanet C, Desager J-P, Pouler H (1987) Effects of long-term therapy with the association of nisoldipine and a beta-blocker on exercise tolerance and coronary hemodynamics in patients with stable angina: a comparison with monotherapy. In: Hugenholtz PG, Meyer J (eds) Nisoldipine. Springer, Berlin, pp 213–222

Rousseau MF, Gurne O, Benedict Cr, Van Eyll C, Pouleur H (1990) Effects of nisoldipine on the time-dependent changes in left ventricular function and neurohumoral status in patients with ischaemic heart disease. In: Lichtlen PR, Krayenbuhl HP (eds) New Aspects of Nisoldipine. Schattauer, Stuttgart, pp 69–83

Rovei V, Gomeni R, Mitchard M (1980) Pharmacokinetics and metabolism of diltiazem in man. Acta Cardiologica 35:35–45

Rowe GT, Manson NH, Caplan M, Hess ML (1983) Hydrogen peroxide and hydroxyl radical mediation of activated leucocyte depression of cardiac sarcoplasmic reticulum. Participation of cyclooxygenase pathway. Circ Res 53:584–591

Rutenberg HL, Spann JF (1966) Alterations of cardiac sympathetic neurotransmitter activity in congestive heart failure. In: Mason D (ed) Congestive Heart Failure. Mechanisms, Evaluation and Treatment. Yorke Medical Books, New York, pp 9985–9995

Rutledge DR, Pieper JA, Mirvis DM (1988) Effects of chronic phenobarbital on verapamil disposition in humans. J Pharmacol Exp Ther 246:7–13

Sau F, Cherchi A, Seguro C (1982) Reversal of left ventricular hypertrophy after treatment of hypertension by atenolol for one year. Clin Sci 63 (Suppl 8):367–369

Schaper W (1991) Molecular mechanisms in "stunned" myocardium. Cardiovasc Drugs Ther 5:925–932

Schaper J, Bernotat-Danielowski S, Froede R, Hein S, Bleese N (1991) Morphological correlates of cardiac failure in patients with end-stage cardiomyopathy. In: Lewis BS, Kimchi A (eds) Heart Failure Mechanisms and Management. Springer, Berlin, pp 188–193

Schmitz A (1987) Acute renal effects of oral felodipine in normal man. Eur J Clin Pharmacol 32:17–22

Schmitz G, Robenek H, Beuck M, Krause R, Schurek A, Niemann R (1988) Ca^{2+} antagonists and ACAT inhibitors promote cholesterol efflux from macrophages by different mechanisms. Arteriosclerosis 8:46–56.

Schofer J, Hobuss M, Aschenberg W, Tews A (1990) Acute and long-term haemodynamics and neurohumoral response to nisoldipine vs captopril in patients with heart failure: a randomized double-blind study. Eur Heart J 11:712–721

Schran HF, Jaffe JM, Gonasun LM (1988) Clinical pharmacokinetics of isradipine. Am J Med 84 (Suppl 3B):80–89

Schwartz JB (1988) Effects of amlodipine on steady-state digoxin concentrations and renal digoxin clearance. J Cardiovasc Pharmacol 12:1–5

Schwartz LM, McCleskey EW, Almers W (1985) Dihydropyridine receptors in muscle are voltage-dependent but most are not functional channels. Nature 314:747–751

Schwartz L, Bourassa MA, Lesperence J, Aldridge HE, Kazim F (1988) Aspirin and dipyridamole in the prevention of restenosis after PTCA. N Engl J Med 318:1714–1719

Schwartz CJ, Kelly JL, Nerem RM, Sprague EA, Rozek MM, Valente AJ, Edwards EH, Prasad ARS, Kerbacher JJ, Logan SA (1989) Pathophysiology of the atherogenic process. Am J Cardiol 64:23G–30G

Schwinger RHG, Bohm M, Erdmann E (1992) Inotropic and lusitropic dysfunction in myocardium from patients with dilated cardiomyopathy. Am Heart J 123:116–128

Scott M, Castleden CM, Adam HK, Smith RP, Fitzsimons TJ (1988) The effect of ageing on the disposition of nifedipine and atenolol. Br J Clin Pharmacol 25:289–296

Scott-Burden T, Resnik TJ, Hahn AWA, Baur U, Box RJ, Buhler FR (1989) Induction of growth-related metabolism in human vascular smooth muscle cells by low density lipoproteins. J Biol Chem 254:12582–12589

Scott-Burden T, Hahn AWA, Buhler FR, Resnik TJ (1992) Vasoactive peptides and growth factors in the pathophysiology of hypertension. J Cardiovasc Pharmacol 20 (Suppl 1): S55–S62

Selwyn AP, Raby K, Vita JA, Ganz P, Yeung A (1991) Diurnal rhythms and clinical events in coronary artery disease. Postgrad Med J 67 (Suppl 5):S44–S47

Serruys PW, Wijns W, van der Brand M, Ribeiro V, Fioretti P, Simoons ML, Kooijman CJ, Reiber JHC, Hugenholtz PG (1983) Is transluminal coronary angioplasty mandatory after successful thrombolysis? Quantitative coronary angiographic study. Br Heart J 50: 257–265

Serruys PW, Wijns W, van der Brand M, Meij S, Slager C, Schuurbiers JCH, Hugenholtz PG, Brower RW (1984) Left ventricular performance, regional blood flow, wall motion and lactate metabolism during transluminal angioplasty. Circulation 70:24–36

Serruys PW, Arnold AER, Brower PW, de Bono DP, Bokslag M, Lubsen J, Reiber JHS, Rutsch WR, Vebis R, Vahanian A, Verstraete M (1987) Effects of continued rt PA administration on the residual stenosis after successful recanalization in acute myocardial infarction – a quantitative coronary angiography study of a randomized trial. Eur Heart J 8:1172–1181

Shafi S, Cusack NJ, Born GVR (1989) Increased uptake of methylated low density lipoprotein induced by noradrenaline in carotid arteries of anaesthetised rabbits. Proc R Soc London Ser B 235:289–298

Shimokawa H, Vanhoutte PM (1989) Impaired endothelium-dependent relaxation to aggregating platelets and related vasoactive substances in porcine coronary arteries in hypercholesterolemia and atherosclerosis. Circ Res 64:900–914

Shimokawa H, Tomoike H, Nabeyama S, Yamamoto H, Araki H, Nakamura M, Ishii Y, Tanaka K (1983) Coronary artery spasm induced in atherosclerotic miniature swine. Science 221:560–562

Shultz P, Raij L (1992) Effect of amlodipine on mesangial cell proliferation and protein synthesis. Am J Hypertens 5:912–914

Siddiq T, Cook EB, Richardson PJ, Preedy VR (1991) Reduction of left ventricular mass by lisinopril: involvement of synthetic and protolytic mechanisms. Clin Sci 80 (Suppl 24):17–18

Siddiq T, Richardson PJ, Luckhaus C, Preedy VR (1992) Amlodipine regresses experimental left ventricular hypertrophy. Abstract presented at meeting of European Section of International Society for Heart Research, Heidelberg, Germany, October 1992

Siddiq T, Morton J, Smith BL, Richardson PJ, Preedy VR (1992a) Investigations into the effects of the dihydropyridine calcium channel blocker amlodipine on tissue nucleic acid composition and blood biochemistry in normotensive rats. Pharmacol Toxicol 71:317–320

Siddiq T, Richardson PJ, Luckhaus C, Preedy VR (1992b) The effect of amlodipine on contractile protein composition during hypertensive left ventricular hypertrophy. J Mol Cell Cardiol 24 (Suppl V):S49, abstract 230

Sievers RE, Rashid T, Garrett J, Blumein S, Parmley WW (1987) Verapamil and diet hold progression of atherosclerosis in cholesterol-fed rabbits. Cardiovasc Drugs Ther 1:65–69

Silke B, Goldhammer E, Sharma SK, Verma SP, Taylor SH (1990) An exercise hemodynamic comparison of verapamil, diltiazem and amlodipine in coronary artery disease. Cardiovasc Drugs Ther 4:457–464

Simionescu N, Vasile E, Lupu F, Popescu G, Simionescu M (1986) Prelesional events in atherogenesis: accumulation of extracellular cholesterol - risk liposomes in the arterial intima in cardiac valves of the hyperlipidaemic rabbit. Am J Pathol 123:109–125

Simonson MS, Dunn MJ (1990) Endothelin: pathways in transmembrane signalling. Hypertension 15 (Suppl 1):1–5.

Singal PK, Beamish RE, Dhalla NS (1983) Potential oxidative pathways of catecholamines in the formation of lipid peroxides and the genesis of heart disease. Adv Exp Med Biol 161:391 401

Singer D, Biel M, Lotan I, Flockerzi V, Hofmann F, Dascal N (1991) The roles of the subunits in the function of the calcium channel. Science 253:1553–1556

Singh S, Doherty J, Udhoji V, Smith K, Gorwit J, Bekheit S, Mather S, Stein W, Fellipo JS, Hearan P, Chen Y, Taylor C (1989) Amlodipine versus nadolol in patients with stable angina pectoris. Am Heart J 118:1137–1138.

Sinzinger H, Fitscha P (1992) Antiatherosclerotic actions of isradipine. J Cardiovasc Pharmacol 19 (Suppl 3):S29–S31

Smith MS, Benyunes MC, Bjornsson TD, Shand DG, Pritchett ELC (1984) Influence of cimetidine on verapamil kinetics and dynamics. Clin Pharmacol Ther 36:551–554

Smith JS, Rousseau E, Miessner G (1989) Calmodulin modulation of single sarcoplasmic reticulum Ca^{2+} release channels from cardiac and skeletal muscle. Circ Res 64:352–359

Sobey CG, Dalipram RA, Dusting GD, Woodman OL (1992) Impaired endothelium-dependent relaxation of dog coronary arteries after myocardial ischaemia and reperfusion: prevention by amlodipine, propranolol and allopurinol. Br J Pharmacol 105:557–562

The SOLVD Investigators (1992) Effect of enalapril on mortality and the development of heart failure in asymptomatic patients with reduced left ventricular ejection fractions. New Eng J Med 327:685–690

Sonnenblick EH, LeJemtel TH, Anversa P (1991) Heart failure: etiological models and therapeutic challenges. In: Lewis BS, Kimchi A (eds) Heart Failure Mechanisms and Management. Springer, Berlin, pp 33–41

Soons PA, De Boer AG, Van Brummelen P, Breimer D (1989) Oral absorption profile of nitrendipine in healthy subjects: a kinetic and dynamic study. Br J Clin Pharmacol 27: 179–189

Sorkin EM, Clissold SP, Brogden RN (1985) Nifedipine. A review of its pharmacodynamic and pharmacokinetic properties and therapeutic efficacy in ischaemic heart disease, hypertension and related cardiovascular disorders. Drugs 30:182–274

Spedding M, Fraser S, Clarke B, Patmore I (1990) Factors modifying the tissue selectivity of calcium antagonists. J Neural Transm 31 (Suppl):5–16

The Sprint Study Group (1988) The secondary prevention reinfarction Israeli nifedipine trial (Sprint) II. Results. Eur Heart J 9 (Suppl 1):350

Stahl LD, Weiss Hr, Becker LC (1988) Myocardial oxygen consumption, oxygen supply/demand heterogeneity and cardiovascular patency in regionally stunned myocardium. Circulation 77:865–872.

Steenbergen C, Murphy E, Levy L, London RE (1987) Elevation in cytosolic free calcium concentration early in myocardial ischaemia in perfused rat heart. Circ Res 60: 700–707

Stein O, Stein Y (1987) Effect of verapamil on cholesteryl ester hydrolysis and re-esterification in macrophages. Arteriosclerosis 7:578–584

Stein O, Leitersdorf E, Stein Y (1985) Verapamil enhances receptor-mediated endocytosis of low density lipoproteins by aortic cells in culture. Arteriosclerosis 5:35–44

Steinberg D, Parthasarathy S, Carew TF, Khoo JC, Witztum JL (1989) Beyond cholesterol: modification of low density lipoprotein that increase its atherogenicity. New Engl J Med 320:915–924

Stopher DA, Beresford AP, Macrae PV, Humphrey MJ (1988) The metabolism and pharmacokinetics of amlodipine in humans and animals. J Cardiovasc Pharmacol 12 (Suppl 7):S55–S59

Strasser RH, Marquetant R, Kubler W (1990) Adrenergic receptors and sensitization of adenyl cyclase in acute myocardial ischaemia. Circulation 82 (Suppl II):II23–II29

Strauer BE, Mahmoud M, Bayer F, Bohn J, Motz M (1984) Reversal of left ventricular hypertrophy and improvement of cardiac function in man by nifedipine. Eur Heart J 5 (Suppl 7):53–60

Striessnig J, Glossmann H, Catterall WA (1990) Identification of a phenylalkylamine binding region within the α_1 subunit of skeletal muscle Ca^{2+} channels. Proc Natl Acad Sci USA 87:9108–9112

Striessnig J, Murphy BJ, Catterall WA (1991) Dihydropyridine receptor of L-type Ca^{2+}-channels: identification of binding domains for $[^3H](+)PN200$-110 and $[^3H]$ azidopine within the subunit. Proc Natl Acad Sci USA 88:10769–10773

Subramanian VB (1983) Calcium antagonists in chronic stable angina pectoris. Excerpta Medica, Amsterdam:97–116; 152–156; 217–229

Suzuki T, Kurosawa H, Naito K, Otsuka M, Ohashi M, Takaita O (1991). Binding characteristics of a new 1,5-benzothiazepine, clentiazem, to rat cerebral cortex and skeletal muscle membranes. Eur J Pharmacol 194:195–200

Suzuki M, Yamanaka K, Nabata H, Tachibana M (1993) Long-term effects of amlodipine on organ damage, stroke and life-span in stroke-prone spontaneously hypertensive rats. Eur Pharmacol 228:269–274

Systolic Hypertension in the Elderly Program Cooperative Research Group (1991) Prevention of stroke by antihypertensive drug treatment in older persons with isolated systolic hypertension. J Am Med Assoc 265:3255–3264

Tanabe T, Takeshima H, Mikami A, Flockerzi V, Takahasi H, Kangawa K, Kojima M, Matsuo H, Hirose T, Numa S (1987) Primary structure of the receptor for calcium channel blockers from skeletal muscle. Nature 328:313–318

Tanabe T, Beam KG, Adams BA, Niidome T, Numa S (1990) Regions of skeletal muscle dihydropyridine receptor critical for excitation-contraction coupling. Nature 346: 567–569

Tanabe T, Adams BA, Numa S, Beam KG (1991) Repeat 1 of the dihydropyridine receptor is critical in determining calcium channel activation kinetics. Nature 352:800–803

Taylor AL, Golino P, Eckels R, Pastor P, Buja M, Willerson JT (1990) Differential enhancement of postischaemic segmental systolic thickening by diltiazem. J Am Coll Cardiol 15:737–747

Taylor JM, Simpson RU (1992) Inhibition of cancer cell growth by calcium channel antagonists in the athymic mouse. Cancer Res 52:2413–2418

Taylor SH (1989) The efficacy of amlodipine in myocardial ischaemia. Am Heart J 118: 1123–1126

Taylor SH (1991) A review of amlodipine in myocardial ischaemia. Postgrad Med J 67 (Suppl 5):S48–S51

Taylor SH, Lee P, Jackson N, Cocco G (1989) A four-week, double-blind, placebo-controlled, parallel dose-response study of amlodipine in patients with exertional angina pectoris. Am Heart J 118:1133–1135

Terland O (1992) Treatment of chronic heart failure. Lancet 340:670–671

Terland O, Gronberg M, Flatmark T (1991) The effect of calcium channel blockers on the H^+-ATPase and bioenergetics of catecholamine storage versides. Eur J Pharmacol 207: 37–41

Thadani U, and The Amlodipine Study Group (1989) Amlodipine: a once-daily calcium antagonist in the treatment of angina pectoris – a parallel dose-response, placebo-controlled study. Am Heart J 118:1135

Thaulow E, Omvik P, Herland O, Eide I, Midha R (1992) A double-blind, long-term comparative study of amlodipine and enalapril in hypertensive patients: efficacy and safety. J Hypertens: in press

Thompson JA, Hess M (1986) The oxygen free radical system. A fundamental mechanism in the production of myocardial necrosis. Prog Cardiovasc Dis 28:449–462

Thuillez C, Guerret M, Duhaze P, Lhoste F, Kiechel JR, Guidicelli JF (1984) Nicardipine: pharmacokinetics and effects on carotid and brachial blood flows in normal volunteers. Brit J Clin Pharmacol 18:838–847

Thulin T (1992) Felodipine compared to diltiazem as monotherapy in mild to moderate hypertension. Am J Hypertens 5:111A (Abstract 020)

Timour Q, Hotton JM, Aupetit JF, Buttin T, Loufoua J, Omar S, Chevrel G, Faucon G (1992) Protective effect of a novel calcium antagonist, amlodipine, against ischaemic ventricular fibrillation: proceedings of World Conference on Clinical Pharmacology and Therapeutics, Yokohama, July 26–31, 1992, Abstr pp 201–203

Tofler GH, Brezinski S, Schafter AI, Czeisler CA, Rutherford JD, Willich SN, Gleason RE, Williams GH, Muller JE (1987) Concurrent morning increase in platelet aggregability and the risk of myocardial infarction and sudden cardiac death. N Engl J Med 316:1514–1518

Tolins JP, Raij L (1988) Adverse effect of amphotericin B administration on renal hemodynamics in the rat. Neurohumoral mechanisms and influence of calcium channel blockade. J Pharmacol Exp Ther 245:594–599

Torok E, Farsang CS (1992) Comparison of nitrendipine and amlodipine in hypertension. Am J Hypertens 5:110A (Abstr 013)

Torok E, Borbas S, Lengyel M, Zorandi A (1992) Regression of cardiac hypertrophy in hypertensive patients by long-term treatment with isradipine. J Cardiovasc Pharmacol 19 (Suppl 3):S79–S83

Toyoda Y, Arita M, Akitsu T, Nakamura Y, Nakamura C, Ueno Y, Nishio I, Masuyama Y (1992) Hemodynamic effects of calcium antagonists at rest and during exercise in essential hypertension: a comparison between nifedipine and amlodipine. Vth World Conference on Clinical Pharmacology and Therapeutics, Yokohama, July 26–31

Triggle DJ (1991) Calcium-channel drugs: structure-function relationships and selectivity of action. J Cardiovasc Pharmacol 18 (Suppl 10):S1–S6.

Triggle DJ, Janis RA (1984) The 1,4-dihydropyridine receptor: a regulator component of the Ca^{2+} channel. J Cardiovasc Pharmacol 6 (Suppl 7):S949–S955

Tsien RY, Rink TJ (1980) Neutral carrier ion-selective microelectrodes for measurement of intracellular free calcium. Biochim Biophys Acta 599:623–638

Tsien RW, Ellinor PT, Horne WA (1991) Molecular diversity of voltage dependent Ca^{2+} channels. Trends Pharmacol Sci 12:344–353

Tulenko TR (1991) Atherogenic activity of excess membrane cholesterol in arterial smooth muscle and endothelial cells. J Am Coll Cardiol 17 (Suppl A):24A

Vaghy PL (1992) Modulated multisubsite receptors for calcium-channel ligands: unique binding of amlodipine. J Cardiovasc Pharmacol 20 (Suppl A):S17–S24

Valdivia HH, Coronado R (1989) Internal and external effects of dihydropyridines in calcium channel of skeletal muscle. J Gen Physiol 95:1–27

Valente AJ, Graves DT, Vialle-Valentin CE, Delgado R, Schwartz CJ (1988) Purification of monocyte chemotactic factor (5MC CF) secreted by non-human primate vascular smooth muscle cells in culture. Biochemistry 27:4162–4168

Vallabhajosula S, Paidi M, Badimon JJ, Le N-A, Goldsmith S, Fuster V, Ginsberg HN (1988) Radiotracers for low density lipoprotein biodistribution studies in vivo: technetium-99M low density lipoprotein versus radioiodinated low density lipoprotein preparations. J Nucl Med 29:1237–1245

Vallotton M, Gerber-Wicht C, Dolci W, Rivest RW (1990) Effect of different calcium channel blockers on angiotensin II- and vasopressin-induced prostacyclin biosynthesis in vascular smooth muscle cells. J Cardiovasc Pharmacol 15:598–603

Van Breeman C, Cauvin C, Johns A, Leijten P, Yamamoto H (1986) Ca^{2+} regulation of vascular smooth muscle. Fed Proc 45:2746–2751

Van der Wall EE, Cats VM, Bruschke AVG (1992) Silent myocardial ischaemia after acute myocardial infarction. Am J Cardiol 69:19B–24B

Vandewoude MFJ, Lambert M, Vryens R (1991) Open evaluation of amlodipine in the monotherapeutic treatment of systolic hypertension in the elderly. J Cardiovasc Pharmacol 17 (Suppl l):S28–S29

Vane JR (1983) Prostaglandins and the vascular system. Br Heart J 49:405–409

Varrone J and the Investigators of Study AML-NY-86-002 (1991) A study of the efficacy and safety of amlodipine for the treatment of hypertension in general practise. Postgrad Med J 67 (Suppl 5):S28–S31

Velasco M, Hernandez R, Urbina A, Hernandez O, Guevara J (1991) A double-blind, parallel, comparative evaluation of amlodipine against captopril in the monotherapeutic treatment of mild and moderate essential hypertension: interim results. Postgrad Med J 67 (Suppl 5):S32–S34

Veterans Administration Co-operative Study Group on Antihypertensive Agents (1970) Effect of treatment on morbidity in hypertension. Results in patients with diastolic blood pressure averaging 90 to 114 mm Hg. J Am Med Assoc 213:1143–1152

Vetrovec GW, Dailey S, Kay G, Epstein A, Plumb V (1991) Haemodynamic and electrophysiological effects of amlodipine, a new long-acting calcium antagonist. Postgrad Med J 67 (Suppl 5):S60–S61

Vita JA, Treasure CB, Fish RD, Yeung MD, Vekshein V, Ganz P, Selwyn A (1990) Endothelial dysfunction leads to increased coronary constriction to catecholamines in patients with early atherosclerosis. J Am Coll Cardiol 15:158A (Abstr)

Vogelaers D, Degriek Y, Heyndrickx G (1990) Failure of the iron chelator deferroxamine to improve functional recovery in stunned myocardium in a model of sequential coronary artery occlusion in conscious dogs: Circulation 82 (Suppl III):III 465 (Abstr 1846)

Waeber B, Borges ET, Christeler P, Guillaume-Gentil M, Hollenstein U, Mannhart M (1992) Amlodipine compared to nitrendipine in hypertensive patients: the effects on toleration in relationship to the onset of action. Cardiology 80 (Suppl 1):46–53

Wagner JA, Reynolds IJ, Weisman HF, Dudeck P, Weisfeldt ML, Snyder SH (1986) Calcium antagonist receptors in cardiomyopathic hamster: selective increases in heart, muscle, brain. Science 232:515–518

Walker DK, Humphrey MJ, Smith DA (1992) Demonstration of the hepatic uptake and redistribution of amlodipine using the rat isolated perfused liver. Br J Clin Pharmacol 34:150 pp

Waller DG, Renwick AG, Gruchy BS, George CF (1984) The first pass metabolism of nifedipine in man. 18:951–954

Walmsley AR (1991) Cell membrane transport. In: Encyclopedia of Human Biology, vol 2. Academic Press, New York, pp 279–290

Ware JA, Johnston PC, Smith M, Salzman EW (1986) Inhibition of human platelet aggregation and cytoplasmic calcium responses by calcium antagonists: Studies with aequorin and quin-2. Circ Res 59:39–42

Watanabe K, Inomata T, Miyakita Y, Koyama S, Suzuki M, Takahashi M, Sibata A (1992) Amlodipine besilate on variant angina: proceedings of V World Congress on Clinical Pharmacology and Therapeutics, Yokohama, July 1992, Abstr, p 201–01

Waters D, Lesperance J, Francetich M, Causey D, Theroux P, Chiang Y-K, Hudon G, Lemarbre L, Reitman M, Joyal M, Grosselin G, Dydra I, Macer J, Havel PJ (1990) A controlled clinical trial to assess the effect of a calcium channel blocker on the progression of coronary atherosclerosis. Circulation 82:1940–1953.

Watkins L, Burton JA, Haber L, Cant JR, Smith FW, Barger A (1976) Renin in the pathogenesis of congestive heart failure. J Clin Invest 57:1606–1617

Watts JA, Norris TA, London RE, Steenbergen C, Murphy E (1990) Effects of diltiazem on lactate, ATP, and cytosolic-free calcium levels in ischaemic hearts. J Cardiovasc Pharmacol 15:44–49

Webster J, Robb OJ, Jeffers TA, Scott AK, Petrie JC, Towler HM (1987) Once daily amlodipine in the treatment of mild to moderate hypertension. Brit J Clin Pharmacol 24:713–719

Webster J, Robb OJ, Jeffers TA, Scott AK, Petrie JC (1988) Once-daily amlodipine in the treatment of mild to moderate hypertension. J Cardiovasc Pharmacol 12 (Suppl 7):S72–S75

Webster MWI, Chesebro JH, Smith HC, Frye RL, Holmes DR, Reeder GS, Bresnahan DR, Nishimura RA, Clements LP, Barsley WT, Grill DE, Bailery KR, Fuster V (1990) Myocardial infarction and coronary artery occlusion: a prospective 5 year angiographic study. J Am Coll Cardiol 15 (Suppl A):218A

Weidmann P, Uehlinger DK, Gerber A (1985) Antihypertensive treatment and serum lipoproteins. J Hypertens 3:297–306

Weisfeldt ML (1987) Reperfusion and reperfusion injury. J Clin Res 35:13–20

Wester A, Lorimer AR, Westberg B (1991) Felodipine extended release in mild to moderate hypertension. Curr Res Opinion 12:275–281

Williams DM, Cubeddu LX (1988) Amlodipine pharmacokinetics in healthy volunteers. J Clin Pharmacol 28:990–994

Willis AL, Nagel B, Churchill V, Whyte M, Smith DL, Mahmud I, Pappione DL (1985) Antiatherosclerotic effects of nicardipine and nifedipine in cholesterol-fed rabbits. Atherosclerosis 5:250–255

Whitworth HB, Roubin GS, Hollman J, Meier B, Leimbruber PP, Douglas JS jr, King SB 3rd, Gruentzig AR (1986) Effect of nifedipine on restenosis after percutaneous transluminal coronary angioplasty. J Am Coll Cardiol 8:1271–1276

Winship LC, McKenney JM, Wright JT, Wood JH, Goodman RP (1985) The effect of ranitidine and cimetidine on single-dose diltiazem pharmacokinetics. Pharmacotherapy 5:16–21

Witzhum JL (1990) The role of monocytes and oxidized LDL in atherosclerosis. Atherosclerosis Rev 21:59–69

Woodcock BG, Kirsten R, Nelson K, Rietbrock S, Hope R, Kaltenbach M (1991) A reduction in verapamil concentrations with phenytoin. New Engl J Med 325:1179

Woodmansey PA, Zhang F, Channer KS, Morice AH (1992) The calcium antagonist amlodipine preferentially inhibits the contraction of isolated rat pulmonary resistance arteries. Paper presented at British Thoracic Society, 1992 (abstract personal communication)

Yusuf S, Peto R, Lewis J, Collins R, Sleight P (1985) Beta blockade during and after myocardial infarction: an overview of randomized trials. Prog Cardiovasc Dis 27:335–371

Yusuf S, Garg R, Held P, Gorlin R (1992) Need for a large randomized trial to evaluate the effects of digitalis mortality on morbidity and mortality in congestive heart failure. Am J Cardiol 69:64G–71G

Zähringer J, Stangl-Danninger B, Aschawer W, Motz W, Strauer BE (1985) Regression of heart muscle hypertrophy after nifedipine therapy: changes in cardiac gene expression. J Hypertens 3 (Suppl 3):493–495

Zezulka AV, Gill JS, Beevers DG (1984) Diabetogenic effect of nifedipine. Br Med J 289: 437–438

Zhu BQ, Sievers RE, Sun Y-P, Isenberg WM, Parmley WW (1992) Effect of lovastatin on suppression and regression of atherosclerosis in lipid-fed rabbits. J Cardiovasc Pharmacol 19:246–255

Sachverzeichnis

Absetzen der Therapie
- Fehlen von Problemen 233
- Therapieabbruchraten 177–178, 261–264

Angiotensin-Renin-System, Wirkung auf 259

Antihypertonika, ideale Eigenschaften 171

Atherosklerose
- Amlodipin, Wirkung auf 114, 215
- atherosklerotische Läsion, Ätiologie der 197–198
- atherosklerotische Läsionen, Bedeutung 198
- Calcium in 205
- Calciumantagonisten
- – (I) klinische Studien
- – – Nicardipin 218
- – – Nifedipin 218
- – (II) experimentelle Untersuchungen 211–216
- Chemoattraktanzien 204
- Cholesterinsenker 211
- Geschichte der 196
- HMG-CoA-Reduktase 213
- Läsionen, Fortschreiten und Klassifizierung 207
- – klinische Bedeutung 207–208
- LDL, Rolle bei der Atherogenese 210
- Lipidbeteiligung 201, 204
- Makrophagen 204
- Migration glatter Muskelzellen 215
- oxidierte LDL 204–205
- Thrombozyten 205
- Wachstumsfaktoren 202

Aufhebung der durch das Rauchen ausgelösten Konstriktion der Herzkranzgefäße 228

Bedeutung des Nebenwirkungsprofils 6

Beeinflussung des pharmakokinetischen Profils, Faktoren
- (I) Lebererkrankungen 100
- (II) andere Arzneimittel
- – (a) Betarezeptorenblocker 105
- – (b) Cimetidin 103–104
- – (c) Digoxin 101–103
- – (d) Nitroglycerin 105
- (III) Nahrungsmittel 106

Behandlung von
- Angina pectoris 220–235
- Atherosklerose 211–218
- Epilepsie 5, 268
- Gedächtnisschwund 5, 268
- Herzinsuffizienz 1, 245–246
- Hypertonie 2, 162–165
- ischämischen Herzerkrankungen 133–138
- Migräne 268

Beteiligung von Ca^{2+} 167

Beteiligung von Ca^{2+}-Kanälen vom L-Typ 167

Bindungsstellen
- (I) Bindungs- und Freisetzungsraten 59–60
- (II) B_{max}-Werte 61
- (III) Lokalisation 58
- (IV) Merkmale 57–62
- (V) Selektivität 61–62

Bioverfügbarkeit 59–75

Blockierung von Calciumkanälen
- (I) Aktionspotential, Untersuchungen zum 53–54
- (II) mechanische Untersuchungen 55–56
- (III) Patch-clamp-Experimente 54–55
- (IV) Aktivitätsnachweis 53–56

Calcium
- Beteiligung an der Atherosklerose 205
- – bei Herzinsuffizienz 241
- – bei Hypertonie 166
- – bei Ischämie 123–129
- – bei Stunning 146–147

- biologische Bedeutung 8
- Chemilumineszenzindikatoren 10
- Fluoreszenzindikatoren 11–12
- intrazelluläres, ionisiertes Ca^{2+} 12–13
- – (I) Ca^{2+}-abhängige Vorgänge 13–14
- – (II) Konzentrationsbereich 13
- – (III) Neurotransmitterfreisetzung 14–15
- Messung von ionisiertem Ca^{2+} 9–10
- Metallochromindikatoren 11
- Mikroelektroden 10
- NMR-Indikatoren 11–12

Calciumantagonisten
- Bindungsstellen 15, 26–39
- biochemisches Plasmaprofil 5
- Chemie 40–47
- erste Generation 41–47
- Gewebeselektivität 34, 45–47
- Halbwertszeit im Plasma 46
- Nebenwirkungen 252–266
- Nebenwirkungen, Bedeutung von 6
- Therapieabbrüche 261–265
- Thrombozytenaggregation 7
- zusätzliche Eigenschaften 1, 5–6, 13–14, 119
- zweite Generation 41–47

Calciumkanäle
- Alpha-Untereinheit
- – (I) Amlodipin, Inaktivierung 38
- – (II) Calciumantagonisten, Bindungsstellen 35–37
- – (III) Spannungssensor 34–35
- Antagonisten 29–32
- Chemie der Untereinheiten 34
- Funktion 23, 26, 28
- Gewebeunterschiede 33–34
- – Verteilung
- Hypertonie, Beteiligung an 168
- L-Typ-Kanalstruktur und Untereinheiten 29–33
- Subtypen 1, 27
- Verteilung 15, 30

Chemie 50

Durchgangszeit in der Leber 70

Einsetzen der Wirkung 51, 86–90
Eliminationshalbwertszeit 70
Enantiomer, aktives 58

Gefäßselektivität 83, 91, 94
Gewebeselektivität 2–4, 43, 46, 81, 85, 95

Halbwertszeit im Plasma 93–94

Herzinsuffizienz
- ACE-Hemmer 145
- Amlodipin
- – (I) Wirksamkeit 246–248
- – (II) Pharmakokinetik 249
- – (III) Gefäßselektivität 246
- Ca^{2+}-Homöostase 242
- Calciumantagonisten 246–248
- Definition 236–237
- Digitalis 244
- Diuretika 245
- neurohumorale Störungen 239
- – (I) Noradrenalin 239, 241
- – (II) Vasopressin 239
- – (III) Endothelin-1 240
- – (IV) Renin-Angiotensin II 240
- – (V) Prostacyclin 240
- Niederregulation von Betarezeptoren 243
- Pathophysiologie 238
- Pharmakotherapie 244

Hibernation
- akute und chronische 156
- Definition 155
- Diagnose 157
- klinische Voraussetzungen für die Entstehung 157
- Kontraktionsstörung 156
- Stoffwechsellage 158
- Therapie 158

Hypertonie
- Amlodipin bei der Behandlung von 117–178
- – (I) keine Tachyphylaxie 178–179
- – (II) Tag-Nacht-Rhythmus des Blutdrucks 179
- – (III) Einfluß des Alters 181
- – (IV) minimale Nebenwirkungen 180
- Amlodipin in Verbindung mit
- – (I) ACE-Hemmern 188
- – (II) Betablockern 189
- – (III) Diuretika 188
- Amlodipin und die Behandlung diabetischer Hochdruckpatienten 190
- Amlodipin und die linksventrikuläre Hypertrophie 183–185
- Amlodipin und die Nierenfunktion 182
- Amlodipin und Insulin 189
- Calciumantagonisten 168–171
- Ziel der Behandlung 162–164

Ionentransport
- allgemeine Klassifizierung 17
- Ca^{2+}-ATPase 23
- – des Sarkolemms 21

- Ca^{2+}-Kanal-Funktion 24, 26
- Ca^{2+}-Kanal-Subtypen 1, 27
- Ca^{2+}-Kanäle 22
- – im sarkoplasmatischen Retikulum 24
- Na^+-K^+-Austauscher 20
- Na^+-K^+-Pumpe 18–20
- Na^+-Kanäle im Sarkolemm 21
- spannungsgesteuerte Ca^{2+}-Kanäle im Sarkolemm 21

Ischämie des Herzens
- Amlodipin, Verwendung bei 134–138
- – (I) zytosolischem Ca^{2+} 137
- – (II) Endothelin-1-Rezeptoren 137
- – (III) Energiereserven 133
- – (IV) intrazellulärem pH-Wert 133
- – (V) Erholung 133
- – (VI) Ca^{2+}-Spiegel im Gewebe 133
- Arzneibehandlung
- – (I) ACE-Hemmer 131
- – (II) Amlodipin 151–152
- – (III) Antioxidanzien 131–132
- – (IV) Betarezeptorenblocker 131
- – (V) Calciumantagonisten 133–138
- Biochemie 123–124
- Erschöpfung der Energiereserven 129–130
- Hibernation 156
- klinische Wirkung von Amlodipin bei 138
- Membranrezeptoren 130
- osmotische Steuerung 128
- Stunning 151–152
- Ursachen 122–123
- zytosolisches Ca^{2+} 125–128

Klinische Bedeutung der Calciumantagonisten
- Atherosklerose 196–219
- Herzinsuffizienz 1, 236–251
- Hypertonie 1, 110, 117
- ischämisches Herzleiden 121–142, 143–154
- Koronarkreislauf 220–235
- Niereninsuffizienz 117
- Transplantation 1, 117, 162–195

Koronarkreislauf
- Amlodipin 231–232
- – Wirkung 221
- – Wirkungsweise 223
- Angina pectoris: Geschichte und Ursachen 220
- Betablocker 231
- Diltiazem 231
- klinische Verwendung von Calciumantagonisten 227–239
- koronargefäßerweiternde Wirkung 90, 224–226
- Rauchen 228

Lichtempfindlichkeit 51

Nebenwirkungen
- (I) Fehlen von 178
- (II) Vergleich mit
- – Diltiazem 255
- – Felodipin 256
- – Nifedipin 255
- – Nisoldipin 256
- – Verapamil 254
- (vorhandene) Nebenwirkungen 256
negative Inotropie 85

Pharmakokinetik 63–64
Plasmabindung 78
Plasmaspiegel 76
- bei Hochdruckpatienten 171

relative Wirkungsstärke 91
Resorption 70

Stunning des Herzens
- Definition 146, 153–154
- klinische Bedeutung 152
- molekulare Grundlage 146
- Ursachen 143–145
- Wirkung von Amlodipin 149
- zytosolisches Ca^{2+} 147

Tachyphylaxie, kein Hinweis auf 178

Verteilungsvolumen 72

Wechselwirkung mit L-Kanälen 37
Wirkung (von Calciumantagonisten) auf
- Aldosteron im Plasma 181
- Cholesterin 260
- Durchblutung der Niere 111–113
- Glomerulusfiltrationsrate 113
- Glucose 190, 260
- Harnsäure im Plasma 261
- HDL/Cholesterin 267
- Herzminutenvolumen 173
- HMG-CoA-Reduktase 213

- Kalium im Plasma 190, 260
- Kreatinin 260
- linksventrikuläre Hypertrophie 183
- Lipide im Plasma 253
- Na$^+$-Rückresorption 111
- Natriumausscheidung 114, 191
- Nierenfunktion 182
- Noradrenalin im Plasma 181
- Plasmachemie 260
- Plasmalipide 253
- Plasmavolumen 172
- Proliferation von Mesangiumzellen 115
- Renin im Plasma 181
- Thrombozytenaggregation 186–187

Wirkungsdauer von Amlodipin beim Menschen 51, 86–94

Wirkungsstärke 84

Zusätzliche Eigenschaften von Calciumantagonisten
- (I) antiepileptischer Effekt 5
- (II) antiatherogener Effekt 5
- (III) Verbesserung des Gedächtnisses 5
- (IV) natriuretische Wirkung 119
- (V) Verbesserung der Lebensfähigkeit von Transplantaten 5–6
- (VI) Abschwächung von Hypertrophie 5
- (VII) verlangsamtes Wachstum von Krebszellen 5
- (VIII) Freisetzung von Neurotransmittern 14–25

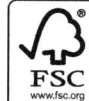

MIX
Papier aus verantwortungsvollen Quellen
Paper from responsible sources
FSC® C105338

If you have any concerns about our products,
you can contact us on
ProductSafety@springernature.com

In case Publisher is established outside the EU,
the EU authorized representative is:
Springer Nature Customer Service Center GmbH
Europaplatz 3, 69115 Heidelberg, Germany

Printed by Libri Plureos GmbH
in Hamburg, Germany